图解中华养生宝典

谭小春◎编著

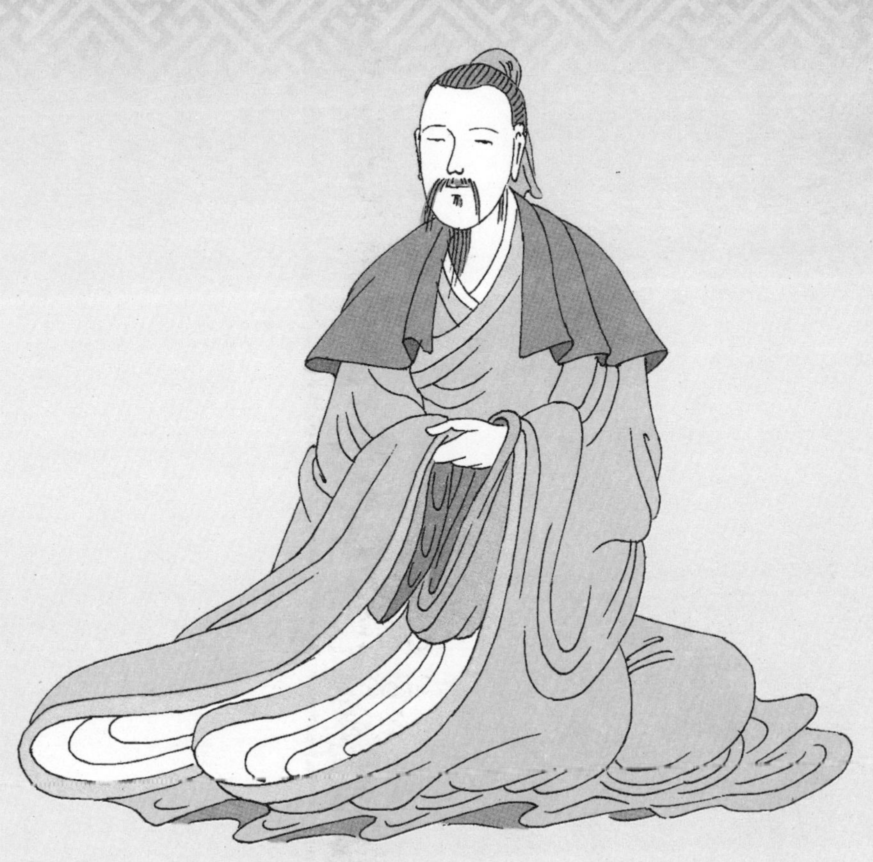

華龄出版社

责任编辑：林欣雨
封面设计：张　楠
责任印制：李未圻

图书在版编目（CIP）数据

图解中华养生宝典 / 谭小春编著. —— 北京 ：华龄出版社，2013.1
ISBN 978-7-5169-0278-3

Ⅰ. ①图… Ⅱ. ①谭… Ⅲ. ①养生（中医）—图解
Ⅳ. ① R212—64

中国版本图书馆 CIP 数据核字（2013）第 003695 号

书　　名： 图解中华养生宝典
作　　者： 谭小春 编著
出版发行： 华龄出版社
印　　刷： 北京市通州富达印刷厂
版　　次 2013 年 6 月第 1 版　2013 年 6 月第 1 次印刷
开　　本： 787×1092　1/16　　印　张：21.5
字　　数： 330千字
定　　价： 49.80元

地　　址： 北京西城区鼓楼西大街 41 号　　**邮编：** 100009
电　　话： 84044445（发行部）　　**传真：** 84039173

序言

经济实用的健康管理学

健康管理学的重要性及其目的

在西方，健康管理计划已正式成为一门独立的学科，并成为健康医疗体系中非常重要的一部分。健康管理学的开展，有效降低了个人的患病风险，同时也降低了昂贵的医疗开支。而健康管理更有一套非常完善、周密的程序。

健康管理的最终目的归纳为四点：

一学，牢牢学会一套自我管理和日常保健的健身方法；二改，改变日常生活中一些不合理的饮食习惯和不良生活方式；三减，减少用药量、住院费、医疗费；四降，降低各种慢性病风险因素。如降低“三高”（即高血脂、高血糖、高血压）等患病风险。最终一句话，就是提高身体的保健效率，以提高个人生命质量为最终目的。

中华养生学说

提起中华养生学说，无论如何也要谈及中华古代养生学的一个至关重要的特征，即追求“天人合一”的最和谐的养生境界。天，指自然。在此，古人的养生观深刻提出了“人与自然”最直接的关系。正如流传久远的古代传统医学圣典——《黄帝内经·上古天真论第一》中所阐述的人与自然的亲密无间乃是真正的“养生大道”。黄帝曾经与岐伯探讨了古人的长寿秘诀。岐伯说：“远古时期的人们，懂得养生大道，何谓“大”？简单地说就是，他们能够按照自然的阴阳变化之理来适应调和自身的阴阳变化，做到饮食有节制，作息有规律，不使自己的身心过度劳累，如此就能使自己的形体与精神固守协调，自然能寿终正寝。而说起上古时代“真人”

的寿命没有终了的关键在于，“真人”非常了解自然的变化规律，吸收吐纳自然界的浊清之气，使精神守持于内，使全身筋骨肌肉浑然一体，因此他们的寿命能够顺应天地间的自然规律，没有终了的时候，这也正是上古“真人”修道养生的自然结果。

我们编写《图解中华养生宝典》的目的

中华养生学的思想体系博大精深且完整，其养生内容丰富多彩。除我们所能拜读的中国传统养生的根本大典《黄帝内经》外，还有许多医学养生要典，如《寿世保元》、《遵生八笺》等，除此还有道家及儒家的经典之作——《老子》、《庄子》、《孔子》、《孟子》等。而那些专门从事研究和实践养生之道的古人，将这些历经千百来年的旷世宝典中的养生大法，很好地吸收并融入自己的研究与实践。这部《图解中华养生宝典》也正是对他们不断积累、充实与完善的丰硕结晶进行的阐释和图解。

《图解中华养生宝典》汇集了众家（儒、释、道、医及诸子百家）文献中的养生大法，既注重完整的理论养生观（强调人类养生要效法于自然，养生中的“动静”皆与自然界的“动静”、“阴阳五行”之说相适应），又注重了养生实践的可行性（重在强调心性的修养。心念本是欲望之源，如要养心，往往要持着一颗淡泊寡欲之心，练就一副无病之躯）。养生大道的成功与否，只在于平常的日用之间，即饮食、起居、住行、坐卧之间，随心时时调养，便会活到天年。

本书特色

我们在诸多养生专家的指导下，将书中那些难以令读者领会的养生精要，采用完全图解（左文右图）的模式，用通俗易懂的文字予以诠释，并用示范性的图片手把手教你与古人学养生。图文紧密结合，帮助读者充分领悟古人在养生方面的深妙见解。这也正是我们出版此书的最佳收获及最终目的！

目录

第一章 总论

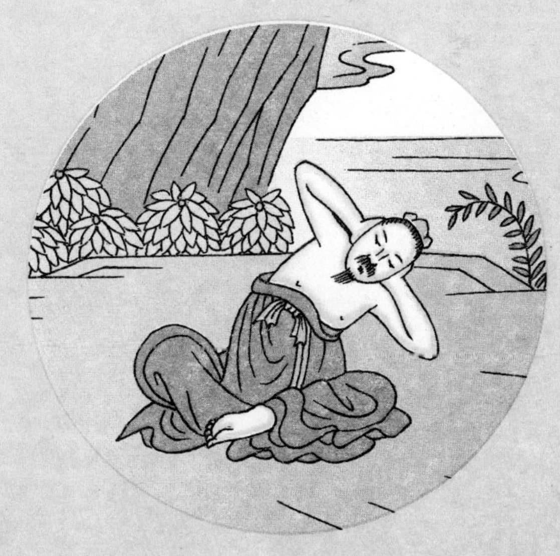

第二章 养“身”

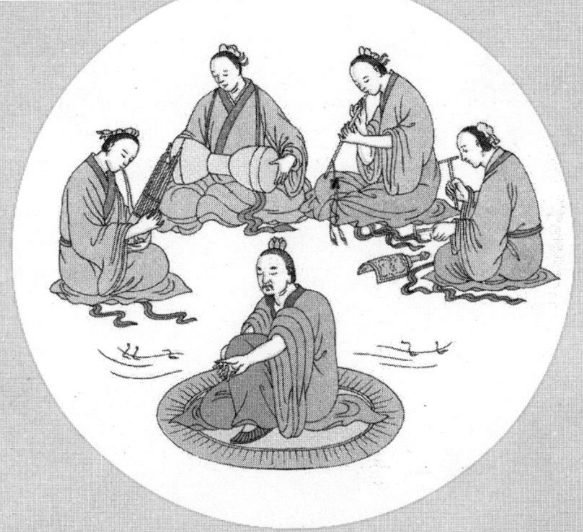

第三章 情绪

第四章 情趣

第五章 养性

第六章 饮食·起居

第七章 食补

第八章 按摩·导引

第九章 吐纳

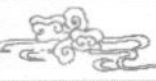

第十章 美容

第五章 性事

第十二章 生·育

第十三章　养老

附录　家庭保健按摩推摩基础手法

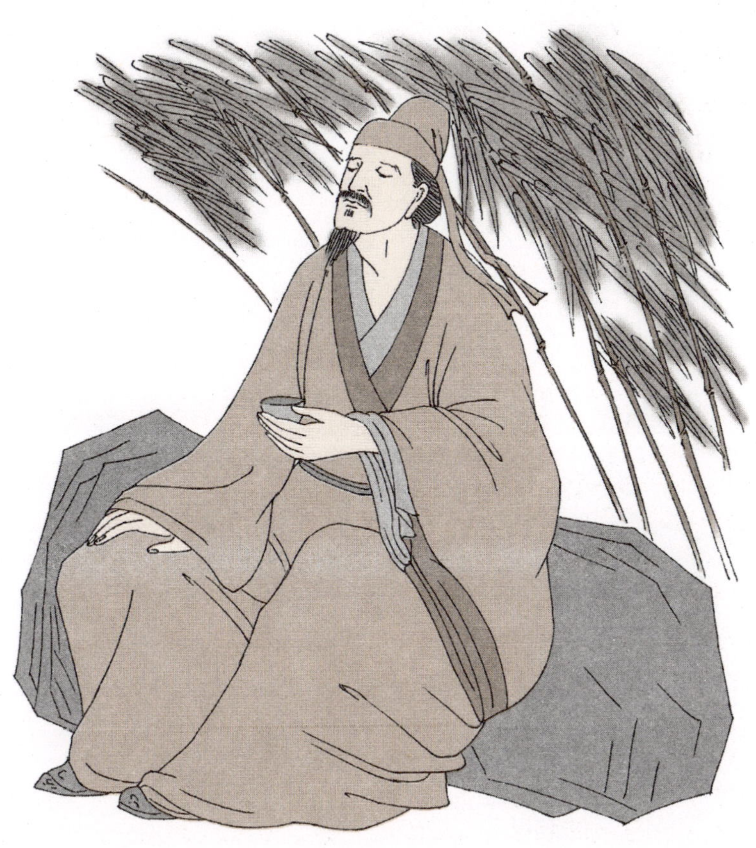

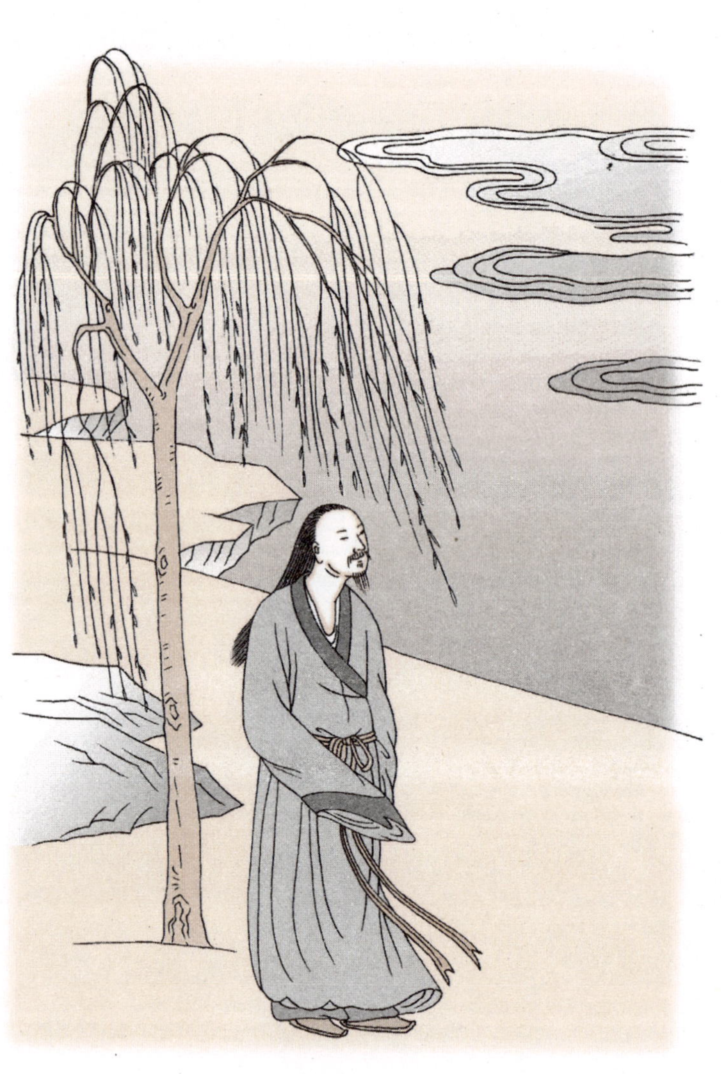

第一章

总论

古人认为，人是天地万物中最为珍贵的。《黄帝内经》曰：“天覆地载，万物悉备，莫贵于人。”老子也认为“道大，天大，地大，人亦大”，将人与宇宙万物放在同等的地位，可见人的重要性。正是出于对人自身地位的肯定，古代圣贤们不断执著地探索人的生命价值所在。他们开始注重自身的保养，将爱护生命、强身健体作为人生之要事。他们的这种探索和实践的精神造就了我国源远流长、博大精深的养生文化。

中国的养生理论结合了中国的哲学思想的精髓，一方面，养生讲究天人合一、阴阳平衡的境界，要求人们要做到动静有度，修身养性。另一方面，养生法则还要遵守阴阳五行及相生相克等自然规律。

养生并不是一门玄妙高深的学问，它不但简单易学，还具有很强的可操作性，其所涉及的知识范围涵盖了社会各个阶层，细化到了生命中的每个时节、不同的环境和行为，并总结出了每一个生命个体在不同的时间、不同地点及不同社会地位的养生方法。不管属于什么文化层次的人，处于什么样的社会地位，在哪个年龄阶段，都可以将养生知识运用到自己的日常生活中，以达到修身养性的目的。

不过，需要大家注意的是，古代养生理论中也可能存在一些缺乏科学依据的内容，比如说，提倡绝对的禁欲，或过度夸大返老还童之功效等，希望理智的读者们用辩证的眼光来看待这些问题。

生命最重要

上天所覆盖的，大地所承载的，世间万物都已具备，但是没有任何一件东西比人更珍贵。人依靠天地灵气而出生，并且顺应四季更替而成长。天下的人，上至君王，下至黎民百姓，都梦寐以求有一副强健的体魄。

尧曾想把天下让给子州支父，但子州支父委婉地拒绝了他。他说：“让我做天子是可以的，但是我现在正患有十分严重的病，正要治病，没有闲暇去考虑天下的大事。”可见在子州支父的心目中，天下固然十分重要，但却不及自己的生命宝贵，不愿因当帝王而做有损自己生命的事。由此看来，帝王的丰功伟绩只不过是圣人闲暇之余所做的事情罢了，并不能用来养生。然而现在很少有人能做到这一点。他们不惜以损害身体为代价去追求身外之物，这难道不是舍本逐末吗？

圣人做任何事情之前，都会清楚地知道自己要达到怎样的目的，为达到目的自己应该如何做。世人都嘲笑买椟还珠的郑国人，因为他舍弃了珍贵的珍珠而只要了那只没有价值的木匣子。而人的生命，又哪里是珍贵的珠宝所能比的呢！

再如《郁离子》之三十一篇为《玄豹第三·贿亡》记载着这样一件事。荆山的麝香为东南的名产之一。所以当地人常要追猎麝，麝被追得走投无路时，就会将肚脐下的麝香揪下来扔进草丛里。这样一来，追猎的人便会停止追赶，而是直接去寻找麝香了，麝因而得以逃生。楚国当权的令尹子文听到后不由地感慨道：“虽然是兽类，而人有不如它的，因财物丧命，并波及家人，怎么见识还不如麝呐！”

天、地、人合而为一

“天覆地载，万物悉备，莫贵于人”，人是万物之中最为珍贵的。

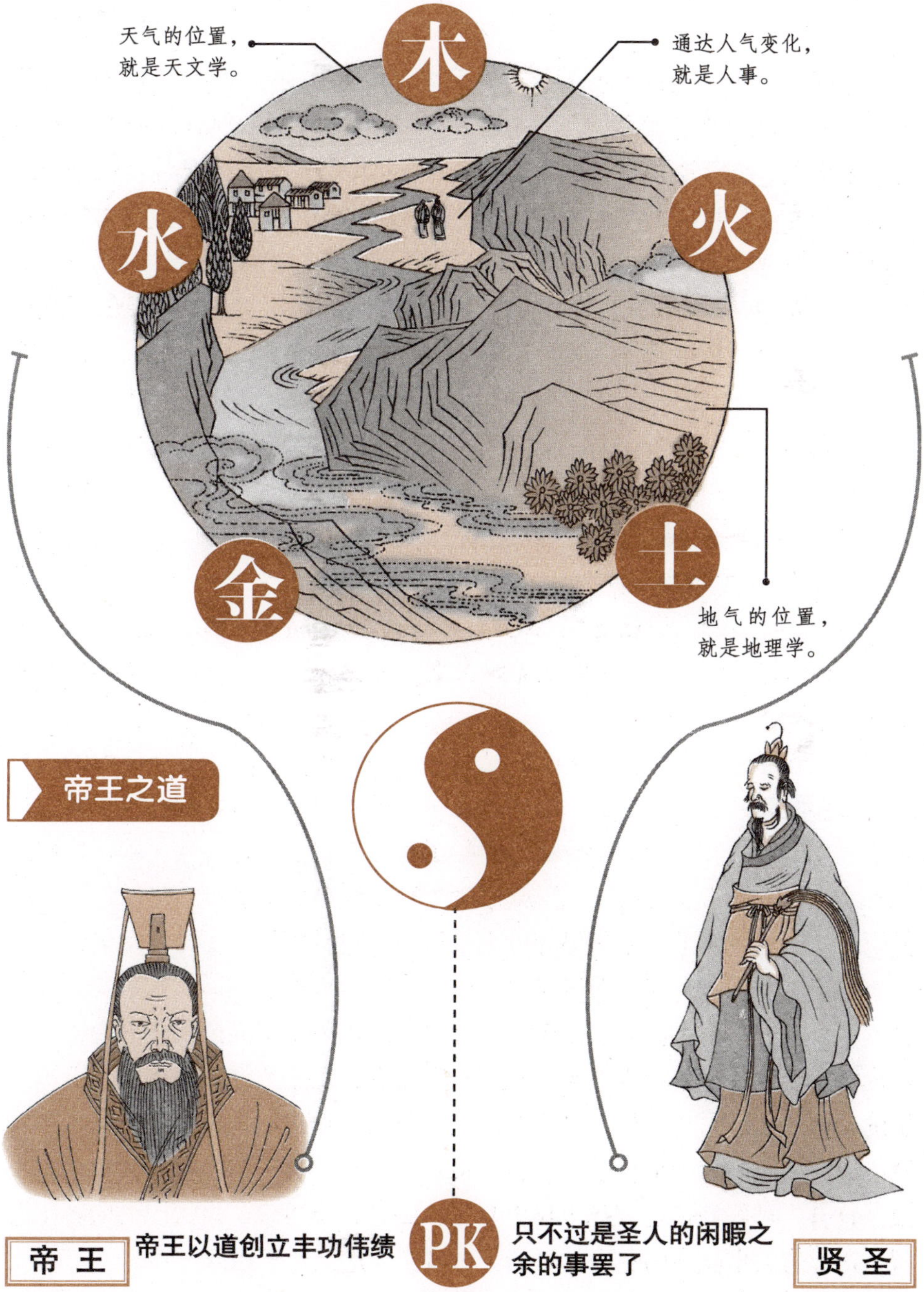

天气的位置，就是天文学。

木

通达人气变化，就是人事。

水

火

金

土

地气的位置，就是地理学。

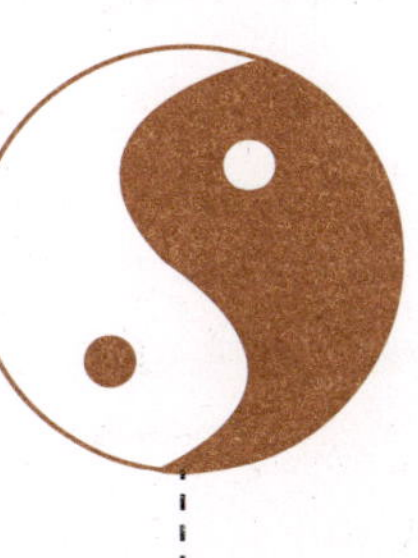

帝王之道

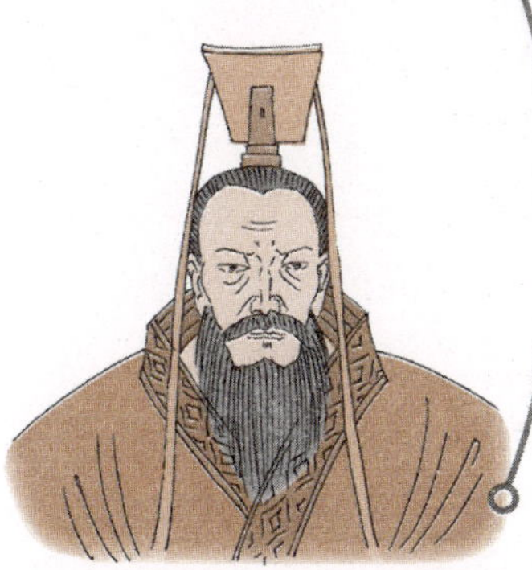

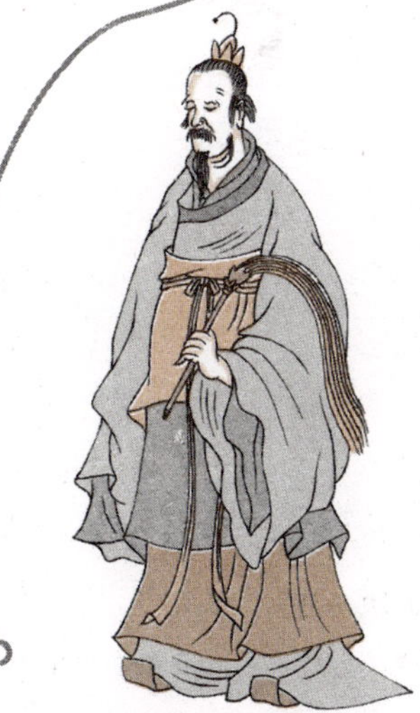

帝王

帝王以道创立丰功伟绩 PK 只不过是圣人的闲暇之余的事罢了

贤圣

生命靠自己

鲁哀公问孔子：智慧的人寿命长吗？仁义的人寿命长吗？孔子说：是的，人在三种情况下死亡，不由命运决定。一是不按时起居、饮食没有节制、劳逸不适度的人，他们容易因百病缠身而丧失性命；二是地位低下而冒犯君长，嗜欲无度又贪婪不止的人，就可能因触犯刑法而失去性命；三是以少犯众，以弱欺强，恼怒无常，行为不自量力的人，很可能在战争中失去性命。这三情况造成的死亡，都不是命中注定的，而是人为造成的。而那些仁人志士，他们为人处世总是很有节制，动静合乎常理，喜怒符合时宜，不会让自己的身心受到伤害，所以他们能够长寿，这不是很符合常理吗？”

世上的人，呼吸着一样的空气，吃同样的食物，人之间却有愚笨与聪明、强壮与衰弱、长寿与短命的差别。这是天注定的，还是自己的原因呢？智者说：“人智力上的差别，是先天决定的；体质的强弱、寿命的长短，则是自己造成的。刚刚出生的婴儿，胎气充足，哺养得当；青壮年时期，又十分注意饮食节制，声色有度，所以身体强壮。而相反，刚出生时，胎气不足，成长阶段又乳食欠缺，到成年时又暴饮暴食，沉溺于声色，身体自然羸弱而短命了。

那怎么样才算是持身有度呢？《黄帝内经》认为，古人对自身的保养可达到四种境界。第一种是古代的“真人”，他们非常了解自然的变化规律，吸收、吐纳自然灵气精华，使精神固敛于内，全身的筋骨浑然一体，他们的寿命仿佛没有终止的时候，这就是修身养性的结果。第二种，是“至人”，他们本性淳朴敦厚，完全遵循养生之道，顺应四时阴阳的变化，远离世俗烦忧，养精蓄锐，畅游于自然界之中，眼观六路，耳听八方，从而延年益寿。第三种，是“圣人”，他们处于自然和谐的环境当中，顺应四时之变化，身处世俗社会，不刻意超脱尘世，也不与世俗混合。不为外事所累，不因内心思虑而伤，生活安静愉快，自得其乐，使自己的形体始终不疲惫，精神不外散，所以他们也可以活到一百多岁。最后一种是“贤人”，他们能够根据天地、日月、星辰的运行规律来调养身体，以求符合古代“真人”们的养生之道，这样的人也能达到长寿的目的，不过只能达到某个极限。

生命靠自己

人在智力上虽然存在差别，但体质的强弱、寿命的长短，都是自己造成的，要想身体强健，长命百岁，还在于自己时刻注意节制。

智者人的区别

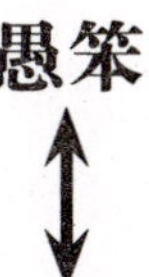

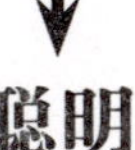

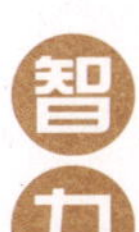

人来到这个世界上，呼吸一样的空气，吃同样的食物。
人之间却有愚笨与聪明、强壮与衰弱、长寿与短命的差别。

青壮年时期，又十分注意饮食节制，声色有度，所以身体强壮。

人智力上的差别则由先天决定的。

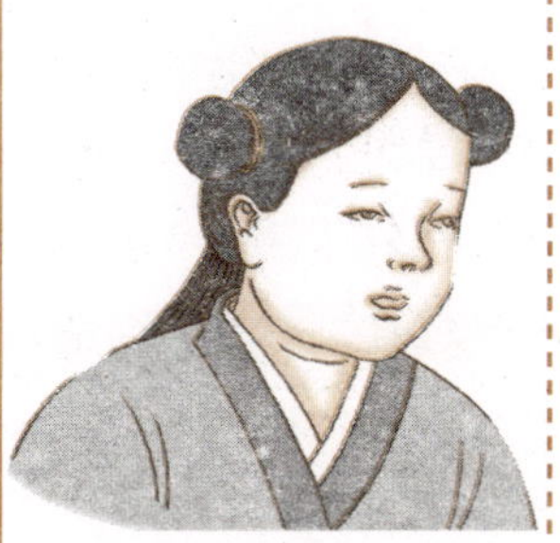

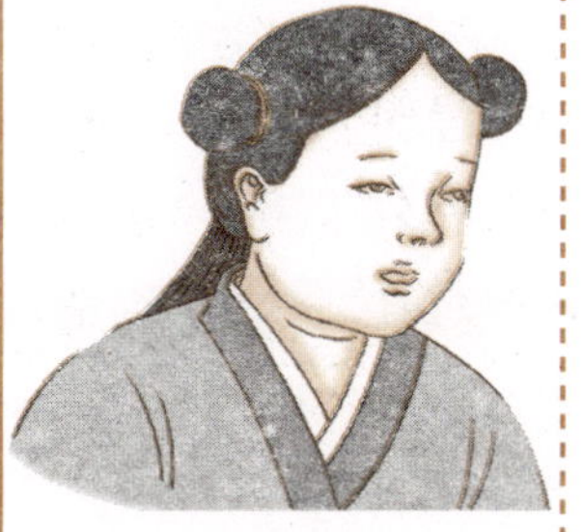

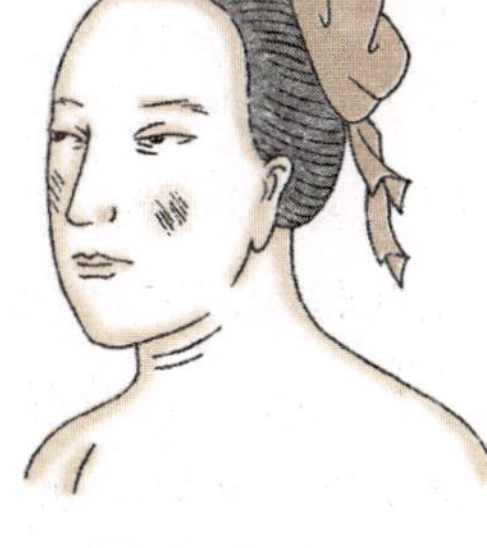

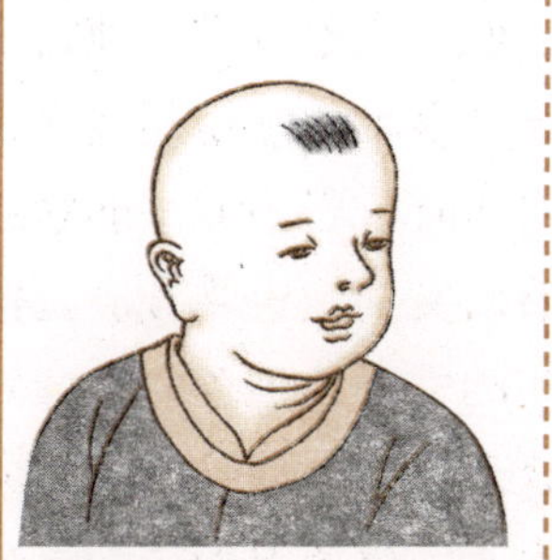

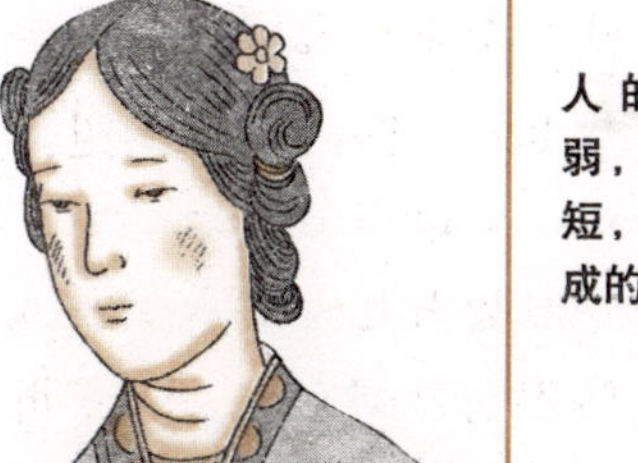

人的体质强弱，寿命的长短，是自己造成的。

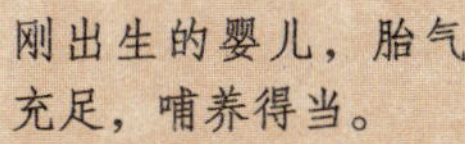

刚出生的婴儿，胎气充足，哺养得当。

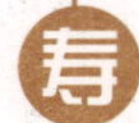

体质强 ⟷ 体质弱

寿命长 ⟷ 寿命短

第3节

养生贵自爱

饥渴、寒冷、病痛，这些感受只有我们自己才能真切地体会到，即使是我们最亲近的人也很难感同身受。而人体的衰老、病死只能由我们自己独立承担，即使至爱亲人也代替不了。养生贵在自爱，而自爱自全的方法，只有自己在生活中处处留心、时时总结才能得到。

清代重臣张廷玉年轻的时候体弱多病，步行一百多步就感觉身体十分疲乏，长辈们对此十分忧心。张廷玉因此开始注意养生健体，每天按时起居，并合理安排饮食。

三十岁时，张廷玉已在朝庭当官，此时他的身体比以前强壮多了，因此又开始放松了对自身的保养。在南书房当差时，他每天都早出晚归。夏天，他跟着皇帝去热河避暑，秋天跟随皇帝到塞外打猎，长时间地在辽阔的草原上骑马奔驰，不能按时起居，饮食也没有规律。有一次，康熙皇帝受外藩之邀，张廷玉随驾远行至蒙古，游遍了蒙古的各个部落，一连一百多天舟车劳顿，根本无暇顾及整理仪容，保养身体。

雍正皇帝登基后，张廷玉更是身居要职。不仅身居大学士之职，管理翰林院的事务，还兼管吏部、户部事务。他一边不分昼夜地处理这些繁杂而又十分重要的事务，同时还要随时准备候见皇帝。边境起兵之时，他又奉皇帝密诏，为处理军机事务出谋划策，并要随时处理各方来的紧急军文。当他一到办事处，常会有几十甚至上百人抱着公文环立等候裁决。他有时不得不在车内或者马背上批阅文书。除了批不完的文书，他还要分身处理几十处史馆和书局事务，负责处理撰写和修订书籍事务。当他晚上回到家，本应该好好休息一下的时候，门外又有大批的宾客、门生等着他。晚上睡觉了，突然想到奏章或公文有不妥之处，又立即披衣起床，拿笔改正，重新抄好了再呈送皇上。如此操劳，他的身体又一天天地开始虚弱了。

具备治国之才的人，能够为国分忧，致力于国家社稷，这是值得倡导和肯定的，但是也不能过度地劳累，长此以往，身体肯定垮了，又拿什么为国效力呢？我们运用自身的才能为社会作贡献的同时，也要随时注意劳逸结合，自重、自爱才能强身健体，才能让自己这块“金子”长久地发光。

后天的调养来弥补先天不足

具有龙马精神的治国之才

所谓张廷玉配享太庙，就是按照雍正皇帝的遗诏，张廷玉死后其神位可以安放在太庙的前殿西庑，接受皇帝每年一次的祭祀。终清一代，汉大臣以功臣配享太庙的，唯张廷玉一人而已，这是清朝历代皇帝对汉大臣给予的唯一一次最高礼遇和殊荣。

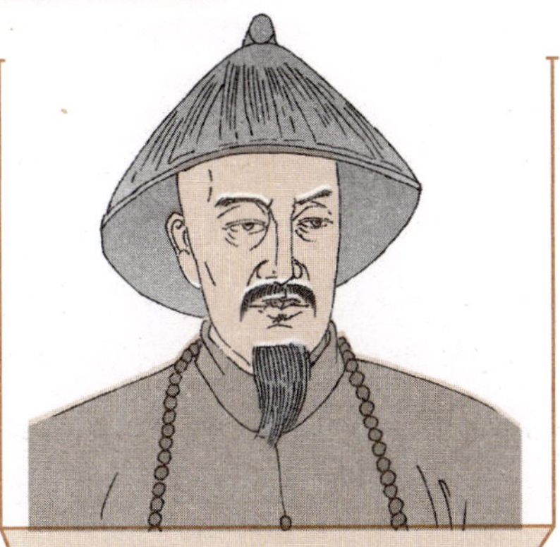

张廷玉（1672～1755年），字衡臣，号研斋，安徽桐城人，清朝保和殿大学士、吏部尚书、军机大臣、太保，封三等伯，历三朝元老，居官五十年。

小时体弱多病，精神疲乏。

↓

注重养生健体，并按时起居，合理安排饮食。

张廷玉生平

1700年（康熙三十九年） 中进士。康熙朝历任检讨、直南书房、洗马、侍讲学士、内阁学士、刑部侍郎、吏部侍郎等职。
1723年（雍正元年） 升礼部尚书，次年转户部尚书，翰林院掌院学士，国史馆总裁，太子太保。
1725年（雍正三年） 署大学士事。雍正四年（1726年），晋文渊阁大学士、户部尚书、翰林院掌院学士，并兼充康熙实录总裁官。
1728年（雍正六年） 转保和殿大学士兼吏部尚书。
1729年（雍正七年） 加少保衔。同年，因西北用兵，设军机房于隆宗门内，与怡亲王胤祥、大学士蒋廷锡董其事。
1733年（雍正十一年） 长子张若霭高中一甲三名探花，张廷玉“惊惧失措”，请求皇帝降低其子的名次。遂改为二甲一名。
1748年（乾隆十三年） 文颖馆修成《御制诗集》，进呈御览。乾隆帝翻阅时发现有错别字，勃然大怒，遂命将大学士、文颖馆总裁官张廷玉等三人“交部议处”。
1749年（乾隆十四年） 张廷玉请求退休，说“以世宗遗诏许配享太庙，乞上一言为券”，乾隆同意。但张廷玉未亲至宫门谢恩，仅让次子张若澄代为谢恩，引起皇帝“降旨切责”。张廷玉疏请罢配享治罪。
1755年（乾隆二十年） 张廷玉去世，乾隆命仍遵雍正遗诏，让张廷玉配享太庙。赐祭葬，谥文和。

第4节 人体的生长周期和四大变化

《黄帝内经》认为男女的生长周期不尽相同，女子以7年为一个生长周期。女子7岁时，肾气开始旺盛，于是乳齿更换，头发也变得浓密；到了14岁的时候，天癸产生，任脉通顺，冲脉气血旺盛，月经按时来临，此时女子具备了生育能力；21岁时，肾气饱满，智齿长出来，生长发育达到了最旺盛时期；28岁时，筋骨强壮，肌肉丰满，头发旺盛；35岁时，阴阳经脉内气血开始衰退，容颜开始憔悴，头发也开始脱落；42岁时，三阳经脉气血都衰退了，面容枯槁，头发变白；49岁时，任脉气血虚弱，冲脉气血衰少，天癸枯竭，月经绝止，身体衰老，不再具有生育能力。

男子以八年为一个生长周期。男子8岁时，肾气充实，毛发渐盛，乳齿更换；16岁时，肾气旺盛，天癸产生，精气充满而外泄，可以和女子阴阳交合，生育子女；24岁，肾气充满，筋骨强壮有力，智齿长全，身高达到最高；32岁，筋骨壮实，肌肉强健；40岁，肾气慢慢衰退，头发开始掉落，牙齿松动掉落；48岁，阳明经开始衰退，面容憔悴，鬓发渐渐斑白；56岁，肝气衰弱；64岁，头发全白，天癸枯竭，肾脏衰弱，丧失生育能力。

总体来说，无论男人还是女人，一生都要经历四个阶段，分别是：婴孩、少壮、老年和死亡。人在婴孩时期元气是醇和的，做事情都能神情专注，情神专一，能够抵御来自外界的伤害。少壮时期，人大都血气方刚，神采飞扬，但易受到各种欲望和思虑的干扰，此时的人不足以抵御来自外界的侵蚀。而到了老年时期，随着人身体机能的衰退，人的欲望也减弱了。身体需要休息，外界的事物也被放在了一边，但这时他们的德行较少壮时期又强得多了，虽还不及婴孩时期那么完备。而到了死亡时期，人已完全进入了安息状态，重新回到大自然中去了。

生老病死是不可违抗的自然规律，我们要理性和乐观地去看待，因为有生才有生命的延续，有老才懂得年轻的珍贵，有病才能体会健康的珍贵，有死才能体现生的珍贵，人的关键就是体验人生的历程！

男女生长周期

男人和女人的生长周期是不同的。男人以8年为一个生长周期，女人以7年为一个生长周期。在每个周期内，人体表现都不一样。

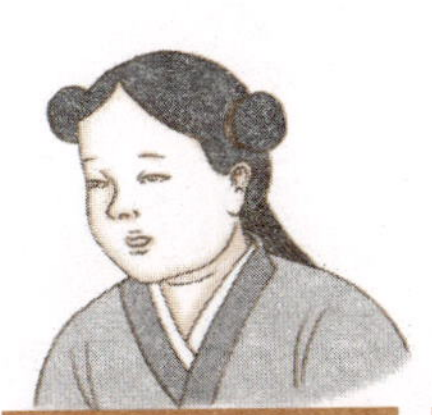
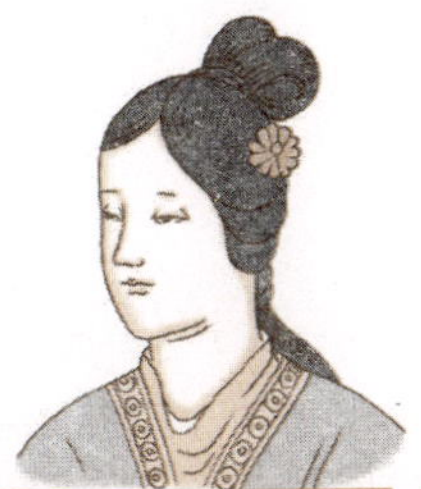
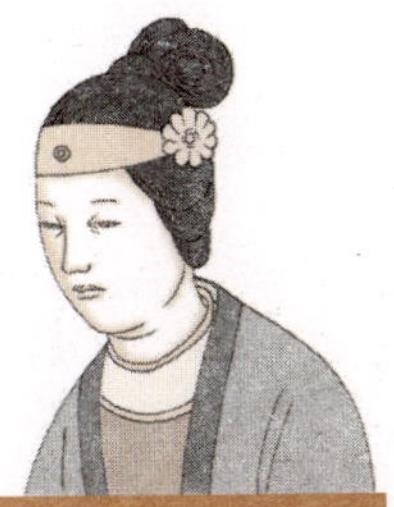
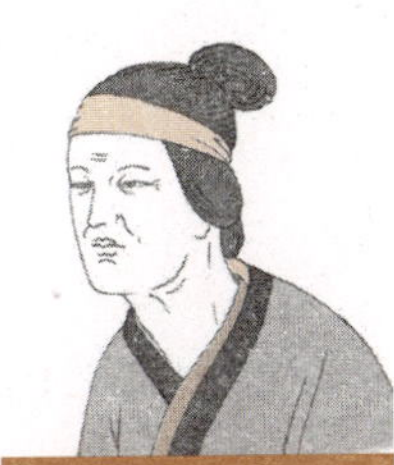

女性

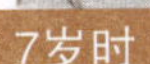

7岁时

肾气逐渐旺盛，毛发渐密，更换牙齿。

21岁时

肾气饱满，智齿长出，状况极好。

35岁时

阳明经衰退，面色憔悴，头发渐落。

49岁时

天癸枯竭，月经停止，丧失生育能力。

14岁时

天癸成熟，月经来潮，可以生育。

28岁时

筋骨坚实，肌肉丰满，达到巅峰。

42岁时

三阳经衰退，面容枯槁，头发变白。

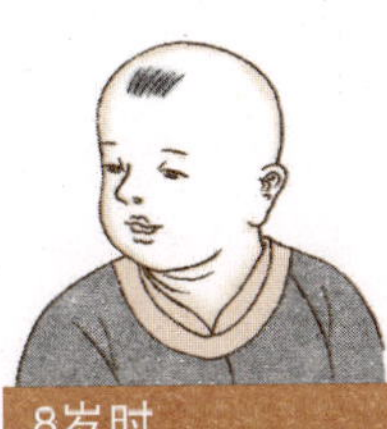
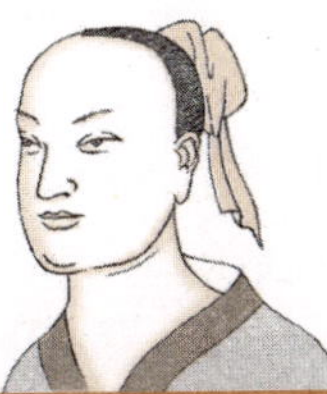
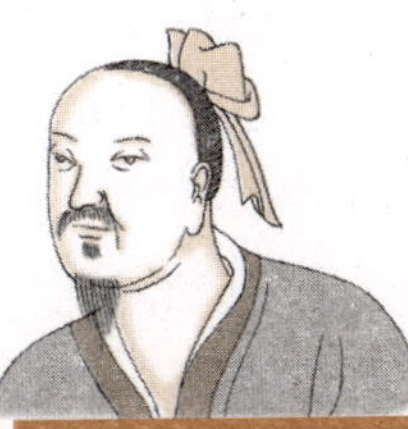
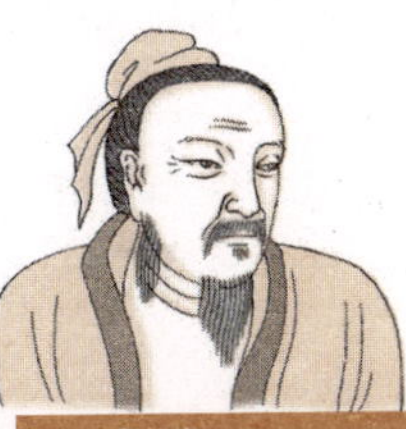

男性

8岁时

肾气逐渐旺盛，毛发渐密，更换牙齿。

24岁时

肾气充满，身高达到最高。

40岁时

肾气开始衰退，头发脱落，牙齿松动。

56岁时

肝气衰退，手脚不便。

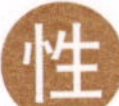

16岁时

肾气旺盛，已经可以使女性怀孕。

32岁时

筋骨壮实，肌肉丰满，达到巅峰。

48岁时

阳明经衰退，面色憔悴，出现白发。

64岁时

天癸耗尽，肾脏衰竭，丧失生育能力。

善于养生的人，才能延缓衰老，保持身体健康，精力充足，即使寿至百岁，也还有生育子女的可能。

第5节

天人合一，取法自然

黄帝说：我听说上古之人大多很长寿，可以长命百岁。而我们现在的人，刚年过半百，就开始衰老，这是生活环境造成的，还是我们违背了养生之道造成的呢？

岐伯说：上古的人之中，有一部分是懂得道的，因此能够取法阴阳，遵循阴阳四时之规律，做到饮食有节制，睡眠有规律，活动适当，不使形体过于劳累，精神过于发散。所以他们能活到一百多岁之后才死去。但是现在的人就不这样做了，他们拿酒当水喝，胡作非为，喝醉了酒还纵情声色，使自己精气大损，真元耗散。只顾一时的快乐，不合时宜地耗费精力，而不知道保持精神充沛的重要性，违背了生命本身的需求，生活起居毫无规律可言，所以年过半百就衰老了。

岐伯接着说：古代深谙养生之道的人在教导普通人的时候，总要讲到对虚邪贼风等致病因素，应及时避开，要保持心境舒适安宁，排除杂念妄想，以使真气和顺，精神守持与内，这样，疾病就无从发生。所以他们可以做到心志安闲，少有欲望，情绪安定而没有焦虑，形体劳作但不会感觉疲倦，真气因而调顺，各人都能随其所欲而满足自己的愿望。所以他们吃什么食物都觉得甘美，随便穿什么衣服也都感到舒适，在什么环境下都能愉快地生活，社会地位无论高低，都不相倾慕，所以这些人称得上朴实无华。所以任何嗜欲都不会引起他们注目，任何淫乱邪僻的事物也都不能惑乱他们的心志。无论愚笨聪明，能力大小，都不因外界事物的变化而动心焦虑，因此是非常符合养生之道的。寿命超过百岁而动作不显得衰老的原因在于，他们领会和掌握了修身养性的方法而身体不被内外邪气干扰危害。

自古以来，与自然界息息相通、相合是生命的根本，维持生命活动的根本就在于把握生命之气息息相通的规律，而其中的关键又在于阴阳的变化规律。人立于天地之间，人体上的九窍、五脏六腑和十二肢节都与自然界的阴阳之气互贯互通的。人依靠金、木、水、火、土和湿、燥、寒三阴，风、暑、火三阳之气而存在，如果与这引起原则背道而驰，那么邪气就会侵入人体，人的寿命自然就会减短了。

——《黄帝内经·素问》

岐黄之术——中医来源

《黄帝内经》是中华文明的始祖黄帝与医官岐伯讨论医学的记述，是我国第一部中医理论著作。在此书中，他们论述了阴阳、四时、经络等与人体健康息息相关的问题。

经络治疗法
内经中论述了经络体系，第一次将经络治疗法系统地总结了出来。
黄帝
中华文明的始祖，他向岐伯提出了关于健康的诸类问题。
岐伯
与黄帝同时期的医学家。在《黄帝内经》中，他具体论述了各种治疗方法。

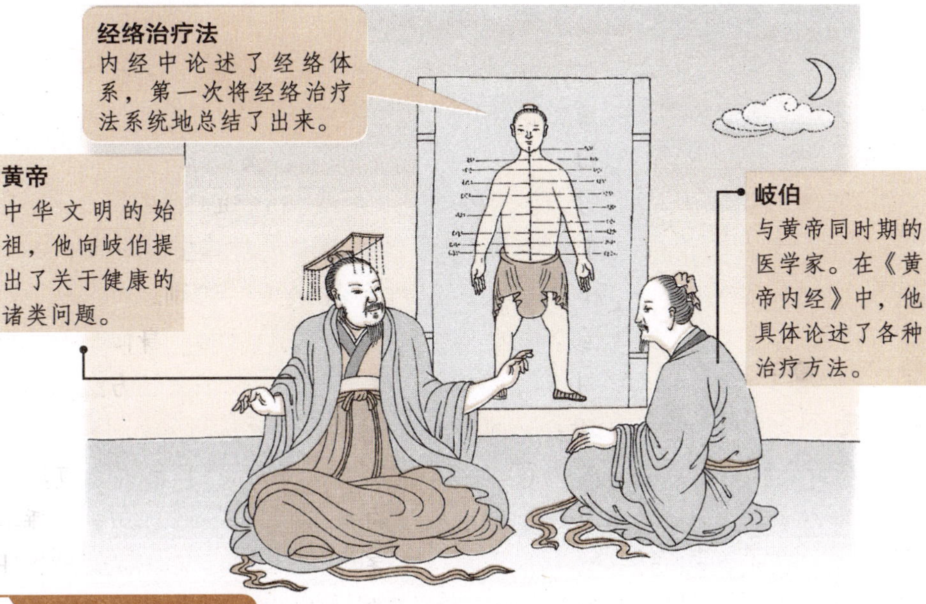

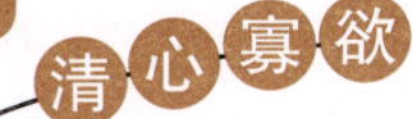

古人养生之益

清心寡欲

寿命长达百岁，动作灵活

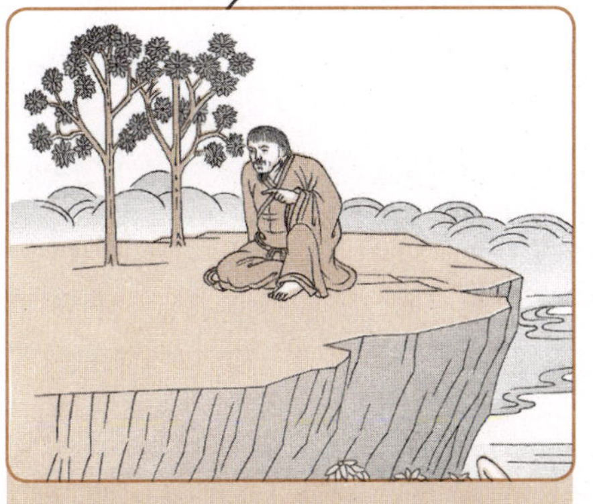

远古时期的人，能按照天地阴阳变化之理而适应、调和自身的阴阳变化；做到饮食有节制、不过度劳累，所以能够使形体与精神协调统一，活到自然寿命终结。

贪欲过度

半百之年显出衰老迹象

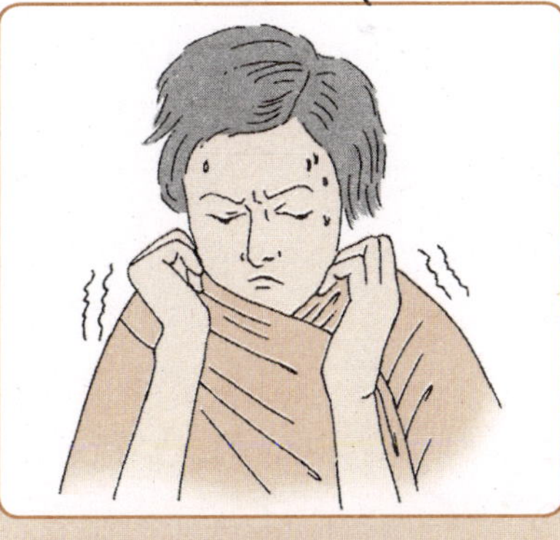

现代人纵情色欲而使精气枯竭、真元耗散。不懂得保持精力充沛的重要性，而不断地劳心伤肺，生活起居毫无规律可言，所以刚到半百就衰老了。

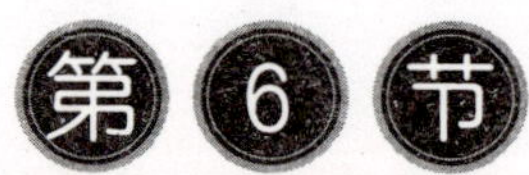

养生有道，顺应四季

人体的阳气就像是地球上笼罩的大气层，能够保护身体不受外感邪气的侵袭。如果阳气太弱，邪气就会乘虚而入，人的生命机能就会衰退，寿命就会减少。而在一年四季中，阳气的生发收藏皆有规律可循，我们可以根据阳气生长收藏的规律来调节起居饮食，顺时、顺势而为，保持体内充足的阳气。

其实，早在两千多年前我们的祖先已经提出了适时养生的道理。中医古籍《素问》提出：春天应调畅情志，养护肝气；夏天应控制怒火，养护心气；秋天开始注意休息，收敛神气，养护肺气；冬天注意保养身体，无动欲望，养护肾气。可见一年当中不同的季节，保护阳气不受损害的方法是不一样的，若方法不当，还会引发身体疾病。

《黄帝内经》认为，春季（农历的正月、二月、三月）是万物复苏、植物生根发芽、自然界显现生机、欣欣向荣的时候。这时候人们应该晚睡早起，起床后可披散头发，穿宽松的衣服，在庭院里散散步，使身体放松，让精神志气随着春季生发的万物一起勃发。这就是春季的养生法则。如果违背了它，就会损伤肝脏，一到夏天就容易出现寒冷病症。

夏季（农历四月、五月、六月），万物繁茂，此时大自然的阳气地上最盛，地下最虚。此时人体的阳气浮于体表，空虚于里，人们应当晚睡早起，不要因白天炎热的天气而烦躁，保持心情舒畅。此时不宜过食冷食、熬夜过劳，使邪气乘虚而入。否则易引发面瘫、胃肠炎、心肌炎等疾病。

秋天（农历七月、八月、九月），天高风疾，地气清明，自然界一派丰收的景象。此时人们要像鸡一样早睡早起，保持精神安宁，收敛精神情志而不使其外散，以防范秋季肃杀之气入侵人体。如果不这么做，阳气当藏而不藏，就会出现消化道疾病和胃病。

冬季（农历十月、十一月、十二月），寒风凛冽，草木凋零，蛰虫伏藏，万物活动趋向休止，以冬眠状态养精蓄锐，为来春生机勃发做准备。此时天地间阳气深藏，阴气大盛。故此时养生以静养为主，宜早睡晚起，精神安宁不妄动，如同潜伏起来一样。尽量多穿衣服，保持温暖，不要过多出汗，损伤正气。如果违背了冬藏法则，肾脏就受到损伤，到了春季，阳气不能生发，就会出现痿厥一类的病症。

顺应四季的养生法

四季的规律是春生夏长，秋收冬藏，要顺应四季的气候变化特点来养生，就要遵从这个规律。

1. 春生

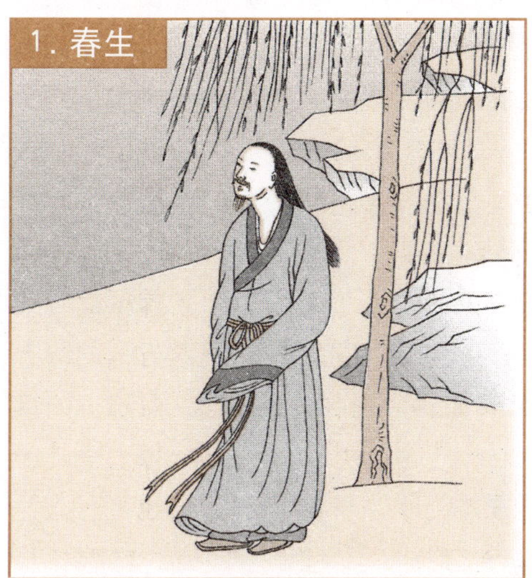

春天万物生发，这时应晚睡早起，穿宽松的衣服，不要束缚身体，让身体和春天一起生发。

2. 夏长

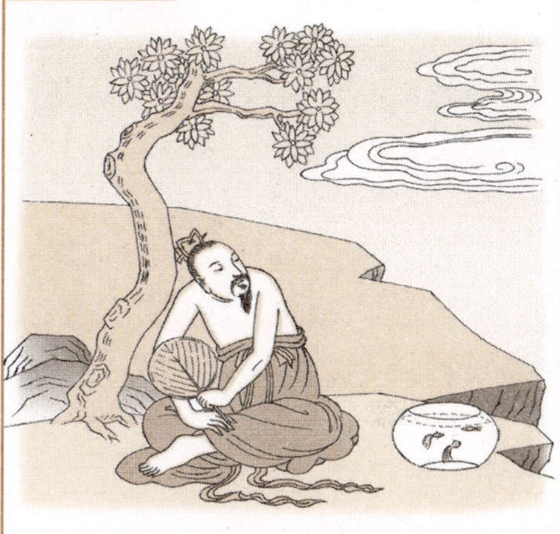

夏天是万物繁荣秀丽的季节，这时应晚睡早起，保持心情愉快，使体内的阳气向外散发。

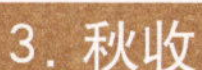

3. 秋收

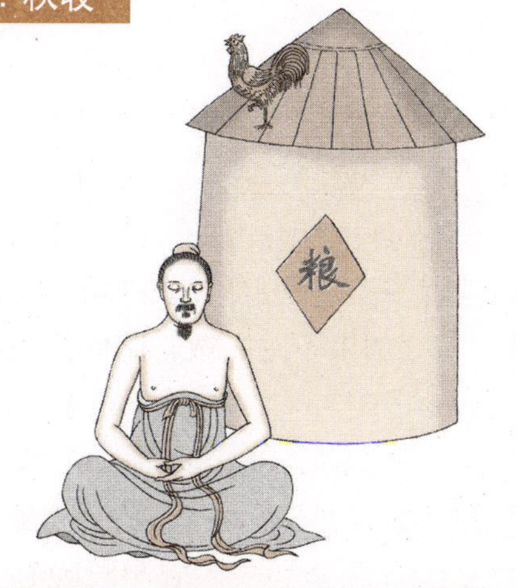

秋天是万物成熟、收获的季节。这时应早睡早起，与鸡的作息保持一致，同时收敛神气，保持肺气畅通。

4. 冬藏

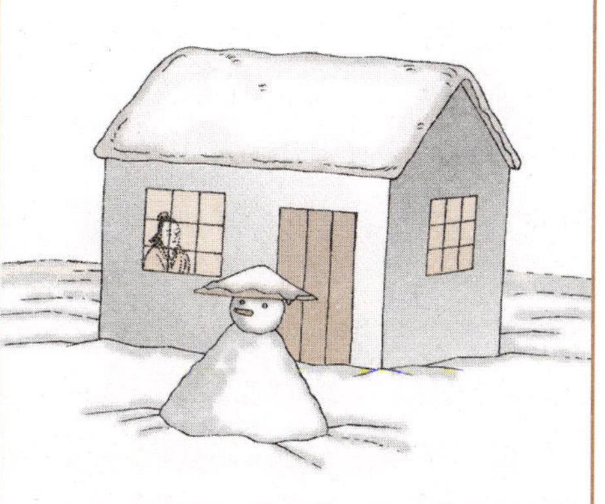

冬季是万物闭藏的季节。这时应早睡晚起，注意避寒，尽量待在温暖的地方，但不要出汗，以便养生。

第7节

治疗在后不如防范在先

俗话说，要备水防水。如果涓涓细流不加以堵塞，等后来成了滔滔大河再来阻挡就难了：若不及时扑灭星星之火，等后来形成燎原之势就很难扑灭了。人之大病已成，就如水势火势旺盛之时难以遏止，怎么来救治呢？与其在生病以后才进行救治，不如在没病之前就加以防范。

曾国藩就是一个非常懂得防微杜渐的人，他善于学习古人的养生之道。他将“调节劳逸，减少欲望，节制饮食”作为家训的一部分来奉行，严格要求自己和家人。他养成了早起的习惯，并且效仿他的父亲，在太阳下山之后，在竹床上小憩一会儿，等到点灯以后再处理公务。他还坚持每天吃完早饭和晚饭后，各慢行三千步。虽然每天需要处理的事情很多，但他从不忘抽出一点儿时间静坐一会儿，这就是动静、劳逸结合的养生之道。曾国藩认为，人要想不吃药就预防疾病，要做到四点。第一，要经常呼吸新鲜空气，使清新之气进入身体内的各个角落。第二，长时间地看书或者看一处景物，要经常眨动双眼，眼皮垂下，最好是闭目养一会儿神。第三，饮食必须要有节制，不能暴饮暴食，且吃得尽量清淡。第四，保证充足的睡眠，睡觉的时候将一切烦恼之事抛至脑后，安安稳稳地睡觉。

他还认为，过度恼怒会伤害身体，时间长了可能会招致疾病。他说，“想要享尽天年，就应当将恼怒当做毒蛇一样看待，要彻底地抛弃它。”“我曾经以读范仲淹的‘千古圣贤也不能幸免于生死的自然规律，也管不了身后事，既然都无可奈何，那就顺其自然吧’这段文字来排遣忧虑。”他深知郁闷、恼怒之气如果积聚于心，不加以排解的话，一定会伤身体。所以他宁愿放弃世间俗事，以读陶渊明、白居易、苏东坡等人的诗词来排解郁闷，修身养性。这不就是我们所说的治疗在后不如防范在先的道理所在吗？他所说的这些方法，简单易行，我们也可以借鉴。

世人常常在临死前，才知道珍惜身体的重要；在被定罪之后，才想到要从善；病已铸成之后，才病急乱投医。而像曾国藩这样的贤人对生命总是万般珍爱，在灾祸来临之前就加以防范；病症还未产生之前就进行防治。像他这样将“未病先治”作为养生的信条，哪里会有什么疾病呢？这就是圣人所说的“不治已病治未病”的道理所在。

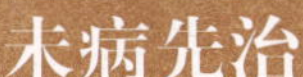

未病先治

世人常常在临死前，才知道珍惜身体的重要；在被定罪之后，才想到要从善；病已铸成之后，才病急乱投医。如果人们能以“未病先治”作为养生的信条，哪里会有什么疾病呢？

曾国潘的养生之道

曾国藩，汉族，出生于湖南长沙府湘乡县。晚清重臣，湘军的创立者和统帅。清朝军事家、理学家、政治家、书法家、文学家，晚清散文“湘乡派”创立人。晚清“中兴四大名臣”之一，官至两江总督、直隶总督、武英殿大学士，封一等毅勇侯。

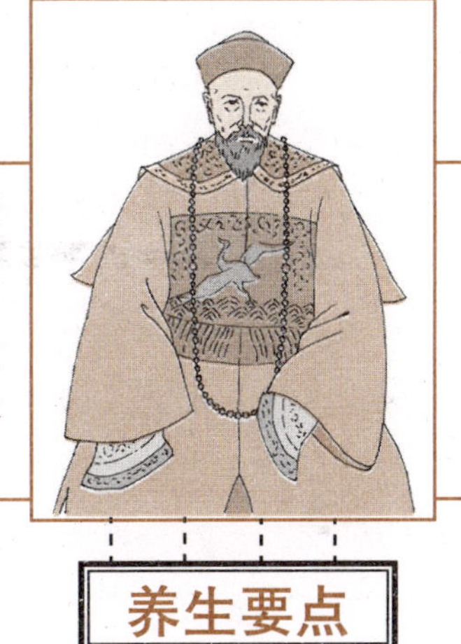

养生要点

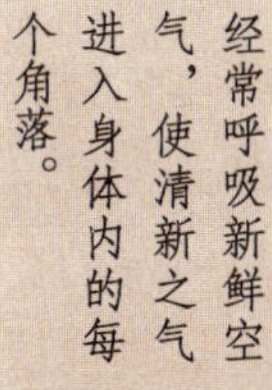

经常呼吸新鲜空气，使清新之气进入身体内的每个角落。

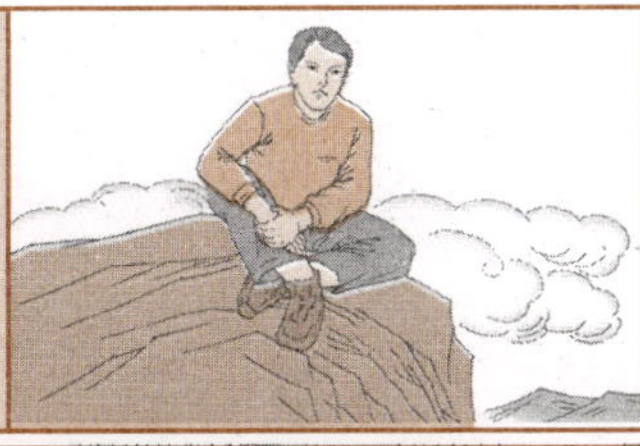

长时间看事物后，要眨动双眼，眼皮垂下，最好是闭目养一会儿神。

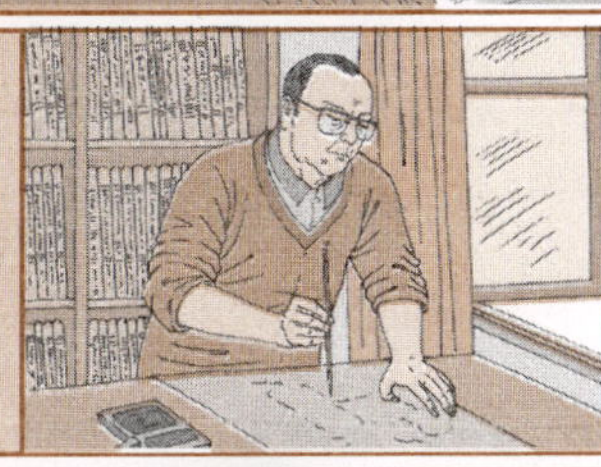

饮食有节制，不暴饮暴食，且吃得尽量清淡。

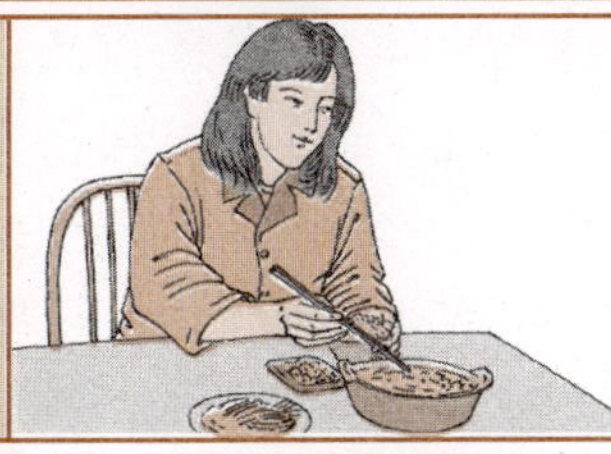

一切烦恼之事抛至脑后，保证高质量的睡眠。

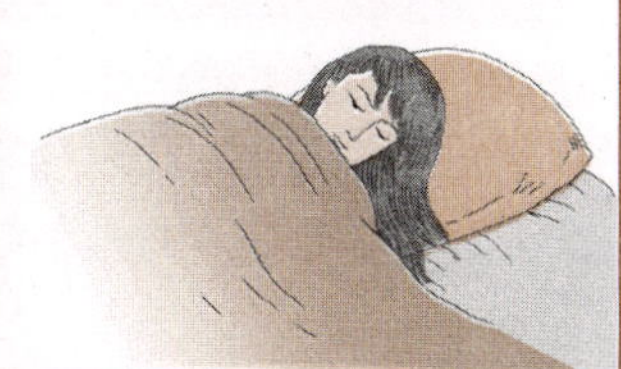

第8节

养生二十八禁

养生二十八禁出自东晋张湛撰写的养生专著《养生要集》，大意是要求人们：不要随意泄精，否则会短命；不要吃得过于饱胀，否则百脉会闭塞；不要老是叹息，否则人的精气会漏出；不要站立过久，否则精神会感觉疲倦；不要穿得过于暖和，否则会骨髓枯竭；不要过量地饮水，否则会尿频尿急；不要过于贪睡，否则会精气消散，反而无精打采；不要穿得太少而受冻，身体会受损；不要长时间地注视一样东西，不然眼睛会受不了；不要说话太久了，否则会口干舌燥；不要长时间地坐着，否则会引起气逆；不要食用过热的食物，否则会损伤五脏六腑；不要随意吐口水，否则会损失宝贵的津液；不要喜怒无常，否则会损伤精神；不要吃得过凉，否则容易得病；不要流眼泪，否则眼睛会干涩；不要过于喜悦，否则神气会溢出；不要远视，否则会劳伤神气；不要长时间听一种声音，否则易造成耳聋；不要生吃食物，否则会损伤肠胃；不要大呼小叫，否则会惊扰魂魄；不要长途跋涉，否则会劳筋动骨；不要长时间思考事情，否则会神志恍惚；不要酗酒，否则会损伤精气；不要痛哭，否则会神情悲切；不要过食五味，否则会伤害肠胃；不要长时间骑马，否则会损伤筋络。这养生二十八条，是养生必须注意的，如果不注意这些禁忌，反其道而行之，即使花费再多心思，对身体健康也是无济于事的。

禁无施精，寿命夭；禁无大食，百脉闭；禁无太息，精漏出；禁无久立，神倦极；
禁无大温，消骨髓；禁无大饮，膀胱急；禁无久卧，精气斥；禁无大寒，伤肌肉；
禁无久视，令目瞜；禁无久语，舌枯渴；禁无久坐，令气逆；禁无热食，伤五气；
禁无啄唾，失肥汁；禁无喜怒，神不乐；禁无多眠，神放逸；禁无寒食，生病结；
禁无出涕，令涩渍；禁无大喜，神越出；禁无远视，劳神气；禁无久听，聪明闭；
禁无食生，害肠胃；禁无嗷呼，惊魂魄；禁无远行，劳筋骨；禁无久念，致恍惚；
禁无酒醉，伤生气；禁无哭泣，神悲戚；禁无五味，伤肠胃；禁无久骑，伤筋络。

养生二十八禁

“养生二十八禁”是由东晋张湛提出的，养生之人应该高度重视它。如果反其道而行之，即使花费再多心思，健康长寿也是空梦一场。

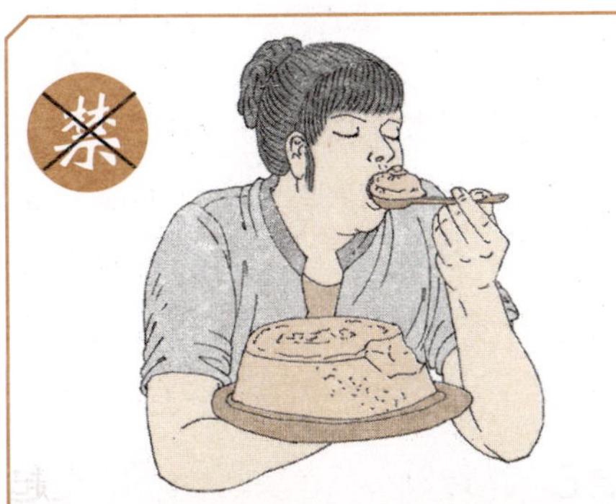

不要吃得过于饱胀，否则百脉会闭塞。

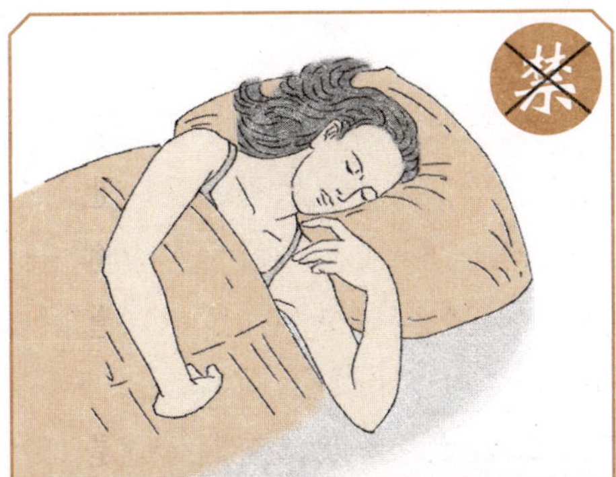

不要过于贪睡，否则会精气消散，反而无精打采。

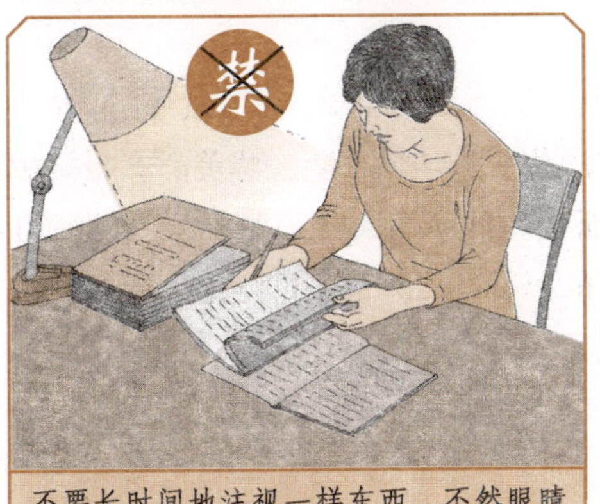

不要长时间地注视一样东西，不然眼睛会受不了。

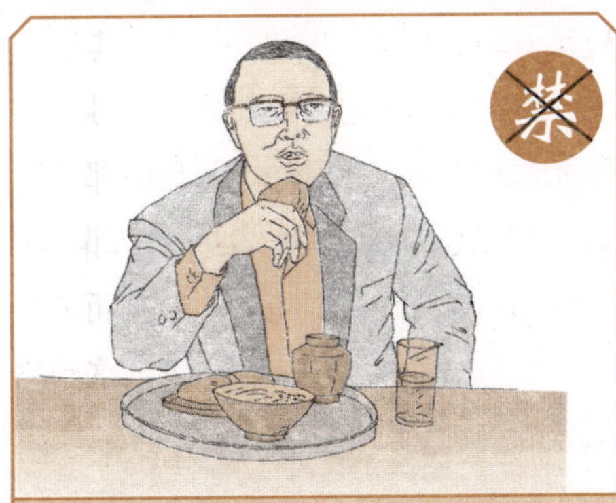

不要食用过热的食物，否则会损伤五脏六腑。

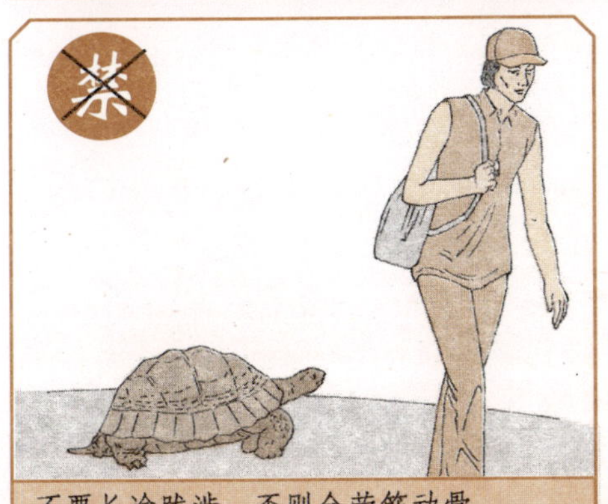

不要长途跋涉，否则会劳筋动骨。

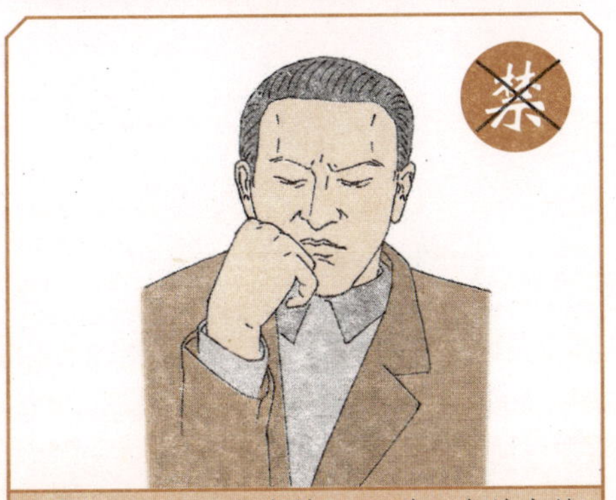

不要长时间思考事情，否则，会神志恍惚，伤心劳神。

第9节 奉亲有术

用权贵奉养亲老的人，只不过想加官进爵罢了；用奢华的车马、财富来侍奉亲老的人，只不过是让他们丰衣足食、住豪华的房子。待二老牙齿脱落、头发变白时，就会为寿命将尽而悲哀了。当他们生病而痛苦呻吟时，就算子孙们想围着侍奉，也不知道能够做些什么，此时，所谓的富贵之奉，就不会有半点儿作用了。

宋代董仲舒的奉亲方法就是，时常为自己的母亲讲述节制饮食、合理起居的方法，教她导引吐纳的方法，以使她的日常生活协调合理；又考察母亲的阴阳五行，并用药物来为她预防疾病，想用这些来使母亲的身体强健，延长其寿命，却没有想过一点儿其他的。

如果真的能够使老人身体强健，颐养天年，就算每天打鱼、砍柴养活自己，也是最大的幸福了。和那些高官爵位、奢华的车队、华美的衣服等相比，在他们眼里就什么都无所谓了。而董仲舒所写的《高堂延寿录》，可以帮助孝子贤孙去奉养亲老。而董仲舒的母亲在八十多岁的高龄，仍耳聪目明，饮食、劳作像壮年一样。这也许是董仲舒奉养的方法在于尽了自己真心的缘故吧。

宋代董仲舒的奉亲方法

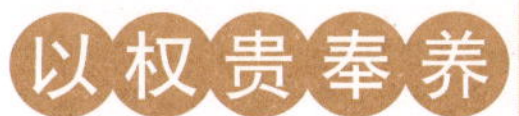

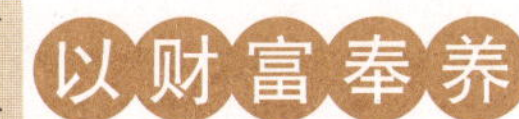

用权贵奉养亲老，用奢华的车马侍奉亲老，用财富侍奉亲老的人，只不过是让他们丰衣足食，住豪华的房子。待二老牙齿脱落、头发变白时，就会为寿命将尽而悲哀了。

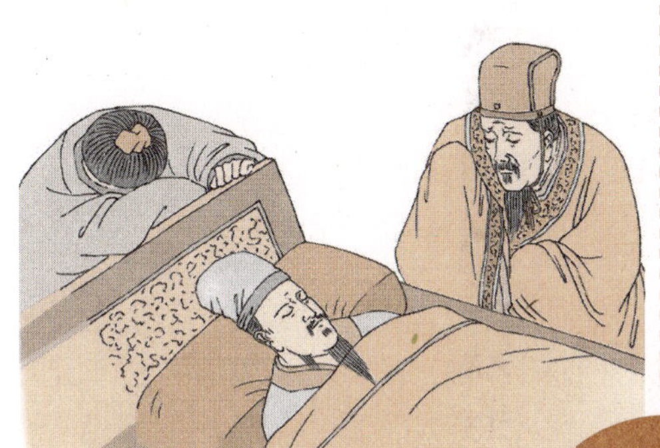

奉亲有术

董仲舒奉亲

董仲舒时常为自己的母亲讲述节制饮食、合理起居的方法，教她导引吐纳的方法，以使她的日常生活协调合理；又考察母亲的阴阳五行，并用药物来为她预防疾病，想用这些来使母亲的身体强健，延长其寿命。

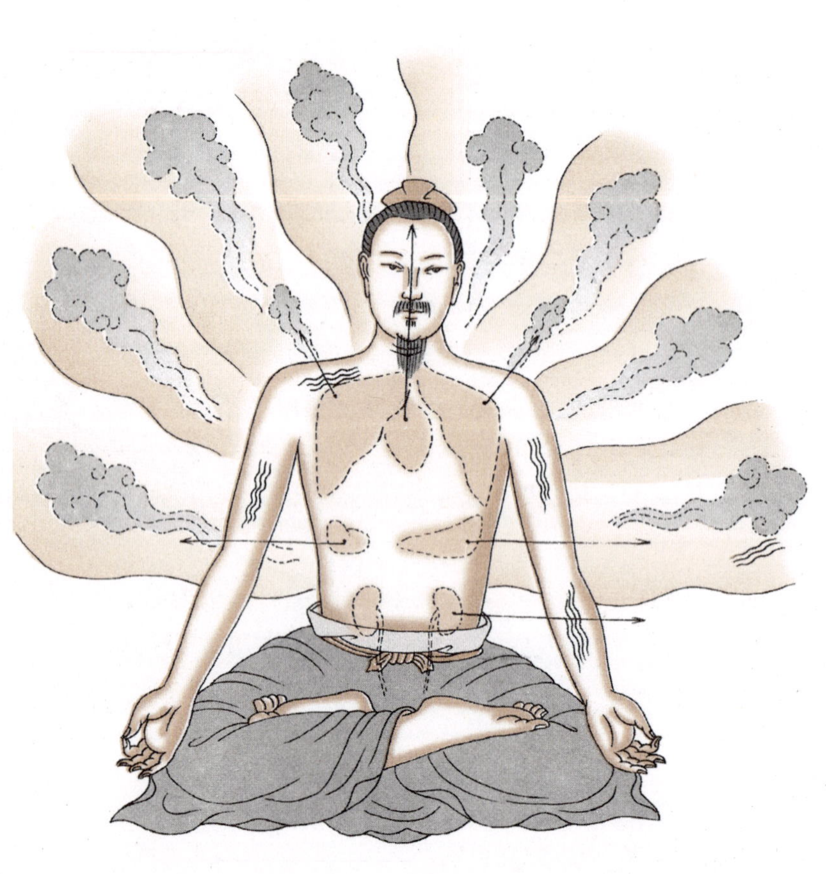

第二章

养“身”

《素问·上古天真论》载：“不妄作劳”、“形劳而不倦”，意思是说，劳作既不能过劳，又不能太过安逸，要做到有劳有逸、劳逸结合。

人过于劳累，对身体会有劳力（形体的劳累，它容易导致筋骨损伤，使脏气受损，人变得慵懒倦言）、劳神（思虑过度，用脑不当导致气血损伤、腹胀、心悸、消瘦等症状）、房劳（房事过度，而导致肾气耗损、性机能衰退、月经不调等症状）三方面的损害。

《素问·宣明五气篇》载：“久卧伤气，久坐伤肉”。意思是说，人的形体贵在运动，只有适度地运动才能保养形体，使体质健壮。葛洪提出“坐不至久，卧不及疲”就是强调逸也要适度，而不可过逸。

因此，人的生活过于安逸，同样也会影响身体健康。人过于安逸，则安闲少动。久之会导致全身乏力、经络气血郁滞不畅、身体虚弱、气喘出汗、阳气不振。故古人会再三强调劳逸适度，才能有利于健康。

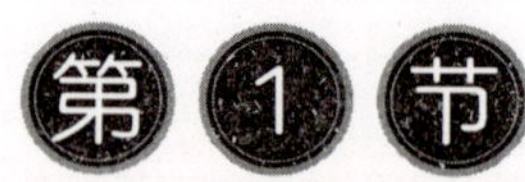

论人体阴阳

《黄帝内经》讲到，阴蓄藏着精气，阳护卫着人体外部。如果阴不胜阳，则血脉流动紧迫急速，会生病发狂；如果阳不胜阴，五脏之气就会相互乱串，以致九窍不通。所以，圣贤之人主张调和阴阳，强调把控平衡，不使偏胜，因而筋脉舒和，骨髓坚固，气血畅通，如此就能够内外调和，不受邪气的伤害，自然耳聪目明，则气的运行也就能始终如常了。

——《黄帝内经·素问·生气通天论》

阴阳的关键，在于阳气安静而不妄动，生命才能够长久。如果阴或阳单方面偏胜，协调不好平衡，则如同一年之中只有春天而没有秋天，只有冬天而没有夏天。所以说，圣人最好的养生方法就是调和阴阳。如果体内阳气过盛而妄动，不能秘藏，则阴气就会耗损；阴气平和，阳气秘藏，精神就会旺盛；如果阴阳离析而不相交，则精气也就随之而竭了。

——《黄帝内经·素问·生气通天论》

黄帝问岐伯："如何能够使阴阳得以调和呢？"岐伯说："能够明白七损八益的道理，就可以做到阴阳调和。就平常人来说，年到四十，阴气已减掉一半，起居动作，就显得衰弱；到了五十岁，身体笨重、耳不聪、目不明；到了六十岁，阴精衰惫，气大衰，九窍不通，阴虚于下，阳浮于上，就会出现流鼻涕、淌眼泪的现象了。所以说，懂得七损八益的人身体就会强健，如果不懂则容易衰老。同样都是禀受阴阳而生，结果却不同。聪明的人观察一般规律，时常会感到精力有余、身轻体健；愚蠢的人却认为仅仅是个别而已，常感到体力不足。所以圣人为无为之事，以恬静为乐，在清虚的环境中寻求最大的幸福。因此，他的寿命就无穷无尽，与天地长存。这就是圣贤养生大道啊！"

——《黄帝内经·素问·阴阳应象大论》

医易同源

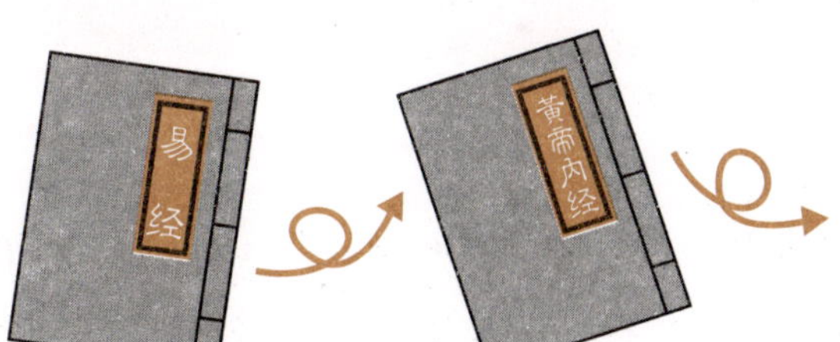

人体与自然和谐共生

春夏养阳

春季

春天气候转暖，适宜晚睡早起，使人体多摄取阳气。春季旺肝，酸能助肝，也应吃些甜东西以健脾。但不要急着脱掉冬装，因为会有“倒春寒”现象出现。

夏季

夏季气温较高，可晚睡早起，露天睡觉要注意保暖。夏季气候湿热，应防止消化系统疾病，多吃一些解暑清热、醒脾开胃的食物，还要注意早晚温差，及时增减衣物。

秋冬养阴

秋季

秋季天气干燥，可早睡早起，多进食一些养阴养肺的食物，天气慢慢变凉，但不要急于穿厚衣，可以适当冻一冻。

冬季

冬季气候寒冷，可早睡晚起，使阳气内藏。冬天易感寒邪，少吃一些生冷食物，多吃一些滋阴补阳、热量较高的食物。冬季还要注意保暖，防止冻伤。

第2节

论元气

道家认为，只要注重养生，人就能长生不老。而为什么四十岁后，即使饮食奉养和以前一样，却一天比一天衰弱呢？根本的原因在于元气。

元气，主宰着整个生命，比气血还重要。一个人在生成之时，元气就已经被决定了。终身不生病的人，是元气自然耗尽而死，这就是所谓的终其天年。就像把柴放进火中燃烧，等到柴耗尽，火也就熄了。而燃烧时间的长短，是由柴的质量所决定的。

至于生病的人，如果没有伤及元气，即使病得很重，也不会死；如果伤了元气，即使病得很轻也会死去。这其中又有详细的区分：元气先受伤而后生病，这种病人无法救治；元气受伤而伤得不严重，这种病人可以保全，因为生病而伤及元气，可以提前预防保全。所以，判断病人的生死，不是看病的轻重，而是看元气的有无，这样诊治出的结果，一百个中没有一个会出错。

如果生了疾病，如何保全元气呢？要知道，元气与脏腑相连。如果下药时，用错寒、热、攻、补之法，会使实处更实，虚处更虚，必有一脏大受其害。一旦病邪侵入脏腑，会使元气因无所附而受伤。所以，生病时不可轻易试用药物，人身的每一处都须谨慎保护。

至于预防的办法，高明的人会“未病先治”，在生病之前就着手考虑。只要始终保持元气的完固，自然就能把病邪挡在体外。如果病邪已经入侵人体，就要趁它还未伤及元气，与其作背水一战，千万不要犹豫延误，以防病邪强横到无可救药的地步。至于想要与天地造化同步，而使天下的人永远不死，那是不可能实现的妄想。

——（清）徐大椿：《医学源流论》

天积气而成，地积形而成，人积气而成形。气对于形体非常重要，气聚则形存，气散则形亡。人体中聚有多种相互之间有所不同的气，有营气、卫气、宗气、脏腑之气、经络之气。如果能统摄营、卫、宗、脏腑、经络之气，使它们充满整个身体而不留一丝缝隙，并循环不息，则全靠胸中大气的斡旋主持。

——（清）喻昌：《医门法律》

元气的重要性

元气就像是树根，帮助身体直立、成长，带来力量。

元气的重要性

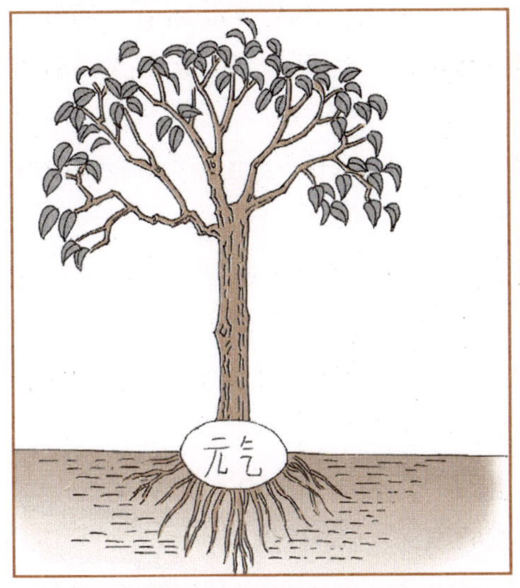

树有根就可以茂盛地生长，人有元气则生命就不会衰竭。

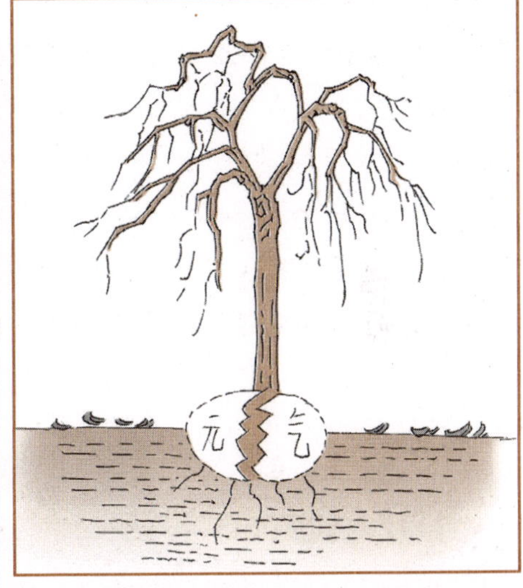

树没有根会枯萎，人失去元气就会生病甚至死亡。

元气与谷气

对于人来说，如果体内的水谷之气胜过元气，那他就会肥胖，而且寿命不会长久；如果元气盛过水谷之气，那他就会瘦削，而且寿命很长。因此，养生之法重在平衡元气与谷气的比例。

——（三国）杨泉：《物理论》

第3节 气

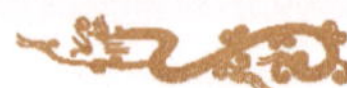

宗气

宗气就是运动的气，包括呼吸、语言、声音之气。肢体的运动、筋骨的强弱，也是由宗气决定的。如果宗气虚，就表现为短促少气；宗气实，就表现为喘渴胀满。

——（清）周学海：《读医随笔·气血精神论》

营气

营气就是水谷所化成的精气，它散布在六腑，并进入脉中，循行于经脉上下，具有调和五脏、联络六腑的作用。

——《黄帝内经·素问·痹论》

卫气

卫气就是水谷所化成的悍气，它是急滑的，不能进入脉中，只能循行于皮肤之中，腠理之间，向上熏蒸到肓膜，向下散布到胸腹。

——《黄帝内经·素问·痹论》

营与卫

人的精气受于水谷化生的精微。食物入胃后，其精微传注到五脏六腑，五脏六腑因此得到营养。其中清的叫做营气，浊的叫做卫气。营气运行于脉中，卫气运行于脉外，营卫之气一昼夜中各自循行五十周，然后回合一次，如此运行周身而无休无止。至于阴阳表里的经脉，它们依次承接，相互贯通，如圆环一样，没有起点和终点。

——（战国）秦越人：《难经·三十难》

调气

百病都是因气而生，调理得好，治病就像解开绳结、化除雪污一样，举手之间就使人好转。

所谓“调气”，就是调和不和谐的部位，例如邪气在表，使之散发就是调；邪气在里，使之顺行就是调；实邪壅滞，使之下泻就是调；虚弱疲困，服用补剂就是调。

——（明）张介宾：《景岳全书》

营卫之气的关系

营卫之气之间是相互依赖、相互协调的整体，有着“阴生于阳，阳根于阴”的相辅关系。营气主营养五脏六腑，以使卫气的机能加强；卫气主抵御外邪，以保证体内更好地吸收营养。

营 气
卫 气
饮食水谷
因营气属阴，故其分布是由胃传肺，从肺行于血脉中，以运行于全身。
因卫气属阳，故分布脉外，运动迅速，达于四肢，循行于皮肤分肉之间。

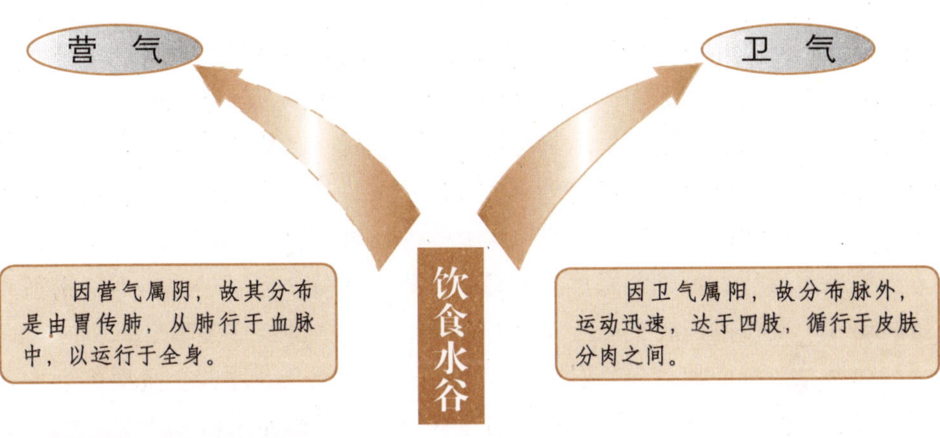

卫气的运行道路

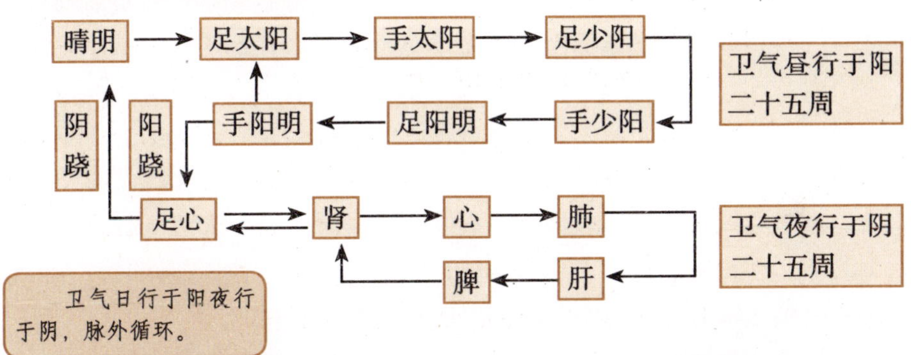

卫强营弱

“卫强营弱”，“卫强”则“阳浮而不入阴”，出现“阳浮者，热自发”；“营弱”则“阴虚而不敛阳”，出现“营弱者，汗自出”。“阳浮者，热自发；阴弱者，汗自出”就是“荣弱卫强”的桂枝汤证。桂枝损阳之强，芍药补阴之弱，促使人体营卫和平，则营弱卫强之病理状态得到解除，从而使发热汗出之太阳中风病获得痊愈。

营卫不和

营卫不和，一般是指表证自汗的病理而言。因卫外的阳气虚弱，失去外固的能力，汗液自行溢出，临床表现为身不发热而时自汗出。因阳气郁于肌表，内迫营阴而汗自出，临床表现为时发热而自汗，不发热则无汗。

第4节

论血气

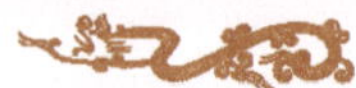

人一出生，就具有阴阳，也具有血气。保全性命的关键，在于血气的荣枯。

血为荣，运行于脉中，有滋润的作用；气为卫，运行于脉外，有护卫的作用。人接受谷气进入胃，胃纳受食物并消化，然后给全身输布营养，灌溉经络，滋养百骸。其中清的为荣，浊的为卫，荣卫二气循环不息，常相流通，是人体正常运行的根本。如果其中一样受阻，则百病丛生。

如果气妄行，可发为寒热、喜怒、忧思、痞块，还可引起头晕、胸膈和脐间动气，或喘促，或咳噫。气聚则胸膈胀满，气逆则下肢寒冷。

如果血妄行，则引起吐血、鼻出血，血衰涸则出现虚劳。血积在上，易使人健忘，瘀结在下，易使发狂。血受寒，则筋枯而挛急，血受热，则毒淤结体内而发黄。血入尿道，会造成淋痛病；入大肠，就会形成肠风、月经不调、非经期阴道流血不止等症。

由于气是血的统帅，气温则血滑，气寒则血凝。如果气有一刻不运行，那么血就有一刻不运行。所以由血引起的病，可通过调气来治疗。但也不可一成不变，如果败血瘀滞经脉，遏制气的运行，就应该先去瘀血而后调气。

木香、官桂、细辛、厚朴、乌药、香附、莪术之类的药，既可调气，又可养血。虽然用调气的药来调血可一举两得，用调血的药来调气则会使气乖张。如地黄、当归等药可以用来治血证，但因其性味粘滞，有损胃气，而胃气受损则五脏六腑的气也会随之虚弱，用来调气则不宜。

治病救人，首先应识本末。如呕吐痰涎，是胃虚不食而引起的发热，如果以凉剂退热，就会导致胃气更虚，热不得退。正确的做法应先止吐，则热自退，即使不退，但胃气已调，不久热也会自解了。又如伤寒大热，只需调和胃气，便能自愈。千万不能以寒凉药剂疏导，以免加重病情。

心掌管血的运行，血聚积于肝；肺主导气的传送，气汇集于肾。如果只知血出于心而不知气归于肾，用药时就会南辕北辙。例如血痢，用五苓、门冬等剂调心，用巴豆、大黄消积，则病症仍然存在。正确的做法是用川芎、当归做辅药，病才会自止。

——（明）龚廷贤：《寿世保元》

营气与卫气

营气卫气是维持人体生命活动的两种重要物质，它们具有营养人体和防御疾病的作用。营卫之气都来源于饮食水谷，通过脾胃的消化吸收，化生而成。

营气

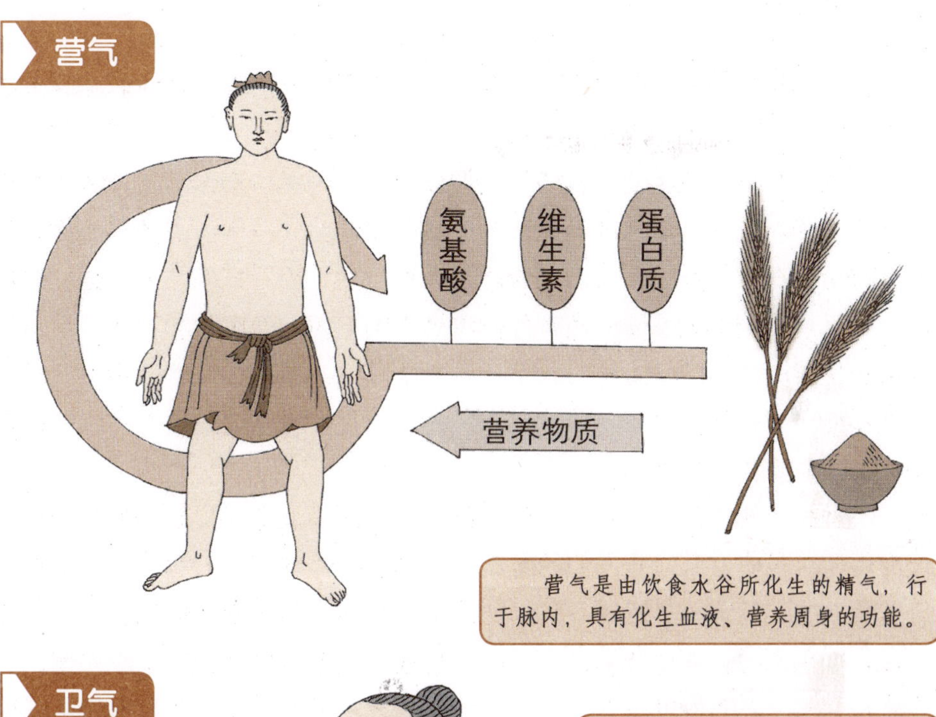

营气是由饮食水谷所化生的精气，行于脉内，具有化生血液、营养周身的功能。

卫气

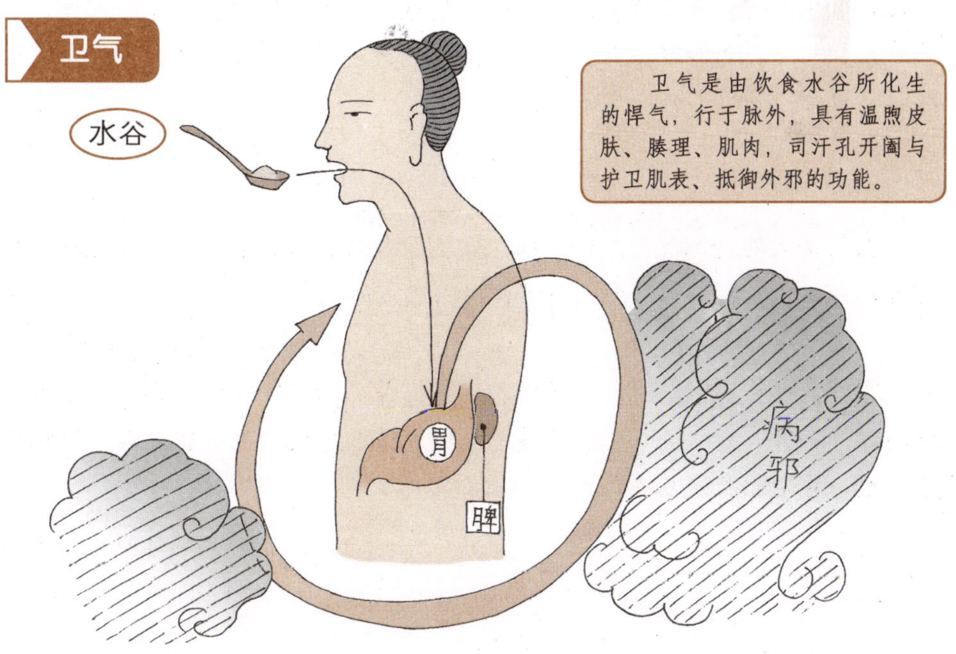

卫气是由饮食水谷所化生的悍气，行于脉外，具有温煦皮肤、腠理、肌肉，司汗孔开阖与护卫肌表、抵御外邪的功能。

第5节 形神互用

身体乃神灵所居、性灵所在、聪明所托的地方，所以，追求养生的人必先保养形体，而后才能成功。

阳气积累就会化生元神，阴气积累就会化生形体，形体与元神是一刻也不能分离的。人的形体强健，元神就能够长久地留守在体内。神有形体，就像人有房屋一样，房屋坚实，人就能长久地居住，房屋损坏，人就会日益颓废。然而愚钝的世人不懂此理，他们将外在的形体，像眼睛和耳朵，都当做尘埃和秕糠一样看待。这样的人，一旦投身利害荣辱之中，就会终身无成，那他和死了有什么区别呢？即使是明贤达观之士，对强健形体也不注重，常功业未成，而身体先衰。

真正善于养生的人，不但要爱护好身体，还要使身体与心神相互为用，让身体与心神的关系比骨与肉的关系更加紧密。这就要求人们一举一动都符合养生之道：夏天不要睡卧在潮湿的地方；暑热时不要敞怀纳风。不要坐得过久，以免伤骨；不要劳累过度，以免伤筋；更不能像单豹和张毅那样，养内却不知养外，养外就不知养内，虽然其初衷是爱护身体，却在不知不觉中践踏了身体，最终导致丧失生命。

——（明）王希巢：《九天生神章篇》

保养形体，颐养心神

血气是人的元神寄存之处，所以致力于养神的人，必须知道自身形体的肥瘦和营卫血气的盛衰情况，然后再进行谨慎的调养。

——《黄帝内经·素问·八正神明论》

管理自己的身体，第一步是保养心神，使心神清宁平和，则全身安泰，这是养生的根本方法；第二步是保养形体，使肌肤肥胖，腹肠充实，供给嗜欲，这是养生的次要方法。

——《文子·下德》

闭四关，藏神明

如果一个人能“无为而治”， 放下俗世的外事外物，让自身的神明藏于五行之中，精神往返于至真之境，就能使眼睛明亮而不用视外物，耳朵聪灵而不用听声音，心中通达而不用思考，平和而不骄矜，让性命之情回归冥冥之境，进而能智慧出众，不被尘俗所扰。

五脏藏五神

① 心脏
主藏人体的神
② 肺脏
主藏人体的气
③ 肝脏
主藏人体的血
④ 脾脏
主藏人体的肉
⑤ 肾脏
主藏人体的血

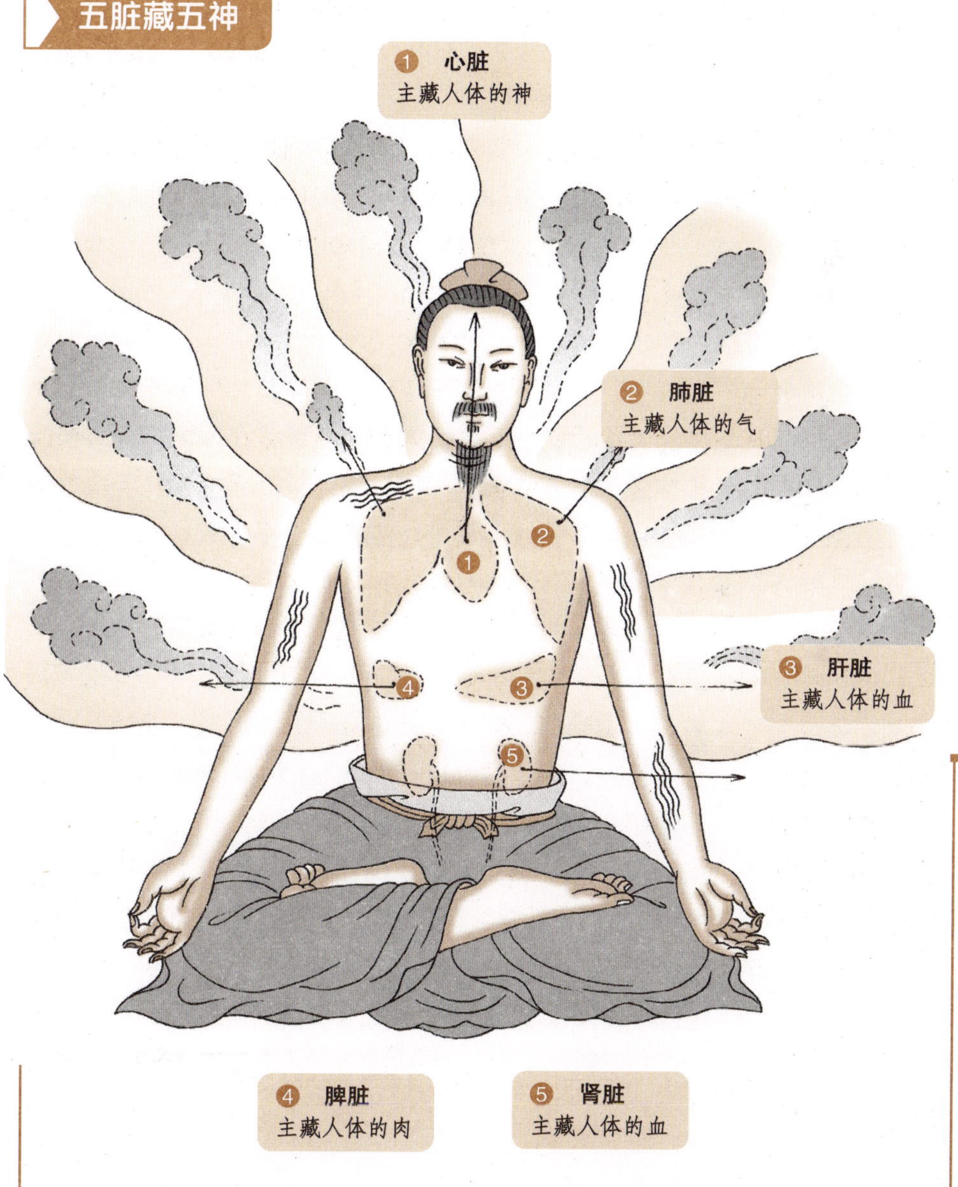

第6节

人身三宝

精、气、神，是人体的内三宝；耳、目、口，是人体的外三宝。想要追求长寿，就要使内三宝不随外物而流逝，外三宝不诱惑内心而扰动内三宝。

——（明）杜巽才：《霞外杂俎》

三宝归身要诀

汉代著名养生家魏伯阳曾说："耳、目、口是人体三大宝，应该经常关闭它们，使其不与外界相通。之所以如此，是因为，耳朵是人体的精窍，眼睛是人体的神窍，嘴巴是人体的精窍。它们这么重要，怎能不称之为'三宝'呢？"

但是，人一旦紧跟随世界的声色，如耳朵紧聆外界的声音，其精气因此会受损而气耗散而不能稳固；如眼睛总沉溺于五色间，其神气因此而消散不能集中；嘴巴总是不停地说话，说话间气流走而不能聚集在体内。这种情况一出现，人体精、气、神又如何能够融为一体，为人体真元之气打下良好的基础呢？因此，对于那些追求养生的人来讲，他们如果不注重"三宝"的调养，就算其他方面保养得再好，也无济无事。

其实，世人并不懂得调养要法，使气从上面耗散，精气从下面流失。这种情况的出现，则是由于人心不定所导致的。如果人不生爱念之情，精气就不会从下面流失；如果人不易动怒，则火气就不会上升；如果人能够做到宁静致远，心无杂念，无思无虑，则体内水火自然就能相和了。正如，佛教警诫世人要"戒贪（人的欲望）、戒嗔（发怒）、戒痴（过分执著）"。人如果能做到不贪不嗔，就一定不会犯痴，因此也就会变得聪慧了。人因智慧而能入定，人进入定性境界即能增长聪慧。如果能做到定慧两相忘，也就得道了，和神仙没什么区别了。

——（明）高濂：《遵生八笺》

人体内外三宝

精、气、神，是人体的内三宝；耳、目、口，是人体的外三宝。想要追求长寿，就要使内三宝不随外物而流逝，外三宝不诱惑内心而扰动内三宝。

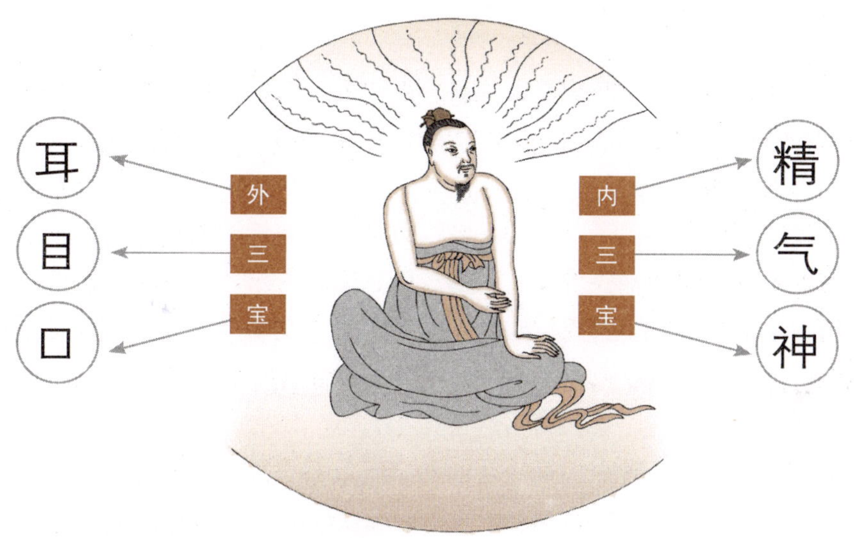

精、气、神生化关系图

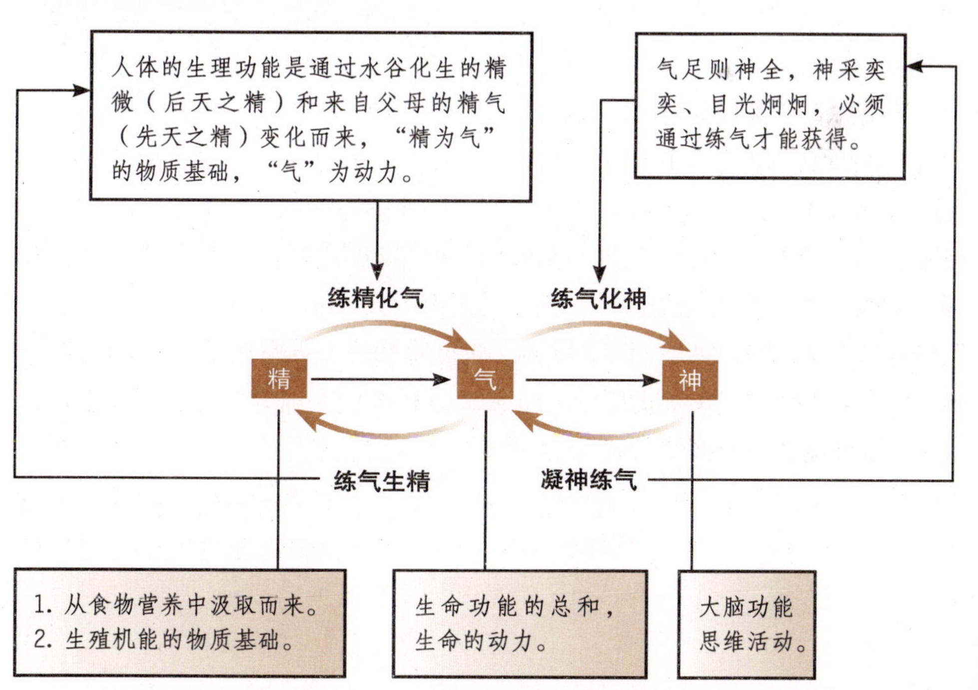

第7节 养身如治国

人的身体如同一个国家，君王要治理好国家，其要旨就要爱护好平民百姓，而保养身体最关键还在于养气。如果一个国家的百姓过着流离失所的生活，则这个国家和衰亡没什么两样；当人体元气一旦耗尽，人也就死亡了。人死了，国家也就不存在了。如果平民百姓难以得到养护则易受到伤害，而人身之气则不再清纯而易变得混浊不清。促进国家安定就要执法严谨，奖罚分明；培育人的血气不要养成一些对身体有害的不良嗜好，能做到这些，人自然能保全真元，三魂七魄各得其所，从而不受百病侵扰，从而延年益寿。

《吕氏春秋·先己》篇中记载："昔者先圣王，成其身而天下成，治其身而天下治。"这种观点实际上是揉合了儒家"修身、齐家、治国、平天下"的思想和道家修身养性的理论在内，因而具有极为丰厚的文化内涵。

在儒家的养生观点中，孔子认为"仁者寿"、"大德必其得寿"，也就是说只有道德高尚的人才可能长寿。《黄帝内经》肯定了孔孟的上述养生观点，认为那些能"尽终其天年，度百岁乃去"的长寿者，大多因为他们能够"嗜欲不能劳其目，淫邪不能惑其心"，即所谓"德全而不危"，强调养生必须与道德修养相协调。

在古代儒家的学说中，"养性"旨在养生，与治国平天下一样，孟子曾提出口号——"修其身而天下平"，而其修身的方法则在于"存心养性"。鉴此，《中庸》认为："唯天下至诚，为能尽其性；能尽其性，则可以赞天地之化育；可以赞天地之化育，则可以与天地参矣。""诚"在这里，指的是"养生"及"养性"，也就是指人的自我修养。只有极端真诚的人才能充分发挥自我的本性，进而能充分发挥众人的本性；众人的本性得以充分发挥，就能充分发挥万物的本性，就可以帮助天地培育生命，就可以与天地并称——"天地人"。

——（晋）葛洪：《抱朴子内篇·地真》

养身如治国

在中国传统文化中，养生从来就不局限于研究机体本身的运动变化和发展规律，而总是与道德品性修养，以及治国安邦之道有机地结合在一起。懂得养生的人，也能治理好国家。

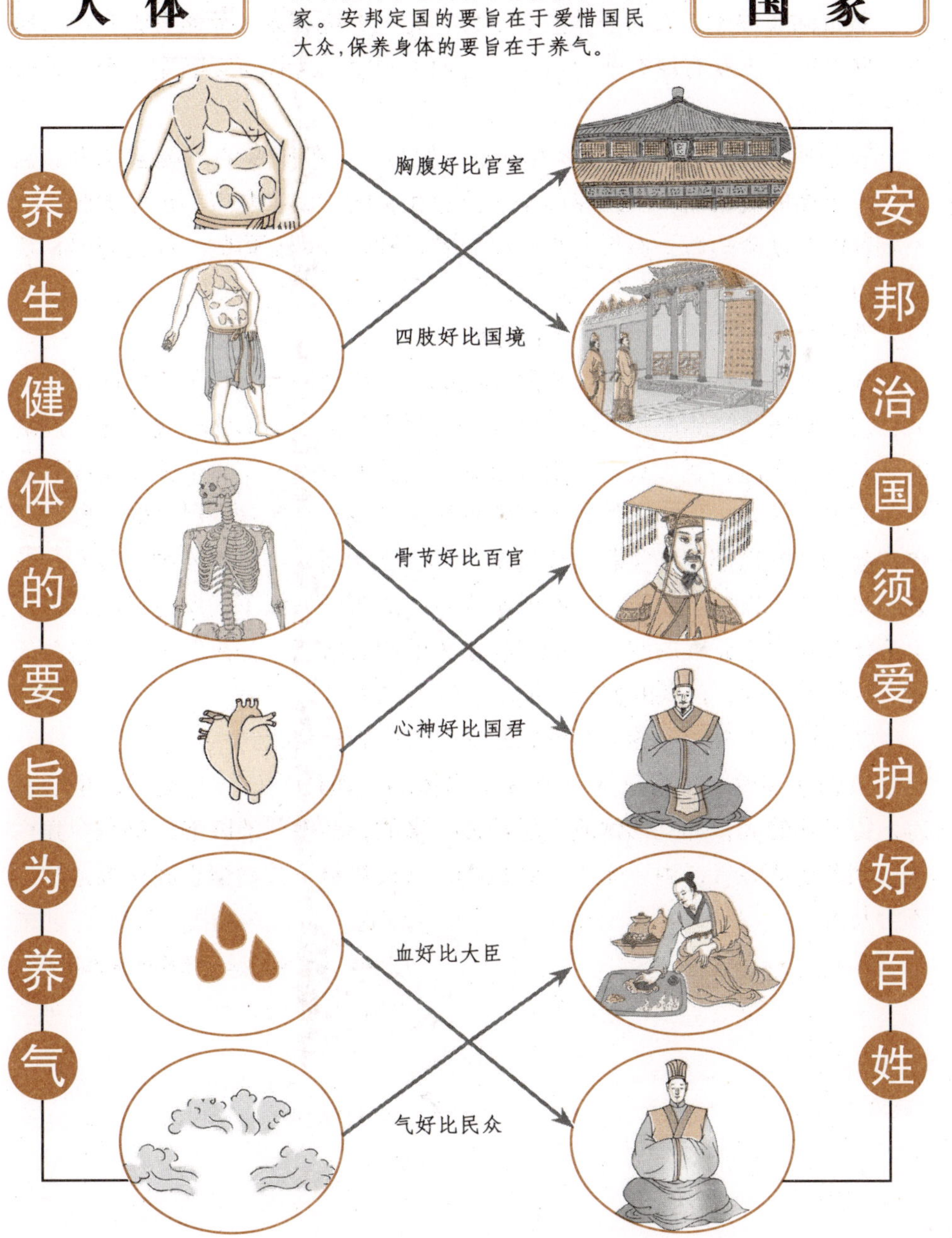

第8节

形体与寿命

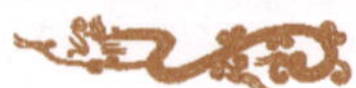

黄帝问岐伯说：人的形体有缓有急，元气有盛有衰，骨骼有大有小，肌肉有坚有脆，皮肤有厚有薄，从这几方面去观察，怎样可以断定一个人是长寿还是短命？

岐伯回答说：如果人的形体与元气相符，内外平衡的，就会长寿；反之，不平衡的就会短命。皮厚肉坚，能够相称的，就会长寿；皮厚肉脆，互不相称的，就会短命。血气经络旺盛充实，胜过外表形体的，就会长寿；反之，血气经络衰退空虚，就会短命。

黄帝又问：什么叫做形体的缓急？

歧伯回答说：形体充实而皮肤和缓的人，就会长寿；形体充实而皮紧的人，就会短命。形体充实而脉气坚大的，属内外俱强；形体充实而脉气虚弱的，是外实内虚，属气衰，出现气衰就表明其寿命不长了。形体充实而骨骼弱小的人，就会短命。形体充实而臀部肌肉丰满且在其肩、肘、髀、膝等肌肉突起的地方也都是坚实肌肉称肉坚；形体充实而臀部肌肉瘦削，没有肤纹且不坚实的，就叫做肉脆。这些都是由每人的先天禀赋不同所造成的，在外之形体和在内之元气的盛衰，能反映出人的健康状况。如果医生不知道如何判定形体的强弱，元气的盛衰，就不能诊察病人。”

黄帝问：怎样用人的形与气判断一个人寿命长短呢？

歧伯回答说：平常之人，气强于形体的，即使外貌较为瘦小，也会长寿。得了病的人，如果形体肌肉已消瘦不堪的，即使气能胜形，仍是会死亡的；倘若形能胜气，由于元气已经衰竭，气衰神衰，其病情也同样很危险，不会长寿。

——《黄帝内经·灵枢·寿夭刚柔》

五脏的形体对人体健康的影响

人体五脏与自然界相对应，与阴阳相合，与四时相通，又从而与五个季节的五行变化也相适应。五脏的形体原本有大有小、位置有高有低、质地有坚实有脆弱、形态有端正也有偏斜。六腑也有大有小、有长有短、有厚有薄、有曲有直、有松有紧和有缓有急。

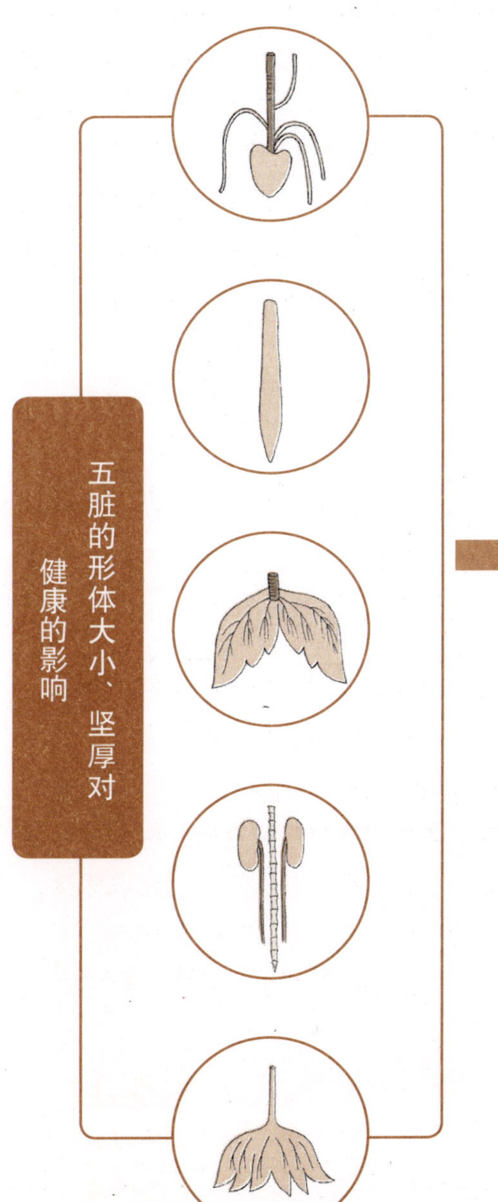

五脏都小
外邪不易侵袭，多愁善感。

五脏都大
为人处世从容和缓，性格爽快。

五脏偏高
做事多好高骛远，不切实际。

五脏偏低
意志不坚定，不求上进。

五脏端正
办事公正，得人心。

五脏偏斜
多有私心杂念。

五脏坚实
不易受内外邪气侵袭。

五脏脆弱
病邪易侵袭。

第9节 察“颜”观“色”知健康

精明见于目，五色现于面，这都是内脏的精气所表现出来的光华。在中医上，颜色可分为青、赤、黄、白、黑五色，其变化以面部表现最明显，因此望面色又称为面部的五色诊，这是一种以面部颜色和光泽变化为主要观察对象的望诊方法。

我国正常人的面色微黄、红润有光泽，祖国医学称之为“常色”。病时，面部色泽发生变化，称为“病色”。色赤带紫，没有光泽；白如盐而带灰暗色；青而带沉暗色；黄色像土黄，枯暗无华；黑如地苍，枯暗如尘。都是病色的具体表现。假如五脏真色暴露于外，这是真气外脱的现象，人的寿命也就不长了。五色变化能反映精血盈亏，光泽的变化能了解神气的盛衰。

神旺则色旺，神衰则色衰，神藏则色藏，神露则色露。

五色的变化反映于面部，根据五行学说和脏象理论，即青为肝色，赤为心色，黄为脾色，白为肺色，黑为肾色。五色配五脏，对判断疾病预后有较重要的意义。比如说，色赤多为心病，色黄多为脾病，色白多为肺病，色黑多为肾病。

望色面还要注意“色”和“泽”两个方面。一般来讲，不论何种颜色，如鲜明、荣润的则表示病变轻浅，气色未衰；若晦暗、枯槁的则表示病情深重，精气大伤。望面色要区别常色中的客色与病色。客色是指健康人的面部随着季节、气候变化，或由饮酒、劳动、情绪变化、日晒等引起的临时性面色改变不属病色，望面色时应当注意。

五色合参

在中医理论中，将面部颜色分为青、赤、黄、白、黑五色。每种颜色分别主不同病症。望诊所见是身体或疾病变化在外的现象，只有与其他诊法相结合，才能得出正确的诊断结果。

面色青紫

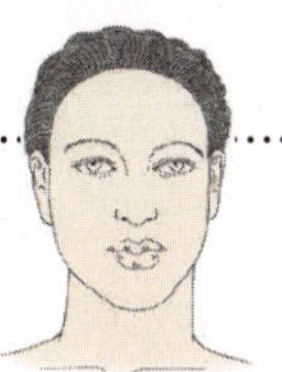

中医认为是气血不通，经脉阻滞。多见于寒证、疼痛、惊风。

可出现的病症

1. 小儿高热；
2. 先天性心脏病；
3. 肺源性心脏病；
4. 心力衰竭；
5. 胃部或肠痉挛疼痛。

面色发红

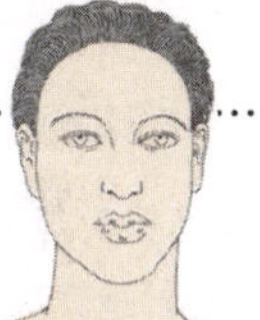

为血液充盈皮肤脉络而致。血得热则行，脉络充盈，所以热证多见赤色。但有实热、虚热的不同。

可出现的病症

1. 午后两颧发红，为肺结核；
2. 面颊及腮上出现赤色，可能心脏有病；
3. 煤气中毒时，面部会泛出樱桃红色；
4. 面色通红，伴有口渴舌燥甚至抽搐，常见于急性感染所引起的高热性疾病。

面色发黄

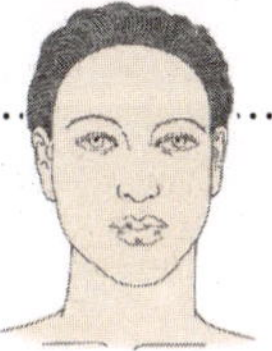

面色发黄有面色萎黄和面色鲜黄之分。

可出现的病症

1. 面色萎黄，多是脾胃虚弱；
2. 面黄鲜黄多见于黄疸病；
3. 如巩膜及全身都为黄色，多为黄疸型肝炎、胆道结石等；
4. 新生儿出生后2～5天，皮肤可有发黄的现象，一周内消退，叫生理黄疸。如果一周后黄疸仍不消退或消退后重新出现黄疸，为病理现象。

面色发白

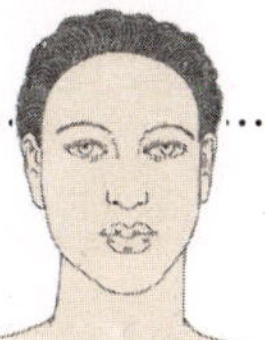

中医认为，面色苍白属于虚证和寒证。苍白枯槁、唇淡为血虚。

面色发黑

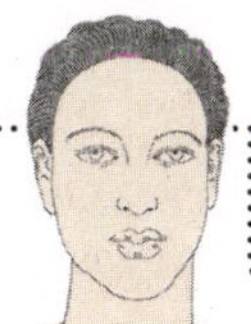

中医认为，面色黑多是寒重或血瘀的表现。

可出现的病症

面色暗黑多是慢性病的征兆：

1. 患肾上腺皮质功能减退症；
2. 慢性心肺功能不全；
3. 慢性肾功能不全；
4. 肝硬化者可出现面色变黑。

第10节 胖瘦有异，养亦不同

有关“肥人气虚，瘦人血虚”的说法，《黄帝内经》则表明了养生的方法需要根据个人的体质不同因人而异，否则就容易出现偏差。

黄帝说：应当如何辨别人体的脂、膏、肉三种物质？

歧伯说：肉丰厚坚实、皮肤丰满的为脂；以肉不丰厚坚实、皮肤松弛的为膏；皮肉紧密相连在一起的为肉。

黄帝说：身体的肥瘦该怎样区别的呢？

歧伯说：膏类型的人，多阳气充盛，皮肤宽纵弛缓，腹部肌肉松软下垂；肉类型的人，体型宽大；脂类型的人，肌肉则坚实而身形偏小。膏类型的人阳气充盈，身体多热，能耐寒；肉类型的人，阴血偏盛能充养肌肉形体，气平和；脂类型的人其气血清利而身形不大。脂、膏、肉三种人气血多少的大概情况就是这样，与一般人相比有所不同。

黄帝说：一般人的情况是如何的呢？

歧伯说：一般人的肉、脂、管都比较均匀，气血平衡，没有偏多偏少的情况，其身形不大不小，身体各部位非常匀称。

黄帝说：讲得很好。该如何治疗呢？

歧伯说：首先先必须分清三种不同类型的形体，掌握各类型人气血的后虚实加以调治，根据具体情况采用相对应的方法治疗就可以了。

——《黄帝内经·灵枢》

人胖瘦的三种类型

《黄帝内经》依据人的胖瘦，将人分为三种类型：脂型的人多脂、膏型的人多膏，肉型的人多肉。当然，这只是三种极端的状态，一般的人身材匀称，体型适中，没有脂、膏、肉偏多的情况。

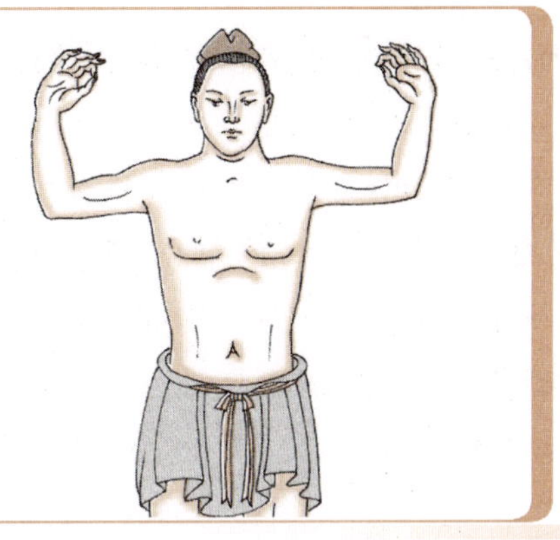

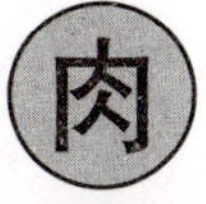
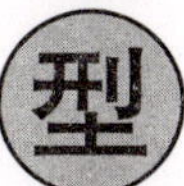
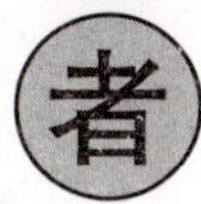

肉型者

皮与肉紧密相连，身体宽大，血气充盛。

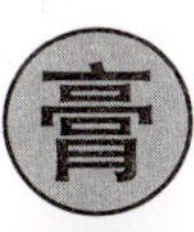

膏型者

皮肤弛缓，腹部肥大而下垂，体内阳气较多。

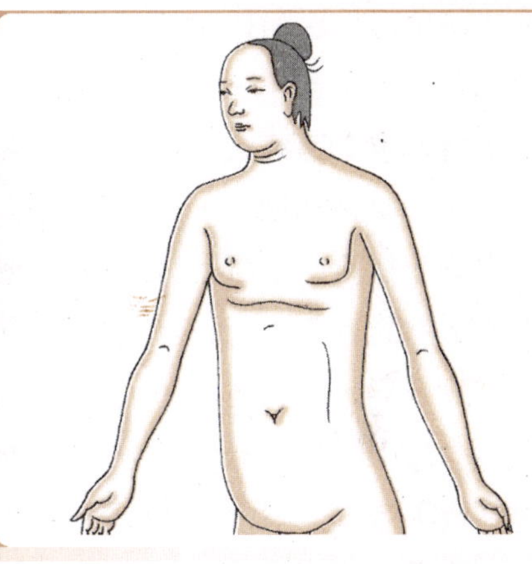

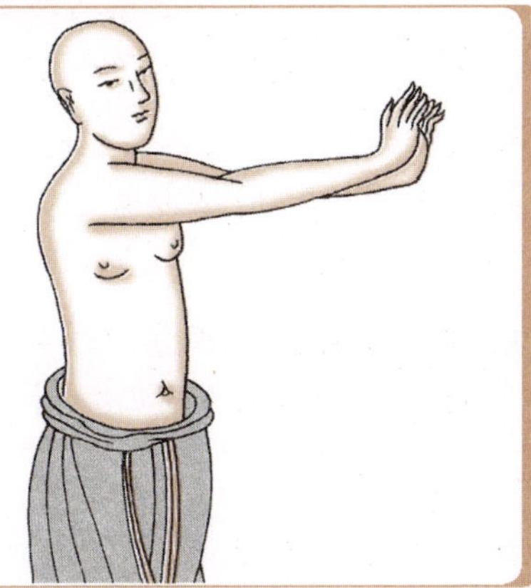

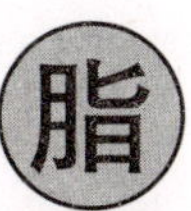
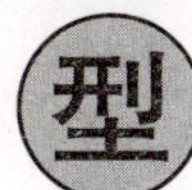
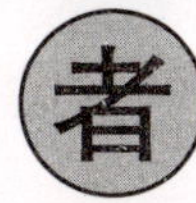

脂型者

皮肤丰满，但身形瘦小，血气运行滑利。

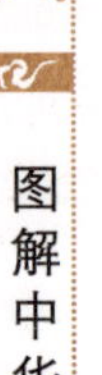

第11节

养目

人体五脏六腑里的精气，都向上灌输到眼睛，使眼睛能够看见周围的事物；脏腑的精气汇聚在眼窝，形成眼睛；骨中的精气汇注于瞳人；筋中的精气聚集于黑睛；心脏中的精气汇聚于眼内外眦的血络；气的精华汇聚到眼球的白色部分；肌肉的精气汇聚到眼胞。眼睛包括了筋、骨、血、气等精气，它们与经络合并而成为止系，向上与大脑相连，向后与颈部中间相连。所以如果颈产中邪，而同时人体又处于虚弱的状态，邪气就会乘虚而入，进入人的大脑。邪气进入大脑后就会使人头晕，从而引起目系的疾病，而出现头晕目眩的情形。若睛斜不正，就会视力模糊，把一成二，以致精力分散而出现视歧。眼睛是脏腑的精华汇聚的地方，也是营、卫、魂、魄藏伏的地方，能精准视物的功能主要依靠神气的生养。所以当人的精神过于疲劳时，就会魂飞魄散，意志迷乱。人的瞳仁和黑睛由阴脏精气所生，白睛和赤脉由阳脏精气所生。阴精和阳精相融，眼睛就能清楚地看清物体了。心主神，眼睛受心的支配才能看清事物。人的精神涣散时，阴阳之气就不能融合在一起，所以人在突然见到不平常的事情发生的时候，就会心神不宁，魂魄不安，这就会感觉眩晕了。

——《黄帝内经·灵枢·大惑论》

黑色养目

五色中的青、黄、红、白对眼睛都会有损害，而只有黑色是对眼睛有益的。李钳在江南时，全采用黑色的丝织品当屏风，目的就是养目。王丞相在相府时也是如此。

——（明）陈继儒：《珍珠船》

久视损目

《黄帝内经》说：眼睛因为受精血的滋养而能视物，所以，如果看事物时间太长的话，既会损伤精气，又会损害眼睛。所以辛勤书写会伤肝，伤肝就会生风热，热气上腾，会引起视力模糊。

——（明）楼英：《医学纲目》

眼穴八区

以瞳孔为中线做纵横两线，即将眼睛分为4个象限，每个象限再作一角半分线，即将眼睛分为8个相等的经区，即眼穴八区。左眼为阳，位序按顺时针排列。右眼为阴，位序按逆时针排列。每一区所归属的脏腑相同。

右眼的经区划分

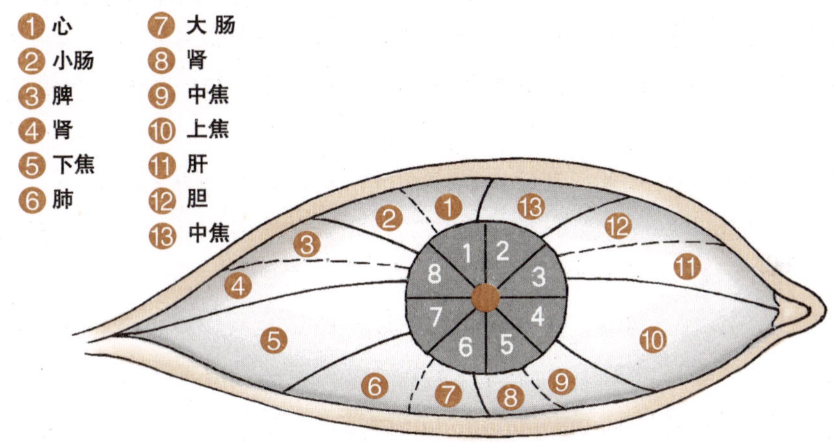

左眼的经区划分

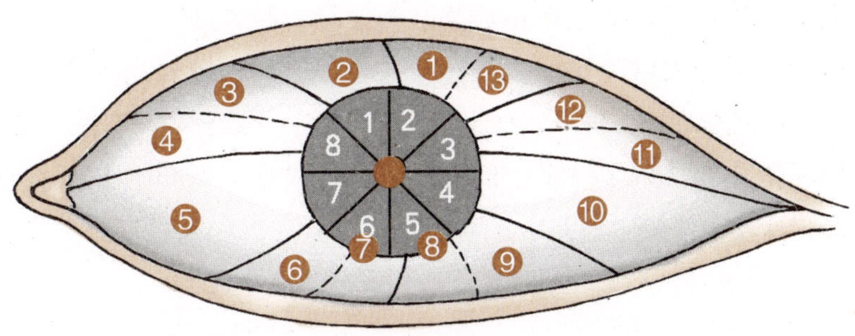

第12节

健鼻护肺

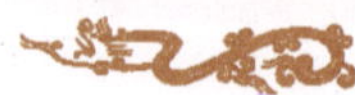

肺开窍于鼻。《黄帝内经》说："肺气通于鼻，肺气和，则鼻能知香臭矣。"鼻的通气和嗅觉功能，主要依靠肺气的作用，肺气和，呼吸利，鼻的嗅觉才能灵敏。若肺气不足，鼻的功能减退时，即见嗅觉不灵，清涕自出。由此可见，肺与鼻关系密切。下面介绍几种既能健鼻又能护肺的养护方法。

抹全鼻

鼻是人体的呼吸通道，与外界直接相通，增强鼻对外界的适应力，才能提高其防御功能。抹全鼻法的具体操作是：两手食指或用右手拇、食指指面分别放在鼻两侧搓擦，从目内眦（睛明穴）下、鼻根、鼻梁、鼻翼至鼻下孔旁（迎香穴），用力均匀，上下搓擦100次。天天坚持，能增强身体免疫功能，减少患病机会。经常擦鼻两侧可使鼻腔血流通畅，温度增高，从而可使吸进的空气变温，使肺脏部免受冷空气的刺激，可治疗咳嗽、预防感冒，增强局部气血流通，使鼻部皮肤光泽。

擦鼻根

鼻根又名下极，俗称鼻梁、山根。操作此法时，用拇指与食指轻轻捏起鼻根（会觉得鼻根有些酸胀，这是很正常的），再用食指快速来回擦鼻根，约20次，使鼻根略红即可停止。此法适合眼镜族群。鼻柱之上凹陷，足阳明胃经之所起，透过推擦表面皮肤，可以调节经络气血。对于白天思虑太过，晚上却睡不着的人群，按擦山根处，可以帮助入眠。

拿鼻翼

鼻孔之上为鼻翼，中医理论认为，鼻翼与五脏六腑的关系是可以反映胃肠道的状况，透过按摩此处，气血运行通畅，以调整脾胃功能。用拇指与食指，同时放在鼻翼两侧，轻轻拿起鼻翼然后放下，动作反复约20～50下。此法适合有轻微鼻部疾病者。对于偶尔感到鼻塞或是鼻翼两侧上有毛细血管扩张，或者脾胃功能较差，食用较凉食物之后导致腹泻的人也可以采用此法。

鼻部脏腑组织配位示意图

鼻可以说是脏腑组织的缩影，脏腑组织在鼻部都有对应的位置。

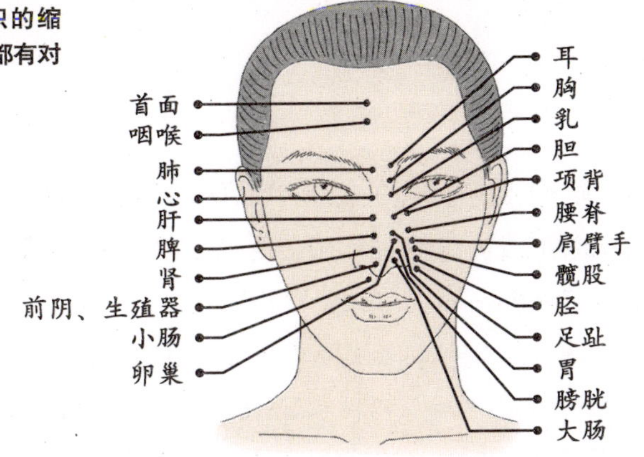

鼻子五色与主病图

鼻诊是通过观察鼻子的色泽、形态大小变化、呼吸时的动态以及特殊的鼻部信息来诊断疾病的一种局部诊法，可通过鼻子呈现出的青色、赤色、黄色、白色、黑色来诊断疾病。

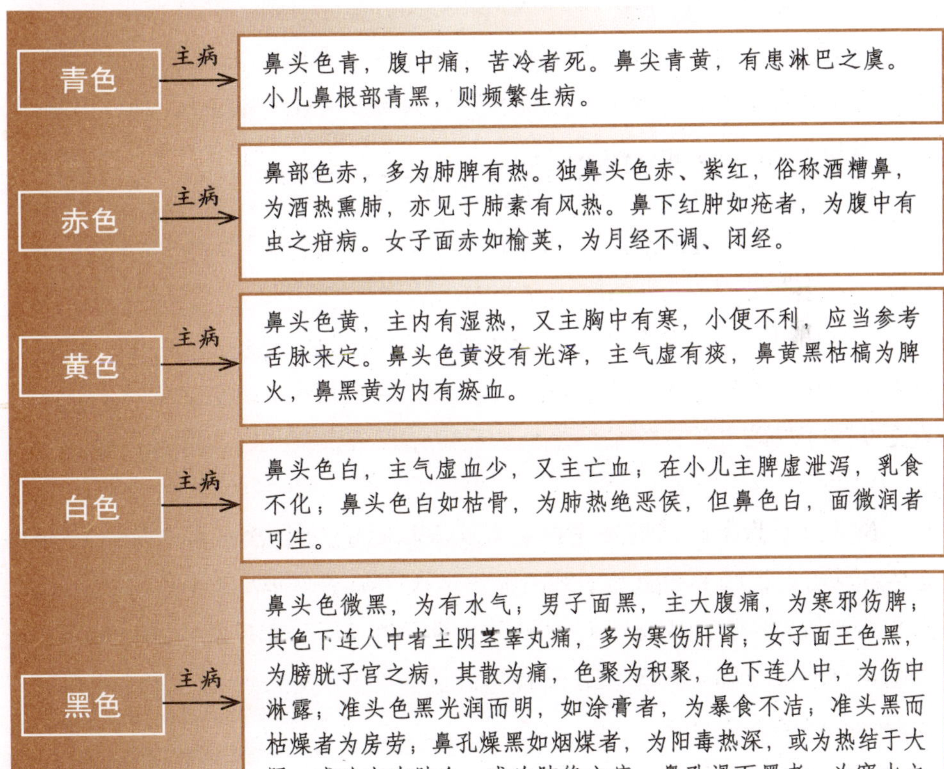

青色	主病→	鼻头色青，腹中痛，苦冷者死。鼻尖青黄，有患淋巴之虞。小儿鼻根部青黑，则频繁生病。
赤色	主病→	鼻部色赤，多为肺脾有热。独鼻头色赤、紫红，俗称酒糟鼻，为酒热熏肺，亦见于肺素有风热。鼻下红肿如疮者，为腹中有虫之疳病。女子面赤如榆荚，为月经不调、闭经。
黄色	主病→	鼻头色黄，主内有湿热，又主胸中有寒，小便不利，应当参考舌脉来定。鼻头色黄没有光泽，主气虚有痰，鼻黄黑枯槁为脾火，鼻黑黄为内有瘀血。
白色	主病→	鼻头色白，主气虚血少，又主亡血；在小儿主脾虚泄泻，乳食不化；鼻头色白如枯骨，为肺热绝恶候，但鼻色白，面微润者可生。
黑色	主病→	鼻头色微黑，为有水气；男子面黑，主大腹痛，为寒邪伤脾；其色下连人中者主阴茎睾丸痛，多为寒伤肝肾；女子面王色黑，为膀胱子宫之病，其散为痛，色聚为积聚，色下连人中，为伤中淋露；准头色黑光润而明，如涂膏者，为暴食不洁；准头黑而枯燥者为房劳；鼻孔燥黑如烟煤者，为阳毒热深，或为热结于大肠，或为火克肺金，或为肺绝之症；鼻孔滑而黑者，为寒水之色，主阴毒冷极。

第13节

养口齿

《直指方》记载：养生要注意的方面很多，但前提是口齿要好。如果不漱口不刷牙，就会招致蛀虫损坏牙齿。暑毒、酒毒多潜藏在口齿之间，必须时时洗漱，才不至于得牙病。

养口齿秒法

《千金要方》上说：每天清晨起床后，捻一撮盐放入口中，以温水含化（漱口后将水吐掉），揩齿（以手指或软毛牙刷刷牙），然后叩齿百遍，中间不要间断，牙齿就会牢固致密。《古今图书集成》记载，聪明的人，每餐饭后必以淡茶（绿茶）漱口，那到年老时牙齿也还雪白坚固。

叩齿坚牙术

东晋时代，养生专家葛洪就在《抱朴子·内篇》一书中提到：清晨叩齿三百下以上，可使牙齿坚固，不致掉落。明朝养生家冷谦也是叩齿坚牙的受益者，他活了一百多岁。我国民间也早有“清晨叩齿三十六，到老牙齿不会落”的谚语。具体做法是：早晨睡醒后，叩齿三十六次，然后用舌搅动牙龈上下数遍，直到津液满口，才可以咽下，连做三次才停止。

口干导引法

口干导引法，默想舌下有一窟甘泉，用意念把它提起到口里，或舌顶上腭，或舌压下腭，就会升上来津液。或是肾水上升，或是涌泉水上升，有津液回至口中即咽下它，或想肾水升至背，流出心头洗之，然后不出声地吸它，或将意念全部集中于背部，用舌头托住上腭，就会自然产生津液。

治疗口干不能说话的导引法：先推开肺经，运肾水洗其心肺；肺如华盖，覆于心头。口干不能说话的原因，是火旺肺枯，非肾水不能滋润，所以此法对治疗口干很有效果。

牙齿与脏腑的分属

牙齿是“脏腑之门”，与脏腑之间有着密切的联系。现代解剖学将牙齿分为切牙、尖牙、前磨牙、磨牙，由于各自形态和功能不同，因此牙齿各部位与脏腑的分属也不同，如果脏腑发生病变，可以通过牙齿反映出来。

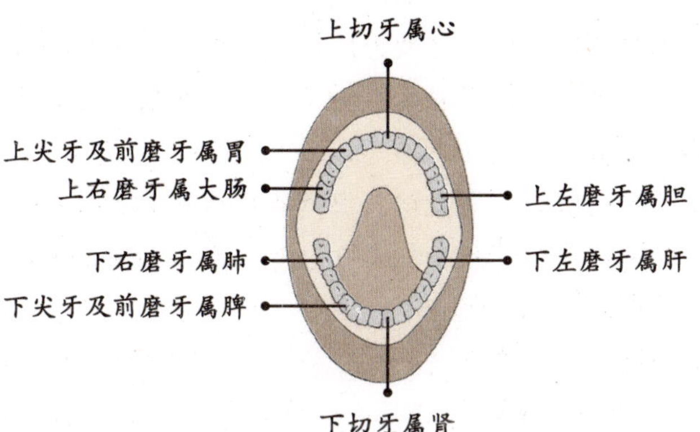

女子、男子肾气盛衰示意图

在正常情况下，肾气的充盛与衰减影响着牙齿的变化。反之，通过观察牙齿的变化也可以预测肾中精气的盛衰。

女子

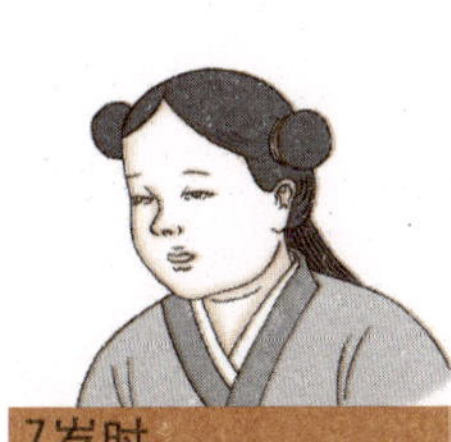

7岁时

肾气盛，齿更发长

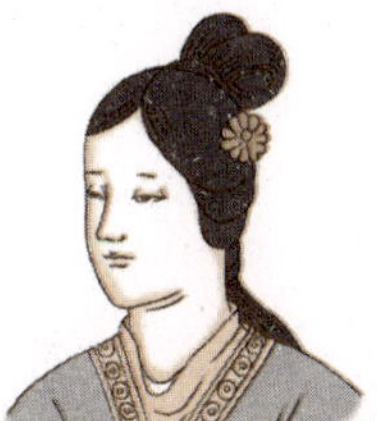

37岁时

肾气平均，故真牙生而长极

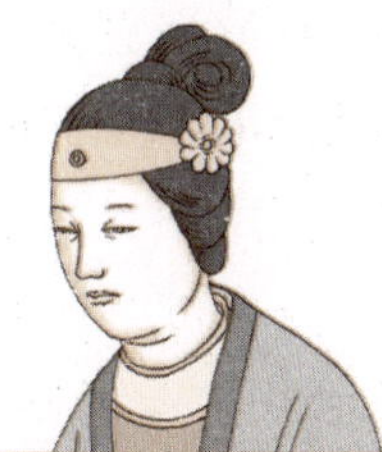

47岁时

筋骨坚，发长极，身体盛壮

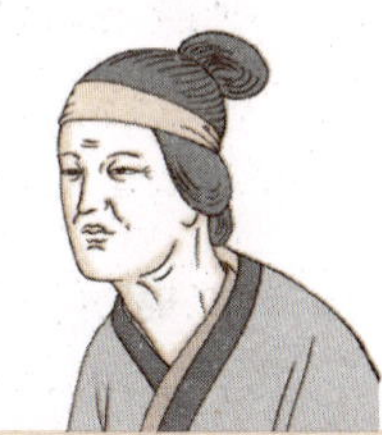

57岁时

阳明脉衰，面皆焦，发始堕

男子

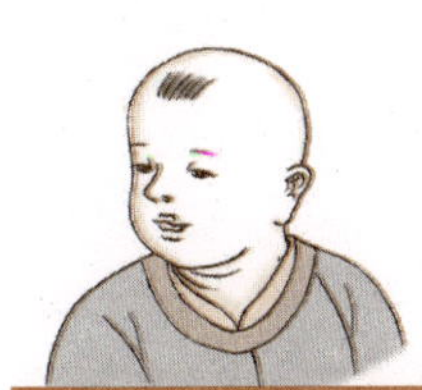

8岁时

肾气实，齿更发长

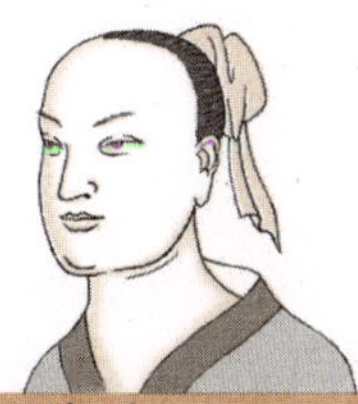

38岁时

肾气平均，筋骨劲强，故真牙生而长极

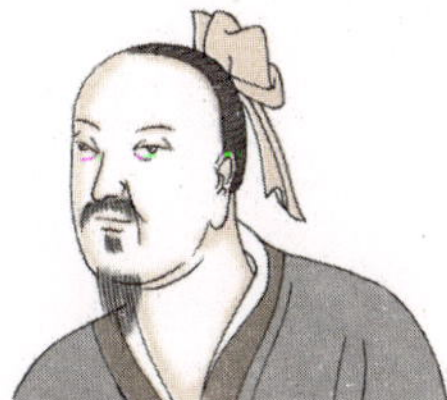

58岁时

肾气衰，发堕齿槁

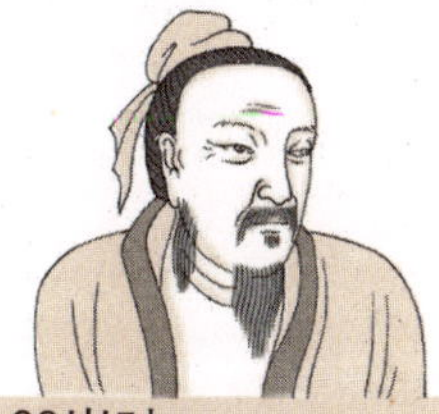

68岁时

阳气衰竭于上，面焦，发鬓斑白

第14节 平明咽津术

唐代名医孙思邈所著的《千金要方》记载了这样一个故事：有一位叫皇甫隆的老人年过百岁却依然红光满面，神采奕奕，步履矫健，动作敏捷，耳聪目明，声如洪钟。曹操听说后顿生敬慕之心，忙把皇甫隆的百岁老人请到王府，恭恭敬敬地向他请教养生大法。皇甫隆见曹操如此有诚意，便将以其养生秘诀相告。他说："要想寿命长，朝朝服玉泉（口中的唾液）。"但生性多疑的曹操，没有依言朝朝服"玉泉"，只活了六十六岁。而孙思邈依着做了，所以活了一百多岁。并将这一妙法载入了《千金要方》，以告后人。

《黄帝内经·素问》记载："肾有久病者，可以寅时面向南，净神不思，使气小息七遍，以引颈咽气顺之，如咽其硬物，如此七遍，坚持下去就有很好的祛病效果。"什么意思呢？大意就是咽津法也可治疗肾病。为什么唾液能治中医所说的肾虚病呢？

"五脏化五液，心为汗，肺为涕，肝为泪，脾为涎，肾为唾，是为五液。"唾液是肾化生的，反过来它又能补益肾。中医认为，肾为先天之本，脾为后天之体，所以吞咽津液，不仅能补肾，还能补脾。这也正是古人把唾液称为"金津玉液"的原因所在，并赞之为"玉泉"、"甘露"，而且还有"存得一分津液，便有一分生机"的说法。

"平明咽津术"是古代道家吞咽唾液养生的一种方法。其具体操作法是：清晨睡醒时，端坐床头，凝神息虑，闭口调息，舌抵上腭，津液自生，渐至满口，分作三次，以意送下。久而久之，能使五脏气血流畅，百病不生，延缓衰老。正如逍遥子所说："津液频生在舌端，寻常嗽咽入丹田，于中畅美无凝滞，百日功灵可驻颜。"

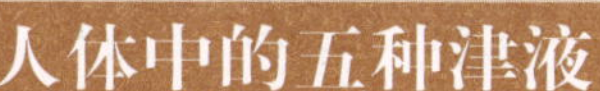

人体中的五种津液

岐伯说：水谷进入口中，再输送到肠胃，所化生的津液分为五种，即尿、气、汗水、泪水及唾液。

五脏化五液

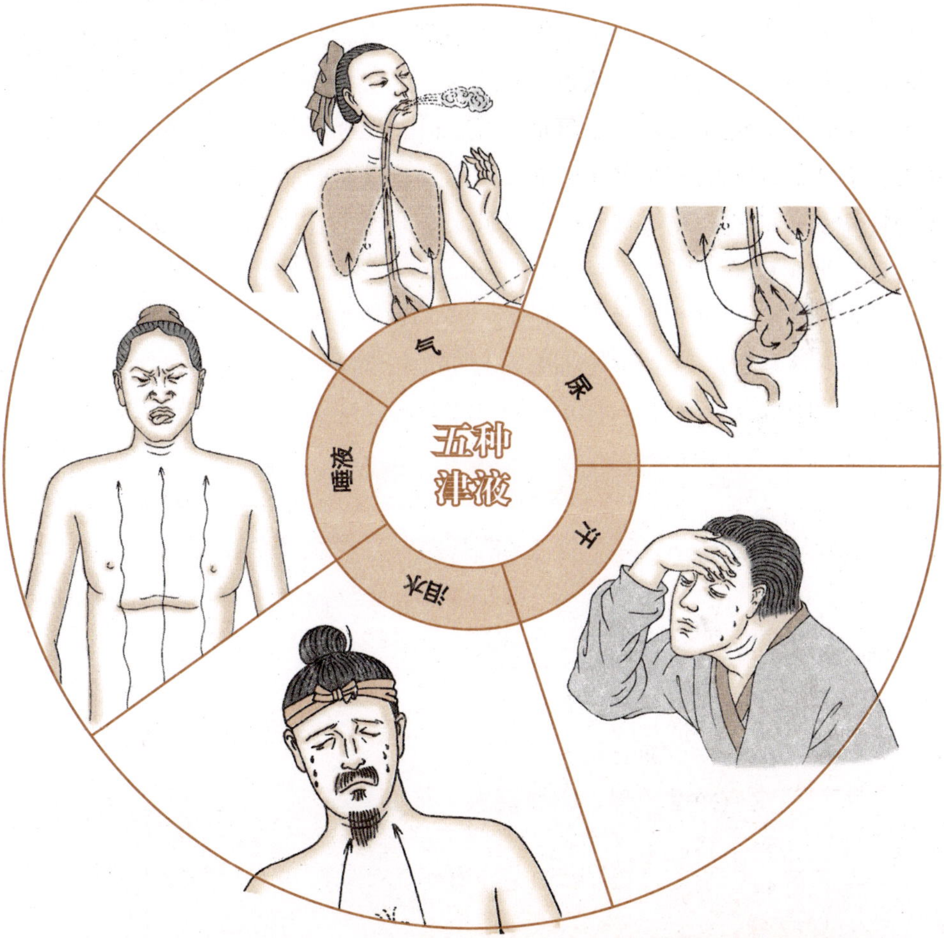

五种津液

气

尿

汗

泪水

唾液

五种津液 →

①天气寒冷，着衣单薄，就化为气与尿；

②天气炎热，着衣过厚，就会化为汗水；

③情绪低落，气并于上，就会变为泪水；

④中焦有热而胃功能弛缓，就变为唾液。

第15节

养发

人的头发是否健康，则能直接反应肾、脾、气血的健康与否。正如中医所讲："发为血之余，血盛则发润，血亏则发枯"，"肾其华在发"。也就是说，如果肾气收敛力强，头发则能得到滋养，不易脱发，反之头发就会变白和干枯，并导致脱发。对于气血的调养，应当因人而异。总而言之，调补脾胃很重要。从中医学角度来分析，脾为后天之本，为气血产生的源泉。如果脾胃虚弱，即使补充再多的营养物质，也很难达调补效果。脾胃健康，气血充足，头发自然会好。

逍遥子云："神气冲和精自全，存无守有养胎仙。心中念虑皆消灭，要学神仙也不难。"什么意思呢？也就是说，保养头发的根本所在，就在于体内气血调和，精气充足。如果能使自己的内心毫无杂念，心态宁静自然愉快，就能像神仙一样逍遥自在了。如果过于思虑，则神气就会耗损，气血就会虚弱，血枯则会使鬓发斑白。

除此，逍遥子还提出了一个养发的好方法——"升观养发术"。具体操作方法如下：在子时（晚上11点～次日凌晨1点）和午时（上午11点～下午1点）紧握拳头端坐，凝神绝念，上视泥丸（泥丸宫，眉间入内三寸之处），意念追摄阴阳二气自尾闾关上升，然后下降，再返还元海，如此每日运行九遍。久而久之，就会心神全足，气血充盈，头发也会变黑。

另外，头发应经常梳理，以便促进头部血液循环，散除风湿。如此则能发根牢固，头发不易脱落。除此，我们也可以从饮食上加以调理。多吃滋阴养血、滋补肝肾的食物。黑主肾，黑色食品对补肾是非常好的，像黑芝麻、黑豆、黑米等，都可以很好地滋补肝肾滋阴养血。最后能做到起居有常，要知道，睡眠充足了才能养好精气和元气，精气神足了，人哪能不神清气爽！

中医养发秘方

一提到吃什么能养发，许多朋友首先想到的就是核桃仁、黑芝麻等具有补肾作用的食物。引起脱发的原因有多种，肾虚仅是其中之一，因此，核桃仁、黑芝麻等补肾食物并非适合所有脱发者。

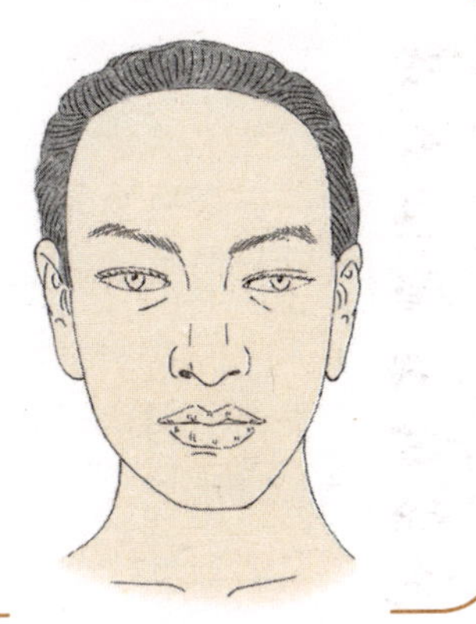

肝肾阴虚者

症状：头发成片脱落，发质干枯，常伴有头晕、失眠、五心烦热、睡觉时出汗、腰膝酸软等不适。

食疗原则：滋补肝肾、养血生发。推荐的食物有黑芝麻、黑豆、核桃仁、桂圆肉、栗子、黑枣、枸杞菜、桑葚、羊肉、狗肉等。

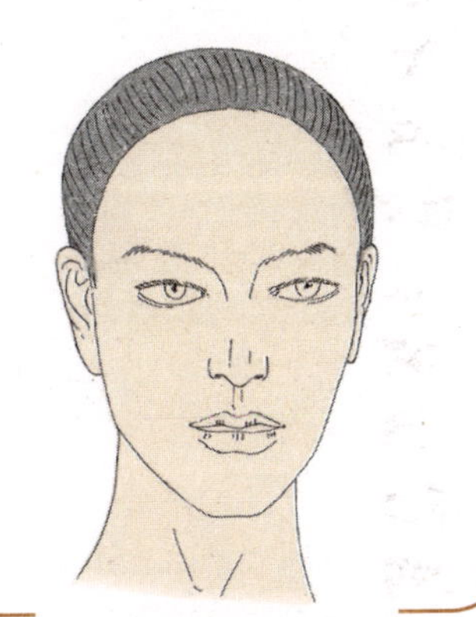

脾虚湿盛者

症状：头部多油粘腻、毛发光亮、头皮瘙痒，伴有食欲不振、腹胀、腹泻、舌质红、苔厚腻等症状。

食疗原则：健脾除湿，建议多吃绿豆、扁豆、丝瓜、薏苡仁、冬瓜。

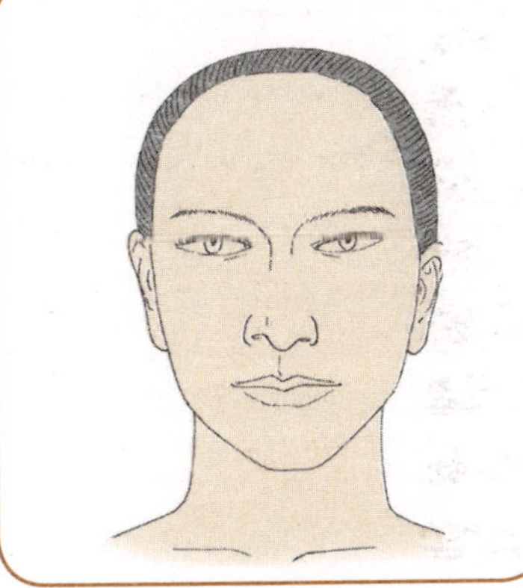

气血两虚者

症状：常会出现头发稀疏，伴有面色萎黄、神疲乏力、头晕眼花、心悸失眠、舌质淡、苔白、脉细弱等症状。

食疗原则：益气补血、健脾养心。推荐食物有蜂蜜、大枣、山药、红糖、鸡肉、鸡蛋、牛奶、土豆、葡萄、胡萝卜等。

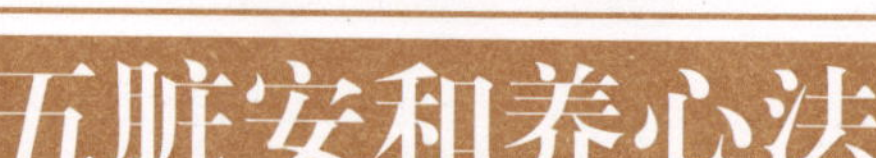

第16节 五脏安和养心法

心是生命的根本，五神的居府，是气血的主宰，是脉络的宗主。所以十二经的气感应于心，并用其精华奉养心。因神存于气中，气又养于血中。这正是心为君主的原因所在。而心脏与肾脏紧密相连。心藏血主脉，因肾属水而与心相克，只有肾水充足才能与心火交融，肾水不足就会导致心火上炎，引起心与肾病丛生。

因此养心的关键，就是调养心气。也就是说，人不能过度思虑，也不要在事情还没发生之前就担忧不安，或者是对已经过去的事情耿耿于怀，这都会使心气耗损。用心过度，会损伤心气，心气一旦受损，心血便会亏虚，如此则心神不宁。孔子："毋意毋必毋固毋我"，孟子也提出"必有事焉，勿正勿忘勿助"的观点，可见圣人的养心之法已达到极致了。

另外，调养心气还要从调理肾经入手。不可纵欲无度，不可贪恋女色，否则，便会导致"相火上炎"，从而精不能自固。如此反其道而行之，除了伤肾，还会使心血损伤。心血受到损伤，则会伤及心气，最终肾水抑制不住心火，从而导致阴阳失衡。正如川翁先生所说的荣泽和保卫一身的根本之法，即"精能够化生气，气能够化生神"。什么意思呢？就是说精满则气旺，气旺则神旺，神旺则体健，体健则少病。"

朱丹溪曾说："肾闭藏，肝疏泄"。肾肝二者都有相火，都上属于心。心为君主，属火。肾、肝有所感时，心也会动，心动则相火动，那下面的精自然就泄漏了。由此表明肾、肝、心，这三者之间的奇妙关系，如果心失所养则会引起肾、肝病，而肾失养也会引起心脏生病。而且，心主血，精藏于血。心气不足，则表明精气受损或失血。血气旺盛，就会心清神明，血气衰弱，就会志气昏靡。火之所以有余，是由于血不足；血不足也使火衰弱。所以只有保守肾精，使心气得以巩固；养护肾脏，使心神凝结不散。这样才能调节它们之间的有余和不足，使它们始终保持协调而归于平和。

五脏安和养心法

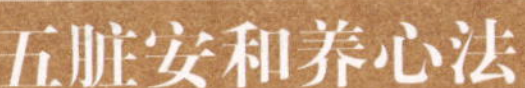

《黄帝内经》认为“阳气尽则卧，阴气尽则寤”。午时睡眠是最好的养心方式。这段时间睡觉，能够养神健体。

阳气尽则卧，阴气尽则寐

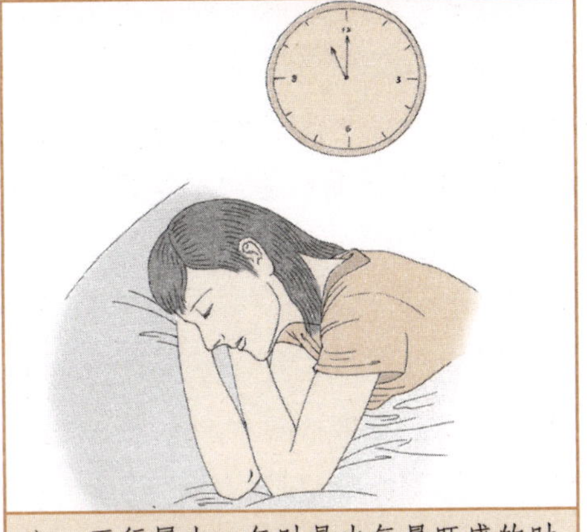

心，五行属火。午时是火气最旺盛的时候，所以此时睡觉是最好的降火方法。反之，则会出现“火山爆发”使人心绪烦躁，失眠。

以静养心

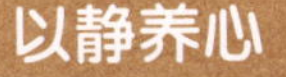

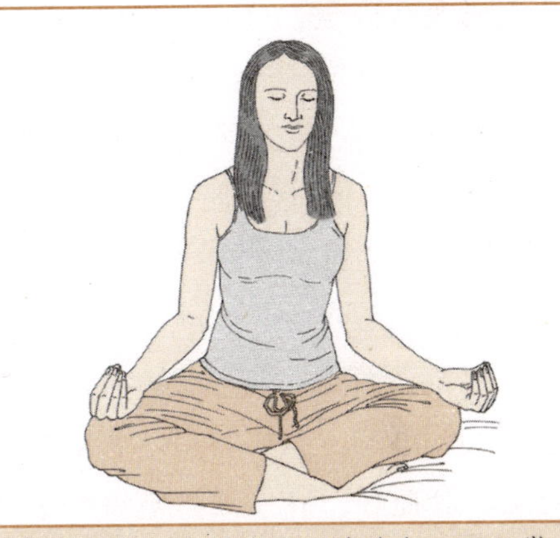

盘腿而坐，双手放置于膝盖上，双目微闭，静气养神。

心与诸脉的关系

心合于脉，如果脉络出现了问题，会影响到心脏健康。反之，一些脉络出现的症状可以帮助我们判断心脏是否有疾病，有助于及早防治。

经络	与心脏的关系	症　状
心经	由心脏出发	手臂内侧有疼痛、麻胀或出现咽喉干燥、胸闷、心痛的症状，则可能是心脏有问题。
肺经	由肺经出发	肺经有问题，体内气血运行就不通畅，血液循环不好，就容易引发心脏方面的疾病，易出现胸口憋闷、心烦等症状。
脾经	由脾经出发	脾脏功能虚弱，人会感到心慌、心跳加速，情绪变得烦躁不安，心脏还会隐隐作痛。另外，脾气不能摄血，则血流不畅，影响血液循环，导致心脏功能衰退。
胃经	胃经走心脏	胃经有问题，人就会心慌、心跳加速、“怦怦”乱跳，胃寒、胃热也会传导到心脏，引发心热。
肾经	心脏的根源在于肾	肾精不足或衰竭，容易出现心律失常的现象，像心脏前期收缩和间歇，发生时常伴有心悸或心跳暂停感。经常性的心脏期前收缩使心脏排血量降低，可引起乏力、头晕及胸闷，并可使原有的心绞痛或心力衰竭加重。
心包经	连接心包与心脏	心包是包裹在心脏外面的一层薄膜，心包经是连接心包和心脏的重要经络。心脏疾病最先通过心包经表现出来，病人常感觉胸闷、心烦、恶心。常按摩、锻炼心包经可预防心脏病。

第17节

五脏安和养肝法

《黄帝内经》载："卧则血归于肝"。意思是说，人睡觉时，首先要先闭上眼睛，因为"肝开窍于目"。在所有脏器里肝如同一个阀门，当人闭上眼睛，相当于关闭阀门后，全身的气血自然会归于肝部，由肝藏血。所以如果人睡眠充足了，才能使肝脏得到充分的休息。如果肝血不足，则"诸风掉眩，皆属于肝"。意思是说，肝血不足，则可能会出现风动之症，如抖症、头摇晃等症。

《黄帝内经》载："肝者，将军之官，谋虑出焉。"肝为脏器之将军，主管人的谋虑。人的聪明才智能否得以充分发挥，关键要看肝气、肝血是否充足。肝血旺、肝气足，则人做事就会踏实、稳重；反之肝血虚，人会非常容易动怒、烦躁，动肝火。

肝五行属木，旺于春季。春季万物复苏，随着肝的生发之气不断增强，则人体的新陈代谢功能也逐渐增强，随之将体内陈旧的组织和物质不断地排泄出体外，所以说，肝是人体生命的枢纽，既主生发，又主疏泄。

如果心情不舒畅，则恼怒伤肝，从而会影响体内气机的升发和疏泄，导致肝郁的病症发生。肝郁气滞者，常表现为舌质略红、苔薄白、脉弦等症状。

现在，人们过多地久待电脑桌前，常加班熬夜，肆意酗酒等，其实，这些不好的生活习惯，都是损伤肝气的无形杀手，不得不小心。因为，长期熬夜需要肝火来维持精力，如此肝火过旺，而肝开窍于目，所以熬夜后眼睛会时常布满血丝。如果经常熬夜会使体力透支，有时出现抽筋的现象，这也是肝血不足警示，应该引起注意了。而喝酒伤肝，则因为酒性大热，会使大量血液从内脏流向体表，这也正是酒醉者常常面红、眼红的原因所在。

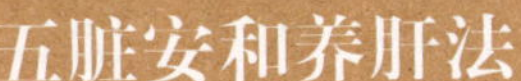

五脏安和养肝法

肝为体中的“血库”，“血库”充盈，肝的疏泄功能正常，我们的身体才能取之不尽，用之不竭。

人动血归于脉

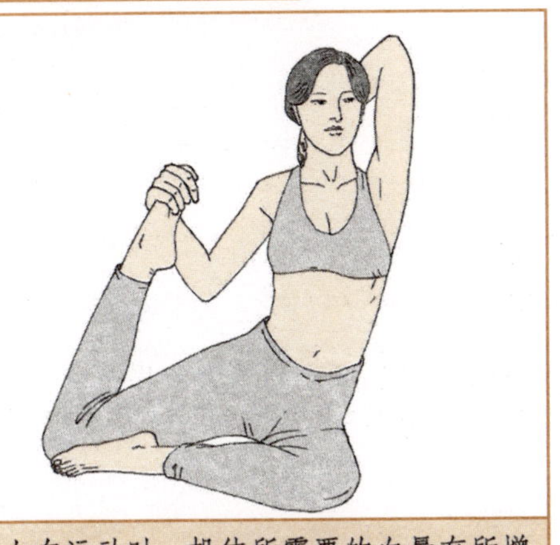

人在运动时，机体所需要的血量有所增加，肝脏为供应机体所需排出其所储藏的血液，气血运行于诸脉之上。

人静血归于肝

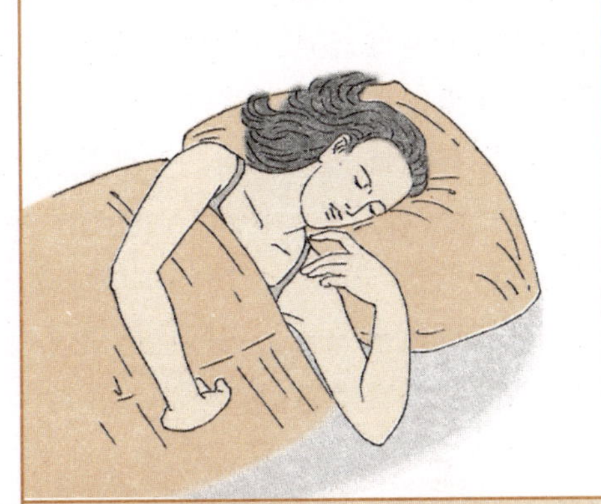

人体处于休眠状态时，情绪稳定，机体处于静止状态，所需的血量较少，大量的血液就储藏于肝脏内。

肝与四时、五行、五味等的关系

	肝	宜忌
四时	春	春天万物生发，人要注意早睡早起，早晨披散头发，穿宽松的衣物，在院里散散步，放松身心，这样有利于护肝，否则会伤肝。
五行	木	肝在五行属木。因为肝脏与草木比较相似，草木在春季萌发生长，肝脏在春季功能比较活跃。
五味	酸	肝喜酸。适当地吃些酸的东西有利于养肝，但不可过量，过食酸味，便会使肌肉粗糙皱缩，口唇干裂发枯。
五色	青	肝喜绿。多吃些绿色的食物能有效舒缓肝胆压力，调节肝胆功能。像荔枝、李子、芹菜、空心菜、绿豆等都是不错的降肝火食物。
五体	筋	肝主筋。筋依赖于肝脏气血的滋养。肝气血充足，则筋力强健；肝精肝血不足，筋得不到滋养，会出现手足震颤、肢体麻木、屈伸不利等。
五志	怒	怒伤肝。过度生气容易导致肝气上逆，血随气而上溢，故伤肝。生气者常出现面红耳赤、头痛、眩晕，甚至吐血或昏厥卒倒等情形。
五谷	麦	麦仁、粳米具有收敛的功效，常喝麦仁粳米粥可以敛肝护血，滋阴降火。

第18节 五脏安和养脾法

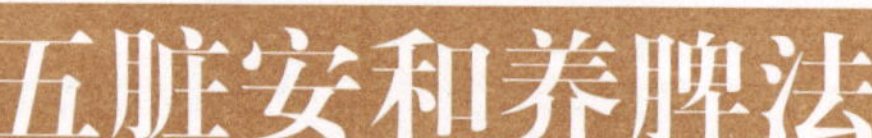

脾居于五脏中央，属足太阴脾经，五行属土。主管运化功能，运化水谷的精华濡养其他经脉。食物包括水分从口入胃，最终从大肠以粪便的形式、从膀胱以尿液的形式排出体外，这个过程中食物的精华部分以及人体所需要的水分之所以被人体利用吸收，关键是脾的作用，脾的这个功能也称为“升清”。而食物残渣通过胃、小肠、大肠等作用排出体外的过程即“降浊”。所以，人体的水液代谢与脾是密切相关的。如果脾的功能不强，则会出现水液代谢失衡，可能导致水湿积聚在体内，甚至变成痰饮，阻滞在经络之中，而影响气血的运行，继而变生百病。所以中医中有“百病痰作祟”之说。

另外，脾脏还具有“统血”的作用，统，有统摄、控制之意。它能使血液在脉内循行，而不溢出脉外。如果脾气虚或者脾阳虚，导致脾不统血而出现各种出血的症状，就需要补脾气、温脾阳来治疗。另外女性的月经是否正常也与脾脏的功能关系十分密切，若常出现月经不调的症状，则可能是脾脏出现了问题，可以对脾脏加以调养。

那我们应该如何来养脾护脾呢？以下五个方面是我们应该注意的。第一，外感水湿邪气易伤脾。湿为长夏主气。长夏（夏秋之交）是一年中湿气最盛的季节。此时湿邪易伤及脾脏，脾为湿邪所伤，影响了脾脏正常的消化吸收，而出现腹痛、腹泄、呕吐等症状。第二，过食酸甜肥腻易伤脾。可以适当的吃些甜食，但吃多了反而会伤脾。另外，肝属木，酸味入肝，木克土，多食酸味会克伤脾脏。第三，思虑过度易伤脾。遇事而加以思考，这是正常人的生理活动。但长期思虑过度，就像人们常说的得了相思病后会茶不思饭不想一样。影响了脾胃运化。第四，久坐伤脾。坐得时间久了不好，要站起来活动一下肌肉，疏通经络气血。第五，过度说唱易伤脾。唱歌作为一种时尚的减压方式，受到越来越多人的欢迎。适当地唱唱歌，对放松心情、减轻压力有很大的帮助，对脾胃也是非常有好处的，但千万不要说唱没完。这样也会伤了脾脏，所以唱歌也要适度才好。

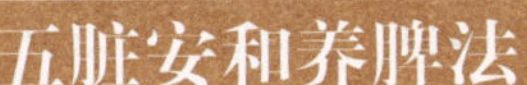

五脏安和养脾法

脾为“后天之本”“气血生化之源”。脾还统摄血液在脉管中运行，脾统血的作用是通过气摄血来实现的。脾正常工作才能保证血液化在体内的循环。

脾为仓廪之官

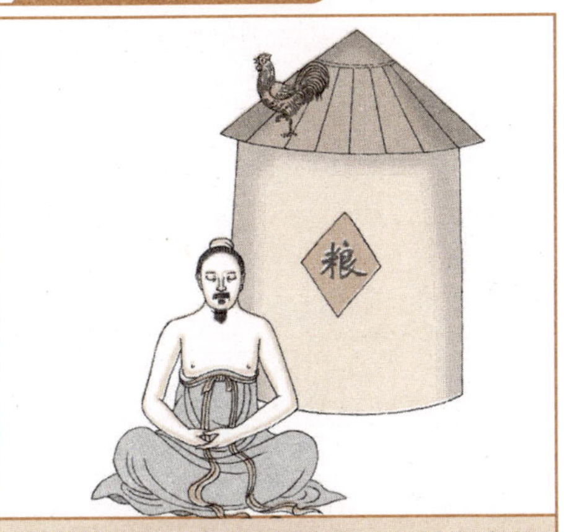

脾胃就像是管理粮仓的官员一样负责接纳食物，然后消化、吸收后再运送到其他脏腑。

锻炼有益健脾

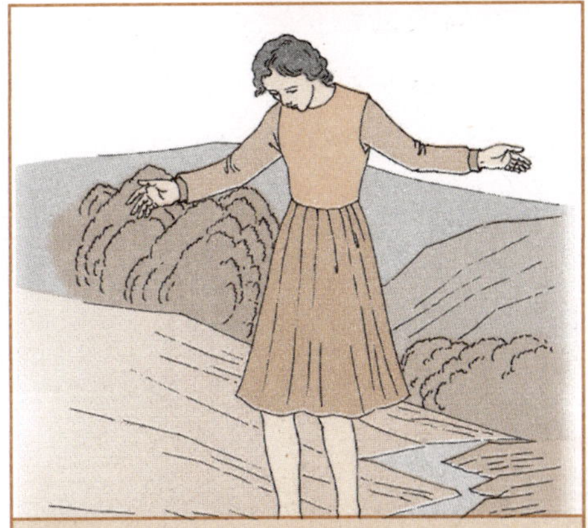

健脾必须要通过有益的锻炼才能达到健脾养生的作用。

脾脏与四时、五行、五色等的关系

	脾	宜忌
四时	长夏	长夏的气候特点是暑湿，天气多阴雨连绵，易潮湿。脾的特点是喜燥恶湿，所以这个季节，人最容易出现脾虚现象，是养脾的重要时期。
五行	土	脾在五行合土。脾属太阴，喜燥而恶湿，其病易为湿困。脾属土，土生养万物离不开湿，故又有脾为湿土、太阴湿土之称。
五味	甘	肝属木，酸味入肝，肝木能克脾土，所以食入过多的酸味也会克伤脾脏。
五色	黄	黄色食物最有利于养脾，像南瓜、小米、玉米等。这些食物能补脾益气，促进食物的消化和营养的吸收。
五体	肉	脾主肉。脾统摄全身的肉和气血。脾脏功能不佳，肌肉就容易松懈，没有弹性，导致肥胖臃肿。
五志	思	思伤脾。思虑过度，脾胃就会出现问题。像平时用脑过度的人，特别是有悲观情绪的人，其脾胃功能都不会太好。要养好脾，平时保持乐观豁达的心态很重要。
五谷	稷	稷合脾。稷性平和，与人体的脾气相通。

第19节

五脏安和养胃法

胃与脾被称为“后天之本”，为“水谷之海”，是人体的主要消化器官之一。胃上承食道，下接十二指肠，是一个中空的由肌肉组成的容器。其主要生理功能是受纳腐熟水谷，主通降，以降为和，是人体的加油站。因为人体所需要的各种能量都要靠胃来摄取，正如古人所说：“胃者，脾之腑也……人之根本。胃气壮则五脏六腑皆壮也”。

胃在人体中具有肃降的功能。胃气是应该往下行、往下降的，如果胃气不往下降，就会使睡眠受到影响，从而导致失眠，从中医学来讲，这就是“胃不和则卧不安”。

另外一个重要的功能就是生血。“血变于胃”，胃将人体吸纳的精华变成血，血是由食物的精华而生成。母亲的乳汁其实就是由血而生成的，婴孩从乳汁中汲取成长的养份，因此能茁壮成长。

俗语说“胃病三分治、七分养”。中医养胃讲究根据人的不同体质、不同季节、所患的不同胃病进行辨证调养。而秋天是胃病易多发与复发的季节，随着天气渐渐变凉，对于寒冷的刺激胃肠道极其敏感，如果护养不当，就会导致出现胃肠道疾病或使原有的胃病加重。而秋季又该如何养护胃呢?

自然疗法：多食令大便通畅、脾胃和健的果蔬食物。如青菜、水果、豆类制品、粗粮等；除此之外，我们可以多参加一些有利于愉悦身心的活动，如参加书、画、花卉、下棋等活动。另外，运动养胃也是不错的好方法，如散步、慢跑、保健操、跳舞、太极拳、太极剑等，这些运动既能锻炼身体，又能促进脾胃健运化功能，从而促进食物的消化及吸收。

中药调养法：常用的养胃中药有沙参、大枣、甘草、茯苓、白术、黄芪、人参、淮山药等。

五脏安和养胃法

《黄帝内经》认为："人以胃气为本。"其意是指胃是人赖以生存的根本。可见胃对于人体来说，是相当重要的。

不吃早餐，百害无一利

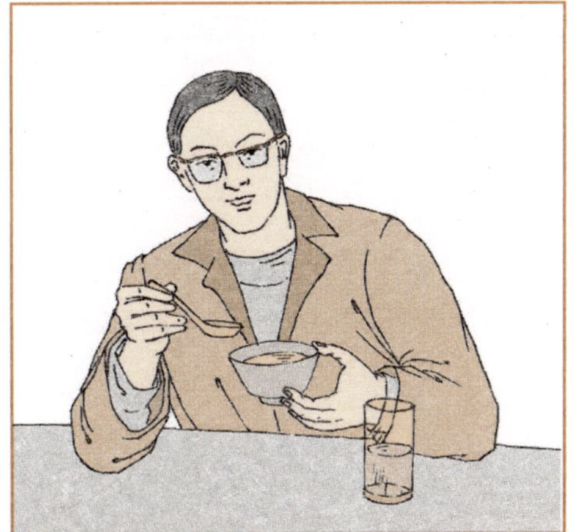

不吃早餐会导致人体的消化系统紊乱，从而产生胃炎和胃溃疡甚至胃癌等，还可能间接导致其他疾病。

按压阳陵泉穴

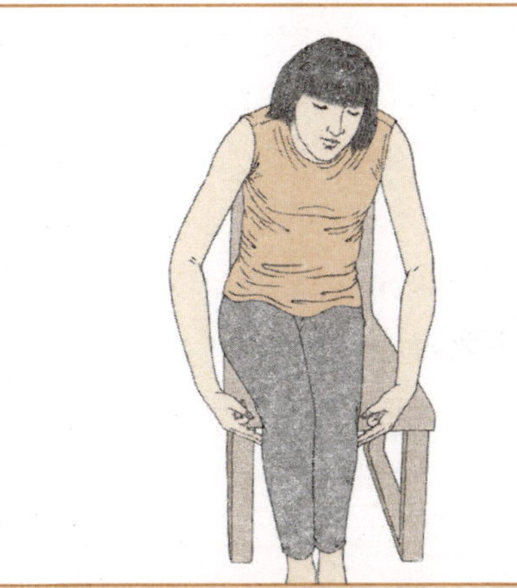

阳陵泉穴位于人体膝盖斜下方，小腿外侧之腓骨小头稍前凹陷处。

按摩脸部

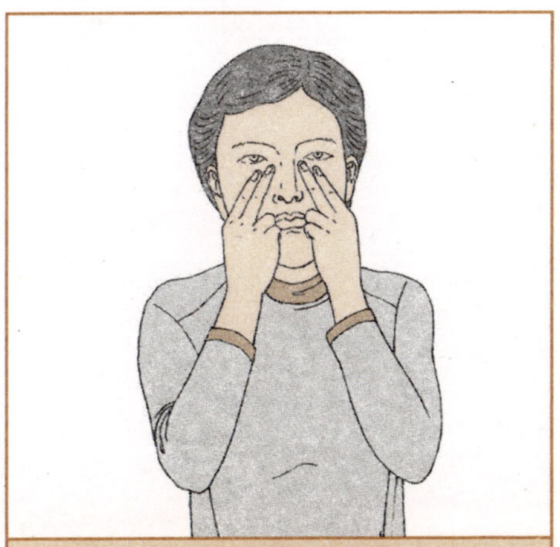

双手干揉脸部，可以疏通经过脸上的这一段胃经。

敲打腿部

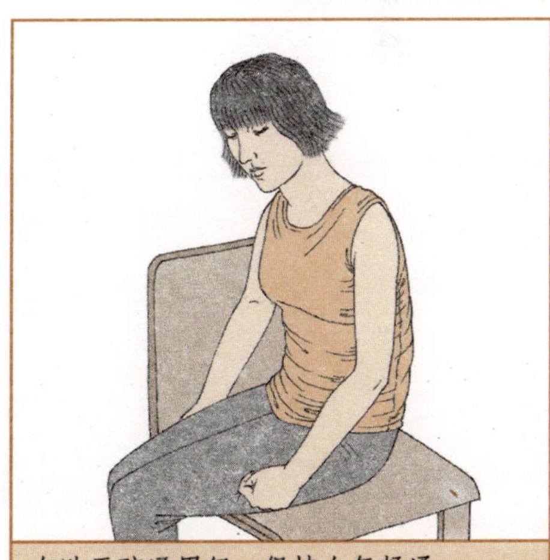

有助于疏通胃经，保持血气畅通。

第20节

五脏安和养肺法

肺为“相傅之官”“五脏六腑之华盖也”。相傅之官，即宰相之意；华盖，指古代帝王的车盖，意为遮蔽之意。肺的主要功能是将水谷之精华合以清气输送至五脏及四肢百骸，以濡养心气、小肠气、肝气、胆气、脾气、胃气、肾气、膀胱之气等。肺在输送营养的同时，又如同大伞一样对五脏起着保护作用，即遮蔽卫气，以防寒邪侵入。

在中医理论当中，肺主要有两大功能，一个是宣发，一个是肃降；“宣发”主要表现为汗出、咳嗽；“肃降”主要表现为通调水道，排泄糟粕。肺与大肠相表里，许多便秘患者大便并不干硬，而是肺气虚无力排出。这些都与肺不肃降有直接关系。

参苓白术丸，健脾补肺。补中益气丸等补气药物可以增强肺的宣发、肃降功能。

另外，针灸按摩穴位可以补肺益气，肺经有一穴位为中府（中气之府）穴，即中气汇集于此，为调补中气的要穴。太渊穴为肺经原穴，也是补气的重要穴位，按摩或艾灸此穴位，也能起到明显的作用。

对于先天肺气不足，畏寒怕冷，言语低微，动则气喘，呼吸困难之人。属先天虚弱，关键要从肾论治。因肾为气之根，此时调理肺气可艾灸命门穴（属督脉），肾俞穴（腰部），关元穴（肚脐下），太溪穴（属肾经）。可温经通脉，起到补气养肺的作用。

我们还可以通过以下两种方法来调理肺气。

五脏安和养肺法

肺经为相傅之官，协助心脏来调养身体。寅时，气血运行到肺，肺经活动旺盛，布精于百脉，为迎接新一天的到来做准备。

阴阳交替之时、睡眠助养阳气

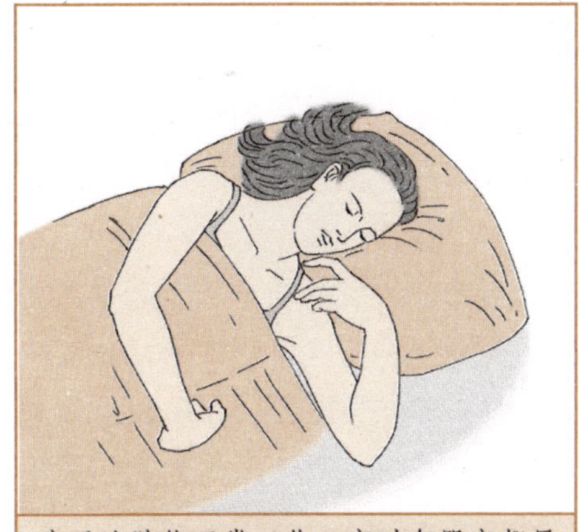

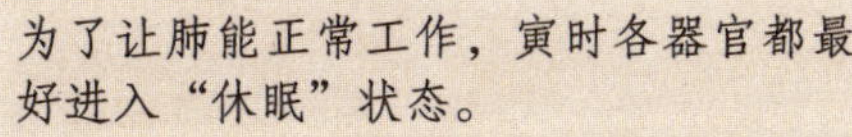

为了让肺能正常工作，寅时各器官都最好进入“休眠”状态。

肺气不足引发失眠

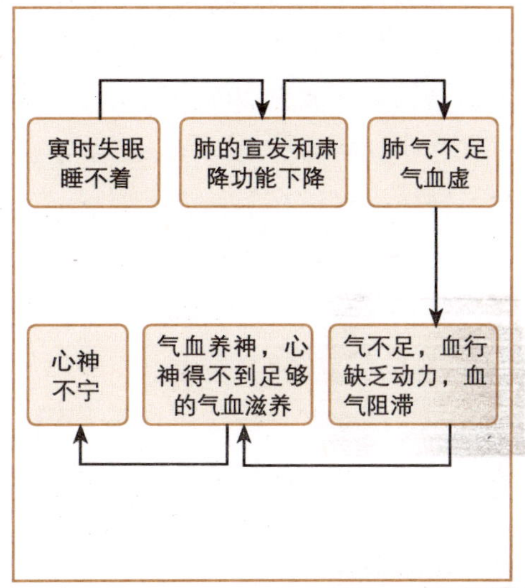

肺阳虚

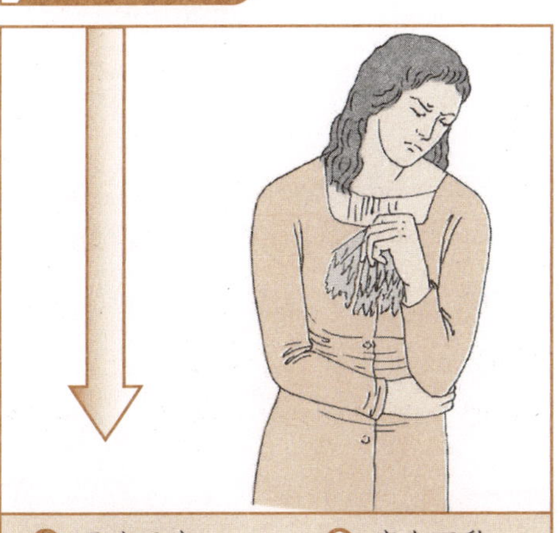

1. 干咳无痰
2. 痰少而黏
3. 身体消瘦
4. 心情烦躁
5. 舌红少津
6. 声音嘶哑
7. 爱吃凉的东西

肺阴虚

1. 畏寒、肢冷
2. 脉象沉缓
3. 舌苔发白
4. 气血不足
5. 倦怠无神
6. 说话无力
7. 爱吃热的东西

第21节 五脏安和养肾法

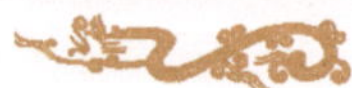

肾位于人体腰部，是人体重要脏器之一。中医学认为，肾的功能体现在两方面，一藏精，二主水。肾中蕴藏的“先天之精”，称之为肾精，它是人体生长发育并维持正常功能的根本。肾藏精，还主生殖和发育，古人把人体发育这种“质”的变化称为“天癸”，比如描述女子的生殖发育，以七岁为一个年龄阶段，有“二七天癸至，任脉通，太冲脉盛，月事以时下，故有子”的说法，这是符合生理节律的。

肾开窍于耳。肾精气充足，那么我们的听力处于正常状态。而老年人由于肾的精气逐渐亏虚，所以听力便会下降甚至耳聋。中医学还认为，肾的精气充足往往会反映在头发上，老年人或某些中年人头发变白、枯萎脱落均是肾气不足的表现。肾在体为骨，人体的骨骼为肾所主，小儿囟门迟闭及老年人的骨折，都是肾精不足所引起的。

肾在志为“恐”。肾气不足的人往往特别胆小怕事，而肾气充足的人，大多胆气充沛敢作敢为。《黄帝内经》曰：“肾者，作强之官，技巧出焉。”其大意是说一些高难度的技巧性工作的完成，与肾的功能正常密切相关。肾气虚衰、精神萎靡的人是很难完成一些具有运动技巧性工作的。这一点对于运动员来说尤其重要，参加重大比赛的运动员，往往从饮食保健、生活习惯中注意养肾强肾，以培植肾中精气，这样才能保证达到最佳的状态，取得优异的成绩。

那么，我们常人应该如何来补肾呢？食补方面，根据中医“以脏养脏”的观点，可以服用动物的肾脏，如猪肾、羊肾等。肾在五色为黑，可以多进食黑芝麻、黑木耳、黑豆、黑枣等黑色食物。药补方面，主要是一些复方，既有偏重补肾阳、补肾阴不足，又有平补肾脏之品，如六味地黄丸、金匮肾气丸、地黄饮等。

五脏安和养肾法

肾主藏精。精是人体中最具有创造力的一个原始力量。元气藏于肾，元气是我们天生带来的。所以大家到一定年龄阶段就要补肾，要保护好自己的肾精。

肾脏与四时、五行、五色等的关系

	肾	宜忌
四时	冬	冬季是万物蛰伏的季节，是养肾的好时机。此时人们可以早睡晚起，注意避寒，尽量待在温暖的地方，不要过量运动，以防损伤正气。否则少阴之气就不能潜藏，肾脏受损，肾泌清浊的能力就会下降，影响人的健康。
五行	水	肾为水藏，喜润而恶燥。
五色	黑	肾在五色为黑。常吃些黑色的食物有助于保养肾脏，如黑木耳、黑芝麻、黑豆粥、黑米粥等。
五味	咸	咸入肾。适量的咸可以滋养肾气，但不可过重。食咸太多，易伤元气，对心肾不好。
五体	骨	肾藏精，主骨生髓，肾精气盛衰，可影响骨骼的生成、发育及荣枯。
五谷	豆	肾在五谷为豆。大豆具有补气益肾、润燥消水的作用，常食大豆对肾有好处。
五志	恐	恐伤肾。过恐易伤肾，可致肾气耗损，精气下陷，升降失调，出现大小便失禁、遗精、滑泄、堕胎、早产等症状。

按摩涌泉穴

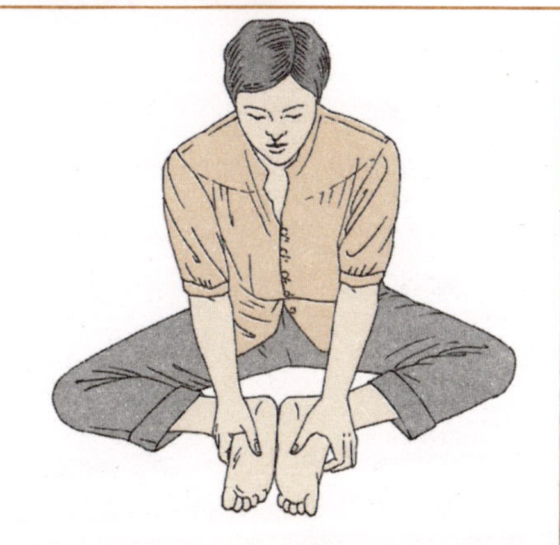

盘腿而坐，用双手按摩或屈指点压双侧涌泉穴。

推揉肾经

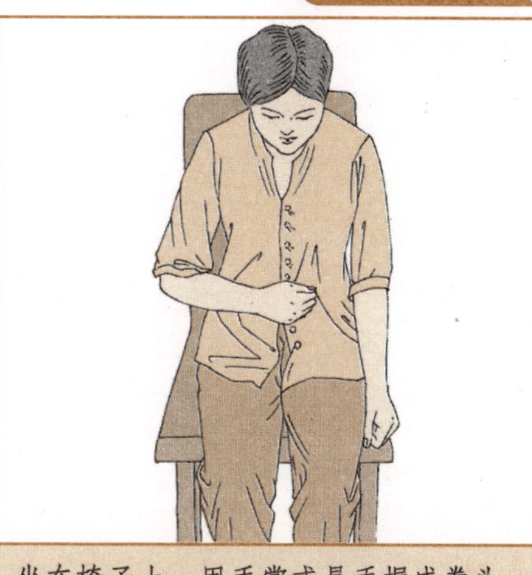

坐在椅子上，用手掌或是手握成拳头，沿着肾经由心口至少腹上下推揉。

第22节 五脏导引法

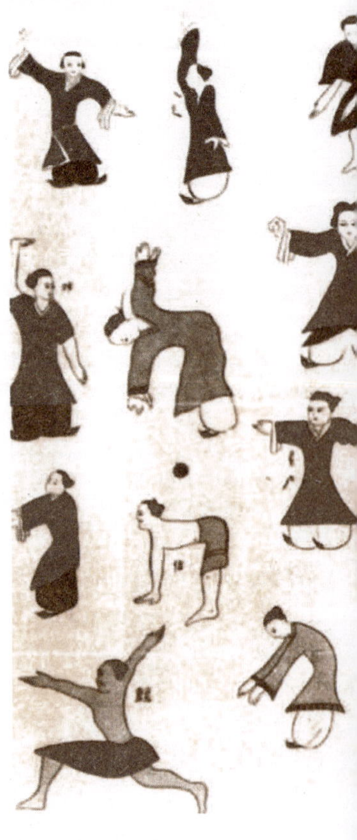

五脏导引法是专门用来预防和治疗五脏某些疾患的以运功为主的锻炼方法。此类功法包括以下两套。

胡见素坐功法

肺脏疾患导引法：正坐，以两手踞地，缩身曲脊，向上三举，去肺间风邪积劳；亦可反拳捶背上，左右各三五度，此去胸臆间风毒。然后闭目三叩齿、三咽津而止。

心脏疾患导引法：正坐，两手作拳，用力左右互筑各五六度；又可正坐以一手向上托空如托重石；又以两手急相叉，又以脚踏手中各五六度，去心胸间风邪诸疾。闭气为之，良久，闭目三叩齿，三咽津而止。

肝脏疾患导引法：正坐，以两手相重按陛上，徐徐捩身向左右各三五度；又可正坐，两手相叉，翻复向胸三五度，此能去肝间积聚、风邪毒气。

脾脏疾患导引法：坐定，伸一脚，屈一脚，以两手向后反掣，各三五度；亦可跪坐，以两手踞地回头，用力虎视各三五度，能去脾脏积聚、风邪毒气。

肾脏疾患导引法：正坐，以两手如托石状，引胁三五度；亦可向左右捩身三五度，亦可以足前后踏，左右各数十度，能去腰肾膀胱间风邪积聚。

五脏修养法

心脏修养法：常以四月、五月、六月弦朔清旦，面南端坐，叩金梁（齿）九，漱玄泉（津液）三，凝神存相，吸离宫赤色（南方心气），入口三吞之，闭气三十息后呼之。

肝脏修养法：常以正月、二月、三月朔旦，面东平坐，叩齿三通，闭九、十息，吸震宫青气（东方肝气）入口九吞之。

脾脏修养法：常以季夏之月朔旦，并及四季之末十八日旭旦，正坐中宫，禁气五息，鸣天鼓十二，吸坤宫之黄气（肺土之气）十二咽之。

行气与导引之《导引图》

在古代就已经有了行气与导引的详细图解，我们发现的《导引图》就反映了养生锻炼的情景。

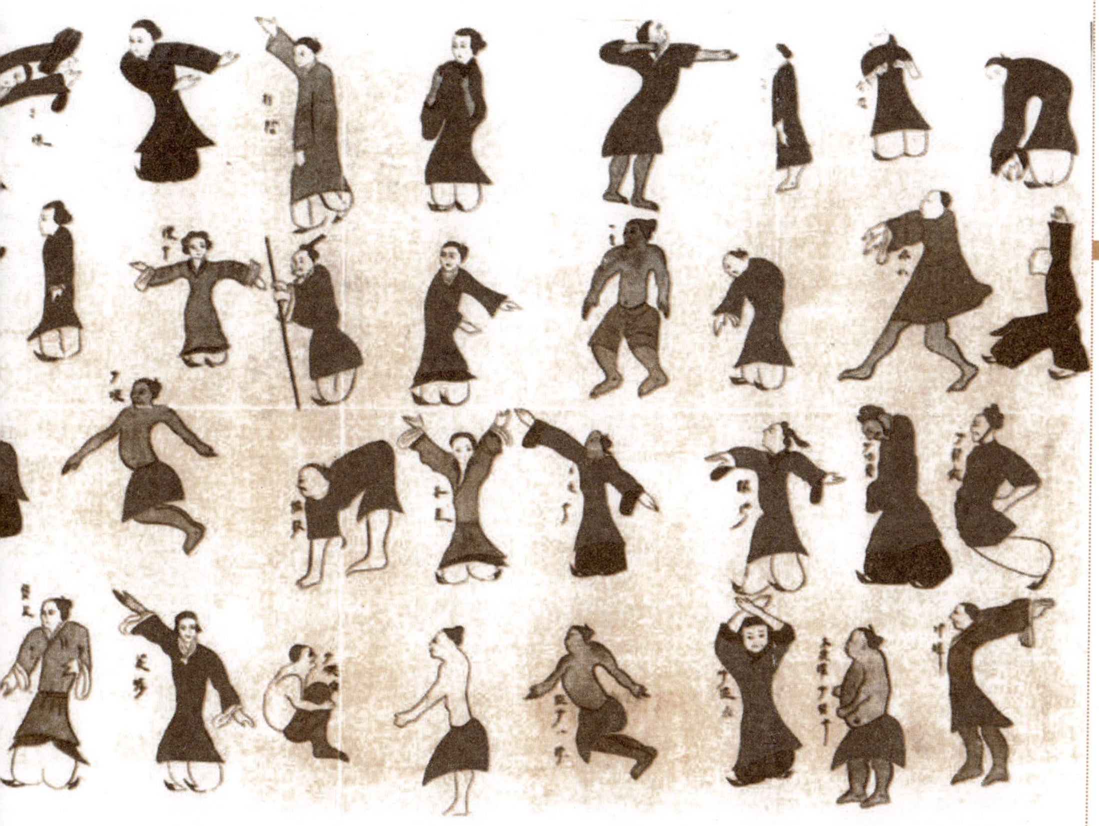

《导引图》是于1974年在湖南长沙马王堆三号汉墓出土，现存最早的一卷保健运动的工笔彩色帛画，为西汉早期作品。《导引图》不仅年代早，而且内容非常丰富，它使古代文献中散失不全的多种导引与健身运动找到了最早的图形资料，对导引的发展、变化研究提供了可贵的线索。

肺脏修养法：常以七月、八月、九月朔望旭旦，面西坐，叩齿七，吞津三。然后瞑目正心，吸兑宫白气（西方肺气）入口，七吞之，闭气，一十息。

肾脏修养法：常以十月、十一月、十二月，面西北方向平坐，叩齿七，吞津三，北吸玄黑色气（肾气）入口，五吞之。

养脐

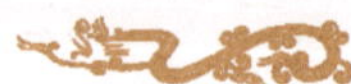

人的肚脐位于腹部正中央凹陷处，是新生儿脐带脱落后遗留下来的一个生命根蒂组织。此处是中医经络系统中任脉的一个重要穴位——神阙穴。古人有“脐为五脏六腑之本”、“元气归脏之根”的说法。由于肚脐外皮薄凹陷，且无皮下脂肪组织，皮肤直接与筋膜、腹膜相连，所以很容易受到寒邪侵袭，但同时也便于温养。温养肚脐，可鼓舞体内阳气。由于神阙穴邻近胃、肝胆、胰、肠等器官，还可以治疗腹痛、腹泻、急慢性胃痛、胃下垂、顽固性呃逆、功能性消化不良、结肠炎、脱肛等病症。

肚脐和腹部的其他部位不同，它无肌肉和脂肪组织，血管又很密集。作为腹壁的最后闭合处，皮肤较薄，敏感度高，具有渗透性强、吸收力快等特点。但其抵御寒邪的能力很差，很容易受凉而染上风寒。经常穿着露脐装，容易受冷热的刺激引起胃肠功能的紊乱，导致病菌的入侵，出现呕吐、腹痛、腹泻等胃肠系统疾病。而且脐部肌肤较娇嫩，易于受损，脐眼又容易汇集污垢，如不小心也会引起感染。

所以保暖肚脐很重要，千万不能为了美而放弃健康，那不是聪明人的做法。除了白天穿衣适当外，晚上睡觉也要注意脐部的保暖，以免引起腹泻或感冒。尤其对于年轻女性而言，特别是经期女性，此时血管处于充血状态，穿露脐装或者睡觉脐部受凉最易因受凉而使盆腔血管收缩，导致月经血流不畅，时间长了会引起痛经、经期延长、月经不调等。

除了肚脐保暖外，我们还可以对其进行按摩和针灸。按摩脐部的方法：每晚睡前空腹，将双手搓热，掌心左下右上叠放贴于肚脐处，逆时针做小幅度的揉转，每次20～30圈，可起到温养神阙穴的作用。经常坚持揉按肚脐，可以健脑、补肾、帮助消化、安神降气、利大小便，促进新陈代谢，使人体气血旺盛，对五脏六腑的功能有促进和调整作用，而且可以提高人体对疾病的抵抗能力。艾灸肚脐法：将艾条（中药店有售）的一端点燃，放在距离肚脐处皮肤2～3厘米处悬灸，持续时间为10～15分钟，一般每次可灸3～5炷，每次以感到局部温热舒适、稍有红晕为度。因为艾条本身就有温通经脉、理

养脐强身术

古人有“脐为五脏六腑之本”、“元气归脏之根”的说法。由于肚脐外皮薄凹陷，且无皮下脂肪组织，皮肤直接与筋膜、腹膜相连，所以很容易受到寒邪侵袭，但同时也便于温养。

按摩脐部

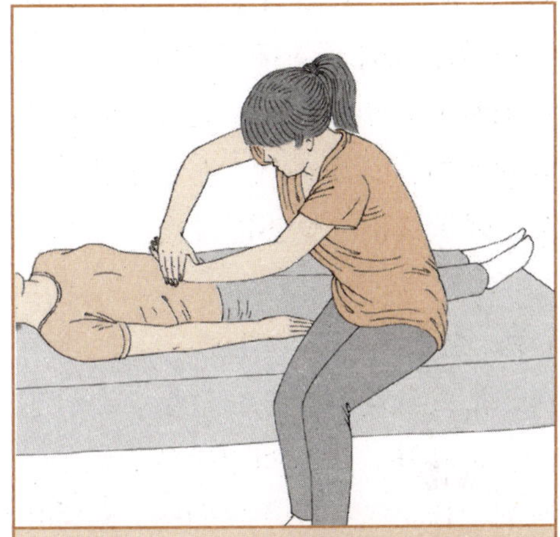

按摩脐部的方法：每晚睡前空腹，将双手搓热，掌心左下右上叠放贴于肚脐处，逆时针做小幅度的揉转，每次20～30圈，可起到温养神阙穴的作用。经常坚持揉按肚脐，可以健脑、补肾、帮助消化、安神降气、利大小便，促进新陈代谢，使人体气血旺盛，对五脏六腑的功能有促进和调整作用，而且可以提高人体对疾病的抵抗能力。

艾灸肚脐法

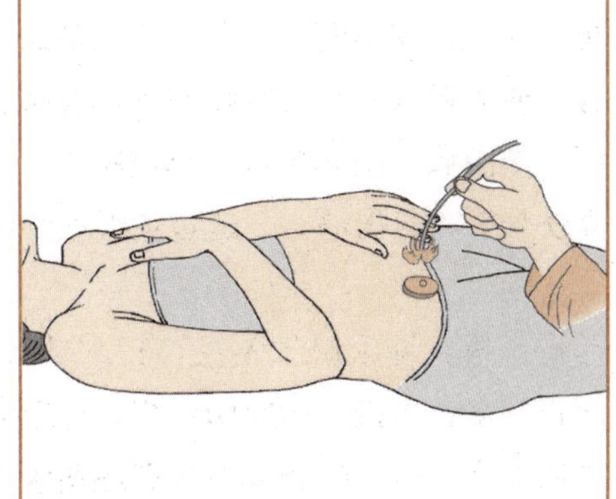

艾灸肚脐法：将艾条（中药店有售）的一端点燃，放在距离肚脐处皮肤2～3厘米处悬灸，持续时间为10～15分钟，一般每次可灸3～5炷，每次以感到局部温热舒适、稍有红晕为度。因为艾条本身就有温通经脉、理气祛寒的作用，用它灸神阙，可发挥刺激穴位和燃艾温热刺激的双重作用。

气祛寒的作用，用它灸神阙，可发挥刺激穴位和燃艾温热刺激的双重作用。

第24节 五劳、六极、七伤

五劳（志劳、思劳、心劳、忧劳、瘦劳）

肺劳会使人短气面肿，鼻不闻香臭；肝劳，使人面目干黑、口苦，精神不守，目视不明；心劳，使人健忘，大便艰难或时而溏稀，口内生疮；脾劳，使人舌根苔直，咽唾困难；肾劳，背难俯仰，小便不利，色赤黄而有余沥，茎内痛，阴囊生疮，小腹胀急。“久视伤血，久卧伤气，久坐伤肉，久立伤骨，久行伤筋，”这也是因五劳所伤，强调任何事情不能过度。

六极（气极、血极、筋极、骨极、肌极、精极）

气极，即因脏气不足，正虚邪袭所致，会使人内虚，五脏不足，邪气比正气多；血极，即血脉亏损，面色苍白，眉发脱落且健忘；筋极，即阴血气血衰少，风冷外袭或血分有热所致，令人常转筋，十指指甲极痛，疲倦不能久立；骨极，因骨弱髓枯所致，使人瘦削，牙齿苦痛，手足烦疼，行动困难；肌极，因肌肉痿弱困怠所致，使人瘦弱缺少润泽，吃多少都不长肉；精极，因脏腑精气衰竭引起，使人少气，内虚，五脏气不足，毛发落，健忘。

七伤（阴寒、阴萎、里急、流精不止、清少阴下湿、精清、小便次数多淋沥不尽）

另外一种说法是：一是大饱伤脾，使人爱叹息，嗜睡而脸黄；二是怒气逆伤肝，使人缺血，视力模糊；三是强用力举重物过久或坐湿地过久也会伤肾，使肾少精，腰背痛厥逆下冷；四是体寒，体寒的人如果喝冷饮就会伤肺，导致呼吸不畅，咳嗽鼻鸣；五是忧愁思虑伤心，使人易受惊吓，易发怒、健忘；六是风、雨、寒、暑伤形，形伤则使人毛发皮肤干枯；七是过度恐惧、不加节制，而损伤神志，致人神思恍惚，闷闷不乐。

造成“五劳、六极、七伤”的原因除了自身原因外，有的还与食品的“五味”、节令的“四时”，甚至风向的方位有着密切的关系。因此养生学家认为：在养生时，要注意酸、甜、苦、辣、咸的量，切不可偏食；在生活起居上，要按季节的交替、冷暖，适时增减衣服，适当锻炼，顺乎自然。

中老年人练气功的益处

中老年人适宜练气功

练气功到一定程度，口中津液增加，唾液中含多种免疫细胞，能增强人的免疫力。

❶ 能延缓人体脏器的衰老

练气功可以降低人的血液黏稠度，降低胆固醇、血脂；可以增强人体内脏的功能，延缓人体脏器的衰老。

❷ 能提高人的免疫能力

练气功到一定程度，口中津液增加，唾液中含多种免疫细胞，能增强人的免疫力。

❸ 能活血化淤改善人体血液循环

练气功有利于人体的血液循环，人的血液循环的改善可以预防很多疾病。

❹ 能通经络排病气

练气功可以使经络更畅通。有病的人经络不畅通的部分多，通过练气功可以逐步使经络一部分一部分地通开，患者会及时痊愈。

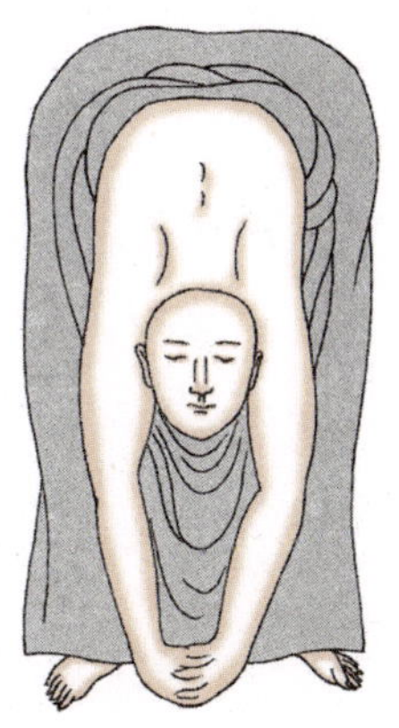

中老年人练气功的好处

气功并非人人适合

不宜练气功者

气功虽然是身心锻炼的好方法，但实践中常常会有少数人在练气功过程中出现偏差。除了练气功方法不当外，还与练气功者在练气功前的心理素质、个性缺陷等因素有关。也就是说，有的人本身不宜练气功。

❶ 个性素质有缺陷者

敏感多疑、性格孤僻、容易激动者，或固守己见、爱钻牛角尖的人，这类人练气功易出现偏差。

❷ 对练气功朝三暮四者

练气功前一定要选择合适自己的功法。不可同时练几种功法。几种功法相互影响，容易造成气乱，出现偏差。

❸ 有精神障碍倾向者

曾经出现过痴呆状态的中老年人不宜练气功，因为练功入静之后，体内精神障碍因素容易被激发。

❹ 有潜在精神病发病因素者

直系亲属中或练气功者本人曾患过诸如精神分裂症、癔病等，一般均不宜练气功。

❺ 长期心理过于压抑者

在练气功时的入静状态下，因解除了内心抑制，易出现情绪激动，个别病人还容易出现认知、情感、意志行为失调，导致精神障碍。

❻ 平时受迷信思想影响太深者

受邪教影响太深，或对气功过于痴迷者。这种人容易把气功神秘化，往往会把某个所谓“气功大师”奉若神明。因此，在练气功中诱发精神障碍，出现偏差。

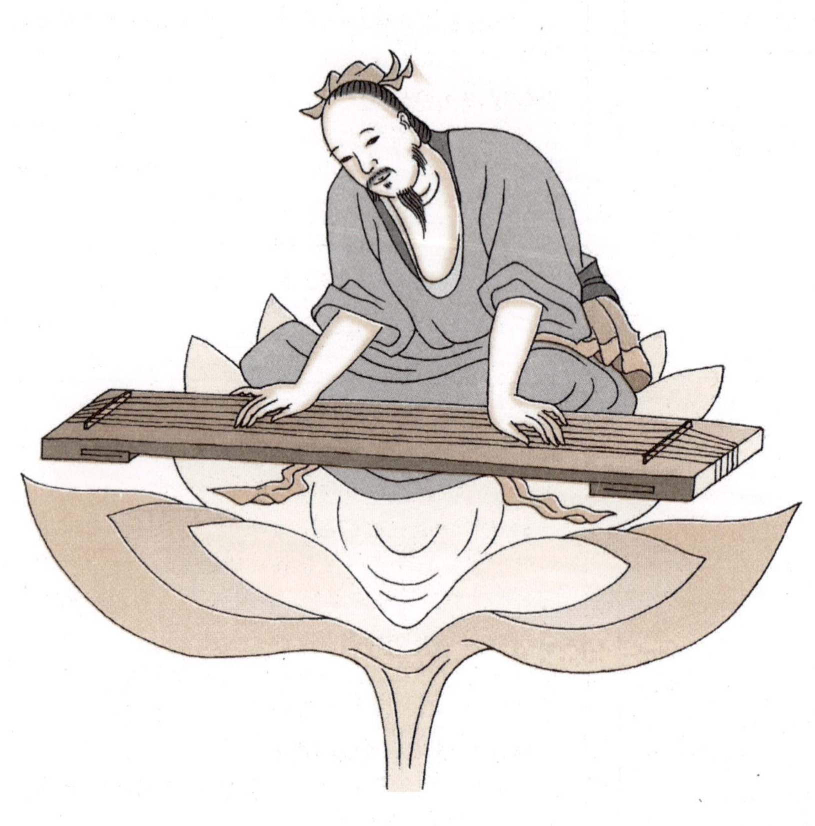

第三章

情绪

人的喜、怒、忧、思、悲、惊、恐等七种情绪，中医理论称之为“七情”。它是人的机体受到外界事物刺激的一种情绪上的反应。任何事物的变化，都有两重性，既能有利于人，也能有害于人。同样，人的情绪、情感的变化，亦有利有弊。一般来讲，人的情绪反应不超过一定的度，就不会对人体造成伤害，甚至对人体有利，但若遭遇突发、剧烈或者持久的情绪异常，则会使人体的气机紊乱、气血失调而引起病变。

《黄帝内经》不仅对人体身心疾病的社会心理致病因素、发病机制的认识，还是对身心疾病的诊断和防治，都有许多精辟的论述，并已形成一定完整的理论体系。如在形神关系方面，《黄帝内经》已认识到，形生神而寓神，神能驾御形体，形神统一，才能身心健康，要求人们做到自我控制情绪，抵制或摆脱社会不良风气的干扰。

如何调整情绪以利身心，概而言之，一是正静，即形体要正，心神要静，如能这样，就有益于身心；二是平正，也就是和平中正的意思，平正的对立面就是“喜怒忧患”；三是守一，就是说要专心致志，不受万事万物干扰才能心身安乐。

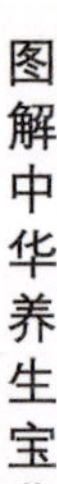

第1节 情可致病

人体百病都是由情而起，人如果能够保持心情舒畅，疾病也会随之减轻。这其中，也许没有什么直接联系，但却是有依据的。秋天的月亮一升起，千山都随之安静；春天的花一开放，万木都随之茂盛。这些事，都是人力所不及的，月亮东升西落，花开花落这是人所无法左右的自然规律，是人所无法左右的，但是保持愉快的心态来养生是人人都能做到的。人若能做到“恬淡虚无，真气从之，精神内守”，病从何来？

无故之乐，无故之忧

天下万物，其实并不能触动人的心情，而是人的心情会受到它们的影响。天下的事情，也并不能够影响人的情绪，而是人的情绪会随之而变罢了。

李峤的《汾阴行》一诗，原本并不是为唐明皇而作，他自己也不知道这首诗将来会如此深刻地去触动一个人的心灵。话说回来，这其实是因为唐明皇被情所困，从而受到了诗歌的感染。

庄子曾说：“山林、平原，都是为了使我快乐而茂盛的啊！”其实，山林和平原只是自己顺应时节而茂盛罢了，它们又哪里知道自己的茂盛能够勾起人们的快乐呢？只不过是因为人们自己心情而已，看到它们茂盛就随之也快乐起来了。

既然有无缘无故的快乐，就必定会有无缘无故的忧愁了。所以有人会说：“快乐还没有结束，悲伤接着就来了。”

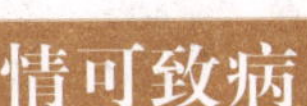

情可致病

人体百病都是由情而起，人如果能够保持心情舒畅，身上的病也会随之减轻。这其中，也许没有什么直接联系，但却是有依据的。

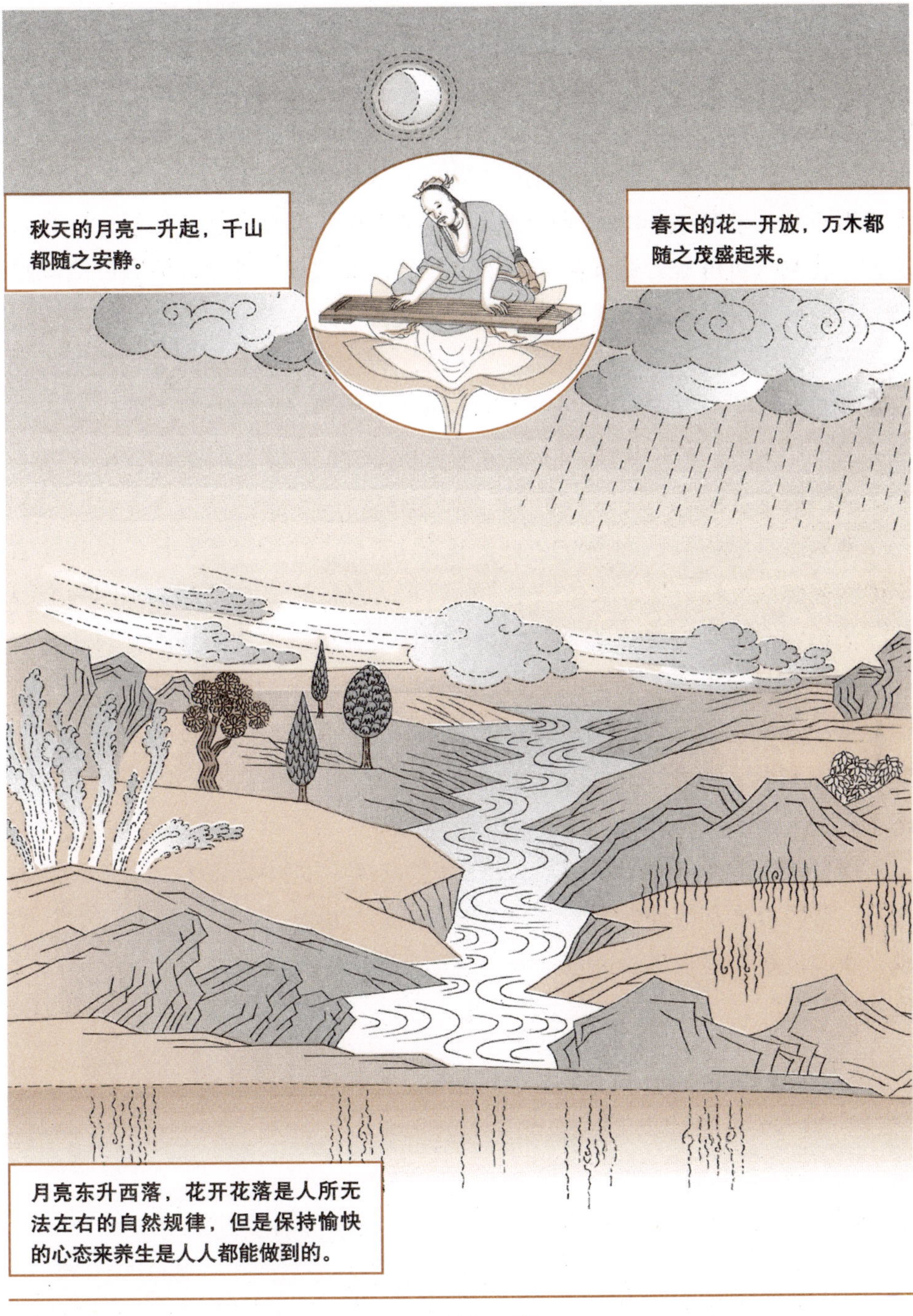

秋天的月亮一升起，千山都随之安静。

春天的花一开放，万木都随之茂盛起来。

月亮东升西落，花开花落是人所无法左右的自然规律，但是保持愉快的心态来养生是人人都能做到的。

第2节

百病生于气

“百病生于气”不单单是指“生气”的气，还包括人体气机的失常。气的运动形式有四种：“升降出入”。如果四者调畅，则正常，失常则失调。《黄帝内经》对此作了详细的论述。

黄帝说：许多疾病都是由气的阴阳失调所引发的。如果人暴怒则气机上逆，喜则气机舒缓，悲哀则气机消沉，恐惧则气机下降，遇寒邪则气机收敛，受热邪则气机外泄，受惊恐则气机紊乱，过度劳累则气机耗散，思虑则气机郁结。以上九种气机的变化各不相同，会发生如何的疾病呢?

岐伯说：大怒则使肝气上逆，血气随气机上逆，严重时则会呕血，或肝气乘脾发生飧泄，所以说是气上。喜则气机和顺而心情、舒畅，营卫之气通利，所以说是气缓。

悲哀太过则伤肺，上焦随之闭塞不通，营卫之气得不到布散，热气郁闭于中而使肺气耗损，所以称作气消。

恐惧则使精气下劫，精气下劫则升降不交，所以上焦闭塞，上焦闭塞则气还归于下，气归于下则下焦胀满，所以说“恐则气下”。

寒冷之气侵袭人体，则使腠理闭密，营卫之气不得畅行而收敛于体内，所以说是气收。火热之气能使人腠理张泄，营卫之气通畅，有大量汗液外出，致使气随津液外泄，所以说是气泄。

受惊恐则心悸动，无所依附，神志无所归宿，心中疑虑不定，所以说是气乱。劳役过度则气动喘息，汗出过多，喘则气内越，汗出过多则气随之外越，所以说是气耗。思虑过度则精力过于集中，以致气留滞而不运行，所以说是“气结”。

气机失调对身体的影响

许多疾病的发生都是和气的变化有关。暴怒则气上逆，大喜则气弛缓，过悲则气消散，突然惊恐则气下陷，逢寒则气收聚，遇热则气外泄，突惊则气机紊乱，劳累过度则气耗散，久思则气郁结。

百病由情生

① 气机上逆

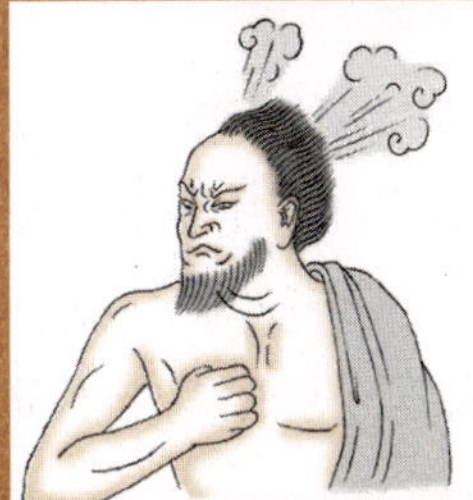

暴怒时气机上逆，严重者会呕血及泻下没有消化的食物。

② 气缓

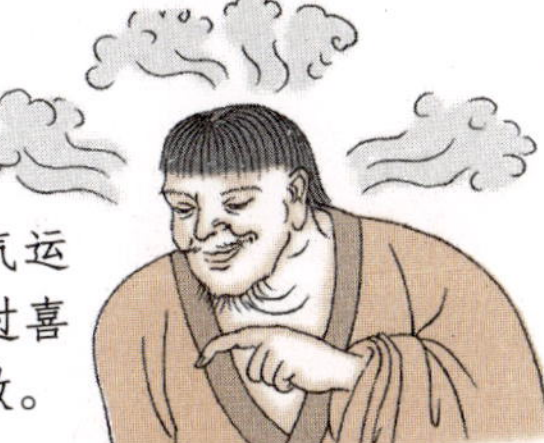

喜则营卫之气运行通畅，但过喜可使心气涣散。

③ 气消

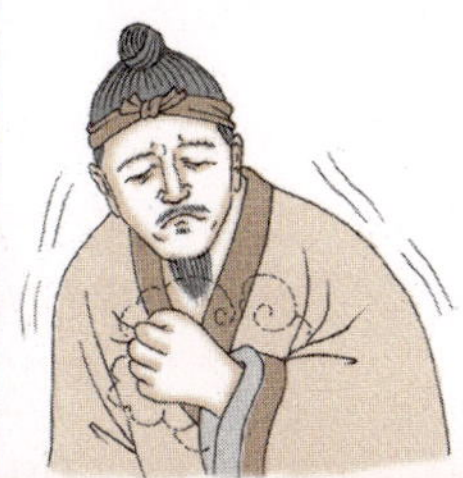

过悲则心系拘急，肺叶举，上焦不通，营卫之气不散，热留于内而正气耗于外。

④ 气下

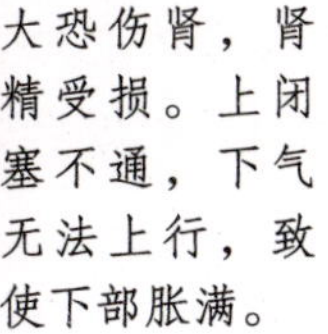

大恐伤肾，肾精受损。上闭塞不通，下气无法上行，致使下部胀满。

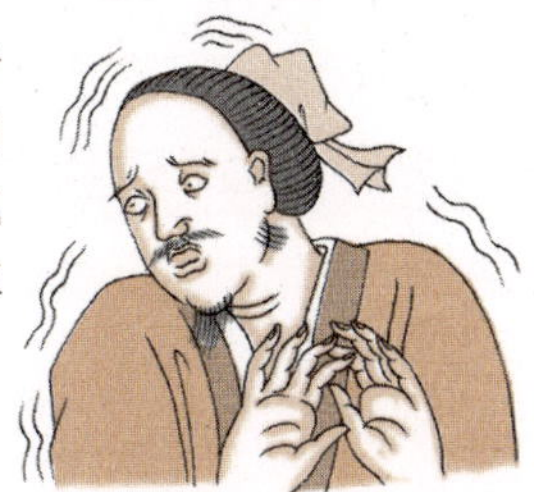

气收、气泄 ⑤

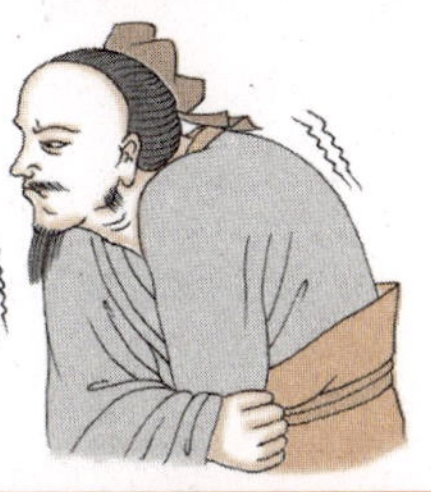

逢寒则肌肤腠理闭塞，营卫之气不能畅流，是为气收；受热则汗孔开，营卫之气随汗液而出，是为气泄。

气乱 ⑥

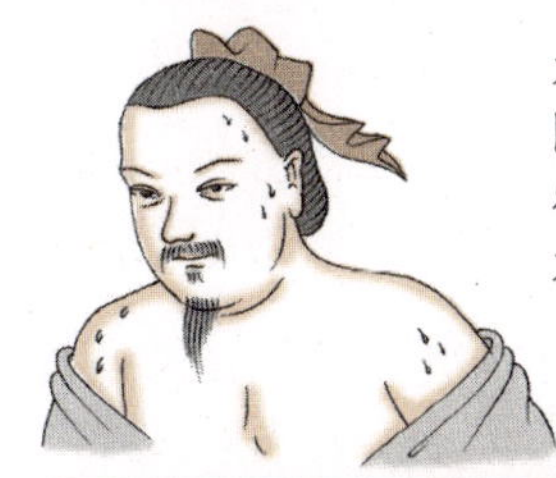

大惊则心无依附，心神无归宿，心中疑虑不定。

气耗 ⑦

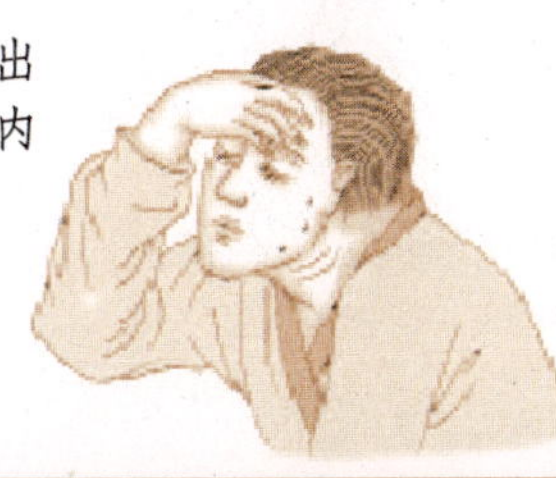

过劳则气喘出汗，耗损体内和体表之气。

气结 ⑧

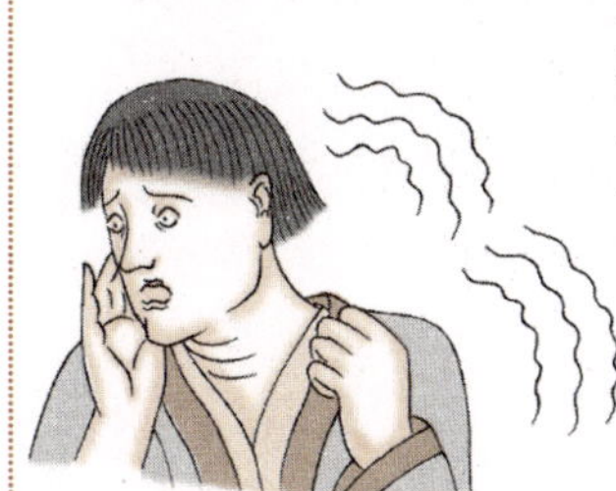

久思则心气凝聚，心神归于一处，气瘀滞而运行不畅。

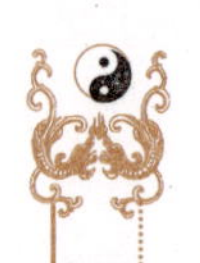

第3节

七情互克互制

喜伤心，恐胜喜。中医学认为，心在志为喜，肾在志为恐。心属火、肾属水。水能克火，所以恐能胜喜。范进老来中举，高兴得疯了，人们知道他怕老丈人，所以就叫老丈人吓唬他。

怒伤肝，悲胜怒。中医认为，肝主怒，悲主肺，肺和肝对应的五行是金和木，金能克木，所以它们之间也相互制约。当你怒气满胸时肝气非常旺盛，气就容易淤滞在身体里发泄不出去，瘀久就会化热，对身体不好。但是你一旦哭出来，肺气就把肝气平下去了，你马上觉得舒服。这正应了《黄帝内经》中“怒伤肝，悲胜怒”的养生观念，对养护肝脏有益。

忧伤肺，喜胜忧。中医认为，肺在志为忧，喜为心志。肺属金，心属火，火能克金，所以“喜”能胜“忧”。元代名医张子和，曾治疗一个因父亲被贼杀死，而悲哭过度引起心痛的病人。张子和去时，正巧碰上一个巫婆在病人家中，张子和便学着巫婆的样子，以各种方法取笑巫婆，揭露其骗人的把戏，病人看后大笑不止。一两天之后，病人不药而愈。

思伤脾，怒胜思。在五行中，肝属木，在志为怒；脾属土，在志为思。肝木能克脾土，也就是说怒气能克制思虑。一个人在遇到麻烦时，很容易变得烦躁，容易发火。这时要让火发出来，心里会感觉舒服很多。

喜胜悲。悲为肺志，喜为心志，心在五脏中属火，肺属金，火能克金，所以喜能胜悲。李大谏考上举人之后又考取了进士，其父异常高兴，日夜笑个不停，历十年不愈，成了痼疾。太医给其父治病，派人告诉其父说：你儿子患病死了。其父听了悲痛欲绝，大笑遂停。这时，再派人告诉他说：你儿子被赵太医救活了。其父听了这个消息，便不再悲哀，原来的毛病也完全好了。

恐伤肾，思胜恐。恐为肾志，思为脾志。肾属水，脾属土，土能克水，所以“思”能制“恐”。肾藏志，当人在考虑事情的时候会怀有恐惧之感，而恐伤肾，恐惧不解除，就会伤精。而事事思虑深远处事周详，恐惧就会减少，所以能克制恐惧。

七情与五脏的关系

喜伤心，恐胜喜。中医学认为：心在志为喜，肾在志为恐。心属火、肾属水。水能克火，所以恐能胜喜。

七情互克互制

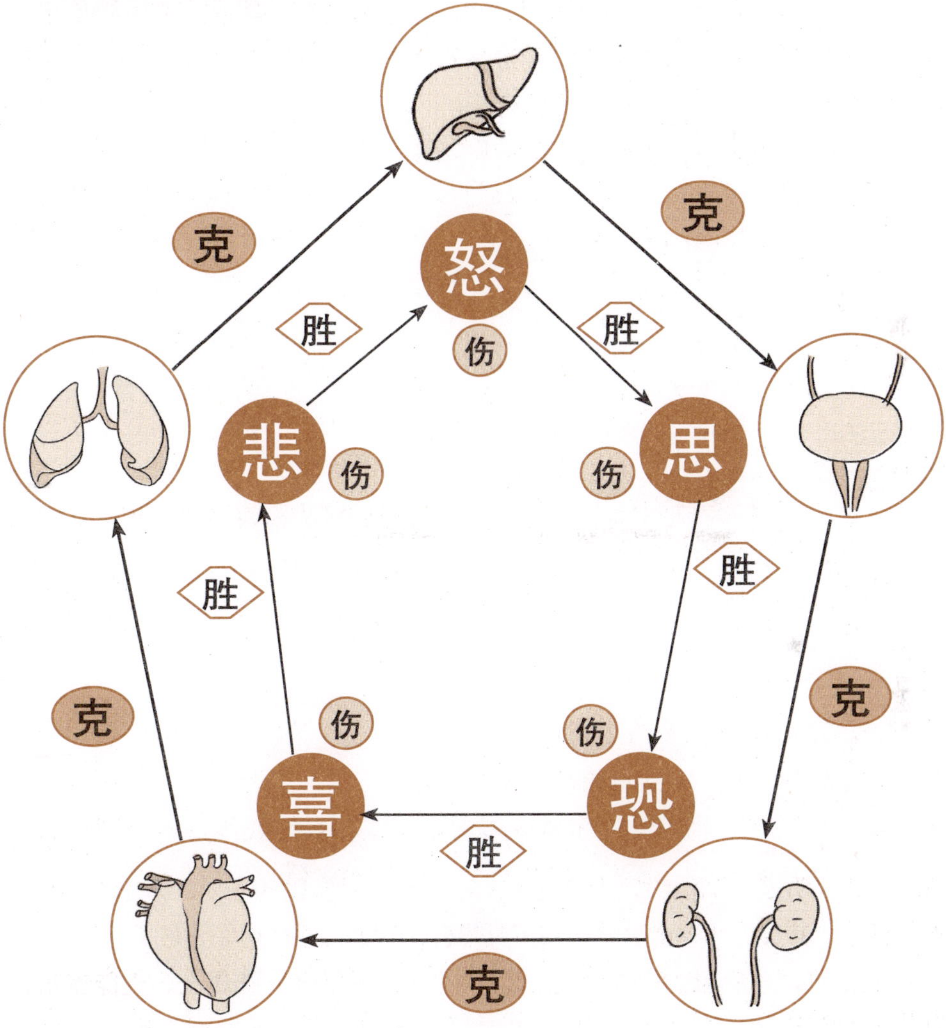

克
怒
胜
胜
伤
克
悲
伤
伤
思
胜
胜
克
克
伤
伤
喜
恐
胜
克

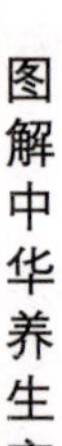

第4节 养生十二少

“论多少话健康”是从唐代著名医学家孙思邈的有关言论中概括出来的，具体地说，他认为要保持与增进身心健康，必须做到“十二少”。按照这“十二少”实行，才符合养生的要旨。

少思　减少思虑，不要思考过度。

少念　减少怀念，不要念念不忘。

少欲　减少欲望，不要贪得无厌。

少事　要注意劳逸结合，不要过分操劳。

少语　尽量少说话，不要喋喋不休。

少笑　尽量少大笑，不要笑声不断。

少愁　尽量少忧愁，不要愁肠百结。

少乐　尽量少欢乐，不要乐极生悲。

少喜　调控喜悦，以免得意忘形。

少怒　调控愤怒，以免影响交。

少好　调控偏好，以免执迷不悟。

少恶　调控憎恶，以免伤己害人。

孙思邈运用对比手法，在倡导“十二少”的同时，还提出反对“十二多”。多思则神殆，多念则志散，多欲则志昏，多事则形劳，多语则气乏，多笑则脏伤，多愁则心慑，多乐则意溢，多喜则忘错昏乱，多怒则百脉不定，多好则专迷不理，多恶则憔悴无欢。此十二多不除，则荣卫失度，血气妄行，丧生之本也。惟无多无少者，几于道矣。

十二少与十二多告诉我们，为事要适度，有些少和多可影响人的心理健康，如思、念、欲、愁、乐、喜、好、恶等过度，就会对人的神、志、心、意等造成消极的影响；而有些少和多则影响人的身体，综合来看，坚持十二少，反对十二多，就是要讲究生理卫生与心理卫生，以保持和增进身心健康。

养生十二少

孙思邈强调指出：坚持“十二少”，乃是养生之真谛，不除“十二多”，则是“丧生之本也”，只有把倡导“十二少”与反对“十二多”结合起来，才算是真正地掌握了养生的规律。

养生十二少

少
思
少思不是不思，而是只思考你该思考的，不要整天东想西想，想些不着边际的东西。
念
思和念经常合成思念，其实二者还是有区别的。念除了有思的意思在里面，更有迷恋、想念、留念的意思。不要迷恋一些虚幻的事物。
欲
不管是财欲、色欲还是对什么东西的欲念，如果太多太放纵的话，身体肯定是受不了的，精神状态也好不起来。
事
要注意劳逸结合，不要一天到晚只知道工作，不懂得休息。
语
少说话，嘴巴闲不住，导致身体的精气神都从嘴里出去了。
笑
不能没有节制地放声大笑，毕竟过犹不及，自古以来笑死了人的情况也不少。
愁
“愁一愁，白了头”。过度忧愁是导致过早衰老的重要原因。
乐
多乐则意溢，乐极生悲啊！
喜
多喜则忘错昏乱，得意则忘形。
怒
少发点怒，小心气出心脏病来！
好
好指嗜好。好喝口小酒、好抽根烟、好女色、好斗蛐蛐。不管好什么，切忌玩物丧志，酒色财气伤身体。
恶
对周边环境不满，容易心神不宁，人总是处于焦灼的状态中，长此以往，身体能不衰老得快吗？

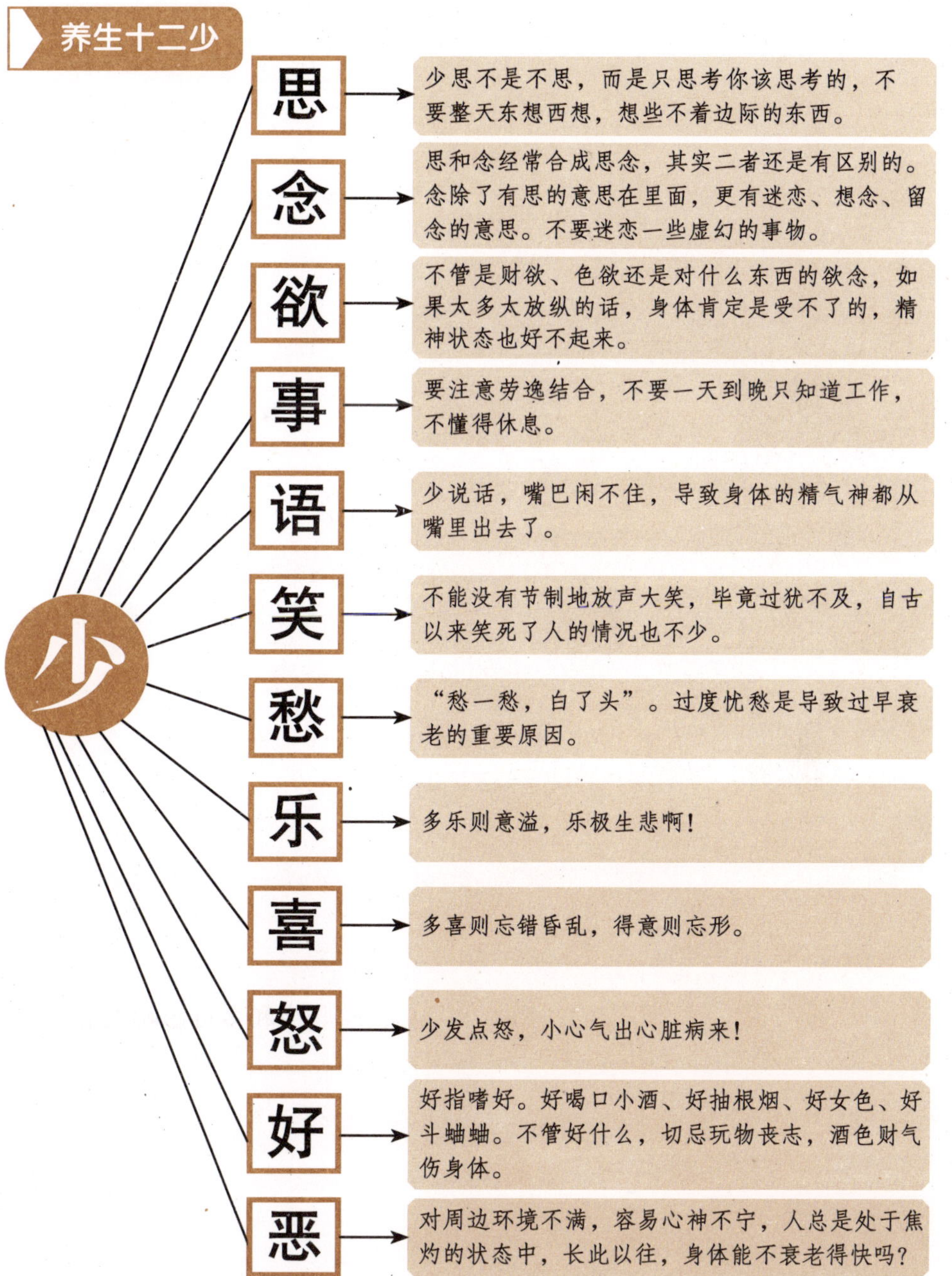

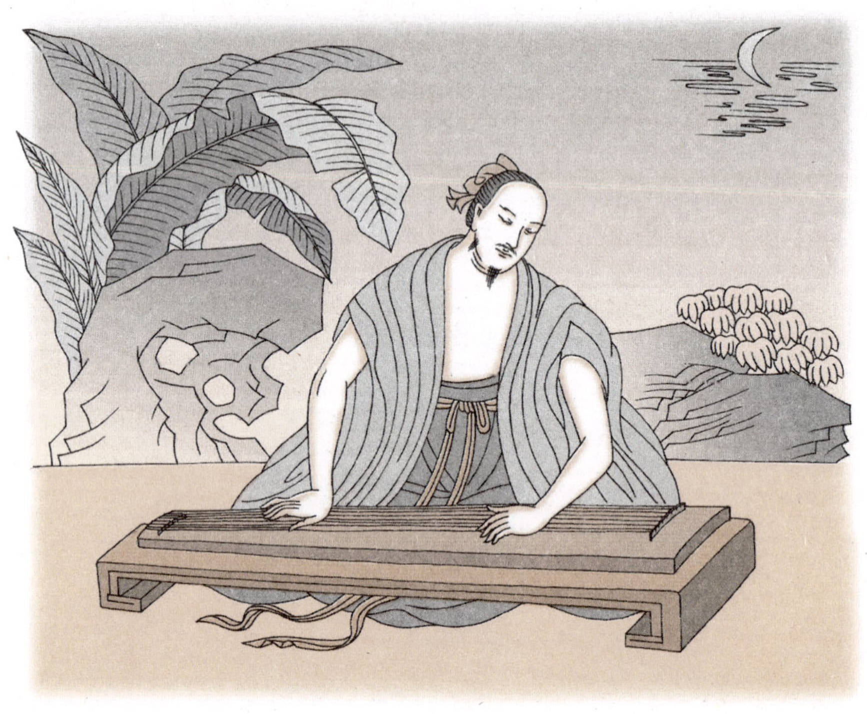

第四章

情趣

在古人看来，人情必有所寄，然后能乐。在他们的养生哲学中，琴棋书画、花草树木、虫鸟禽兽，都能使人的神思得以驰骋，灵性得以寄托，身体得以放松。其中，读书明理可养心，弹琴写字可养脑，流水之声可养耳，绿草青禾可养目，逍遥杖履可养足。正因如此，不少古人选择隐居世外，调摄情致，修身养性。在日益忙碌的现代，不少人也将培养雅兴作为防治疾病、养生延年的重要手段。

本章收录不少古人的养心之道，希望压力沉重的现代人能被这些富有闲情逸致的文字感动，从而放下心理上的沉重包袱，重新树立恬淡纯正的状态，充分享受生命的乐趣。

第1节

美育

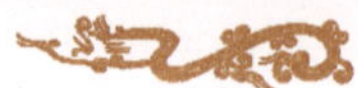

美育，可以陶养人的性情，形成高尚纯洁的习惯。举一个简单的例子，进入我口中的食物，不能同时填饱别人的肚子；穿在我身上的衣服，不能同时温暖别人的身体，因为它们没有普遍性。而美却具有普遍性，绝对没有人我之见掺和其中，久而久之，能使人我之见、损人利己之心慢慢消除殆尽。比如，北京近处的西山，我可以游玩，别人也可以游玩，彼此之间不会有什么损害。一轮明月，人隔千里也能共赏，我与别人均不得把它据为私有。中央花园的花石、农事试验场的水木、埃及的金字塔、希腊的神庙、罗马的圆形大剧院，人人都可以观赏，令人感叹其历史悠久、价值依旧。各国的博物馆，无不对众人开放，即使是私人收藏的珍品，也会时常供给志趣相同之人观赏。各地的音乐会、剧院，同样以容纳众多观众而骄傲。正如齐宣王所感叹的“独乐乐不如众乐乐，少乐乐不如多乐乐”。以他的糊涂，尚能知晓这一点，美的普遍性就可想而知了。

除了普遍性外，就特别的美来观察，美的大义更加明显。例如崇闳（高大宏伟——译者注）的美，有至大和至刚两种。所谓至大，就像人们在大海中，天地相连，茫茫无际；又如仰望天空，知道一个恒星就是一个世界，却不能知道宇宙的止尽，顿时感觉渺小的人连微尘都算不上，不知它到底拥有的是些什么。所谓至刚，如疾风雷霆、船翻屋塌、洪水横流、火山喷发，在这些自然能量面前，即使有拔山盖世的气力，也施展不出来，更不知有什么可超越它。这里所说的大、刚，都是相对而言的概念，而今既然自以为没有大可言，没有刚可恃，而是忽然超越相对的境地，与先前所谓的至大至刚融为一体，心中的愉悦于是就无可限量了。此时，又岂能有利害得失的想法掺和其中呢？

其他的美，如悲剧美（小雅的怨悱、屈原的离骚），就是因为它能破除人们贪恋幸福的思想，才特别的深刻而感人。《西厢记》中，草桥一梦的结局，足以发人深省，如果是崔莺莺与张生最终团圆，那就平淡无奇了。《石头记》如果像《红楼后梦》一样，一定要宝黛成婚，那么这本书就可以不写了。原书之所以动人，正是因为宝黛一死一亡，结局与我们的幸福观相反，才引起人们无尽的感慨。

——摘自（民国）蔡元培：《蔡元培选集》

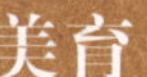

美育

美育，可陶养人的性情，形成高尚纯洁的习惯。

至大之美

至大之美就像人们在大海中，天地相连，茫茫无际；又如仰望天空，知道一个恒星就是一个世界，却不能知道宇宙的止尽，顿时感觉渺小的人连微尘都算不上，不知它到底拥有的是些什么。

一轮明月，人隔千里也能共赏，我与别人均不得把它据为私有。中央花园的花石、农事试验场的水木、埃及的金字塔、希腊的神庙、罗马的圆形大剧院，人人都可以观赏，令人感叹其历史悠久、价值依旧。

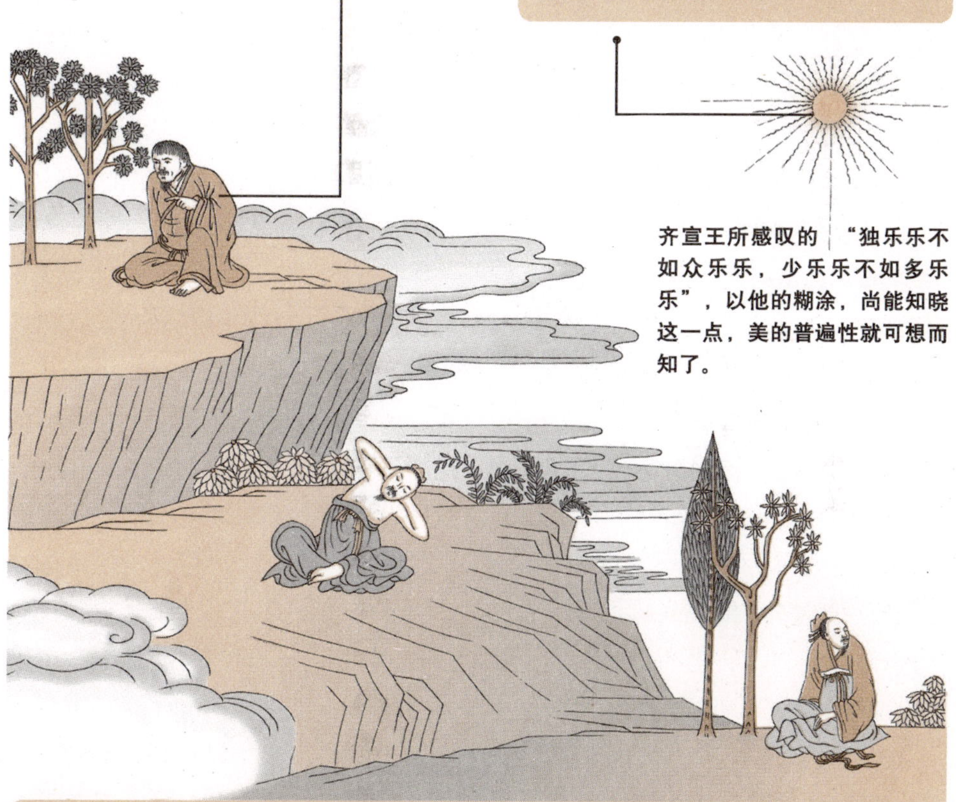

齐宣王所感叹的“独乐乐不如众乐乐，少乐乐不如多乐乐”，以他的糊涂，尚能知晓这一点，美的普遍性就可想而知了。

至刚之美

所谓至刚，如疾风雷霆、船翻屋塌、洪水横流、火山喷发，在这些自然能量面前，即使有拔山盖世的气力，也施展不出来，更不知有什么可超越它。这里所说的大、刚，都是相对而言的概念，而今既然自以为没有大可言，没有刚可恃，而是忽然超越相对的境地，与先前所谓的至大至刚融为一体，心中的愉悦于是就无可限量了。此时，又岂能有利害得失的想法掺和其中呢？

第2节 情趣

情有所寄

性情通达的古人，之所以能高人一层，就是因为他们情有所寄，不肯浑浑噩噩虚度光阴。正因如此，人的感情必须有所寄托，人才能快乐。你可以选择寄托于对弈、寄托于山色、寄托于技艺、寄托于作文，总之，要使自己情有所寄。

——（明）袁宏道：《锦帆集》

情趣难得

人世间，唯有情趣，就像山上之色、水中之味、花中之光、女中之态一样，即使是能说会道的人，也难用语言描述清楚，只有会心的人才能领悟到。

从自然中得来的情趣，尤为深厚，从学问中得来的情趣，彰显肤浅。当人处于孩童时期，不知道世间还有情趣，却无论做什么事情，都会有无尽的乐趣。孩童从来没有端庄的容貌、专注的眼神，口中总是喃喃自语，脚跳跃不定，然而这是人生中最快乐的时光，这种童趣也就是孟子所说的“不失赤子”、老子所说的“能婴儿”，所以说，最上乘的情趣是享受人生中的每一段光阴，并在恰当的事情经历过程中感受到它。就如同山林中人，无拘无束，能够自由自在地度日，即使不刻意去追求情趣，但情趣自然亲近他。

但是，如今的人倾慕情趣的名声，一窝蜂去做些所谓有情趣的事情，有辨说书画、涉猎古董的，有寄意玄虚、远离尘世的，更有下面的如苏州那些烧香煮茶的，这些都只是追求情趣的表面形式，是情趣的皮毛，哪一件又与情趣有关呢？没有品位的东西，多为那些愚昧不肖之徒所喜爱。他们随心所欲，无所忌惮，追求那些酒肉，或者是声色歌伎，品位越卑贱，所追求的越低下。他们自以为对世间绝望，所以总是讥笑、嘲弄世间之事，甚至连看也不会看一眼。尽管低俗，这也是一趣。等到年龄渐长，官位和地位渐渐增加，身心却被桎梏、荆棘包裹，束缚于所见、所闻所知道的东西。懂得的道理越深越多，情趣也越行越远。

——（明）袁宏道：《袁中郎全集》

情趣

自然中的情趣

最上乘的情趣是享受人生中的每一段光阴，并在恰当的事情经历过程中感受到它。就如同山林中人，无拘无束，能够自由自在地度日，即使不刻意去追求情趣，但情趣自然亲近他。

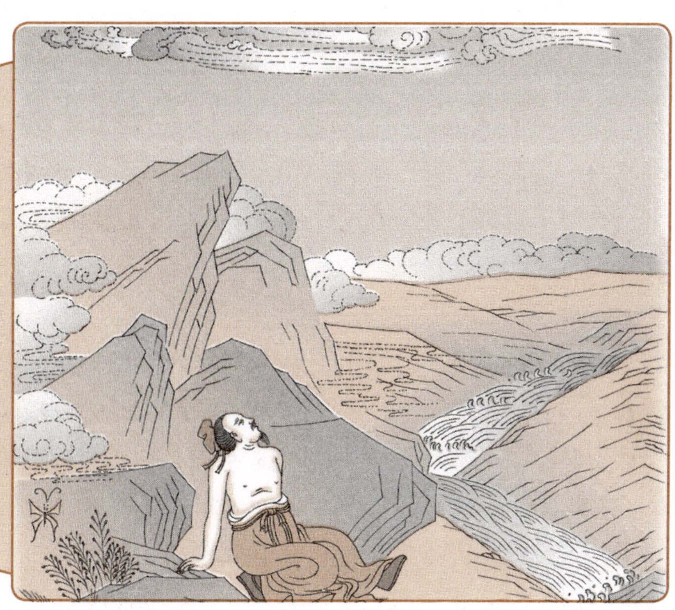

情有所寄

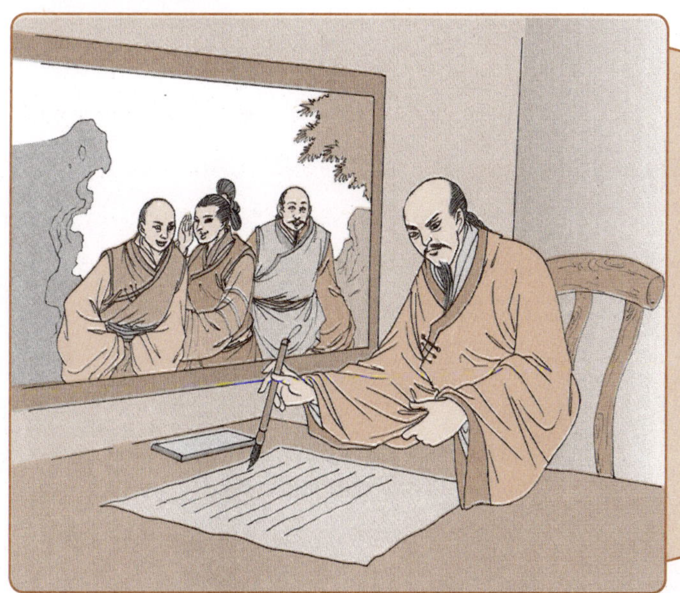

性情通达的古人，之所以能高人一层，就是因为他们情有所寄，不肯浑浑噩噩虚度光阴。正因如此，人的感情必须有所寄托，人才能快乐。你可以选择寄托于对弈、寄托于山色、寄托于技艺、寄托于作文，总之，要使自己情有所寄。

第3节

读书怡情

读书，足以陶冶性情

陶潜、谢朓的诗中有一种冲淡之味、和谐之音，如果五言诗能学到那种水平，也是天下最大的快乐、人间的奇福了。平时多读古书，经常吟诗写字，即使不是为了考取功名、追逐利禄，也能陶冶性情，受用一生的。

——（清）曾国藩：《曾国藩全集》

读书，足以养心定神

读书能改变人的心境，是颐养的第一要事。正如古人所说："一心扫地焚香，清福就已经有了。那些有福的人就用读书来辅助，那些无福的人便生出其他想法。"我极为赞同这话的旨意。的确，在不读书的人看来，他遇到的不如意的事情，就是世间极难承受的。殊不知，古人遇到不如意的事，比这不如意的高出百倍，只不过不去探究罢了。比如苏东坡，才华横溢却不得当世赏识，只是死后因后有高孝之人，其文字才开始出名，以至名震千古。但却很少有人知道，他也曾有一段忧谗畏讥、困顿转徙潮惠地区的经历，那时候他光脚涉水，靠牛栏居住，这是何等艰难的境遇！又如书上曾记载，白居易没有子嗣，陆游忍饥挨饿，难道他们不是千载闻名的人吗？而所遭遇既然竟是如此悲惨，更何况普通的世人，不平之事是在所难免的。

遇到不如意的事情，如果能以平常心来静静看待，那么凡事都能化解，冰释前嫌。如果不读书，不增长道心，那么只看见我所遭遇的，就会痛苦不已，无穷无尽地怨尤嗔恨，内心更加灼烧不已，这种苦有哪样能比呢？况且富贵之事，炙手可热，终究会转眼成空，古人也有这样的遭遇，只是他们能通过读书，安心精神，得以化解罢了。

——（清）张英：《文端集》

读书，足以导闲适之怀

书籍是养心的资本，世人应该多多少少阅览书籍，借以颐养人心。如果总是将心寄托在声色名利之中，恐怕会因此丧生。

——《卫生格言》

读书怡情

行书是介于楷、草间的一种书体。写得比较放纵流动，近于草书的称行草；写得比较端正平稳，近于楷书的称行楷。

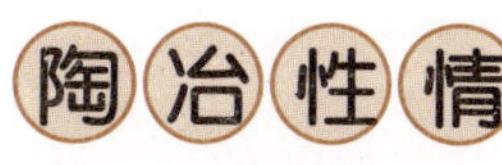

读书

陶潜、谢朓的诗中有一种冲淡之味、和谐之音，如果五言诗能学到那种水平，也是天下最大的快乐、人间的奇福了。

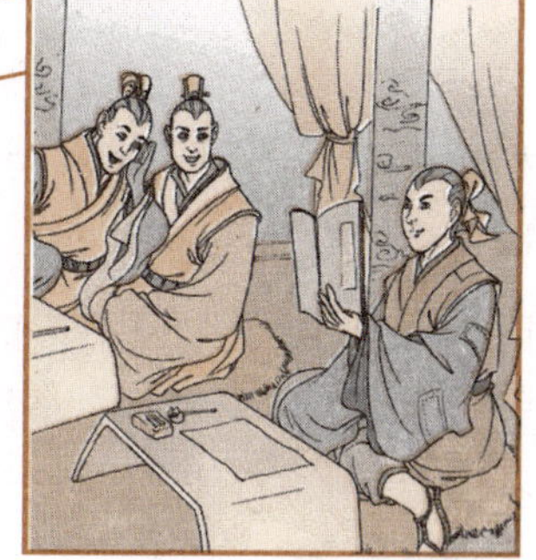

平时多读古书，经常吟诗写字，即使不是为了考取功名、追逐利禄，也能陶冶性情，受用一生的。

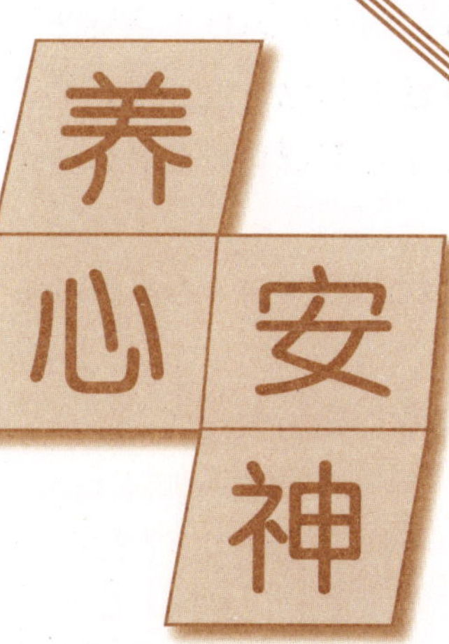

如果不读书，不增长道心，那么只看见我所遭遇的，就会痛苦不已，无穷无尽地怨尤嗔恨，内心更加灼烧不已，这种苦有哪样能比呢？况且富贵之事，炙手可热，终究会转眼成空，古人也有这样的遭遇，只是他们能通过读书，安心精神，得以化解罢了。

读书能改变人的心境，是颐养的第一要事。正如古人所说：“一心扫地焚香，清福就已经有了。那些有福的人就用读书来辅助，那些无福的人便生出其他想法。”

第4节

书法修行

书法之道

书法之道，贵在心感受不到手的存在，手感受不到笔的存在。只有做到和畅而不失技巧，淳古而不失简朴，柔弱而不失优美，强梁而不失勇态，才算达到一定的书法境界。学习书法，就像沐浴在神气中，一点一横都蓄含着血气，一顾一盼都包含性情。一幅好的作品，会像黄帝之道一样浩荡，像君子作风一样肃穆，叫人看不到笔墨雕琢的痕迹，只能感受到机智的状态、刚柔的容貌、驰骋的气象，看到它，人们心中便会神气冲和，心气融融，充满美好的幻想。见到山，就想到静止；见到水，就想到波动；见到云，就想到变幻；见到石，就想到坚贞，这是人之常情。而书法，则能将这种情感发挥到极至。

——（五代·南唐）谭峭：《化石》

笔墨之道，本乎性情

笔墨之道，原本在于人的性情。要学会保留有涵养的性情，抛弃残缺的性情，远离粗俗的性情，接近高雅的性情。当然，想刻意求存未必就能长久，尽力求去也未必全去，那些内心纷繁复杂、在外随波逐流的人，特别要学会合理看待这件事，以求能接近大雅。为了做到这一点，日常生活中，要平和躁戾的心气，抛弃投机取巧、贪图便利的心理，放弃时下世人的俗好，穷尽事理情趣的精华。古人那种恬淡冲和、潇洒自如的生活态度，实际上就是他们能正确对待自我的虚荣心，看淡纷争杂繁，既不忘记它也不护助它。于是，优柔渐渐浸淫，达到“不刻意求存，却能长存；不刻意抛弃，却能自然抛弃”的境界。

——（宋）沈宗骞：《芥舟学画编》

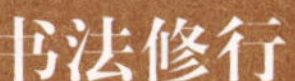

书法修行

行书，或叫行楷，是汉字书法中的一种手写字体风格。相传是在后汉末年所创。古人对行书的来源有如此看法："行书即正书（楷书）小伪，务从简易，相间流行，故谓之行书。"

笔墨之道

笔墨之道，原本在于人的性情。一定要学会保留有涵养的性情；抛弃残缺的性情；远离粗俗的性情；接近高雅的性情。

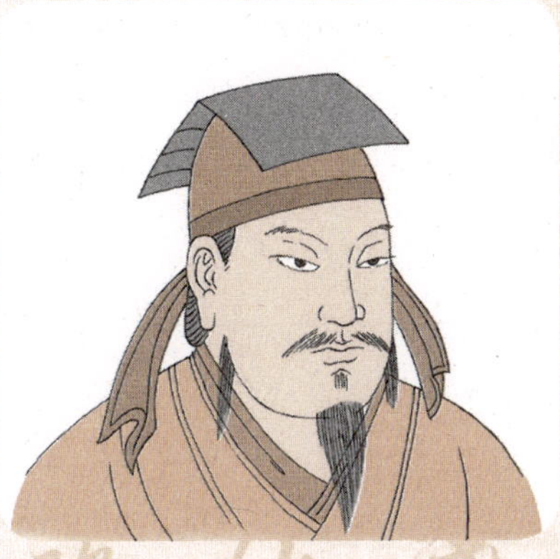

本乎性情

如果想刻意求存未必就能长久，尽力求去也未必全去，那些内心纷繁复杂，在外随波逐流的人，特别要学会合理看待这件事，以求能接近大雅。为了做到这一点，日常生活中，要平和躁戾的心气，抛弃投机取巧、贪图便利的心理，放弃时下世人的俗好，穷尽事理情趣的精华。

古人那种恬淡冲和、潇洒自如的生活态度，实际上就是他们能正确对待自我的虚荣心，看淡纷争杂繁，既不忘记它也不护助它。于是，优柔渐渐浸淫，达到"不刻意求存，却能长存；不刻意抛弃，却能自然抛弃"的境界。

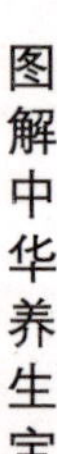

第5节

藏画之道

收藏画，首先要看绢素和纸张的质地。上品者，清白如新，完整而没有破损，拿起来对着光照，不会看到粘衬；中品者，画的神韵尚在，外表很完整，但粘的衬条很多；下品者，面画破碎凌乱，大多由一片片拼凑而成，夹杂接连新的绢素，这样的作品，即使是名画，也不能入格。完整无损的上品中，以山水画的价值最高，其次是小的人物画、花鸟竹石画、走兽虫鱼画。纸质书画与绢素书画品评的方法相同。

与前二者相比，神佛的图像，评定等级的方法却不相同。像宋、元、明朝的画家，尤其是画佛像的名家，大多将人物靠在山水树石中，画法不呆板，或坐或站或靠或走动，神情庄重，烟云也会给人流动湿润的感觉，这是上品；其他的作品，如三尊佛像并列，随从的鬼怪须目狰狞；或坐在宝座上，被众神护卫，这些只能供奉香火用，并不是传世珍品。再来说说造假品，先把绢捣熟了，再把香烟和灶烟合在一起，加水过滤，然后搜集屋梁上积挂的灰尘，与过滤好的烟灰煎成汁水，用以染绢，假造的佛像就形成了。不过，他们哪里知道，古绢之类的东西，经传看观赏，即使颜色变旧，也会令人感到异香扑鼻，怎么会同他们做的那样，时间久了，有的黄有的淡黑。古绢破裂，是横着连接一些丝线，没有直裂，那形状会很像鱼嘴。而那些作假的货品，不横就是直，不是用刀刮，就是用指甲划，丝线仍坚韧不断，明眼人一定能看出来。所以说，作假的货品只能愚弄品位低下的人们！

再来说说藏画的方法，应用杉板匣子（匣子内切不可漆油或糊纸，否则，会引起霉烂变湿），还应常接触人的气息，或放到透风的空阁楼里（离地一丈多为好）。一到五月或八月之前，应将画取出，一幅一幅地展开，让画卷稍微接触风、晒晒太阳，然后收起，放入木匣内，过两个季节才能打开，这样做可以避免发霉变白。或者把名画张挂起来，三五天一轮换，再收起来，注意：千万不要挂久了，以防被空气侵蚀，损坏画的质地。绢素画，尤其不能挂久了。像前面《起笺》里讲的温阁藏画的方法最好。为了防止损伤绢的质地，古卷不能卷得太紧。可以做个横面开关门扇的匣子，这样方便收藏单条短轴，将画直直地放进去，在轴的顶端贴上签条。这样想看某幅画，只需微微打开，就能很方便地取出来看了。

——（明）高濂：《遵生八笺》

画中的天然情趣

在明亮的窗户下，洁净的桌几上，描绘景物，看到美丽的山水，心中便能想象出山水的景象；看到一枝名花，就能感觉到它形态绰约，枝梗转折，对日舒笑，迎风倾斜，含烟弄雨，初开残落。画出自笔端，不觉得妙合天然之趣，自是一乐。

以画寓意

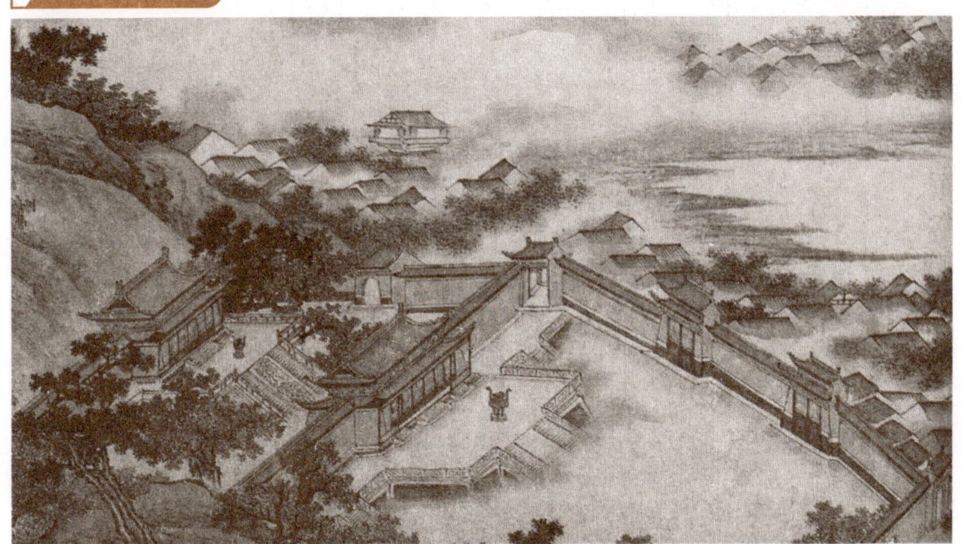

画的缺憾与十二忌

画的缺憾 画有三个缺憾，全是用笔所致。

板：板就是指腕力柔弱、笔触迟钝，笔势收放均欠缺，物体形状扁平，不能浑圆。

刻：刻就是在运笔时，心中存有杂念或疑惑，心手不能合一，勾画时妄生意念。

结：结就是欲行不行，当散不散，仿佛受到某种东西阻碍，不流畅。

画有十二忌

- 一忌：拥挤杂乱
- 二忌：远近不分
- 三忌：山无气脉
- 四忌：水无源流
- 五忌：境无夷险
- 六忌：路无出入
- 七忌：石止一面
- 八忌：枝少四枝
- 九忌：人物伛偻
- 十忌：楼阁错杂
- 十一忌：云气失宜
- 十二忌：点染无法

第6节 音乐和性

音乐，天地阴阳的产物

音乐是天地和谐、阴阳调和的产物。人是由自然生成的。自然使人拥有欲望，人才有所追求；自然使人有憎恶之情，人才有所躲避。所以说，人之所以生成欲望和憎恶，是拜自然所赐。人不能自己做主，不可改变，也不能交换。

——（战国）吕不韦：《吕氏春秋·大乐》

以乐和性

所有的音乐都是从人的内心产生出来的。外界的事物引起人心的激动，人心将受到的刺激表现为“声”，各种“声”互相应和，称之为“音”，用乐器把“音”演奏出来，配合舞蹈，就成为“乐”。可以说，由“音”发展而来的乐，就来源于人心受外界事物的感动。当受到外界事物的刺激，产生悲哀的情感，就会发出忧戚而急促的声；当受到外界事物的刺激，产生快乐的情感，就会发出舒缓的声；当受到外界事物的刺激，产生喜悦的情感，就会发出开朗自由的声；当受到外界事物的刺激，产生愤怒的情感，就会发出粗暴严厉的声；当受到外界事物的刺激，产生崇敬的情感，就会发出正直庄重的声；当受到外界事物的刺激，产生爱慕的情感，就会发出温和柔美的声。这六种乐声不是人天生就具有的，而是人心受到外物的感动或刺激，使内在情感激烈迸发的结果。正因如此，先王对能影响人们感情激动的因素非常看重，用礼、乐来指导和调和人民的意志和性情。

——《礼记·乐记》

音乐，培养礼仪的工具

音乐具有振动血脉、通畅精神以及和正人心的功效。宫调与正信和谐，振动脾脏；商调与正义和谐，振动肺脏；角调与正仁和谐，振动肝脏；徵调与正礼和谐，振动心脏；羽调与正智和谐，振动肾脏。所以，不同音调能给人不同的心情。常听宫调的音乐，能使人心情舒畅、胸襟开阔；常听商调的音乐，能使人刚直正义；常听角调的音乐，能使人慈悲仁爱；常听徵调的音乐，能使人乐善好施；常听羽调的音乐，能使人整齐好礼。

——（汉）司马迁：《史记》

何为“乐”

所有的音乐都是从人的内心生出，人心的激动都是由外界事物所引起。人心受到外部事物的刺激而引起感动，便表现为“声”；各种“声”互相应和，就产生变化，变化形成一定的规律，称之为“音”，而后按照曲调用乐器把“音”演奏出来，结合舞蹈，便为“乐”。

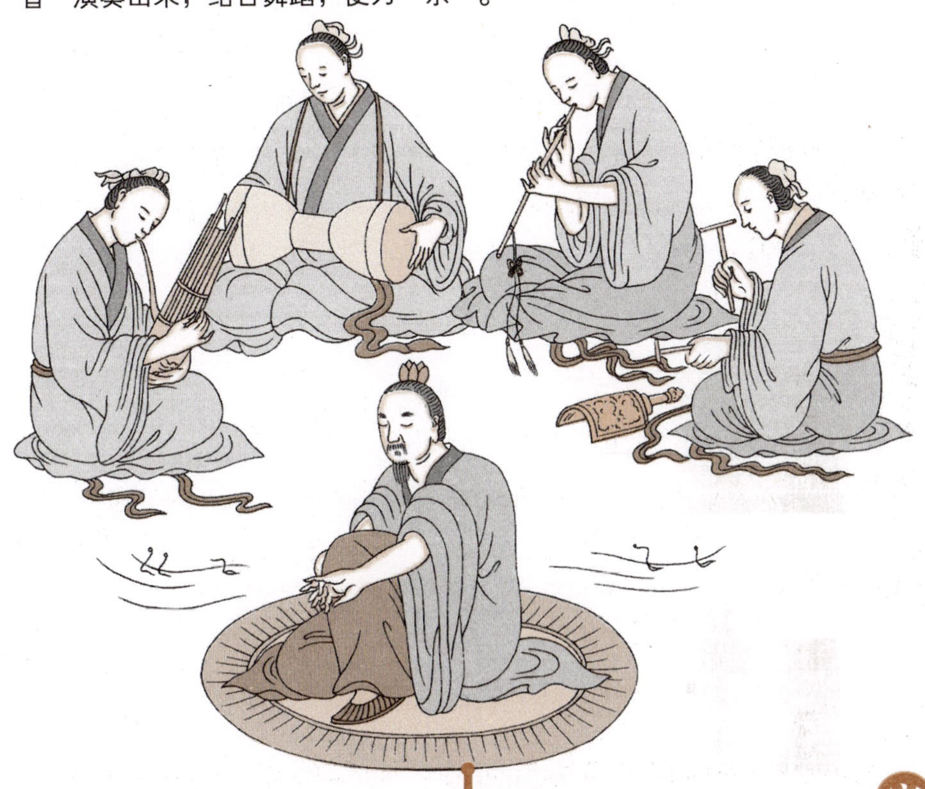

徵 徵调振动心脏而与正礼和谐，听徵调的音乐，使人乐善好施。

羽 羽调振动肾脏而与正智和谐，听羽调的音乐，使人整齐好礼。

宫 宫调振动脾脏而与正信和谐，听宫调的音乐，心情舒畅，胸襟开阔。

商 商调振动肺部而与正义和谐，听商调的音乐，刚直正义。

角 角调振动肝脏而与正仁和谐，听角调的音乐，能使人生恻隐之心。

抚琴养心

琴声能和心中不平

我曾因忧郁而告老还乡，不能根治。后来，在朋友孙道滋那里学琴，通晓了宫商数引等音律知识，久而久之，喜欢上了它们，甚至因此而忘记了身体的病痛。疾病本来就因忧郁而生，药物虽能攻伐疾病，获得一定的治疗效果，但总不像声乐那样，能够一下子平缓心中的躁气。所以，只要心中平和，不冲和的也冲和了，疾病也就好了。

——（明）谢缙等：《永乐大典》

抚琴养心

先前，神农氏继承伏羲而统治天下，他在上取法苍天，在下取法大地，近处取法人的身体，远处取法世间万物，然后削桐制琴，用纺绳丝作琴弦，将音乐广为传播，用以贯通深明的法则，吻合天地的和谐。尤为突出的是，琴法异常优美。

——（汉）桓谭：《新论下·琴道》

临水弹琴

凡是发出水声的地方，如湍急的流水、飞泻的瀑布，都不适合弹琴。唯有在澄清的池沼前，或对着窗前、竹林的地方，是比较合适的弹琴之选。想象一下：微风吹拂，水中的鱼儿也会出来倾听，这是一幅多美的画面！真可谓是其乐无穷。

——（宋）赵希鹄：《洞天清录·古琴辨》

抚琴养心

古代圣贤用抚琴来养心。在遭遇变故时，穷困时就独善其身，不失操守。此时可“操”好似鸿雁的声音；得志时就济善天下，无不通畅，以此称为“畅”。

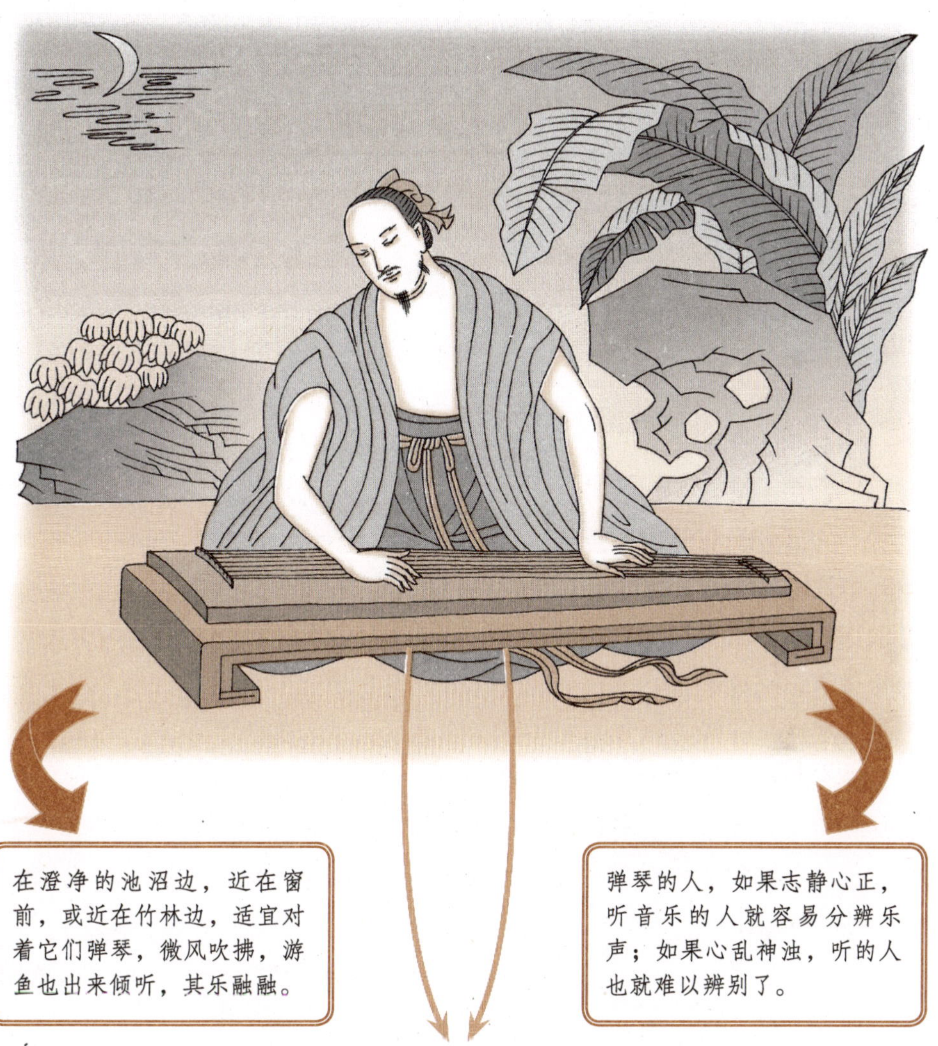

在澄净的池沼边，近在窗前，或近在竹林边，适宜对着它们弹琴，微风吹拂，游鱼也出来倾听，其乐融融。

弹琴的人，如果志静心正，听音乐的人就容易分辨乐声；如果心乱神浊，听的人也就难以辨别了。

弹琴的方法一定要简静。“静”不是指人静，而是指手静。手指振动称为“喧”，简要轻稳才称做“静”。两手依附，如同双鸾对舞、两凤同翔一样，来来往往，拨动琴弦发出声音，不必在声音之外再摇动手指，这样才能使声音纯正，和谐，舒畅，方可弹得妙善。

博弈之道

围棋十诀

1.不得贪胜；2.入界宜缓；

3.攻彼顾我；4.弃子争先；

5.舍小就大；6.逢危须弃；

7.慎忽轻速；8.动须相应；

9.彼强自保；10.势孤取和。

——（明）项世芳辑：《玉局钩率玄》

听琴观棋

下棋用来休闲效果不错，但要借以行乐却似乎很困难。弹琴可以用来修身养性，用它来求欢却效果很差，因为弹琴必须正襟危坐，下棋必定兵来将挡、刀光剑影。身体本该放松的时候，何必再下棋，导致全身紧张？正如人生，本该忘却万念的时候，却又过分计较输赢，这又何必呢？但常有抛弃功名利禄的人，与人下棋赌胜负，连一着棋也不肯相让，这与放弃万贯家业而去抢竹箪、吃豆腐有什么区别呢？所以，喜欢弹琴不如喜欢听琴，善于下棋不如善于观棋。我可以为别人的胜利而高兴，别人失败了，我也不必过于忧虑，那么我就长期是得胜的人。我可以祝福别人弹出和缓的琴声，别人弹出急促的声音，我也不必诅咒他，那么我就常常处于吉祥的境地了。在观听之余，也可以偶尔试一下身手，只是不要沉湎其中，不知归路就可以了。做到了这些，你就是一个善弹善弈的人。

——（清）李渔：《笠翁一家言全集·笠翁偶寄》

弈棋忘怒

唐朝时，有一位仆射叫李讷，他性格有点急躁，爱发脾气，却酷爱下棋。每次落子前，他都会深思熟虑，表情安详，动作缓慢，尽管这样，却老忘了落子。每当他发怒时，家人就悄悄将棋具陈列在他面前，李讷看到棋具，就会欣然微笑改变怒容，取出棋来布子计算，自然就忘记愤怒了。

——（宋）钱易：《南部新书》

博弈之道

下棋尽可用来消闲，但如果借此行乐却似乎不是那么一回事。因为下棋必定兵来将挡、刀光剑影。

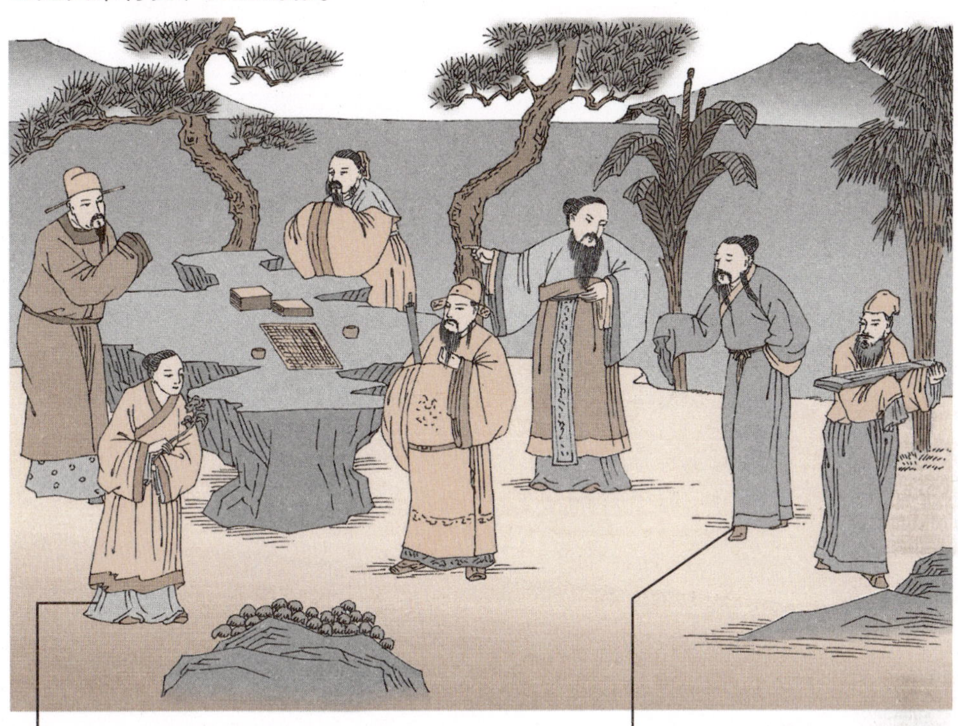

有很多人往往将功名利禄抛之脑外，但与人下棋赌一胜负，却连一着棋也不肯相让。

善下棋者不如善于观棋者。别人赢了就为他高兴，别人输了却不必为他忧虑，如此就能常常处于得胜的境地了。

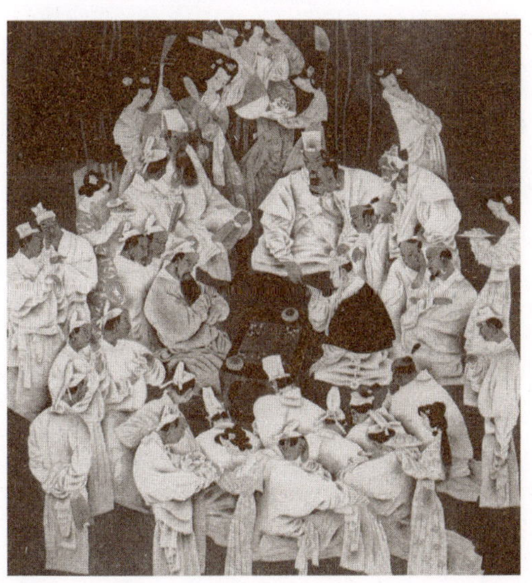

第9节 赏花解闷

看花解闷，听曲消愁

人无时不在自我外部治疗、内部调理摄养之中，只不过习惯了就察觉不到了。正因如此，看花可以解闷，听曲可以消愁，对于七情致病的治疗效果很好，强过了服用药物。

——（清）吴尚先：《理瀹骈文》

庭多花卉享真乐

多年来，我因为疾病缠身，不能出门游玩，于是就在庭院中种植花草，渐渐地爱上了这门艺术。我的庭院中姹紫嫣红，好花颇多，天天有蜜蜂、蝴蝶游戏其间，每当看到它们，我就能忘记身体的疲劳困顿，感觉到生活的真谛。

——（明）陈诗教：《“花里活”序》

看花听鸟乐趣多

在自然界中，花鸟这两种事物是用来取悦于人的。自然界能生出娇花嫩蕊，仿佛美人一般，但又苦于它们不懂语言，于是又生出群鸟，让它们婉转啼鸣，这般心机竟与那些求购娇娘，供她们饮食，教她们学成歌舞，教啼鸣取悦于人，是那样周到细致，如出一辙。但是世人却不知道这些，眼睛如同一对蠢物，常常看到奇异的花朵而熟视无睹，听到悦耳的鸟鸣却充耳不闻，却迷恋于空有花容月貌头衔的侍妾，以至于耗费资财将其买下来。对这些人来说，每当看到侍妾的容颜就感到惊奇，听到她们的歌声就感到大喜，就因为她的容貌宛如一朵花，声音仿佛鸟叫般悦耳，唉，其实，她们的颜色不及花的万分之一，声音仅仅是鸟鸣的余音。相似的却以为贵，真正的美声美色却轻视，这与叶公好龙有什么区别！我则不是这样，每当花红柳绿、鸟飞鸣啼斗巧的日子，必要致谢鸿钧，归功造物。不像那些善士信妪那般，假装信佛，没有酒就不祭奠，有食物才陈列五味。我却唯恐错过任何一声一色，总是在长夜里花睡后才睡，早上鸟鸣以前就起来。等到莺老花残的时候，就郁郁不乐，若有所失。像我这样的人，可

植赏花木

世间的两种事物天生就是用来取悦于人的，这两种事物非花鸟莫属。然而常有人看到奇花而熟视无睹，鸟儿的啼叫声如此悦耳却充耳不闻。

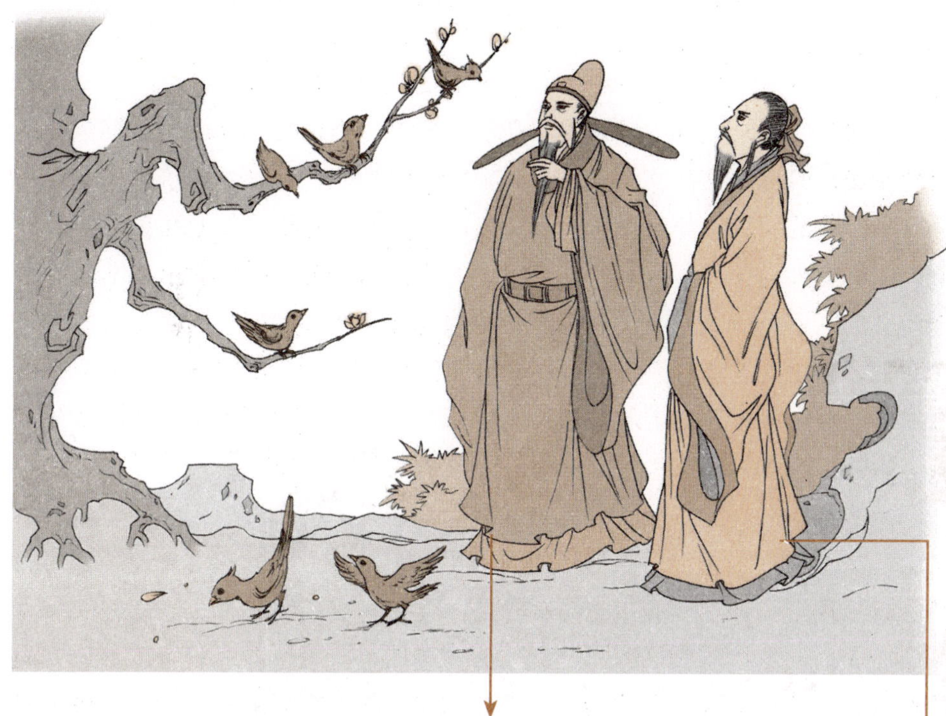

在《笠翁一家言全集·笠翁偶寄》中，李渔曾写道："每当花柳争妍时，鸟飞鸣啼斗巧的日子里，必要致谢鸿钧，归功造物。我总是在长夜里花睡后才睡，早上在鸟鸣前就起来，唯恐让一声一色鸟鸣错过。等到莺老花残时，就会郁郁不乐若有所失。"

山水花木可用来自娱，不必与人竞争。而一草一木皆有生机，更绝妙的是草木本身没有情感，以此就会减少许多爱憎烦恼。

以说无负于花鸟，而花鸟也能将我当做知己，死而无憾了。

——（清）李渔：《笠翁一家言全集·笠翁偶寄》

第10节 垂钓·养鱼

垂钓之乐

最快乐的事，莫过于披着蓑衣在江上垂钓。垂钓时，会用到轮竿，竿用紫竹制成，轮不宜大，竿不宜长，只要丝线够长，就可以垂钓了。南昌有一种从竹，它的竹节又长又直，非常适合制成鱼竿。鱼竿长约七八尺，敲针作钩即成。古人说："一勾掣动沧浪月，钓出千秋万古心。"钓鱼的本意并不在鱼身上，而是使人的心志快乐。钓鱼的地点，或者选在红蓼滩头，或者选在青林古岸边；钓鱼的天气，或选在迎着西风，或选在头冒飞雪；至于钓鱼的装备，披上蓑衣，戴上斗笠，或坐或站，在烟水之中，执著于那根鱼竿，那清冷悠远的场景，像极了米芾所画的《寒江独钓图》。

闲暇时，乘驾一只小船到河边，靠岸后将其系在柳树根旁，然后，执竿把钓，在中流放线，可以说是乐志在水。或在雪霁月明的晚上、桃红柳媚的晴天，放逐于一叶小舟，口中吹响竹笛，让它发出自然的音响，使孤鹤乘风唳叫，或一边击打船舷，酣畅淋漓地放声高歌，一边逍遥地欣赏着江边优美的风月，兴致渐淡时再转掉船头，摇船而归，睡卧在松木窗下，如此快乐闲适的情趣，多么令人舒畅、令人向往啊！

——（宋）沈括：《洞天游录》

养鱼之乐

客人喜欢养鱼，有人讥笑他说："你有童心吗？"客人回答他："我之所以喜欢它，正是因为它可以滋养我的童心。"每当读书疲倦时，靠着栏杆观赏鱼儿，只需一会儿，就会感觉心中的杂念全消。

——（明）郑瑄：《昨非庵日纂》

观鱼之乐

并非只有池沼才能养鱼，日常生活中，将一口大缸储满水，放在阶前，也可以享受观鱼的乐趣。缸中养几尾金鱼，闲暇时，看着它们沉浮、旋绕在缸中，足以感受到嬉鱼的乐趣。这样既足以颐养性情，又能够明亮眼睛。

——（清）曹庭栋：《老老恒言》

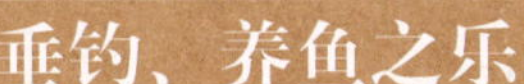

垂钓、养鱼之乐

古人说：“一勾掣动沧浪月，钓出千秋万古心。”钓鱼的本意并不在鱼身上，而是使人的心志快乐。

垂钓之乐

钓鱼的装备：披上蓑衣，戴上斗笠，或坐或站，在烟水之中，执著于那根鱼竿，那清冷悠远的场景，像极了米芾所画的《寒江独钓图》。

钓鱼的天气：或选在迎着西风，或选在头冒飞雪。

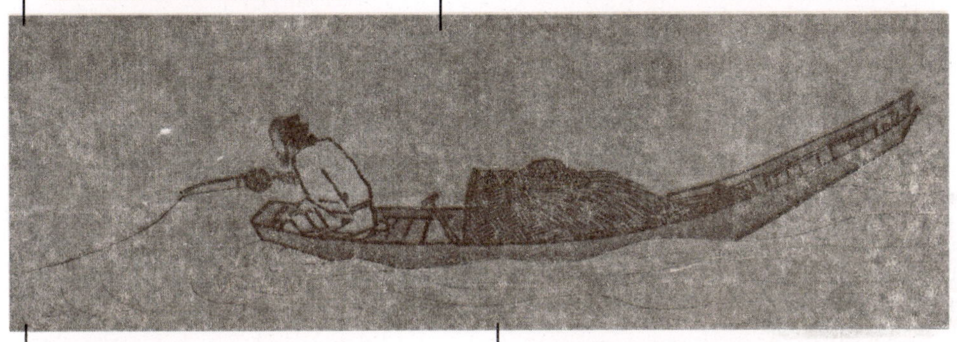

钓鱼的本意：并不在鱼身上，而是使人的心志快乐。

钓鱼的地点：或者选在红蓼滩头，或者选在青林古岸边。

养鱼、观鱼之乐

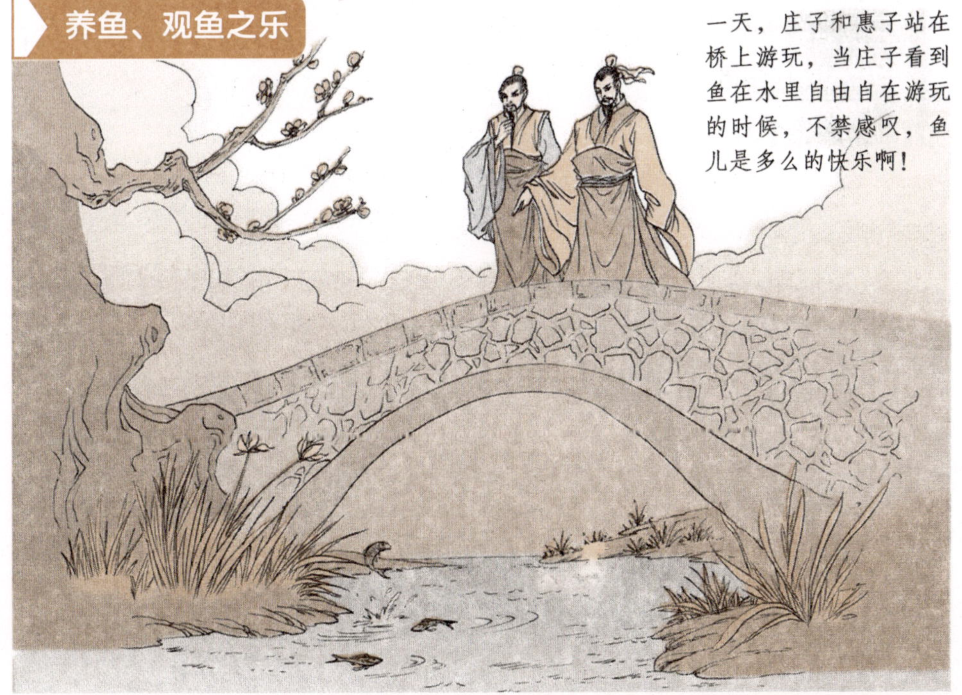

一天，庄子和惠子站在桥上游玩，当庄子看到鱼在水里自由自在游玩的时候，不禁感叹，鱼儿是多么的快乐啊！

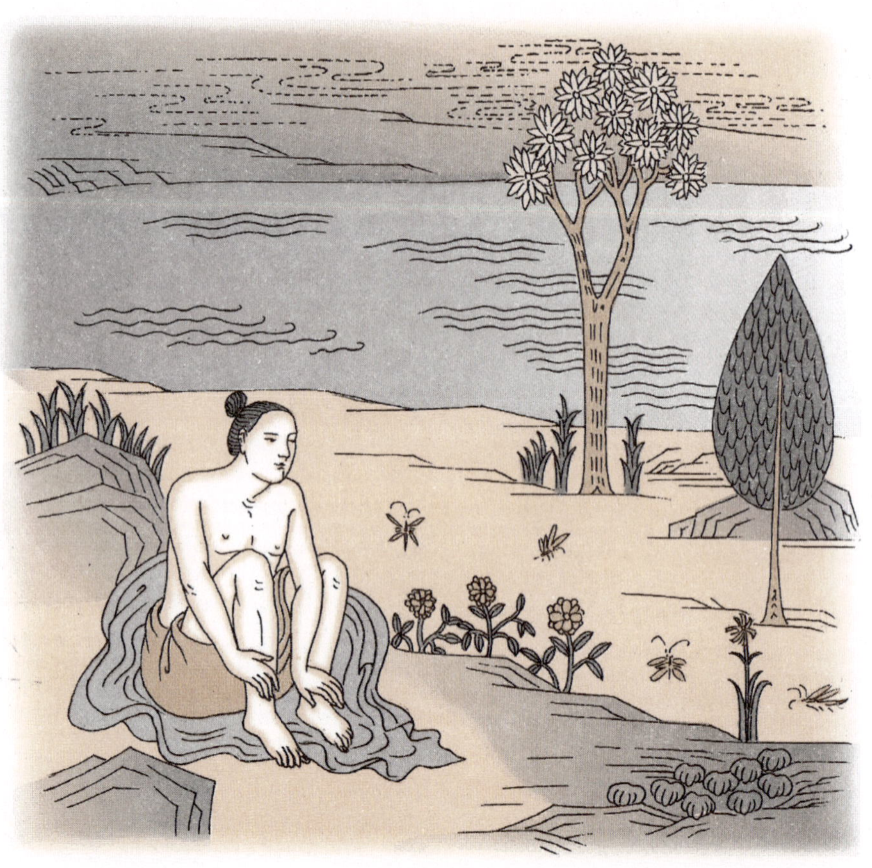

第五章

养性

古代医学认为，养生与养性的关系非常密切，两者互为表里，密不可分。正如王安石所言："生与性之相内循，志与气相为表里也。"

在养性方面，古人主张要遵循自然规律（春生、夏长、秋收、冬藏），按时令安排养生。要做到饮食有节、起居有常、合理安排生活、保持精神愉快，除此要节制情感，修身养性。在最大程度上保持人体气机与阴阳的平衡，如此则能避免和减少疾病的发生。

荀子的修身养性之道

战国末期的越国人荀子不仅是著名的思想家、教育家，他还是一位十分注重养生的人，他的很多唯物主义思想也表现在养生观上，他的这些养生理念至今对我们仍然有很好的指导意义。

养生“四自”

《荀子》曰：“见善，修然（指整饬的样子）必以自存也；见不善，愀然（指忧虑惊惧的样子）必以自省也。善在身，介然（指意志坚定的样子）必以自好也；不善在身也，（灾）然必以自恶也。”荀子这段话简而言之就是修身“四自”：自存、自省、自好、自恶。这是说，见到善，自我整饬，必以此自存于身；见不善，忧虑惊惧，必以此自我反省。如果善在己身，便意志坚定，必以此自我珍惜；如果善不在己身，便灾祸降临，必以此自我厌恶。修身能做到这“四自”，不就达到了养性的最高境界吗？

治气养心十术

“血气刚强，则柔之以调和”，是说一个人如果具有血气刚强的秉性，就要用调和来柔化他；“知虑渐深，则一之以易良”，那些思虑过深，近乎奸诈的人，就用平易贤良来校正他；“勇胆猛戾，则辅之以道顺”，如果一个人勇敢胆大，就用教诲来引导辅正他；“齐给便利，则节之以动止”，如果一个人行动敏捷轻快，就可在他的行为举止上加以限制；“狭隘褊小，则廓之以广大”，对于胸襟气量狭小的人，就用广阔宏大的事物来拓展他；“卑湿重迟贪利，则抗之以高志”，自卑自贱、迟钝贪利的人，就用高远的志向激励他；“庸众驽散，则劫之以师友”，如果一个人平庸、驽钝又低劣散漫，就通过他的老师和朋友来改造他；“怠慢弃，则昭之以祸灾”，若一个人态度怠慢轻薄且自暴自弃，就要让他明白这样做会招致怎么样的灾祸来警醒他；“愚款端悫，则合之以礼乐，通之以思索”，过分老实恳切又端正忠厚的，就用礼乐来融合他，用先进的思想来舒通他的心智；“凡治气养心之术，莫径由礼，莫要得师，莫神一好”，总而言之，治气养心的方法归纳起来就是“三莫”，即三个“莫过于”，一是捷径莫过于遵循礼仪，二是重要莫过于得到良师，三是神妙莫过于喜好专一致志。

荀子的养性之道

荀子认为养性应做到“四自”：自存、自省、自好、自恶。

养性应四自

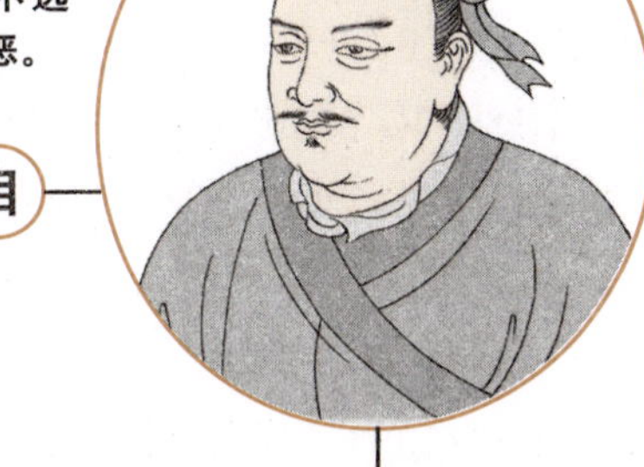

自存：见到善，要自我整饬。

自省：见不善，要进行自我反省。

自好：如果善在己身，便要意志坚定地奉行，并加以珍惜。

自恶：如果善不在己身，就要知道自己离灾难不远了，必以此自我厌恶。

人的个性不同，则治症方法也不同

荀子认为对待十种不同个性的人，要采取十种不同的治疗方法，才能让他们达到治气养性的目的。

- 血气方刚的人 → 用调和来柔化他
- 城府过深、近乎奸诈的人 → 用平易贤良来校正他
- 胆大坚毅、勇猛乖戾的人 → 用教诲来引导辅正他
- 行动敏捷、举止轻浮的人 → 对他的行为举止加以限制
- 心胸狭隘、小肚鸡肠的人 → 用广阔宏大的事物来拓展他
- 自卑自贱、迟钝贪利 → 用高远的志向激励他
- 平庸、驽钝又个性散漫的人 → 通过他的老师和朋友来改造他
- 态度怠慢、自暴自弃的人 → 让他明白后果来警醒他
- 过度老实、极端忠厚的人 → 用礼乐来融合他
- 适用于各类人 → 使之遵循礼仪，得到良师，喜好专一

养性四要

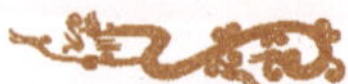

一要反省

其实，人只要在平常生活中，稍微花点时间和精力来反思身心，就会发现自己的日常行为之中，有很多是会招致各种疾病的。所以聪明的人都应该常常自我反思，时刻告诫自己要约束身心，常常修身行善。面对五光十色、纷繁、浓艳的尘世，保持一种不动摇的意念，要时时关注自己的言行，扪心自问，不可有一丝的懈怠，曾子曰："吾日三省吾身"。常年的反躬自问，检查有何处做得不对，何处要不断改进，总结经验，吸取教训。

二要有志向

人要有远大的志向，并为之付出艰苦的努力去实现它。贫困潦倒，并不妨碍一个人立志，做大事，"穷者志坚"、"宁静以致远，淡泊以明志"，成功在于勤奋，思想在于积累，先天条件固然重要，但是后天的努力奋斗才是成功的关键。深夜五更，夜深人静，经过一夜的熟睡，一个勤奋的人，已经开始思索今天要做些什么了。

三要有涵养

每个人都希望自己能言善辩，巧舌如簧，但若缺乏深厚的文化底蕴、扎实的辩驳技巧作为支撑，只会被认为是在矫揉造作和故弄玄虚，没有丝毫说服力；女子都想有沉鱼落雁之姿、闭月羞花之貌，但如果没有高尚的品行，为男拈花惹草，为妇红杏出墙，只会留下遗臭万年、千古骂名。人的涵养是个渐进的过程，要提高涵养首先就要做到"勿以恶小而为之，勿以善小而不为"！孔子的弟子颜回不因自己穿着寒酸而在有钱人面前感到自卑，就是因为其有内在才华学识。

四要在逆境中成长

人处于逆境当中，不能屈服，清苦劳累是对人身心的一种考验，那些经过饥寒交迫的人，才会越加发奋努力，成就事业。在日常生活中，尽量不要让自己心存不满，不要让这种不满爆发。对人对物不必太过于苛求，苛求太多，就会劳苦心志，人如果知足，就不会遗失福气。

养性四要

人要能遵从自然规律，注意保养心性，协调好憎，调适情性。

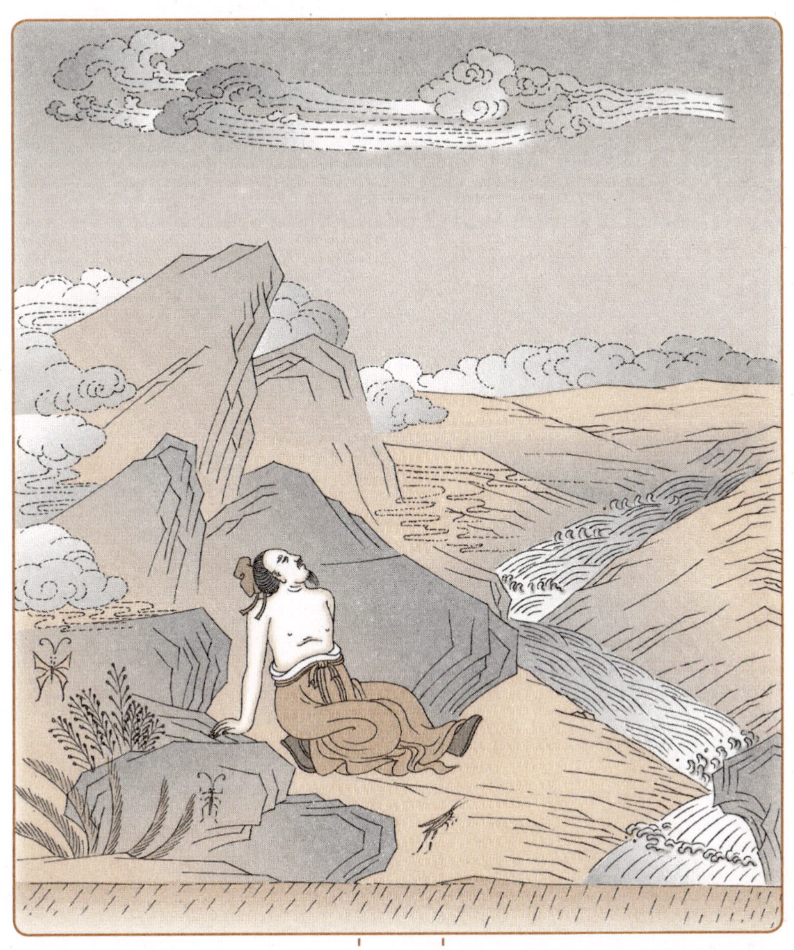

养性四要

1. 遵从自然规律，也就是说人不要被祸福所迷惑。
2. 保养心性，也就是说人不要喜怒无常。
3. 协调好憎，也就是说人不要贪图那些没有用的东西。
4. 调适情性，也就是说人的欲望不能过度。

第3节 曾国藩养性三十六诀

曾国藩在自己的一生中，总结了许多“字诀”，每个字诀都针对不同的具体情况，是在不同的时期的心智产物。这三十六诀，每一个都蕴涵着丰富的内容和深刻的道理，值得我们学习效仿。

诀一志向：人生由立志开始，志不立，天下无可成之事，若能立志，圣贤豪杰，无事不可为。

诀二有恒：只要持之以恒，没有完不成的事。

诀三专心：专心致志，集中精神和时间做最重要的事情。

诀四务实：人最怕“认真”二字。只要脚踏实地，从浅处、实处着手，事业才能可大可久。

诀五硬：真正的英雄从不轻言放弃，唯志趣高坚，则可变柔为刚。

诀六熟：熟能生巧，熟源于勤，熟导致精。

诀七广裕：追求精神上的富裕，保持心胸的广阔。

诀八静：以静制动。非静无以成学，非学无以成才，非宁静无以致远。

诀九淡：自视常若平淡无奇，凡事皆能泰然处之，则成大器。

诀十暇：留一分自在方可容得大事，讲究张弛有度。

诀十一松：从心态上放松，大事抓紧，小事放松。

诀十二明：眼越明，心越亮。凡办大事，以见识为主，才能为辅。要做到这一点必须要身到、心到、眼到、手到、口到，平时要多看、多做、多问、多想。

诀十三俭：持身俭，则自尊自立，不求他人。治家俭，则家业兴隆，永世不坠。为官俭，则以俭养廉，居高不败。

诀十四重：君子不重则不威，稳重从容，可当大事。

诀十五廉：廉乃护官之符，清、勤、慎，为居官三鉴。

诀十六勤：勤奋是人生第一要义。勤政是居官首务。从一个人的勤奋程度，便可以预知他能成多大的事。

诀十七慎：多一分谨慎，多一分胜算。勤字所以医惰，慎字所以医骄。

诀十八忠：事上以忠，办公事须如己事。忠字是升迁晋职的必由之路，也是名垂千史的不二法门。

诀十九仁：用恩莫如仁，用威莫如礼。推己及人，多替别人着想，仁也。

诀二十诚：言而无信，则一钱不值。以诚心求之，虚心处之。以诚换诚，无人不诚。

诀二十一敬：自敬方能自尊，敬亲方能齐家，敬人方能使人敬己，敬业方能事业有成。欲人敬己，必先自敬。吾辈读书唯敬字、恒字二端，是彻始彻终工夫。在不自足的驱使下，不断更上一层楼。贤者敬而贵之，不肖者敬而远之。

诀二十二恕：恕，要求宽以待人，不可求全责备，要多看别人的长处。

以爱己之心爱人，在人际交往中，应当承认尊重彼此之间的个性差异，求大同，存小异，宽以待人。

诀二十三和：和能生威，用和打造团队精神。一个集体或团队齐心协力之和，是成功的基本。

诀二十四谦：谦虚是一种以退为进的人生谋略。谦字的实质是卑己高人，以足为不足，永远不自足，始终给自己留下追求的空间，不断进取。

诀二十五挺：　世上的事能不能胜，就看你挺不挺得住，危急时刻，要坚持住。

诀二十六辣：眼明手辣，其精义是简单有效，干净利落。出了问题，不是怨天尤人，而是先从自己身上找原因，看自己有没有过错，严于律己，宽以待人，难能可贵。

诀二十七变：成大事者，应适时求变。古人用兵，最贵变幻莫测。

诀二十八悔：悔，知缺补缺，以虚怀若谷的姿态视察、纠正自己的不足。自知之明必先有自知之勇，这是悔字的发端。

诀二十九耐：坚持定能胜利。人要能耐冷，耐苦，耐劳，耐闲。遇到难办之事，一定要冷静，沉着，稳打稳扎。

诀三十缓：事缓则圆，好事多磨。办事不求速成，治兵也不愿速进。

诀三十一滑：迷人之迷，其觉也易，明人之迷，其觉也难。由滑而奸，取祸之道。

诀三十二展：大事化小，小事化了。将难办之事搁置起来，留待最佳时机解决，使之更加完满。

诀三十三浑：藏锋觅迹，不过于显露，方不致招人嫉恨，做事不要棱角分明，而是留有充分的余地，方能与人方便，与己方便。

诀三十四忍：能忍人方能胜人。要求具有超强的自制力，此为修身忍。

诀三十五退：退一步，进两步。急流勇退，保全末路。

诀三十六圆：达者，办事圆融，行得通也。

第4节 三养

人的三养（养性、养气、养形）如果都得到调养，则百病不生。养性则首当其中，其次为养气，最后要养形。如果三养一旦失调，则六邪（风邪、寒邪、暑邪、湿邪、燥邪、火邪）就会趁机侵害人体了。

致病的六气

古时，圣人更懂得阴阳平衡，坚固骨髓，调和血气。如果阳气不胜阴气，则会使五脏之气不调和，以致使九窍不通；如果阴气不胜阳气，则会使血脉流动急速，如果再受到热邪侵入，阳气更盛就会导致狂症。说得更直白一些，阴阳二气不协调，就如同一年之中，只有春天而没有秋天，只有冬天而没有夏天一样。因此，维持正常生理状态的最佳标准就是阴阳协调，互为相用。

如果受到朝雾晨露风寒之邪的侵袭，就会发生寒热。春天伤于风邪，留滞不去，到了夏天就会发生泄泻。夏天伤于暑邪，到了秋天就会发生疟疾。秋天伤于湿邪，到了冬天就会邪气上逆而痰咳，并且可能发展为痿厥病。冬天伤于寒气，到来年的春天，就要发生温病。因此说，风暑寒湿四时的邪气，是会交替伤害人的五脏的。

治气养心

修身养性者，如果要达到百病不侵的境界，则更应该注重内在的修养。即节制私心杂念，合理安排饮食，调和喜怒和动静。如果人内心思虑、贪欲过多，则会导致精神涣散则难以收聚回去，从而影响人的身心健康。从而也会损伤人的神气。正如，世间万物其本质，往往会被表象所蒙蔽。须臾不忘做一个圣贤的人，必然会使天性受困；时刻都在精心装扮的人，最终会使身心越发疲惫。诚然，鸟的羽翼过于丰满漂亮，往往会因此而丢掉性命；树的枝叶过于茂密繁盛，也会因此更易遭受他人砍伐之灾。毕竟，天下的事物都不能够做到两全齐美。

致病的六气

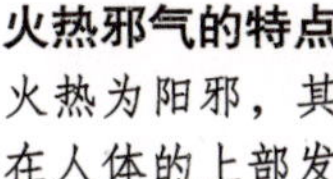

火热邪气的特点

火热为阳邪，其性炎上，多在人体的上部发病。火易耗气伤津，往往伴有咽干舌燥、大便秘结等津伤液耗之症。火易生风动血，致各种出血病症。火易致肿疡。

风邪的特点

风为阳邪，其性开泄，常伤及人体的上部。风性善行而数变，一般发病多急，传变也较快。风为百病之长，寒、湿、燥、热诸邪多依附于风来侵犯人体。

若熟悉六气之性，按照规律善加利用，就不会生病。

如不懂六气之性，凡事任意妄行，就有可能因招感六气而生病。

暑邪的特点

暑为阳邪，其性炎热，病人多出现阳热症状。暑性升散，耗气伤津，伤于暑者，往往可见气短乏力。暑多挟湿，胸闷呕恶，大便溏泻。

湿邪的特点

湿邪重浊。湿为阴邪，易阻遏气机，损伤阳气。湿性黏滞。湿性趋下，易袭阴位。湿邪为病多见下部的症状。

寒邪的特点

寒为阴邪，易伤阳气。寒性凝滞，导致经脉气血阻滞不通，不通则痛。寒性收引，腠理、经络、筋脉收缩而挛急。

燥邪的特点

燥性干涩，易伤津液，造成阴津亏虚的病变。燥易伤肺，耗伤肺津，影响肺的宣发肃降功能。

百病与百药

老子曰："救灾解难，不如防之为易；疗疾治病，不如备之为吉。"为了防患于未然，有智者写下了以下这段歌诀，以供大家共勉。

喜怒无常是一病。忘义取利是一病。好色坏德是一病。专心系爱是一病。
憎欲令死是一病。纵贪蔽过是一病。毁人自誉是一病。擅变枭可是一病。
轻口喜言是一病。快意逐非是一病。以智轻人是一病。乘权纵横是一病。
非人自是是一病。侮易孤弱是一病。以力胜人是一病。贷不念偿是一病。
威势自胁是一病。语欲胜人是一病。曲人自直是一病。以直伤人是一病。
恶人自喜是一病。喜怒自伐是一病。愚人自贤是一病。以功自与是一病。
名人有非是一病。以劳自怨是一病。以虚为实是一病。喜说人过是一病。
以富骄人是一病。以贵轻人是一病。以贫妒富是一病。以贱讪贵是一病。
谗人求媚是一病。以德自显是一病。败人成功是一病。以私乱公是一病。
好自掩意是一病。危人自安是一病。阴阳嫉妒是一病。激厉旁悖是一病。
多憎少爱是一病。评论是非是一病。推负着人是一病。文拒钩锡是一病。
持人长短是一病。假人自信是一病。施人望报是一病。无施责人是一病。
与人追悔是一病。好自怨诤是一病。骂詈虫畜是一病。蛊道厌人是一病。
毁訾高才是一病。憎人胜己是一病。毒药鸩饮是一病。心不平等是一病。
以贤愤高是一病。追念旧恶是一病。不受谏谕是一病。内疏外亲是一病。
投书败人是一病。谈愚痴人是一病。烦苛轻躁是一病。摘捶无理是一病。
好自作正是一病。多疑少信是一病。笑颠狂人是一病。蹲踞无礼是一病。
丑言恶语是一病。轻易老少是一病。恶态丑对是一病。了戾自用是一病。
好喜嗜笑是一病。喜禁固人是一病。诡谲谀谄是一病。嗜得怀诈是一病。
两舌无信是一病。乘酒歌横是一病。骂詈风雨是一病。恶言好杀是一病。
教人堕胎是一病。干预人事是一病。孔穴窥视是一病。借不念还是一病。
负债逃窃是一病。背向异辞是一病。喜抵捍戾是一病。调戏必固是一病。
故迷误人是一病。探巢破卵是一病。刳胎剖形是一病。水火败伤是一病。
笑盲聋喑是一病。教人嫁娶是一病。教人摘捶是一病。教人作恶是一病。
含祸离爱是一病。唱祸道非是一病。见便欲得是一病。强夺人物是一病。

若能常心想着除此百病，就要常检点自己的行为，不让自己患上其中的任何一种病，那么就不会有灾害、痛苦、烦忧和凶险了。

老子曰："古之圣人，其于善也，无小而不得。其于恶也，无微而不改。而能行之，可谓饵药焉。所谓百药者。"改善行善就是最好的药饵，以下抄录的百药可以治疗百种心病。

体弱性柔是一药。行宽心和是一药。动静有礼是一药。起居有度是一药。
近德远色是一药。除去欲心是一药。推分引义是一药。不取非分是一药。
虽憎犹爱是一药。好相申用是一药。为人愿福是一药。救祸济难是一药。
教化愚蔽是一药。谏正邪乱是一药。戒敕童蒙是一药。开导迷误是一药。
扶接老弱是一药。以力助人是一药。与穷恤寡是一药。矜贫救厄是一药。
位高下士是一药。语言谦逊是一药。恭敬卑微是一药。不负宿债是一药。
愍慰笃信是一药。质言端悫是一药。推直引曲是一药。不争是非是一药。
逢侵不鄙是一药。受辱不怨是一药。推善隐恶是一药。推好取丑是一药。
推多取少是一药。称叹贤良是一药。见贤自省是一药。不自彰显是一药。
推功引苦是一药。不自伐善是一药。不掩人功是一药。劳苦不恨是一药。
怀实信厚是一药。覆蔽阴恶是一药。富有假乞是一药。崇进胜己是一药。
安贫不怨是一药。不自尊大是一药。好成人功是一药。不好阴私是一药。
得失自欢是一药。阴德树恩是一药。生不骂詈是一药。不评论人是一药。
好言善语是一药。灾病自咎是一药。苦不假推是一药。施不忘报是一药。
不骂畜生是一药。为人祝愿是一药。心平意定是一药。心静意定是一药。
不念旧恶是一药。匡邪弼恶是一药。听谏受化是一药。不干预人是一药。
忿怒自制是一药。解散思虑是一药。尊奉老者是一药。闭门恭肃是一药。
内修孝悌是一药。蔽恶扬善是一药。清廉守分是一药。好饮食人是一药。
助人执忠是一药。救日月蚀是一药。远嫌避疑是一药。恬淡宽舒是一药。
尊奉圣制是一药。思神念道是一药。宣扬圣化是一药。立功不倦是一药。
尊天敬地是一药。拜谒三光是一药。恬淡无欲是一药。仁顺谦让是一药。
好生恶杀是一药。不多聚财是一药。不犯禁忌是一药。廉洁忠信是一药。
不多贪财是一药。不烧山木是一药。空车助载是一药。直谏忠信是一药。
喜人有德是一药。赴与穷乏是一药。代老负担是一药。除情去爱是一药。
慈人悯念是一药。好称人善是一药。因富而施是一药。因贵而惠是一药。

这就是治疗心病的一百种药。人不必因有百病而自究，而要用百药来治疗百种心病，让自己的行为合乎自然规律，使自己的心志专一而无杂念，这样才能百病不侵，延年益寿。

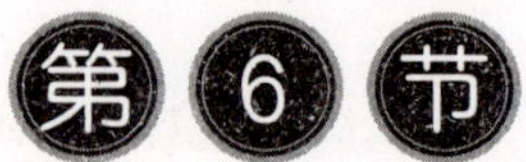

第6节 静心

人的心就如人的双眼，而眼里往往糅不得沙子。一有小事系挂于心，必会让自己心神不宁。而养性首先就要做到静心，所以要赶快祛除这个毛病。

静心，首先要正心，即端正心态。如果人身上有愤忿之气得不到宣泄，心就不能正；人处于恐惧中，心不能正；喜乐过于度，心不能正；内心忧虑不已，心也不能正。人之所以会害怕杀戮，是因为他怕死；之所以会贪婪地剥夺他们的利益，是在于他好利。人之所以心不能正往往是受世俗的诱惑和烦恼而起。如果一个人的心中充满了忧愁、悲伤、喜悦和愤怒，那么他的心里就没有余地来装载其他的东西了；心里一旦有了爱恋和贪欲的私情，应该要让它静止下来，有了愚蠢而纷乱的念头，要及时地加以遏制；对事物的去留不要过于勉强，顺其自然最好。万物都要顺其自然，事事才能不烦心。虚无清静的境界其实并不是那么不可企及，它就在我们心中。保持心胸豁达，恬淡无欲，保持身心的清净、安宁，这才是静心之道。

"非淡泊无以明志，非宁静无以致远"。心里宁静才能通达神明，也就可以在事情还未发生之前就预先得知，足不出户也可以了解天下之事，不开窗户也可以知道天空的气象。人心如水，常静而澄明。人若能做到这一点，才能保护身体的元阳之气，可以抵御百病。若让俗念扰乱了心境，就会使人心神飞驰于外，元气就会在体内耗散。体内气血混乱了，病邪便乘虚直入了，人还能不生病吗？

静坐可以静心，静坐是一门去病保健、调养身心的修养方法，也是改变气质、提高品德的重要功夫。所以，我国古代的儒家和道家都提倡人们静坐，以居静养气、致虚养心。它不但可使人心性逐渐光明，心胸开阔，还能开启人的智慧，增加涵养。静坐到一定程度就能体验无限的安乐、喜悦、幸福。常闭目静坐，除了能调节人体阴阳，调合脏腑之气使之气血充盈，保持健康之外，还能让我们更加了解和接近生命本来面目和消除内心世界的烦乱，抚平生命中精神与肉体的伤痕。如此妙法，何乐而不为呢？

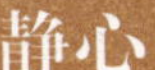静心

人心如水，常静而澄明。人若能做到这一点，才能保护身体的元阳之气，可以抵御百病。

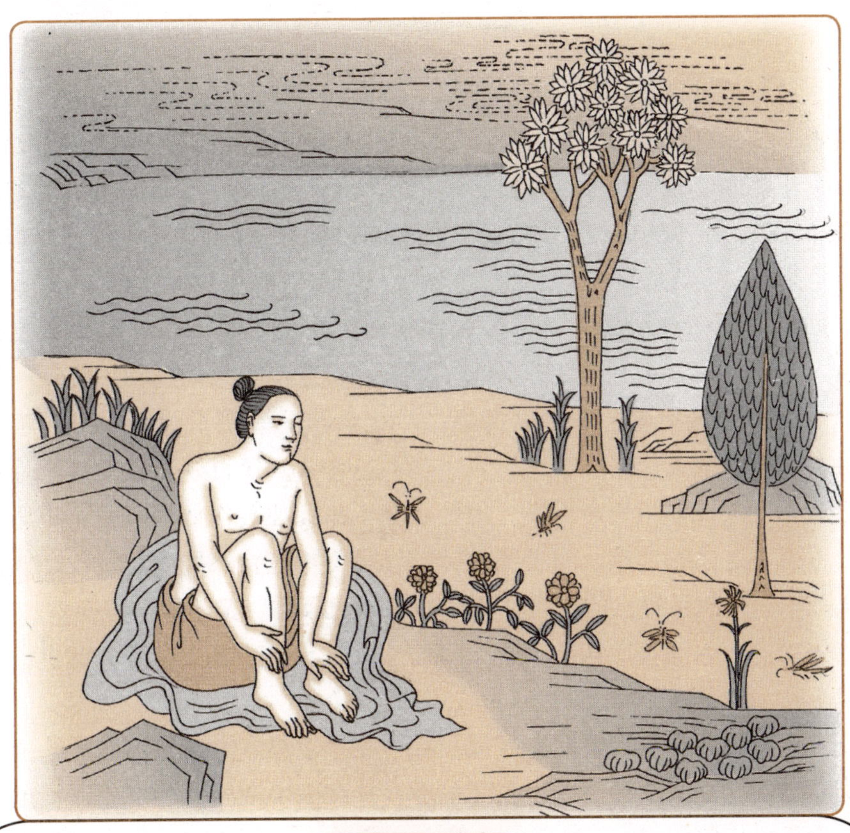

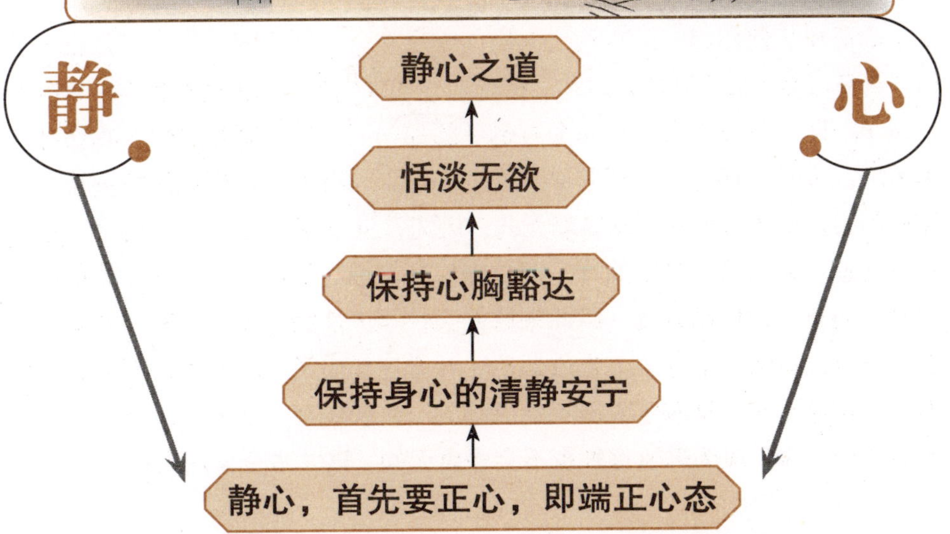

第7节

勿以性养物

水清澈透亮，是因其本性所使然，但却由于泥土渗入到水中，却不再清澈见底。古时的人往往淡泊明志，自然能够寿寝正终，而现今的很多人，由于受到身外之物的不断搅扰，总是受不住外界物质的诱惑，不懂得外界的东西是用来养性的，而不能用性来养物。甚至不惜生命去追求眼中认为的外界美好的物质，其实，这就是蠢人的作法。如此，他们离失败就不远了。

如果一位浑身是劲的大劳力死死地拽住牛尾巴，哪怕他把牛尾巴拽成两断，牛仍旧不肯走，毕竟方向反了。而一位身高五尺的幼童，牵着牛的鼻环，牛则会随其所愿，他走到哪里，牛也会跟他到哪里，因为方向顺了才是最要紧的。世上任何一个人，君主贵人也好，贫民百姓也罢，其品性不管是好是坏，人人都想长命百岁。但是，他们也往往会作如同劳力拉牛尾的蠢事，忽视了自己的生性。而圣贤之辈，则懂得顺应自然规律，所以，能益寿延年；若只顾满足自己的欲望，而将生命弃之不顾，又怎能长寿呢？

俗话说，人的贪欲就像一个无底的深渊，有了功名、官爵、财货，却还想着声色，孰不知，性命恰恰丧失在这些无底之欲中。

人要修心养性，则要清心寡欲。那些富贵者连这个道理都不懂的话，则很快会给自己招来杀身之祸。生活贫困者往往因生活所困，自然谈不上享乐了，欲望还从何谈起？而富贵之人出门则用车，入则用辇，吃的都是肥味美酒，其身边美女数不胜数，这和一把利斧正在砍伐茂盛的大树有什么两样呢？再说了，即使是参天大树也总会有倒下的那一天。这些都是以性养物伤身的大道理。古时，那些身居要职或富甲一方的人大有人在，而依然粗茶淡饭，深居简出，积德行善的人却寥寥无几。因为，世上富贵之人，多被声、色、味所诱惑，为了追求日夜的享乐而放弃修身养性。他们被这些外界的诱惑所控制，而圣人则控制万物，以此来修养天性。天性完美才能神和、耳聪、目明、鼻嗅、口敏，全身关节也就通达了。像这样的圣人才能不言而信，不谋而当，精通于此，神游宇宙而不受万物的干扰和侵袭。他们如果当了君王也不会骄奢淫逸，成为普通百姓也不会昏庸无知，这才是全德之人。

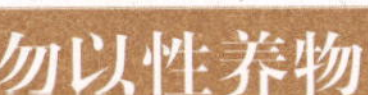

勿以性养物

在黄帝时代，岐伯已经认为当时的人内心思虑、贪欲太多，导致精神涣散后难以收聚回去，从而影响人的身体康复。在瞬息万变的现代社会，人们的心思更容易被各种各样的事所占据，更难收聚在一起。

水的本性与人的天性

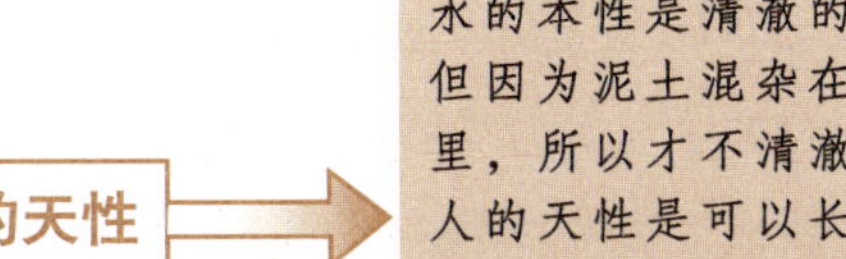

水的本性是清澈的，但因为泥土混杂在水里，所以才不清澈。人的天性是可以长寿的，但因为身外之物不断搅扰，所以就不能长寿。

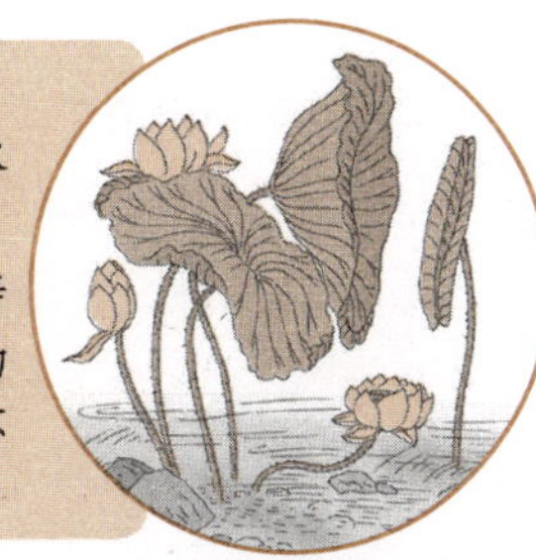

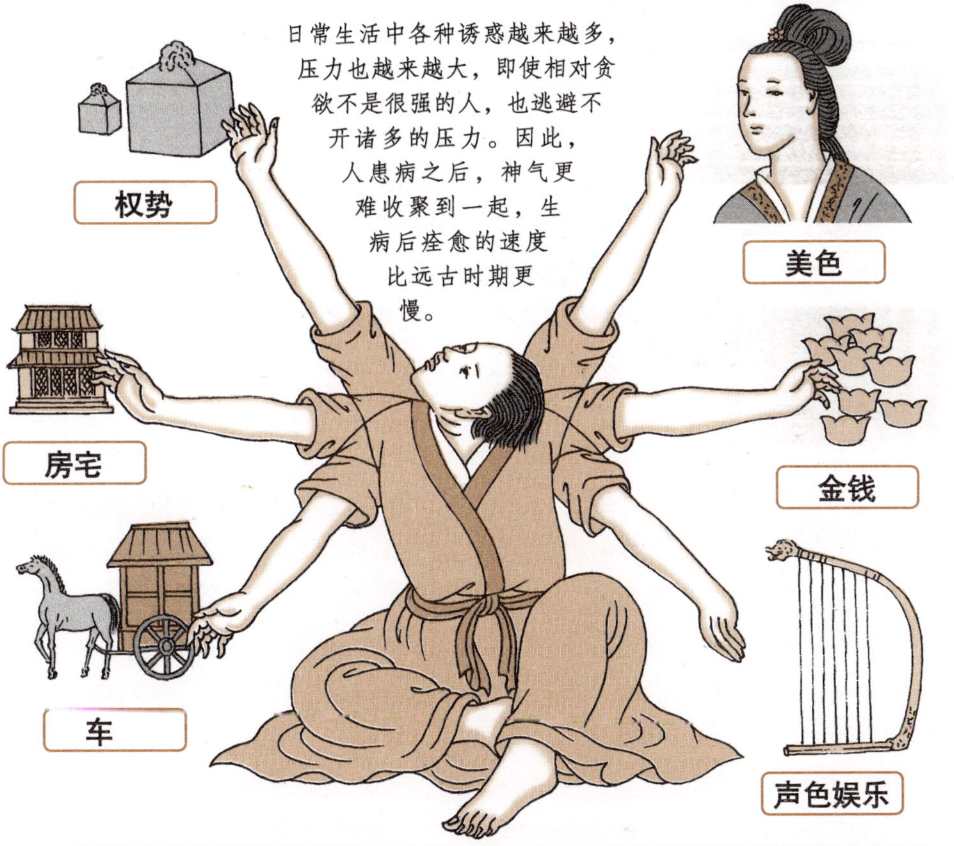

日常生活中各种诱惑越来越多，压力也越来越大，即使相对贪欲不是很强的人，也逃避不开诸多的压力。因此，人患病之后，神气更难收聚到一起，生病后痊愈的速度比远古时期更慢。
权势
美色
房宅
金钱
车
声色娱乐

外界的东西是用来养性的，而不是用性来养物。现今的人们，糊涂的太多，用生命去追求外界的东西，这就是不知道轻重的缘故。不知熟轻熟重，才会将轻重倒置，把轻贱的事物看得重要，而贵重的事物看得轻贱，这样的话，离失败就不远了。

第8节

节嗜欲，适足则止

善于修行的人常会在内心告诫自己，在接触外界事物时要采取谨慎的态度，适可而止。其实，人只要不过度工于心计，追求财富不贪得无厌，自己的行为不超出能力范围，那么他的才华和行为能够相得益彰，各得其所。

康熙皇帝是清代初期杰出的政治家，也是历史上著名的“康乾盛世”的缔造者。他生于1654年，卒于1722年，7岁登基，做了61年皇帝，是我国历史上为数不多的长寿皇帝之一。康熙的一生都在为国事而忙碌，连续工作60年，直到晚年还是精力充沛，身体健康。这不得不让我们感到好奇，他的养生之道是什么呢？

康熙认为，要使身体保持健康，关键在于饮食得当。饮食不光要讲究营养，注重搭配，更重要的是不能有所偏嗜，更不能暴饮暴食。他认为，胃是人体消化饮食、产生能量的重要器官，而每个人的体质因人而异，有些人嗜食冷物，而有些人一吃凉东西就肚子疼，说明胃的消化及适应能力也不同，所以，每个人都应注意自身的健康情况。康熙爱吃水果，各地官员争先恐后地进贡，但是，他总是品尝一点儿从不多吃。每次出巡，专吃当地所产的时令菜。他主张：“老年人应当饮食淡薄，每兼菜蔬食之则少病。”

乾隆皇帝也是如此。他从小就苦练骑射，拳刀弓箭，样样精通。他虽是一个满族皇帝，但十分推崇汉文化，并且善于依照汉文化的理论去养生。几十年间，他坚持黎明即起，做呼吸吐纳的气功锻炼，坚持早晚“叩齿三十六”，时时鸣天鼓，所以年逾八十仍耳聪目明。虽然喝酒，但绝不过量，对于女色也不过分迷恋。乾隆晚年，曾接见过英国使者马嘎尔尼，后者描述乾隆说：“观其风神，年虽八十三岁，望之如六十许人，精神矍铄，可以凌驾少年。”由此可见其身体的健康。

节嗜欲，适足则止

康熙认为，要使身体保持健康，关键在于饮食得当。饮食不光要讲究营养，注重搭配，更重要的是不能有所偏嗜，更不能暴饮暴食以致形成积滞。

康熙养生之道

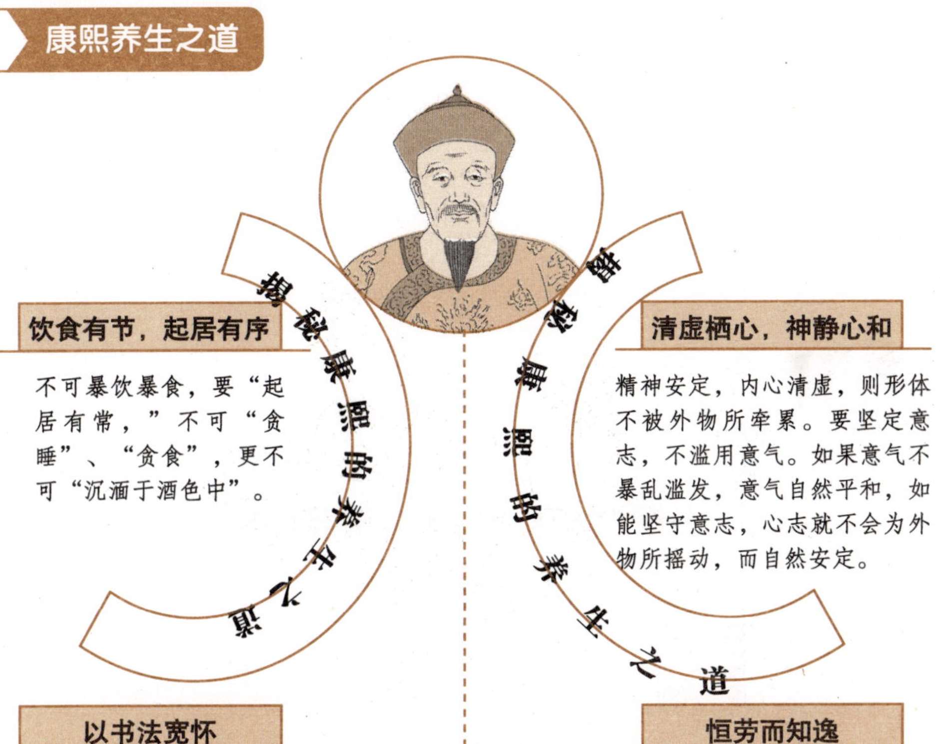

饮食有节，起居有序

不可暴饮暴食，要“起居有常，”不可“贪睡”、“贪食”，更不可“沉湎于酒色中”。

清虚栖心，神静心和

精神安定，内心清虚，则形体不被外物所牵累。要坚定意志，不滥用意气。如果意气不暴乱滥发，意气自然平和，如能坚守意志，心志就不会为外物所摇动，而自然安定。

以书法宽怀

康熙通过练书法以求得“宽怀”（舒心）。他曾亲自总结了一条经验，叫做“宽怀只有数行字”，“数行字”就能得到“宽怀”之效。

恒劳而知逸

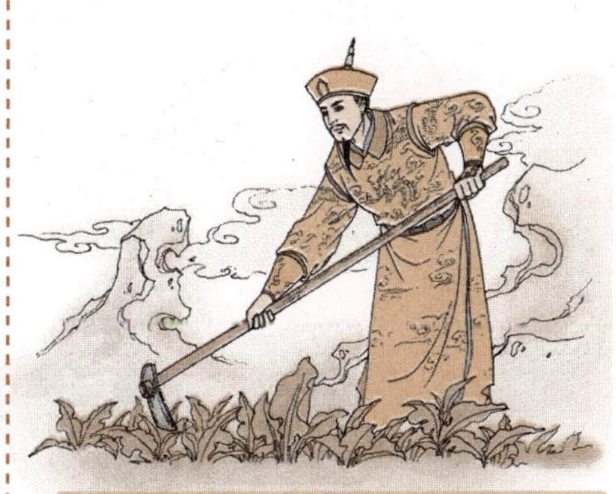

康熙一生勤于治理朝政，深悉体质的重要，他认为“恒劳而知逸”，在日理万机之暇，还在宫内种植蔬菜。

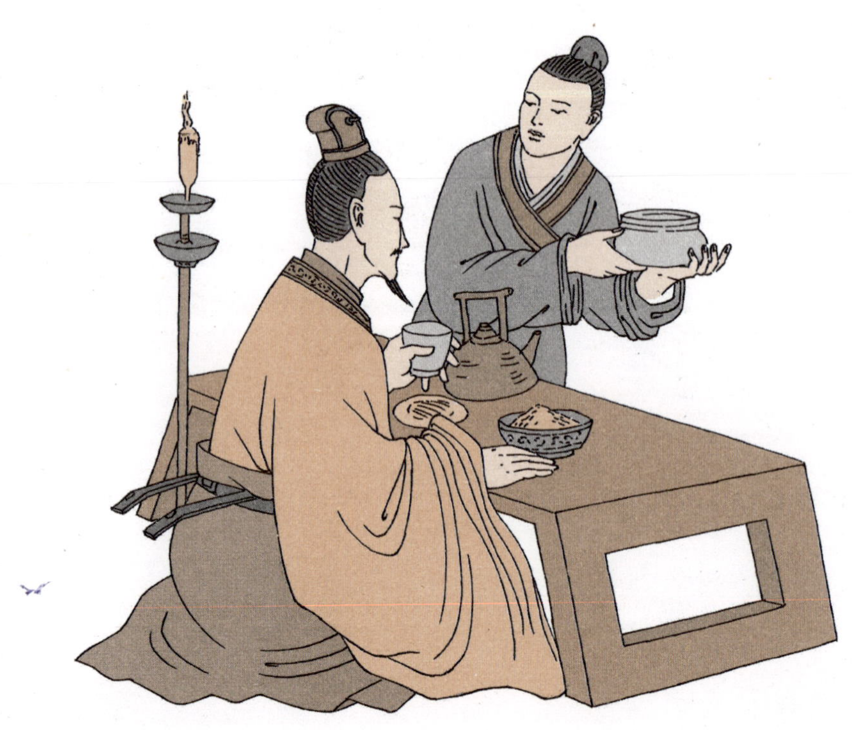

第六章

饮食·起居

《汉书·郦食其传》说“民以食为天”，这说明饮食是保证生存不可缺少的条件。每个人只要活着就要吃饭，但是，人为什么要吃饭、应该怎样吃？这却不是每个人都完全懂得的。本章所述的饮食观点主要包括两个方面，一是饮食要有节制，二是应该如何选择饮食。

吃是生命活动的表现，是健康长寿的保证。养生，必须首先从饮食做起，真正懂得吃的科学和方法。饥饱要有度，早晚要有序，这样才能保护人的脾胃。另一方面，饮食要有选择，我们要选择营养丰富、能满足人体需要的食物，对其进行合理的搭配，采取正确的烹饪方法，同时注意一些饮食禁忌，预防食物中毒问题，使人体尽可能地获取能量和营养，避免身体受到损害。

起居也是养生的一个重要方面。古人将养生理论落实到了生活中的每一个细节和每一个日常行为当中。不管刮风下雨，春夏秋冬，无论男妇老少，贫穷富贵，生活起居都要顺应时节，合乎自然，做到“适体”不忘“适度”，这样才有助于强身健体，祛病延年。

本章摘录的大部分古人关于饮食起居的观点，至今仍有很强的指导意义，值得我们学习。

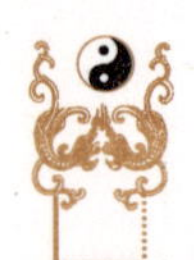

第1节

饮食乃人生之本

饮食乃活人之本

饮食是人体生命得以维持的根本条件，人体阴阳运行，五行相生，都依赖于饮食的作用。当饮食进入人体后，就会使人体谷气充足，谷充足了，人体内的气血就会旺盛，气血充盈了，人的筋骨就强壮了。脾胃是五脏的要本，其他的脏腑之气都要仰仗脾胃之气而产生，一年四季人体各气都以脾胃为本。人体通过饮食而得到气，用气来补养精血，精血最终又用来养气。气充足了，人的神气才旺盛，而神气足，人体才能健全，这些都是相互作用和促进的。在日常生活中，一定要注意饮食的清淡，不要让有益于身体的东西反而成了危害身体的患祸，使五味变成了五害。知道了这些道理，才算真正懂得了养生之道。

——（明）高濂：《遵生八笺》

饮食男女

古人说：饮食之事，男欢女爱，是人根本欲望的体现。我经常想：对于人来说，男女之欢虽然重要，但饮食的欲望对身体也非常重要。这世上的人多沉溺于这二者中而不能自拔，受到伤害却不知道，这样的人实在是太多了。因此，人如果想立志于养生，就必须潜心探究这两个问题。

——（元）朱震亨：《格致余论·饮食色欲箴序》

饮食之患重于色

世上之人之所以百病丛生，英年早逝，很多都是因为饮食不当引起的。从某种程度上说，饮食给人带来的危害比声色祸害还要普遍和深重。人们可以在没有色欲的情况下生活达一年之久，却不可一天不吃饭。正由于它对人身体十分有益，所以它的害处也特别深。在各种食物之间有的相生，有的相克。如果在搭配食物的时候将相克的食物放在一起，就会在机体内沉积毒素，长期的毒素积累最终导致疾病的发生，危及人的生命。

——（唐）孙思邈：《摄养枕中方》

房事养生宜忌

房事一定要避免一些情况，才能得到养生。

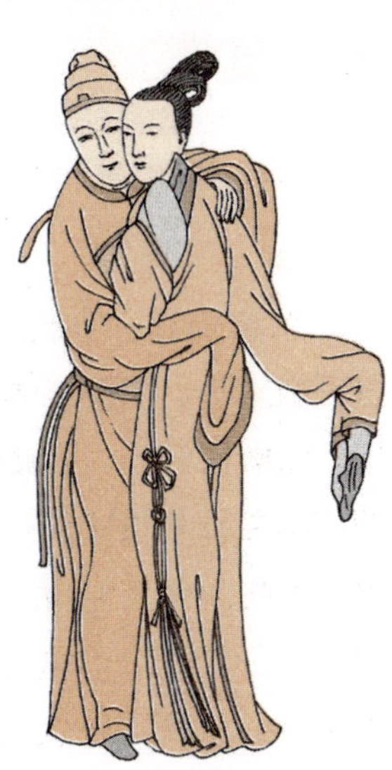

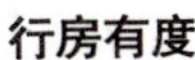

行房有度

根据年龄和身体状况，房事次数要节制，标准是事后第二天没有疲劳感，精神抖擞，心情愉快。

行房卫生

在房事前后要注意卫生，进行清洗，以免感染细菌。

节欲保精

控制房事次数，控制欲望，少泄保养肾精。

提倡晚婚晚育

晚婚晚育，可以使自身得到很好的发展，为下一代奠定基础。

房事养生宜忌

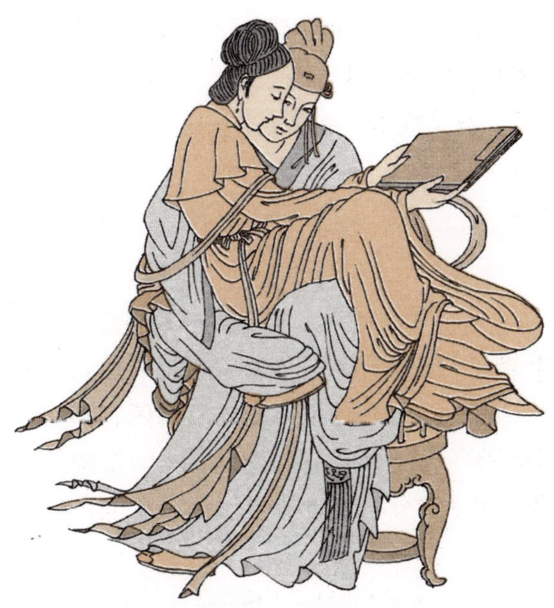

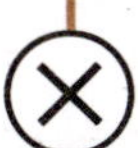

忌醉酒行房

醉酒行房，人不能控制自己，会使阴精暗耗，还很容易引起性器官的损伤。

纵情纵欲

过度纵欲会伤害人之根本，导致肾精流失。

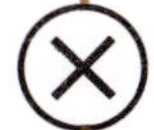

经期、孕期忌行房

怀孕、生产、哺乳期间要禁止同房，否则会影响下一代的健康。

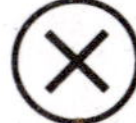

饱食行房

饱食后行房影响脾胃正常消化不说，还会使行房的感受降低，影响夫妻感情。

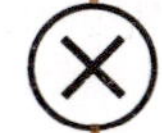

恶劣气候和不良环境

恶劣的环境已超出了人体调节的限度，会导致阴阳平衡失调、脏腑功能紊乱、疾病丛生。

饮食禁忌与搭配

饮食要言

饮食要有所节制。善于养生的人，饿了就吃饭，渴了就喝水，吃的次数多而数量少。不要每顿饭都吃很多，否则会影响消化。太饱会伤肺，太饥会伤气，太酸会伤筋，太咸会伤骨。所以，应当学会吃清淡的食物，而且应细嚼慢咽。不要带着烦恼吃东西。别人在饮食时，也不能对他人发怒生气，影响其进食。多吃肉食会生病。要少食肉类，多食饭，少食腌菜，并且不要食生菜、生米、小豆及陈臭的食物，也不要饮用不洁的酒。肉类须煮熟，趁热食下。吃了东西后应漱口数次，保护牙齿不坏，口中生香，吃了热食后，不要用冷水漱口。而且，吃了热食咸物后饮用冷酢浆水，容易失声。凡是吃热食出汗后不要当风，易头痛生病，使人目涩嗜睡。每次饭后，应用手擦脸及腹，使津液畅通。饮食后应当慢步而行数百步，行后，用手按摩腹数百遍，以消食畅气，不但可使人能食，且百病不生。饭饱后不要马上入睡，否则会生百病，因为食物得不到消化而积聚腹中。饱食后仰卧会形成气痞，引起头风。人也不能够夜食，或者夜食不能过醉过饱。吃饭时不要思虑太多，做劳苦之事，否则有损身体，这是虚损人……每十天要食一次葵菜，葵菜性滑，能够疏通五脏之气，它又是菜之主，不用食下葵心。

——（唐）孙思邈：《千金要方》

膳食之宜

古人在调和食物的时候，都是按照五行来进行归类，酸属春，苦属夏，辛属秋，咸属冬；性滑的堇，性甘的枣等这些都是四季皆宜的食物。因此，春、夏、秋、冬四个季节，分别用酸、甜、苦、咸四味与之对应来调和膳食。适当的搭配有：牛肉和糯米适宜搭配在一起，狗肉宜与粱米搭配，雁肉可以与麦搭配，鱼肉宜与果搭配。大概只要是君子的饮食都会仿效这样的搭配之法。

——《黄帝内经·素问·脏气法时论》

糖精＋甜酒	同食会中毒，用甘草20克用水冲服。
蒜＋地黄	同食会影响营养成分的吸收。
栗子＋鸭肉	同食会中毒。
牛奶＋糖	牛奶在加热的情况下能与果糖反应，产生有毒的果糖氨基酸，有害人体。
大蒜＋大葱	同食会伤胃。
羊肝＋竹笋	同食会引起中毒。
豆腐＋小葱	豆腐含钙，小葱中含一定量草酸，二者共食，结合成草酸钙，不易吸收。
西瓜＋羊肉	同食伤元气，可以用甘草100克煎水服。
菠菜＋黄瓜	维生素C丰富的食品搭配合吃，就会把维生素C破坏尽。
蒜＋狗肉	同食会引起中毒，可以用人乳、果汁治疗。
黄瓜＋芹菜	同食会减少营养成分的吸收。
花生＋黄瓜	同食会伤身，可以用地浆水解毒，也可以吃霍香丸。
麦冬＋鲫鱼	同食会中毒，可以用地浆水解毒。
柿子＋螃蟹	同食会生病、中毒。
芹菜＋甲鱼	同吃会中毒，可以用橄榄汁解毒。
味精＋鸡蛋	鸡蛋也含谷氨酸，炒鸡蛋放味精，会破坏和掩盖鸡蛋的天然鲜味。
虾皮＋红枣	同食会中毒。
鹅肉＋柿子	同食严重会死亡，可以用绿豆水煎服。
巧克力＋牛奶	两者同食易结成不溶性草酸钙，还会出现头发干枯。
羊肝＋红豆	同食会引起中毒，可以用鸡屎白解毒。
牛奶＋果汁	果汁属于酸性饮料，能使蛋白质凝结成块影响吸收，降低牛奶的营养。

牛奶＋橘子	刚喝完牛奶就吃橘子，影响消化吸收，而且还会使人腹胀、腹痛、腹泻。
豆浆＋红糖	红糖的有机酸和豆浆的蛋白质结合产生变性沉淀物，降低了营养价值。
萝卜＋木耳	同食会得皮炎。
西红柿＋地瓜	同食会得结石病，呕吐、腹痛、腹泻。
黄豆＋猪血	同食会消化不良。
猪肝＋菜花	菜花含的纤维素中的醛糖醋残基与猪肝的铁、铜、锌等微量元素形成螯合物。
蜜＋豆腐花	同食会引起耳聋，吃绿豆可以治疗。
猪肝＋豆芽	猪肝中的铜会加速豆芽中的维生素C氧化，失去其营养价值。
大枣＋鱼＋葱	同食会消化不良。
西红柿＋胡萝卜	维生素C丰富的食品搭配合吃，就会把维生素C破坏。
牛奶＋韭菜	奶与含草酸多的韭菜混合食用，就会影响钙的吸收。
豆浆＋鸡蛋	蛋中黏液性蛋白易和豆浆中的胰蛋白酶结合，不易吸收。
碱＋粥	维生素 B_1、B_2、尼克酸和维生素C在酸性中很稳定，在碱性环境中易被分解。
鱼肉＋西红柿	维生素C会对铜的释放产生抑制作用。
西红柿＋黄瓜	黄瓜中含有维生素C分解酶，同食可使西红柿中的维生素C遭到破坏。
水果＋萝卜	同食容易患甲状腺肿。
胡萝卜＋白萝卜	胡萝卜含的抗坏血酸酶会破坏白萝卜含的维生素C，使营养价值降低。

●食物相克

1	猪肉＋菱角 肚子疼	35	虾类＋维生素C必死（相当于砒霜）
2	猪肚＋莲子（用白茄枝烧）中毒必死	36	虾子＋金瓜 会中毒
3	牛肉＋栗子 引起呕吐	37	虾子＋青枣 会中毒
4	牛肉＋红糖 胀死人	38	鳖＋芹菜 剧毒
5	牛肉＋盐菜 会中毒	39	田螺＋木耳 会中毒
6	牛肉＋鲶鱼 会中毒	40	田螺＋玉米 会中毒
7	牛肉＋田螺 会中毒	41	鸡蛋＋糖精（片）会中毒，重则死亡
8	羊肉＋西瓜 伤元气	42	皮蛋＋红糖 会中毒，发呕
10	狗肉＋绿豆 会中毒	44	豆腐渣＋蜂蜜 会下痢
11	狗肉＋黄鳝 会中毒	45	蒜头＋蜂蜜 会变疳积
12	狗肉＋葱 会中毒	46	洋葱＋蜂蜜 伤眼睛
13	兔肉＋芹菜 脱发	47	葱＋蜂蜜 会中毒
14	兔肉＋人参 会中毒	48	萝卜＋人参 滞气
15	兔肉＋青姜 会中毒	49	萝卜＋木耳 导致皮炎
19	鹅肉＋鸭梨 伤肾脏	53	西瓜＋八宝丹 会中毒
20	甲鱼＋苋菜 会中毒	54	金瓜＋八宝丹 会中毒
21	黑鱼＋茄子 肚子疼	55	马铃薯＋香蕉 面部生斑
22	鲤鱼＋猪肉 会中毒	56	芋头＋香蕉 引起腹胀，中毒
23	鲤鱼＋甘草 会中毒	57	红薯＋柿子 会得结石
24	鲤鱼＋辣椒 成痔疾	58	树薯粉＋香油 会中毒
25	鲤鱼＋芹菜 患痢疾	59	花生＋黄瓜 会伤身
26	鲤鱼＋黄瓜 成胎毒	60	白酒＋西柿子 导致胸闷
27	鲑鱼＋河豚 有生命危险	61	热酒＋西红柿 会中毒
28	鲫鱼＋树豆花 中毒必死	62	牛奶＋橘子＋萝卜 会伤身
29	鳗鱼＋橘子 会中毒	63	牛奶＋醋 患痢疾
30	章鱼＋螺肉 会中毒	64	牛奶＋菠菜 患痢疾
31	河豚鱼＋烟灰 中毒死亡	65	葡萄＋开水 引起腹泻
32	生鲸肉＋大面 中毒必死	66	西红柿＋绿豆 伤元气
33	螃蟹＋柿子 引起腹泻	67	海带＋猪血 便秘
34	螃蟹给癞病人吃 必死		

注：以上每一组相克食物不能一起食用或在两小时内先后食用。

第3节 五味·五气

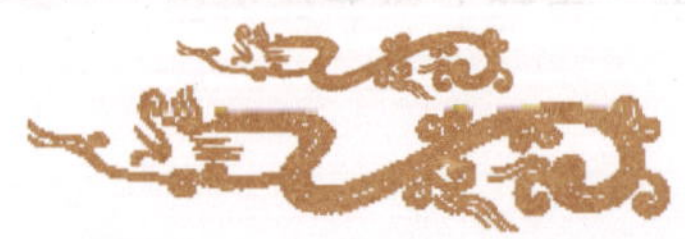

天供给我们五气，地供给我们五味。五气由鼻吸入，而藏于肺，它使人面色润泽，声音洪亮；五味由口入，藏于胃肠，将其精微之物濡养五脏之气。五气平和，人才能生机勃发，再加上津液的作用，神气自然旺盛。

——《黄帝内经·素问·六节脏象论》

五味与五气

《黄帝内经》言：阴之所生，本在五味；阴之五官，伤在五味。阴者，五脏也。酸生肝，苦生心，甘生脾，辛生肺，咸生肾，此五脏之生，本在五味也，多食酸则伤肝，多食苦则伤心，多食甘则伤脾，多食辛则伤肺，多食咸则伤肾，此阴之五宫，伤在五味也。故五味虽可以养人，多食则反伤人也。

——《黄帝内经·素问·生气通天论》

五味之宜

五谷：粳米味甘，芝麻味酸，大豆味咸，小麦味苦，小米味辛。

五果：枣味甘，李味酸，栗味咸，杏味苦，桃味辛。

五畜：牛肉味甘，狗肉味酸，猪肉味咸，羊肉味苦，鸡肉味辛。

五菜：葵菜味苦，韭菜味酸，豆叶味咸，薤蒜味辛。

五味之伤

人通过进食五味以后，这些不同的味道因各有所喜好而归入了不同的脏腑经络，但味不可太过，太过也会引起不同的疾病。酸味走筋，咸味走血，辣味走气，苦味走骨，甜味走肉。

——《黄帝内经·灵枢》

五味·五气

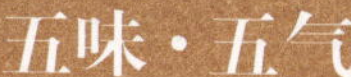

天供给我们五气，地供给我们五味。五气由鼻吸入，而藏于肺，它使人面色润泽，声音洪亮；五味由口入，藏于胃肠，将其精微之物濡养五脏之气。五气平和，人才能生机勃发，再加上津液的作用，神气自然旺盛。

五味养五气

过食	脏（五行）	相克	伤	结果
过食咸味	肾（水）	水克火	伤心	心充在血脉，心之华在面，故血脉凝滞，面色改变。
过食甘味	脾（土）	土克水	伤肾	肾充在骨，肾之华在发，故骨骼疼痛、头发脱落。
过食苦味	心（火）	火克金	伤肺	肺充在皮，肺之华在毛，故皮肤枯槁，毛发脱落。
过食辛味	肺（金）	金克木	伤肝	肝充在筋，肝之华在爪，故筋脉拘挛，爪甲干枯。
过食酸味	肝（木）	木克土	伤脾	脾充在肌，脾之华在口唇，故肌肤皱缩，口唇干裂起皮。

过食五味容易损伤五脏，因过食其中某种味道，就会导致其所相对应的脏器过度补益，按照五行生克的原理从而会使其他脏器受到伤害，因此不可过食五味。

第4节

菜宜净、鲜

世人做菜的方法多达千种。从吃新鲜的蔬菜到腌、糟、酱等制法，无所不用，极力达到尽善尽美。唯有洗菜这件事，没有人提到，对此我非常疑惑，究竟应该如何洗菜呢？

《八定诀》载："摘之务鲜，洗之务净。"洗菜必须要讲究特定的方法，并须由专人来做。一般懒惰的人和性格急躁的人是则很难将菜洗干净。正确的洗菜方法如下：菜放在水中要浸泡很长时间，这样才能去除其中的污秽；洗菜时还要用刷子把菜叶高低曲折处均要洗刷到，这样才能将菜叶上的脏物全部清除干净。如果能够做到这样，菜叶自然就会露出洗净后的本质了。里外洗刷干净后，再结合作料并施展烹饪技艺，否则就是先用污秽的东西做调和品，虽然菜能发出很多香味，但是也无能敌过里面掺杂半点儿臭气。

对于蔬菜的美味，一般讲究清淡、干净、芳香、松脆。正如《礼记》载："甘受和，白受采。"那些新鲜的美味，只有山里的和尚、乡村人家，并亲自种植的人才会享受到，对于城市里购买的，根本享受不到其新鲜。但是别的蔬菜，无论是城市还是山间，凡在住宅旁留有菜园子的，都可以现吃现摘，自然也能享受到这种新鲜。但是，笋一定要产自山林的，城市里出产的笋，虽说味道也很芳香鲜美，但只能算是次品的笋。

说到饮食，蔬菜中的笋就像能起调和作用的甘草一样，都是必不可少的东西，用这种食物来调和后，食物都会变得很鲜美，只是不要用其渣滓，要用其汁液。会做菜的厨师，凡烧笋的汤都会保留着，每做一个菜都用笋汤来调和其味。这样吃的人只是觉得很鲜，却不知道为什么这么鲜。苏东坡说："宁可食无肉，不可居无竹。无肉令人瘦，无竹令人俗。"却不晓得能医俗病的东西也能够医瘦病，只是有成竹还是未成竹的分别。

——（明）李渔：《笠翁一家言全集·闲情偶寄》

饮食之毒

所有菜园里种的菜，它们本身并没有毒性，但是蕈、菌等东西，都是由草木变化而产生的。蕈长在树木之上，菌生长在地上，它们都是郁蒸湿气变化而致，所以有毒。人若吃了有毒的蕈，大有可能会死亡，而且死亡的速度会很快；而那些不致人死的也会使人感到烦闷呕吐，很长时间才能缓解过来。

——（隋）巢元方：《诸病源候论》

在唐诗中屡次提到过的姑苏城外的寒山寺，千百年来著名的大禅院。在道光年间，寺中的老少僧侣和香客就达到了一百四十多人，这些人忽然有一天全死在了寒山寺中。乡保向县令报告了这件离奇的事情。

县令前来查看到底是什么原因导致众僧人和香客死亡。恰好碰到一位煮饭的僧侣死而复生，县令就问他："这些僧人今天都吃了些什么？"煮饭的僧侣回答说："吃的面。"县令又接着仔细询问了煮面的僧人，并检查了浇面的汤。这人说："今天正好是住持的生日，于是特意设置素面招待众僧侣。我当时正好看见园子里有二枚蕈，紫色的，颜色十分鲜艳，直径大概有一尺，于是我将它们摘下来放在了面汤里。我当时只闻到了它散发着异常鲜美的香气，还没有来得及吃就已昏倒在地上，不知人事了。现在醒来，才知道其他人吃面后都死了，不知道是什么原因啊？"

于是，县令让他带路去了后园采摘蕈的地方，那里又有两枚蕈，有扇子般大，鲜艳异常。于是命令属下将蕈摘下，于是被摘下蕈的地方留下了两个大穴。县令召集人沿着洞穴向下挖掘。挖到大约一丈深的时候，就看见大小数百条红色的毒蛇，其中有长达数丈的，有头大如碗的。原来那个洞口是众蛇出入的地方，蕈是蛇的毒气形成的，蛇用它来遮蔽洞口。僧人们因吃了放有蕈的面，所以无一幸免于死，而煮饭之人只是闻其味而昏倒，所以才能死而复生。县令于是下令入火烧洞，将那些毒蛇都烧死了，而寒山寺也从此荒废了。

——（清）恭福年：《唐庵笔记》

烹调火候

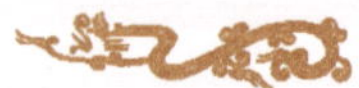

煮食物最注重的就是火候了，要把食物做熟，最重要的是掌握火候。有时候要用“武火”猛烈加热，比如煎、炒等工序，要是火力不够，食物就疲软不熟；有时候要用“文火”慢慢加热，比如煨、煮等工序，要是火力太大就会把食物烧焦。有的食物，像要经过收汤工序的，就得先用武火再用文火，要是性急，就会搞成皮焦里不熟了。鲜鱼、蚶蛤这些东西煮得时间略长一点儿就老了。肉起锅晚了红色会变成黑色，鱼起锅晚了活肉会变成死肉。老是揭开锅盖，难免变得泡沫多香味少；熄了火再烧第二遍，就会走油损味道。道士们的丹炼过九次才叫仙丹，儒家认为无过无及才为合适。所以厨师要是能了解火候的要求并小心照应，就算合乎大道啦。鱼临吃的时候，色泽洁白如玉，肉凝而不散，就叫活肉；色白如粉，不相胶黏，味道就不鲜美了。明明是鲜鱼，却把它做得不鲜了，就是极为可恨的事了。

——（清）袁枚：《随园食单·须知单》

烹调中运用和把握好火候要注重两个方面。一是火候与原料的关系，菜肴原料多种多样，有老、有嫩、有硬、有软，烹调中的火候运用要根据原料质地来确定。软、嫩、脆的原料多用旺火速成，老、硬、韧的原料多用小火长时间烹调。对于在烹调前已初步加工的食物，如原料切细、走油、焯水等都能缩短烹调时间，那么火候运用也要改变。另外还要考虑到原料数量的多少。数量越少，火力相对就要减弱，时间就要缩短；数量越多，火候也要大些，时间也长些；二是火候与烹调技法的关系，烹调技法与火候运用密切相关。炒、爆、烹、炸等技法多用旺火速成。烧、炖、煮、焖等技法多用小火长时间烹调。但根据菜肴的要求，每种烹调技法在运用火候上也不是一成不变的。只有在烹调中综合各种因素，才能正确地运用好火候。用小火可烹调炖菜，如清炖牛肉；中火适用于炸制菜 凡是外面挂糊的原料，在下油锅炸时，多使用中火下锅，逐渐加油的方法，效果较好。

——（清）袁枚：《随园食单·戒单》

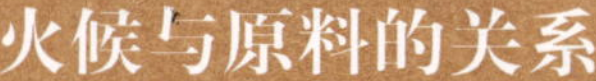

火候与原料的关系

煮食物最注重的就是火候了，要把食物做熟，最重要的是掌握火候。

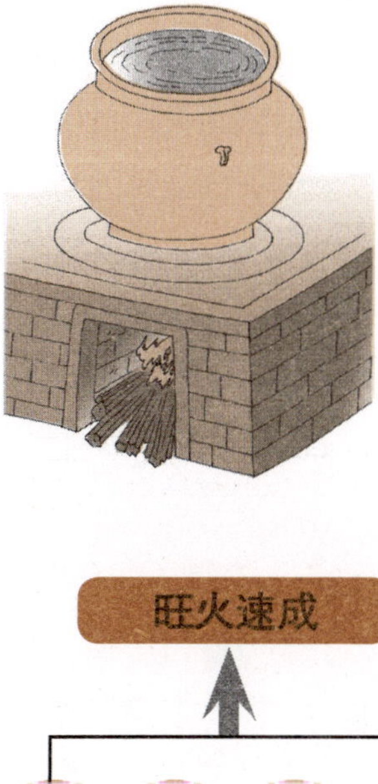

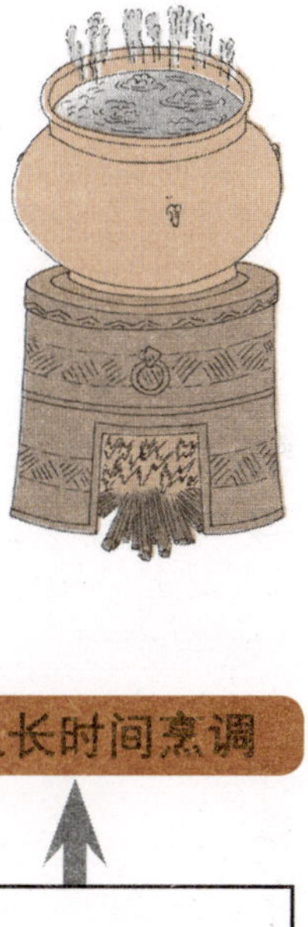

第7节

食淡论

有人问：《黄帝内经》上说，“精不足者，补之以味”，又说“地食人以五味”古人五十岁时仍食肉，你今年七十岁了，却只吃盐和醋，这怎么符合养生之道呢？为何你还精力旺盛而脸色润泽呢？

黄帝回答说：味有两种，一种出于天赋，一种出于人为。出于天赋之味的食物，如谷、菽、菜、果等，其味自然中和，有补阴功用。出于人为之味的食物，往往都是靠烹饪调和其味，其味偏重。现在我食盐和醋，却并非真是吃淡食。咸（麦与粟）、甘（粳米和山药）、辛（葱薤之类），都是味，你以为这是淡吗？安于冲和之味的，可以收敛心气。偏爱厚重之味并以此为安逸的，是放纵欲望，升起火气，这是毋庸置疑的。“阴之所生，本在五味”这自然就是天赋的味吗？阴之五宫，伤在五味，这不是人为的味吗？平常人饿了就吃，粳米甘而淡，最好与菜同吃。这是因为人在饥饿的时候吃饭，如果惊恐和思虑过多，必会损伤脾胃，这时候吃一些平和而易于消化的食物，这是天地生物的仁慈。《论语》上说，“肉虽多，不使胜食气”。据说，“宾主终百拜，而酒三行，以避酒祸”。这是圣人施教于人的话。米饭与鲜肉一起吃，厚味在谷气的作用下，堆积时间较长，自然会助长阴火而使人生病。《黄帝内经》上说：“食物在肠道内一旦积聚过久，气停留在体内得不到疏散，这是导致人死亡的原因之一。”那些口味偏重或过重的人，大多都不明白这一点。

有人又问：精不足的，用味可以调补，为何不用气补呢？

黄帝回答说：味阴；气阳。用阴补精气较宜，所以要用厚味来补，如甘草、白术、地黄、泽泻、五味子、天门冬之类的药。经说“虚者补之”，说的正是此意。上面提到“形不足，以气温”，人一旦过度劳累，气则发虚，所以要用修养来保养身体，所以宜温不宜补。经说“劳者温之”即指此意。《局方》不知道这个道理，凡是虚症，都用温热辅以补药，并谓其曰温补，这哪里能了解《黄帝内经》的养生道理啊！

——朱震亨：《格致余论·茹淡论》

第8节

进食宜忌

细嚼慢咽

在我的家乡有一位九十多岁的老人，他吃饭和呼吸丝毫不弱于年轻时候。我因此向他讨教膳食的方法。他对我说：吃饭的时候，一定要细嚼慢咽，用津液将食物送下，让饭的精味充分发散在脾胃中，这样做可以让人面色有光泽，身体壮实。如果吃得过快，不经细嚼，用来填饱肚子的也只是糟粕而已。

——（明）郑瑄：《昨非庵日纂》

怒时、哀时不食

人在喜、怒、哀、乐的状态下都不宜进食。在情志哀怒的时候一定不要进食。因为人在非常气愤的时候，食物往往难以消化。悲伤的时候，食物既难咽下也难以消化。这种情况下都需要先将情绪调整一下，等怒气和悲伤过了之后再进食。饮食不管迟还是早，都要以人的胃肠能消化的时间为准。吃得过多就容易导致消化不良。如果食物吃进腹中而不能消化，这将成为一种忧患，如果能顺利地消化，就可以免除这种忧患。

——（明）李渔：《笠翁一家言全集·闲情偶寄》

倦时闷时不食

人在感到倦怠的时候不宜进食，这样可以防止瞌睡。在睡觉之前进食，会让食物停留在腹中无法继续消化。在感觉心情烦闷的时候也不要吃饭，避免恶心。恶心不但有碍于食物消化，还会引起呕吐。吃一种食物就要让它发挥它的作用，吃进去的东西能够快速消化，就会对身体有益。如果只停留在腹中而不消化，怎么会对身体有好处呢？

——（明）李渔：《笠翁一家言全集·闲情偶寄》

第9节

饮食有所损论

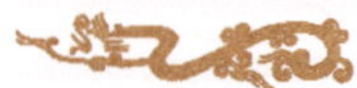

我们每天都要进食，这是身体代谢的需要。如果贪食无度，那本来有益的东西也会变成有害的了。那些本来就对身体有害的东西，如果只是觉得味道好就贪食，那么其隐藏的危害就更加不容轻视了。一碟小菜、一盘鱼、一盘肉、一碗饭对于讲究养生的人来说已经十分丰盛了，为何还非要有歌舞相伴的豪华盛宴呢？其他的酒和美酒一样都能醉人；糙米饭与鱼翅熊掌一样都能让人消除饥饿。既然都能使人酒足饭饱，为何还要将奢华和节俭弄得差别如此之大呢？人们难道都不懂得珍惜幸福吗？

《物理论》中说：若人体内的谷气多过元气，人能肥健但不能长寿。修身养性之法在于要使谷气少于元气，这样才能远离疾病。谷气尚是这样，就更不用说肥甘厚味对人体五脏的危害了。

我推测之所以禽兽谷物对人体有益的原因在于这些都是人间很平常的东西。如果是来自远方的珍品，来自悬崖上、深山里的野味，这些东西恐怕吃了也会让人中毒。虽名为珍品，实则对身体不见得有益。西方的圣人教我们戒杀生，这体现了他们性情温和的品德。吃素能保持平静的心态，能让人保持良好的肠胃功能，能做到不抱怨、不贪食，就是这么来的。出家人所说的恶衣恶食的戒条，与饮食只求饱腹的说法，不正是出自一个道理吗？

——（明）高濂：《遵生八笺》

人最应该谨慎对待这一生当中所吃的东西。因为人体中的气是靠食物的滋养而升降聚散的。人若喝醉了，体内的气就会上升；茶喝多了，气就会下降；肉和谷物吃多了，气就会凝滞；辛辣的食物吃多了，气就会耗散；咸的东西吃多了，气就会下坠；甜的东西吃得太多，气便会积聚在一团；酸的吃多了，气则会郁结于体内；苦的东西吃得太过，气的运行会受到抑制。如果想要修真养气，调和五脏，使精神通畅，必须要斟酌五味，节制酒食，不过度就可以了。

——（明）陈继儒：《养生肤语》

一谷补一脏

早在古代就有“一谷补一脏”的说法。五谷有小米、大米、小麦、大豆、高粱。其中小米可养脾、大豆可养肾等。中医认为，五谷不仅可以果腹，还是五脏食疗养生的好食材。

五谷杂粮养五脏

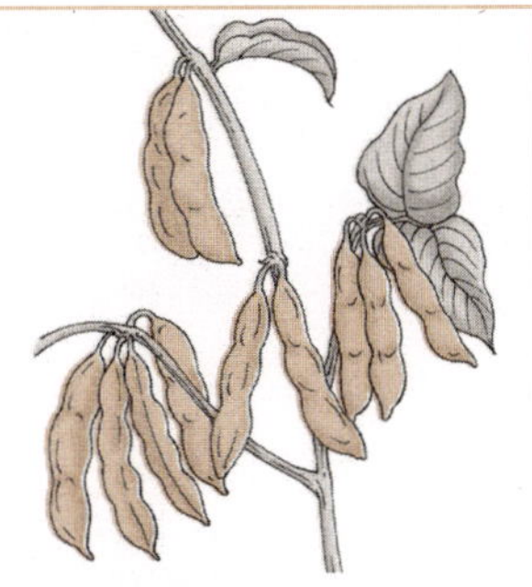

大豆重养肾

黑豆被称为“肾之谷”，具有补肾、强身、解毒、润肤的功效，对肾虚、浮肿有较好的食疗作用。做法：泡后制成豆浆，每天早晚各一次。

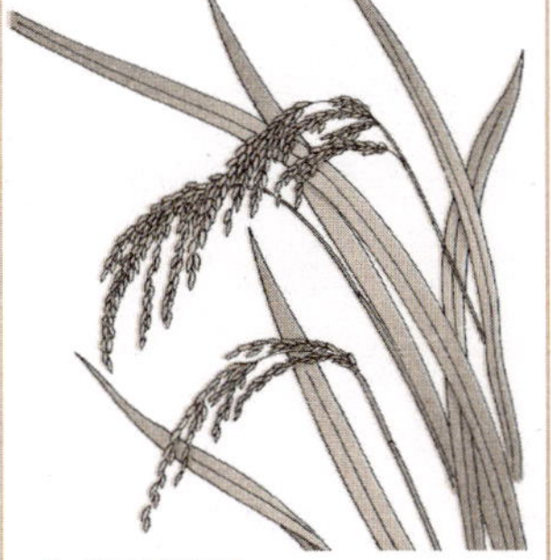

大米重润肺

大米涵盖稻米、紫米等，具有很好的滋阴润肺的作用。做法：用小火熬制大米粥，直至米汤浓稠，随时可服用。

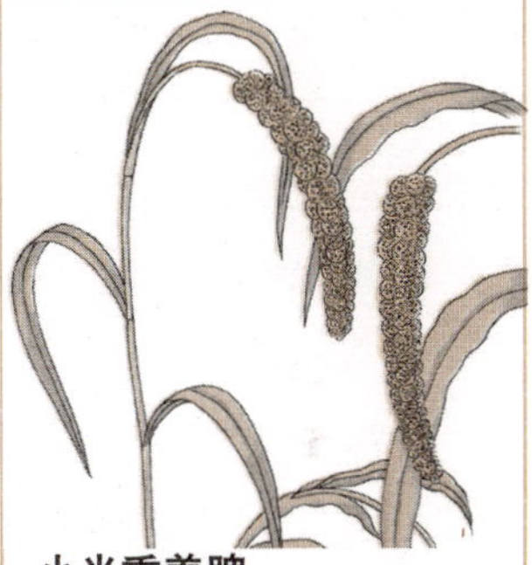

小米重养脾

小米是五谷之首，对脾虚体弱的人而言，可谓是进补的上品。做法：熬一锅小米粥，用汤匙撇出上层的米油，空腹喝下，有很好的养脾胃的疗效。

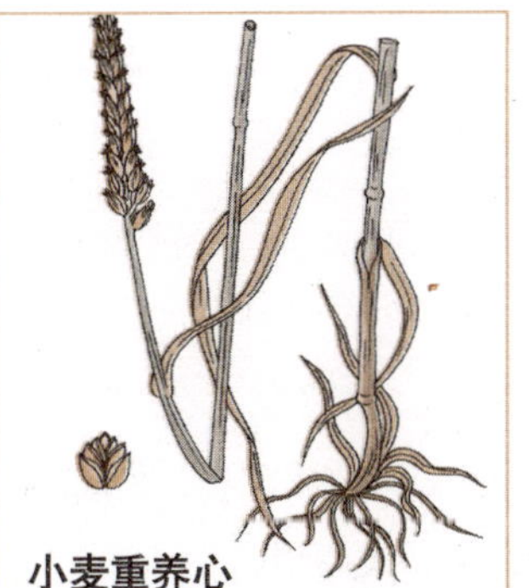

小麦重养心

小麦为“五谷之贵”。能养心安神、除烦去躁。对女性更年期综合征、自汗盗汗有疗效。做法：取带皮的全小麦熬粥，每天早、中、晚服用。

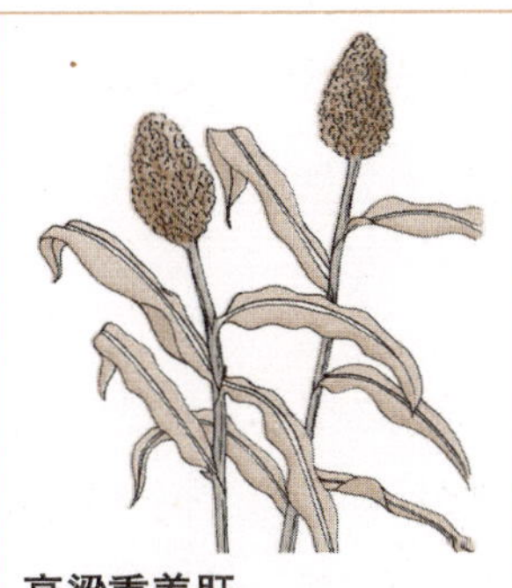

高粱重养肝

高粱能养肝益胃、收敛止泻，尤其是慢性腹泻患者持续吃一段时间后，会有良好的功效。做法：把高粱米加工成面粉后炒熟，用开水调糊服用。

第10节 饮食要注意饥饱适度

饥饱适度

人如果觉得太饿，就会对脾胃造成损伤；太饱了也会损伤体内的元气。因为脾气是靠水谷而化生的，如果太饿，体内没有水谷运行，就会引发脾虚；吃得太饱了，食物填满了脾就会阻碍了气的运行。所以修道之人，在感觉饥饿之前就会吃饭，所以能养好脾气；他们也不会吃得过饱，保证食不充脾，因此能够养气。

——（明）郑瑄：《昨非庵日纂》

早饭宜饱，午后宜少

早饭要吃得饱，午饭宜吃少。因为午前为生之气，午后为死之气，释氏有过午不食的吃法，就是为了避免死气。《黄帝内经》上说："日中而阳气隆，日西则阳气虚。"所以早饭一定要吃饱，而过了中午之后就要少吃为宜，到晚上就更应该保持体内空虚。

——（清）曹庭栋：《老老恒言》

晚饭只吃二三分饱

尹真人说：食、睡、色是人的三种欲望。在这三种欲望之中，食欲是人之根本，吃饱就会感觉昏昏欲睡，就会引起色心。所以晚上只能吃二三分饱就可以了，这才能保证心中自然之气通畅。

——（明）龙遵叙：《饮食绅言》

太饥勿饱

想调理饮食，必须要从调节饥饱开始。在感觉七分饿的时候进食是最适当的。提前吃就太早了，过后才吃又太晚了。有了七分的饿相应的也有七分的饱，这就像田里的水，必须要达到与禾苗相称的量，需要多少水就灌注多少水，太多或太少都不利于禾苗的生长，这和我们平常讲的养生的火候道理是一样的。有时被繁重的事务所绊，饿过了七分也不能吃饭，等饿至九分十分了就饿过了。在这时候吃饭，不要吃得太多，宁可少吃点儿。吃多了就会因为饥饱相搏而损伤脾气，这样几个月来的调养便毁于一旦了。

——（明）李渔：《笠翁一家言全集·闲情偶寄》

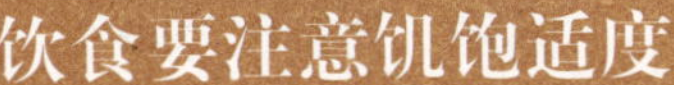

饮食要注意饥饱适度

《黄帝内经》上说："日中而阳气隆，日西则阳气虚。"所以早饭一定要吃饱，而过了中午之后就要少吃为宜，到晚上就更应该保持体内空虚。

尹真人说："食、睡、色是人的三种欲望。在这三种欲望之中，食欲是人之根本，吃饱就会感觉昏昏欲睡，就会引起色心。所以晚上只能吃二三分饱就可以了，这才能保证心中自然之气通畅。

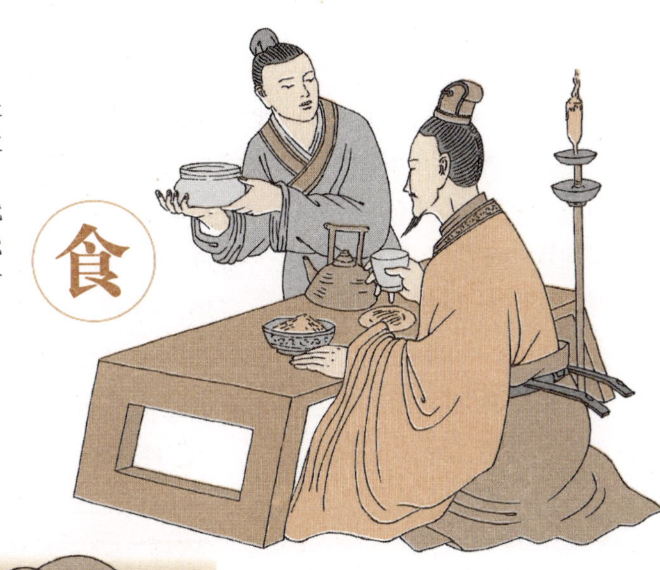

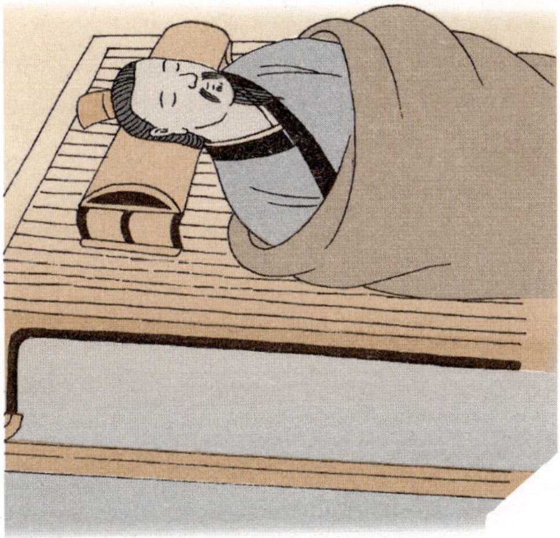

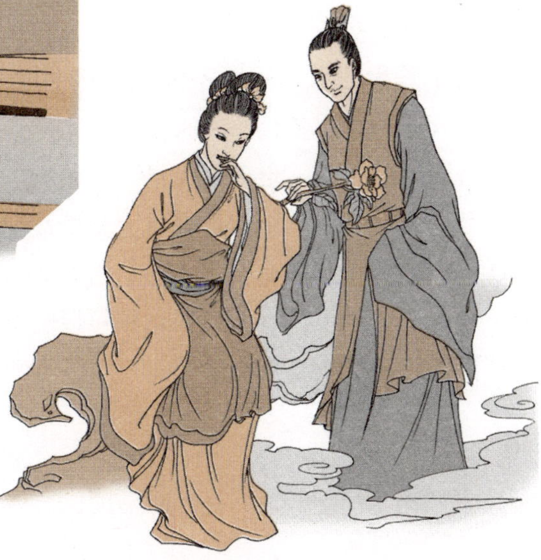

睡

色

第11节

吃饭与喝汤

饭为百味之本

王莽说：盐是百肴之将。我认为：饭是百肴之本。《诗》说：“释之溲溲，蒸之浮浮。”可见古人也吃蒸米饭。但我始终觉得米汁不留在饭中不好。会煮饭的人，即使煮出来的饭也与蒸出来的一样，粒粒分明，入口软糯。其秘诀在于四个方面：一是米要好，或者是香稻，或是桃花籼，舂得极熟。梅雨天气时把米拿到通风的地方摊开晾晒，以防发霉。二是要会淘，淘米要肯花工夫，用手揉搓，直至筐中流出的水为清水为止。三为火候适当，一定先用武火后用文火。四为放入的水适量。不多也不少，正好合适。我经常看到那些富贵人家，对菜极讲究，而忽略了饭，这是舍本逐末的做法，让人觉得可笑。我不喜欢用汤拌饭吃，这样会失去饭的本来滋味。汤如果真的好喝，我宁可一口汤一口饭分开吃，这样一前一后，这才是两全其美的做法。如果非要把饭泡在汤中，可以用茶或者开水，这样也不会失去饭的本味。饭的甘甜是其他百味都比不上的，会做饭的人如果把饭做好了，可以不必再做菜也能吃得很香。

——（清）袁枚：《随园食单·饭粥单》

吃饭不可无汤

善于养生的人，吃饭不能没有汤，善于治家的人吃饭也不能没有汤。招待客人时为了节省食物的时候，也不可少了汤。招待客人，让客人吃饱喝足，将饭菜都吃完，也不能无汤。为何呢？因为汤不仅能下饭，还能当菜。近年来，吴越设宴，每次都要做大量的汤，可能也是由于这个原因。我觉得即便是家常做饭，也要准备一汤。古人去：宁可食无菜，不可饭无汤。有汤来下饭，即便不做其他的小菜，也可以吃得很香。无汤下饭，即使有美味佳肴摆在眼前，也会觉得索然无味，难以下咽。

——（明）李渔：《笠翁一家言全集·闲情偶寄》

第12节

面食

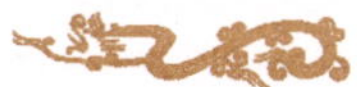

南方人爱吃米饭，北方人喜食面食，这是很平常的。《本草》一书中说："米能养脾，麦能补心。"米和面对人各有好处。但如果长年累月只吃一种，虽然能够填饱肚皮，但对脾胃却不利。我虽是南方人，但我有着北方人的相貌，在饮食上我坚持一天三顿，两顿吃米一顿吃面，这是对南北两地吃法的一种调和，我自认为这是有利于心脾的好方法。

但我吃面和北方人稍有不同，同时和南方人也有很大区别。北方人吃面食大多做成各式饼，南方人爱把面弄成条状或丝状，这就是南方人叫的"切面"，他们吃面爱把油、盐、酱、醋等作料统统下到汤里，面汤有味而面无味，他们往往重视的是汤而不是面的味道，这和没吃面差不多。我做面却不同，把各种佐料都放到面里，面条味道俱全而汤是清的，这样才是吃面而不是喝汤。

我制作的面有两种，一种叫:五香面，一种叫:八珍面。五香面是做给自己吃的，八香面是做来招待客人的，两者丰俭有别。

所谓"五香面"是指哪五香呢？做这个需要准备好酱、醋、花椒末，碎芝麻，煮笋或煮蘑菇、煮虾的鲜汁。先把花椒末、碎芝麻拌进面里，然后，把酱、醋和鲜汁和在一起，用它做和面的水，不再用别的水。和面要和得极匀，擀面要擀得极薄，切面要切得极细，然后，用开水下面，这样精华都在面里，耐人咀嚼，不像寻常人把面吃进肚子，什么味道也没有，只是汤有味。

所谓"八珍面"是指哪八珍呢？就是鸡肉、鱼肉、虾肉，晒得极干，跟鲜笋、香菇、芝麻、花椒四料一块儿研成细末，和进面里，再加上鲜汁，一共是八种，所以叫"八鲜"。酱、醋也要用，但不包括在八鲜里，因为这些属于家常日用之物，不能冠之以珍的名。鸡鱼的肉一定要取其精瘦。做饼的馅儿多有油，是希望饼酥松而不紧实，所以拌油，这是根据面的性来做的。鲜汤汁不用肉汤而是用煮笋、煮香菇、煮虾的汤，也是为了忌油。所用的肉，鸡、鱼、虾三者之中，只有虾肉用起来最方便，将它切成米粒大小，再放入面中。另外在和面用的汁中加一两个鸡蛋清，面的味道会更好。

——李渔：《笠翁一家言全集·闲情偶寄》

第13节

酒之饮

酒

酒是性热之物，酒后吃辣的东西能使其热性散去，吃苦的东西也会减弱它的热性，吃甜的东西可以中和它的热性，清淡的东西可利小便，能将其顺利排出体外。但是如果吃味重的食物就会使酒原本的热性增加。酒适合温服，少饮对健康有利。

酒的好处在于它能行气和血、御寒壮神、袪邪解愁、暖胃除秽，少量地饮酒可以使一身畅通，将药效发挥到极处。这是喝酒的好处所在。

喝酒的不好之处在于：热酒伤肺、凉酒伤脾，酒喝多了还伤胃，会产生蛊膈，火气上升会引发吐血消渴，还会产生积滞，让人得生痰、脚气病，而且还会蓄热，引发痈疽及痔疮等诸多病症，其害甚多，严重时还能使人丧命。

——（清）徐文弼：《寿世传真》

论好酒

酒以陈酒为上品，而且越陈的酒越好。酒性太过浓烈的不可喝，喝了它对身体会造成损伤，这是首先要注意的。酒忌酸、忌浊、忌生、忌狠烈、忌冷。酒一定要清亮、要洁净，必须有中和之气。有人认为我对酒的评价标准未免太过于严苛了，但是，什么样的酒才是好酒呢？我的回答是：不苦、不甜、不咸、不酸、不辣的，这些都具备了才是上乘的好酒。

——（清）顾仲：《养小录》

酒要适量

《活人心法》中说：酒虽然可以陶冶人的性情，疏经活血，但是它也会使人招风败肾，伤害肠胃。喝酒的时候不能大口大口地喝，也不可以喝得太快，不然会伤肺。胴是五脏的华盖，不能受到操作。喝醉了觉得非常口渴的时候，不能喝水或者浓茶，因此时，茶会被酒引入肾脏，积滞在肾里成为毒水，会引发腰腿酸痛，膀胱冷且痛，还会伴有水肿、消温、挛跛等病症出现。

——（清）龙遵叙：《饮食绅言》

醉酒之谜

酒醉指喝醉了酒的状态，在医学上叫做急性酒精中毒，是由于一次饮入过量的酒精或酒类饮料引起的中枢神经系统由兴奋转为抑制的状态，会对肝、肾、胃、脾、心脏等人体重要脏器造成伤害，严重的可以导致死亡。

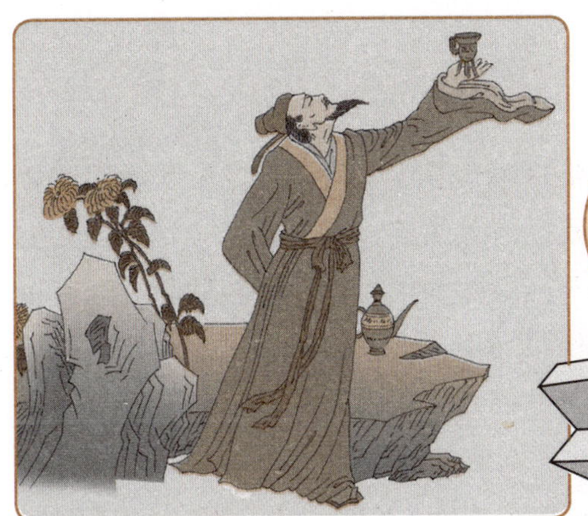

酒精本身对呼吸中枢、心脏、肝脏功能等都有抑制和毒害作用。它首先作用于脑干网状体。致使大脑皮质的机能亢进，人就显得活跃，不能控制自己的语言和行动，这就是平常说的出现醉意。

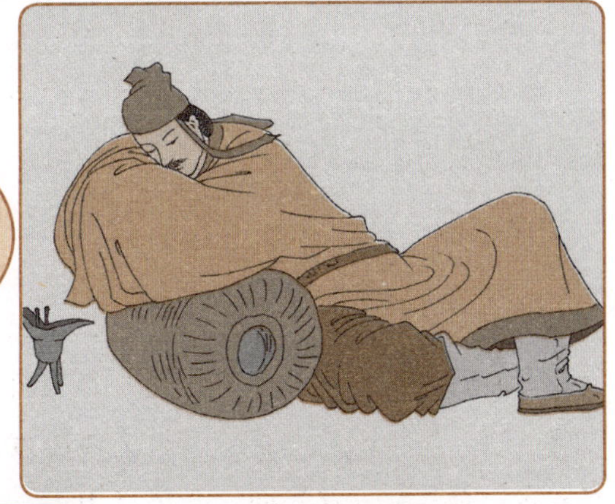

当脑中酒精浓度增加到一定量时，大脑皮层就产生睡觉的意识。最后发生麻木性昏迷，整个过程可分为：兴奋期、共济失调期、昏睡期。如每百升血液中酒精浓度超过600毫克，可能导致死亡。

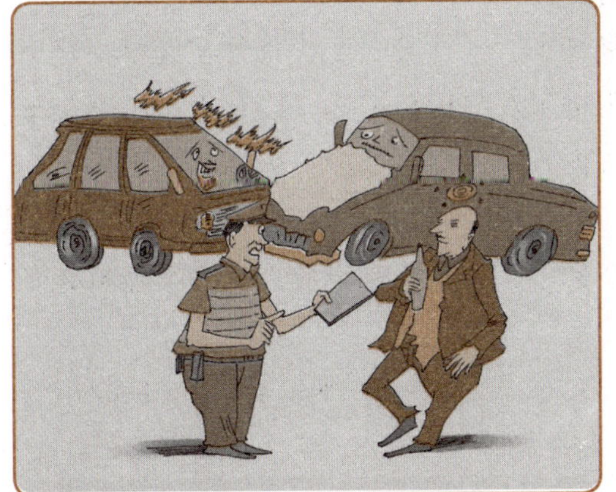

适量饮酒

饮酒有利有弊，适量喝酒可以活血化淤，疏通经络，温阳散寒，但过度饮酒甚至酗酒则百害丛生。饮酒需适量，这不仅是对健康生活理念的提倡，也是一种对文明生活方式的倡导。

第14节

茶之饮

喝茶

茶，新茶性热，陈茶性凉。

喝茶的好处：茶可以去烦止渴，促进消化导引下气，可以解食物因过分油腻和在烧制过程中产生的毒素。特别是浓煎的茶，还可以引吐。将茶和生姜一起煎煮，可以做成姜茶饮。因为茶有助阴的作用，而姜能助阳，两者在一起可以平寒热，用这种茶可以缓解伤风寒症。喝茶的不利之处：茶喝多了会寒胃，造成脏腑内的油脂流失。特别是酒后喝茶就更不好了，茶进入肾经和膀胱会引发瘕病、疝气病或水肿。早上起来空腹不能喝茶。

《本草拾遗》说：喝茶可以消食化痰，去腻解烦，不过喝得过多就会对脾胃造成损害。每次吃完饭后，用浓茶漱口既可以解腻，又不伤脾胃。而且，饭后的食物残渣经茶水一冲，就不会存在牙齿间而费力去挑了，牙齿也会因此而变得更加坚固密实。

——（清）徐文弼：《寿世传真》

茶叶储存法

茶叶温暖干燥，恶寒冷静湿润，可以用箬包裹收藏，不能放香药。所以会收藏它的人都会用箬封裹好茶叶然后再将其烘焙干，并且每隔两到三天会再烤一次。烘焙的火温度宜接近人体温度，可以将温润之气去掉即可，如果火太大，茶叶就会发焦而无法再食用了。

有人说可以用中等大小的坛子来装茶，十斤装一坛。每年在大桶中烧一些稻草灰，再把茶坛子放在桶里，用稻草灰将坛口填满，坛身也用稻草灰覆盖严密。每次取茶的时候先将灰拨去再开坛，取完之后，仍按原来那样封存好。到第二年稻草灰要换新的。

还有人说可以在空楼里面悬一个架子，将茶瓶朝下放，这样茶叶不会受潮，因蒸气自上而下应该倒放。

——（明）高濂：《遵生八笺》

抗老益寿茶饮

猪苓茶

配方 猪苓15克，绿茶3克，红糖10克。

用法 将猪苓洗净，加水500毫升，慢火煎沸，去渣，加入绿茶、红糖再煮3分钟即成。

功效 健脾利湿。猪苓多糖能提高机体免疫力，抑制癌细胞生长。

八仙茶

配方 赤小豆、核桃仁、松子仁、冬瓜仁、芝麻、绿茶各100克，花椒10克，白糖200克。

用法 先将以上用料分别炒香炒熟，一起研成细末。每次取3匙，用白开水冲服。可当早点，也可作加餐。

功效 养五脏、益脾肾、防病延年。

灵芝乌龙茶

配方 灵芝3克，乌龙茶3克。

用法 此为泡茶配方。取一袋泡茶置于杯中，用沸水冲泡5—10分钟即可饮用，每日冲泡1～2袋。

功效 抗衰老、增强免疫力。灵芝为多孔菌科植物紫芝或赤芝的全株。味甘，性平，能养心安神、补肺益气、止咳平喘、解毒保健、提高人体免疫力。

乌龙保健茶

配方 槐角20克，冬瓜皮20克，何首乌40克，山楂20克，乌龙茶4克。

用法 将乌龙茶置于容器内，余药用清水煮沸，取汁代茶饮。

功效 抗衰老、健身益年。

人参茶

配方 人参10克，龙眼肉30克，五味子20克，茶叶15克。

用法 将人参、五味子捣烂，龙眼肉切成细丝，此三味和茶叶拌匀，用沸水冲泡5分钟，即可饮用。

功效 健脑强身、补中益气。

鲜丝瓜茶

配方 茶叶5克，鲜丝瓜200克，盐少许。

用法 将丝瓜洗干净后切成厚片，加适量盐水煮熟，加茶叶冲泡后饮用。

功效 清热提神、强身健体。

第15节

起居宜忌

平常人人修身养性的方法各不相同，但大致都会注意不损精、耗气和伤神，道家称之为全精、全气、全神。如果精、气、神三者皆损，人的真气就会耗散，身体就很难强健，又何谈养生之道呢？

善于养生的人，每天都会在鸡叫时分就起身，坐在床上，拥被调息、叩齿，凝神静坐。当感觉体内的神和气都已安定后，再用功运气几十遍，之后，便会觉得全身和畅，血脉畅通。叩齿后，口内生津，就用津液漱口并吞咽下去再导引津液进入丹田以滋补元阳。在床上调息完后，再进食一些日常滋补药物。将两手摩擦至热后和导引功法。结束后，慢慢下床，开始梳头洗漱。洗漱完毕后，接着在庭院里悠然行走数来步。等到日头上至三五丈高时，将当做早饭的粥喝下。喝完粥后，手轻按腹上，再次慢行两三百步。每天早上调养的时间，应在鸟雀还未叫，人事还未动以前进行。因为此时天地之气还很清朗，阳气正当生发，这时感受此气，可令人长寿。

——（明）朱权：《臞仙神隐书·摄生之道》

宋朝建国九年，天下初定，百姓安宁。宋太宗对宰相说：“我每天的生活，都很有规律。太平兴国五六年的时候，每当处理完了手头上的事情，我就会去看看书，到夜深了就去睡觉，五更时再起床。至于饮食，我很有节制，从不过度，这样坚持下来，我觉得对保持我的身体健康很有帮助。如果吃饱了，便浑浑噩噩，不运动四肢，脱了衣服就睡觉，致使血脉凝滞，自然就会得病，他们还想要轻松爽快，这怎么可能呢？老子也曾说：我命在我，不在于天，其实全要靠人自己调适啊！可见养成良好的饮食起居习惯完全在于我们自己的调控，若要随心所欲，养生也就成为空谈了。

——（宋）江少虞：《宋朝事实类苑》

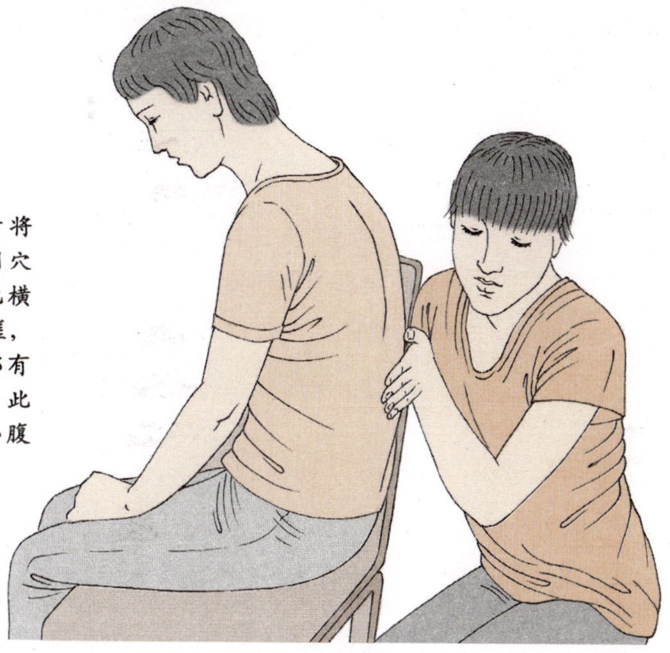

操作方法

患者正坐，医者将左手横放于命门穴处，手掌快速地横向往返摩擦揉搓，直至患者的背部有微微的温热感。此法对腰部以及小腹疼痛有良好功效。

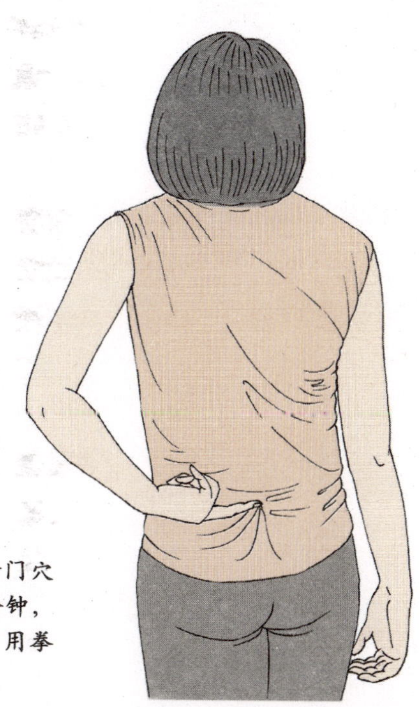

延年益寿不怕衰老

古代很多人总是幻想通过炼丹以及修道来达到延年益寿的效果，然而，炼丹和修道一般来说过于虚幻。不过，想要延年益寿，延缓衰老并不是不可能的事，只要长期按摩人体命门穴就可以。

操作方法

正立，将中指放于后腰部命门穴处，用力旋转按揉 5 ~ 10 分钟，上下、左右按揉均可，也可用拳头敲打。

第16节

坐立行走宜忌

坐

人要注意自己坐的姿势，坐的时候背要挺直，如果想要保持容貌端正，要将手拱在胸间。身体不能太靠后仰，那样显得太过傲慢，也不宜向前俯，这样显得悲切。坐的时候不要随意张开两腿，身体也不宜倒向一边。坐的时候要像大山一样稳固，这是最基本的品行。

——（明）方孝孺：《孙志斋集》

立

按时间长短的不同，站立可分为短时站立和长久站立。短时站立可以不需要依傍，站的时间久了则需要有个依靠的地方。亭亭而立只能偶尔为之，若天天这样，全身的筋骨就会因无所依傍而变得像磨刀石一样坚硬，容易引发血脉胶凝的疾病。或者可以倚靠松树，或者是倚靠怪石，或者倚靠栏杆，也可以像苏轼那样柱根拐杖，既可以当羲皇上人，又可以当画中的人物，还有什么比这更快乐的呢？但不能倚靠女子，因为她们太过纤弱，这会导致两人都站立不稳而倒地。

——李渔：《笠翁一家言全集·闲情偶寄》

行

行走的时候，步伐要稳重，面容要自然。走得快慢与人的仁义品行是一致的。行为与仁义并不相背离，如果一直能保持一致，那人生这路上就会无阻碍，处处都能顺畅了。

——（明）方孝孺：《孙志斋集》

走

行走的时间太长会伤筋劳肝，站得太久也会伤骨损肾。走路的时候注意不能走得太急，站立的时候不能太疲劳，也不要背对着太阳而站。晚上行走时叩齿可以避灾祛邪。走路出汗了，不要将脚搁在床沿上，脚不着地，时间久了血脉就会凝结，会引发脚痛和腰疼。有大雾的时候不要远行，如果非要出行，可以喝小许酒避避瘴气。

——（明）沈仕：《摄生要录》

调节身体平衡，轻松消除疲劳

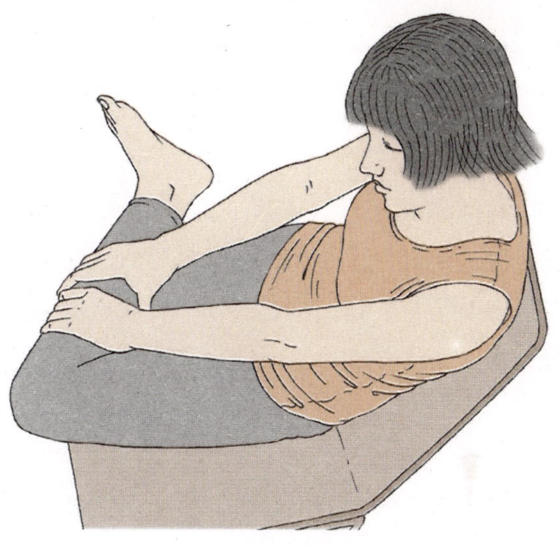

操作方法

正坐，将一条腿平放于另一条腿上，以双手拇指适当按揉承山穴，应稍用力，时间以3～5分钟为宜。

在小腿后面正中，委中穴下8寸处，或外踝尖上8寸处，伸直小腿和足跟上提时腓肠肌肌腹下出现尖角凹陷处。

轻轻按压承山穴，如果有明显的酸胀痛感。则表明体内聚集湿气过多会使身体失衡，从而产生疲劳感。此时按摩承山穴，可以有效地缓解疲劳、祛除湿气。

操作方法

患者正坐或俯卧，医者将力量集中于拇指指腹，将其吸顶于患者小腿部承山穴处，放松肩臂，使掌指与受力部位成30°，以关节的旋转带动指腹，由浅入深、由表及里、缓和连贯地转动。此法可以和中理气、祛瘀消肿。

第17节

梳洗宜忌

沐浴

刚刚洗完头之后，不要立即对着风吹，也不要将头发盘在头顶，更不能在头发还没干的时候就去睡觉，否则会使人头晕目眩、头发脱落、脸色变黑，还会牙痛、耳聋。烧过的水，如果隔夜再用它洗头，会使头上长癣；用它来洗脸，脸会失去光泽；用它来煮饭，吃了会使人生疮。

——（明）沈仕：《摄生要录》

多梳头少洗浴

洗澡会使人全身的毛孔都张开，如果常让毛孔张开，就会使人体内的真气耗损。有句谚语说："多梳头，少洗浴。"即便在炎热的盛夏也要隔三四天洗一个澡。洗澡之后，人体内的阳气会上升，洗脸也可以宣畅阳气。吃饭和小睡起床后立即洗澡易患上风邪，最好在密室里沐浴。

《礼记·内则》中说五天就应该洗一次热水澡。洗澡水不能太凉，要烧热水洗浴。如果洗澡的时间过长水变冷了，可将一只大壶装上热水，放在浴盆旁边，慢慢添加，务必要保持通体舒畅。

——（清）曹延栋：《老老恒言》

梳头洗脚长生事

郭尚书曾说过：除了吃药、导引之外，还有两件养生大事，那就是梳头和洗脚。尚贤每天晚上梳完头发后都要泡脚，之后再去睡觉，他曾说："梳头洗脚长生事，临卧之时小太平。"

——（宋）陶谷：《清异录》

发梳百遍

真人说：头发要多梳才好，这样可以预防风邪，还能明目，是保持人长寿的好方法。又说："头发梳百遍。"《安乐》诗中说："发是血之余，一日一次梳。"常梳头发可以疏通血脉，祛风散湿。

——（明）沈仕：《摄生要录》

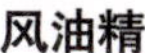

沐浴小妙方

风油精
在温水中加入十几滴风油精，用此水洗浴后会觉得浑身凉爽，精神抖擞，还可防治痱子。

橘子皮
用橘子皮（干、鲜均可）加水煮汁，倒入温水中搅匀。用此水洗澡会令人精神舒畅。

仁丹
在浴盆温水中加入30粒仁丹（小儿减半），充分搅拌溶化。浴后皮肤沁凉，神志舒畅。

小苏打
在5千克左右的温水中加入两片小苏打，待药片溶解后洗澡，有恢复体力和健美之功效。

醋
在温水中倒入一小杯醋，浸浴其中，周身舒适，并可止痒，还可使头发柔软亮泽。

十数液酒
在浴水中加入十数滴酒，可使皮肤光滑富有弹性，并对皮肤病和神经痛有一定疗效。

鲜西红柿汁
榨取一些西红柿鲜汁倒入温水中搅匀，经常用此水浸浴，可使皮肤柔嫩，容颜不老。

大蒜
用大蒜煮汤洗澡，既可防止蚊虫叮咬，又可防治皮肤病，还能治疗关节神经痛及风湿痛。

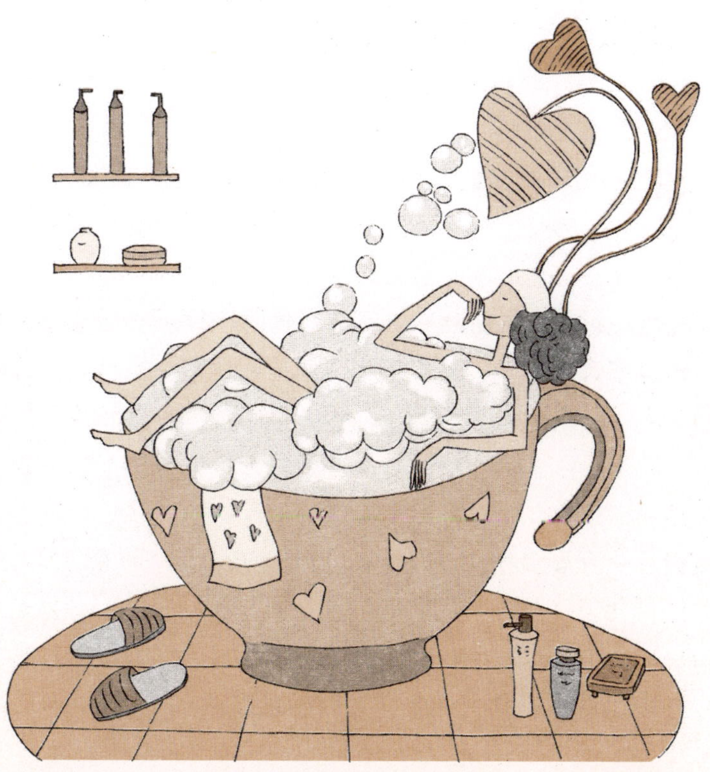

第18节

安寝之道

安寝

安寝是人生最快乐的事情，古人有："不觅仙方觅睡方"的说法。冬天时二更就要上床睡觉，夏天时一更就要入睡。我们经常笑他人一整夜都酣饮不休，我们称之为"消夜"。人经过一整天的劳作，到晚上了就应该好好休息。睡觉本来是一件非常快乐的事情，晚上还有什么活动值得消遣的？在冬天和夏天的时候，要在日出的时候起床，夏天就更是这样了。早上天气间充满着清爽之气，能让人精神爽快，如果说轻易放过岂不可惜了。我居住在山间挺清闲的，夏天太阳刚出来，我就起床去呼吸带着水草清香的新鲜空气。在这个时候，虽然莲花还未全开，竹叶含露微滴，真是让人心情愉快。夏天白天很长，不妨将帘幕垂下来焚香，将竹席展开，午睡一会儿。睡足了再起来，神清气爽，这感觉与天地真人无异了。

——（清）张英：《文瑞集》

体稳刚睡美

苏轼说：我平日对睡觉有特别严格的要求。我刚开始睡的时候，会在床上舒展四肢。如果有感觉不妥的地方一定要使它稳妥。如果身体有疲劳和疼痛的地方，我就事先按摩一会儿，按摩完之后就闭目静心自己的呼吸。身体摆放匀直后，对自己的四肢和心还要严格加以控制。即使感觉有瘙痒，也不乱动，一定要将心静下来去克服它。像过样过了一顿饭的工夫，全身没有不平和畅通之外。睡意来了之后，再睡就不会觉得头昏。我每天都会在五更初就起床，梳头上百次，按摩脸部，穿戴好之后，会在干净的床上假睡一会儿，这种感觉真是很美妙。白天将吏徒召集起来，将我的方法告诉了他们，他们都跟着做，后来都已成为习惯了。

——（宋）李廌：《师友谈记》

按摩手法治失眠

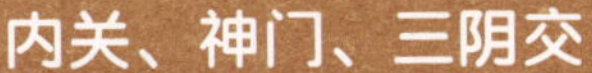

内关、神门、三阴交

按照经络归属，可以用拇指按揉以下穴位：内关，神门，三阴交。这三个治疗失眠多梦的穴位互相配合，每天按揉5～10分钟，就可以起到安神定志的作用。

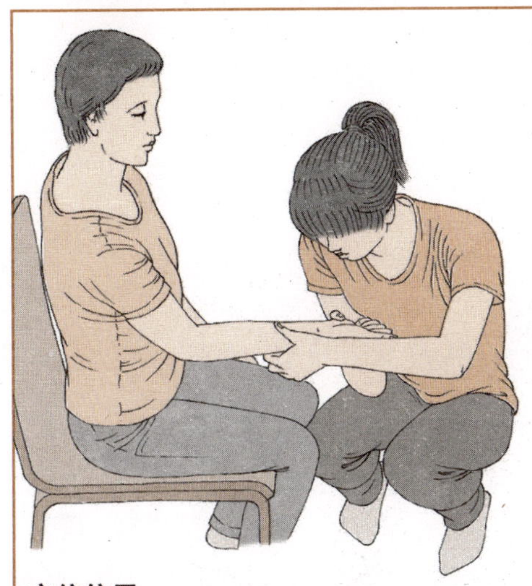

穴位位置

内关穴位于掌心面，手腕横纹上2寸，掌长肌腱与桡侧腕屈肌腱之间。

操作方法

患者正坐，医者一手托住患者手腕，另一手拇指、食指分置于患者内关、外关穴上，用力按揉1～2分钟。两手交替施治，力度以患者能够忍受为宜。

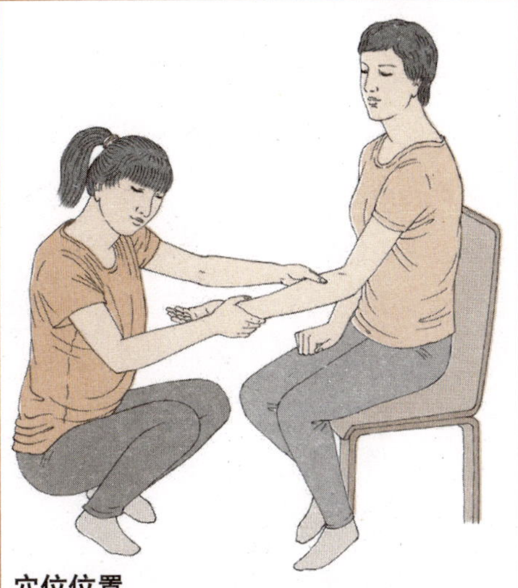

穴位位置

神门穴位于掌心面的手腕横纹上，尺侧腕屈肌腱的桡侧凹陷处。

操作方法

患者正坐，医者左手握前臂，以右手拇指指端垂直按压腕处的神门穴，一按一松连续做50次。

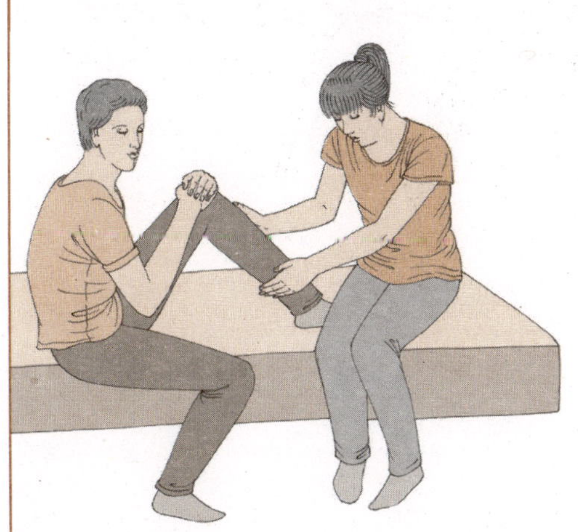

穴位位置

三阴交在小腿内侧，足内踝尖上3寸可以摸到胫骨，它就在胫骨的后方。

操作方法

患者正坐或仰卧，医者先用手掌来搓揉患者小腿内侧三阴交穴，搓揉半分钟后，用中指指腹按压此穴，力度适中，以患者感到酸痛为限。

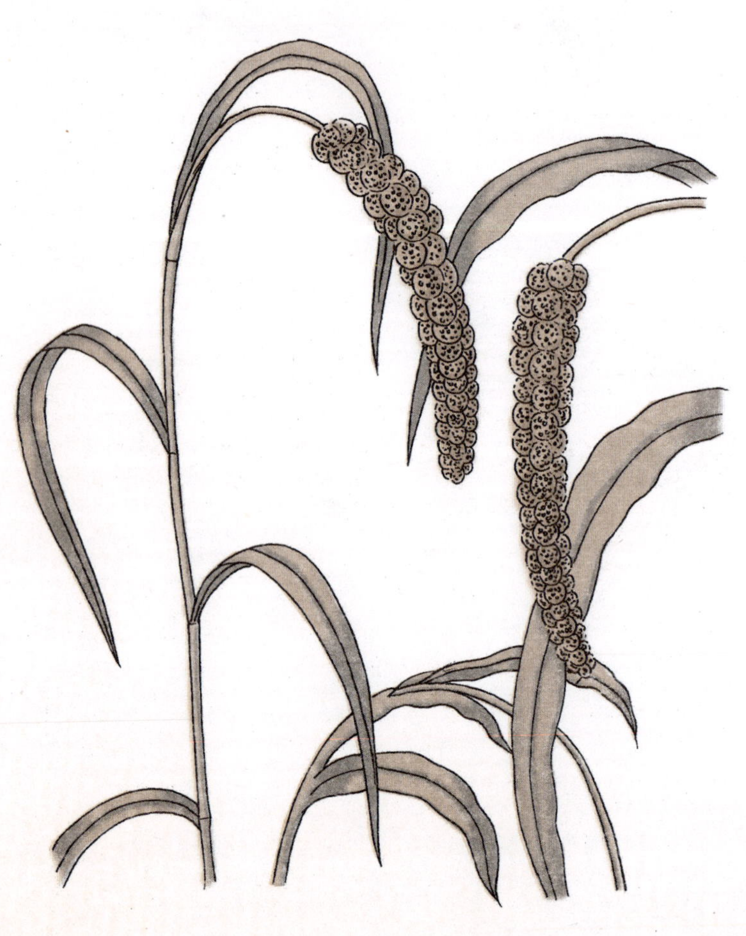

第七章

食补

在传统中医看来，根治疾病的关键在于祛邪扶正、调和阴阳，而许多食物具有滋养气血、协调阴阳、强身健体的功效。若能用食物代替药物进行调养，不仅能给人味觉的享受，让人从心理上接受，还能滋补气血、协调阴阳、强身祛病。因此，在《本草纲目》《神农本草经》等古籍中，都有关于用谷、肉、果、蔬治病养生的记载。

中医根据“四气”、“五味”（“四气”即药物寒、热、温、凉的属性；五味即辛、甘、酸、苦、咸的属性）的分类，探究出蕴涵五味的食物乃补养之要的观点，并在具体方法和适应症上作出了良好的示范。本章广泛参考相关的古籍和资料，对这些研究和经验进行了全面收录，以供今人借鉴。

粳米

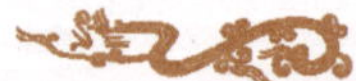

粳米，就是平常吃的大米。它秉承了天地的中和之气，味甘性平（北方粳米性凉，南方粳米性温；白粳米性凉，赤粳米性热，晚白粳米性寒；陈粳米性凉，新粳米性热），专能养脾健胃，并能兼顾其他内脏。五脏的血脉，没有不是粳米来供给的；五脏的津液，没有不是粳米来充溢的；全身的筋骨、肌肉、皮肤，没有不是粳米来强健的。所以说，人没有粳米便不能生存。

然而，粳米的性质，会因为出产时间的早晚和土壤环境而有所差异。例如，新粳米性热，食用后容易动风；陈粳米下气，最适合病人多食；晚粳米受气迟，其性稍凉，食用后会觉得稍微清爽些；早粳米受气早，性温且质黏，食用后会积滞在胃膈间（脾胃最忌湿滞）；白粳米性滞，尤其会滋生危害。在地势较高的土壤中出产的粳米，坚硬而质地洁白；在洼地的土壤中出产的粳米，质地润滑而性阴；产生在中间地带的粳米，性质平稳，经常被辅助用在药方中（大概是担心药性苦寒，用这种性甘的粳米来缓和，使胃气不致受损），这种米也可在发热、烦躁时食用，有助于缓解暴躁的情绪，使人安静下来。

粳米虽然是平常吃的食物，但单独服食它益处并不大。如果和药物同服，如用于白虎、桃花、竹叶、石膏等汤，它的养生功效能发挥到更大！这一点尤为重要，千万不要忽视啊！

——（清）黄宫绣：《本草求真》

粳米能够益气、止烦、止渴、止泻，还有温补中气、强壮筋骨、补益肠胃的效果。粳米煮汁，能够治疗心痛、止渴、除热毒、消除下痢。粳米和芡实煮粥，能够益精强志，使人耳聪目明。常食粳米，有通畅血脉、调和五脏、美容养颜的作用。

——（明）李时珍：《本草纲目》

妇女产后虚羸，可取黄雌鸡一只，去掉毛及肠肚，然后剖开鸡背，加入白粳米半升，生百合三枚，缝合好，再放在五味的汤中熬煮，煮熟后开腹取百合、米饭，和汁做羹同肉一起吃下。

——（明）李时珍：《本草纲目》

谷类食补

谷类食补：稻

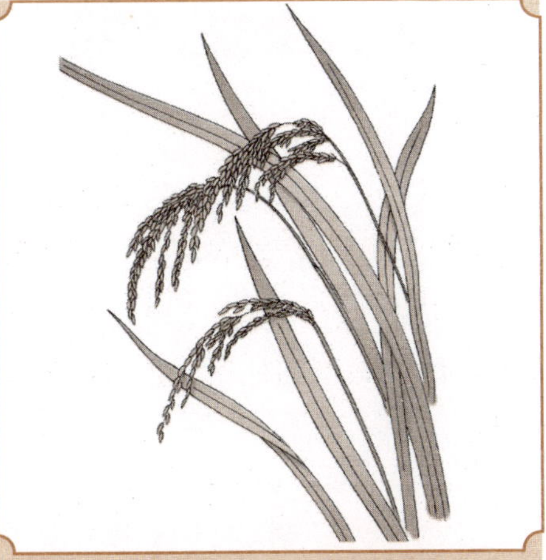

稻：益气止泄，使人气血充足，通畅，解莞青、斑螯毒。主温中，发热，大便干涩。

谷类食补：大麦

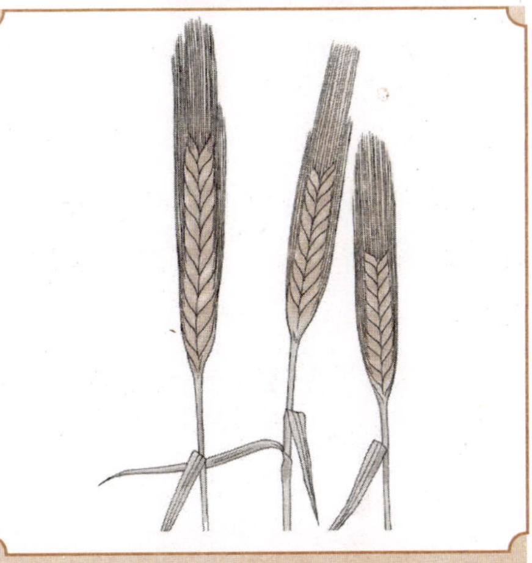

大麦：主消渴除热，益气调中。补虚劣，壮血脉，益肤色，实五脏，能消化谷食，止泄，不动见气。久食用，可令人白胖，肌肤滑腻。

谷类食补：小麦

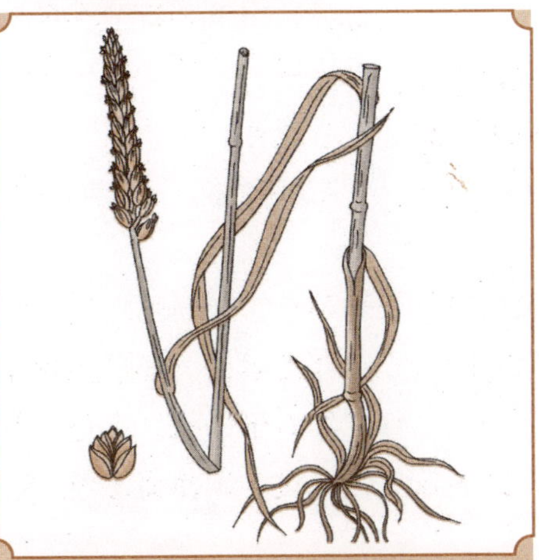

小麦：除热，止烦渴、咽喉干燥，利小便，补养肝气，止崩漏血吐血，使妇人易于怀孕。养心气，心病的人适宜食用。

谷类食补：稷

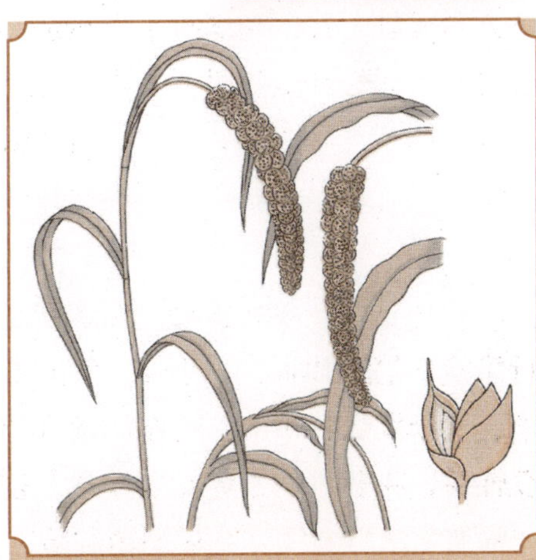

稷：主益气，补不足。作饭食，能安中、利胃、益脾、凉血、解暑。

第2节 豆类

绿豆

要想补益身体，畅通经脉，调和五脏，安定心神，绿豆是最好的选择。将绿豆研成汁，再煮熟饮用，可以治疗消渴。经常食用绿豆，还能祛除邪风。

将绿豆煮着吃，不仅解渴，有消肿通气、清热解毒的效果，还可以解除吃药草、牛肉、马肉、金石丹药等所中的毒。

——（明）李时珍：《本草纲目》

黑大豆

孟诜说：饭后细嚼黑大豆三十粒，可以使人长生不老。刚开始服用，可能感觉身体沉重，但服用一年后，就会觉得身体轻松，还有益于阳道。汪颖说：陶华经常用黑豆加入盐煮汤吃，说能补肾，大概因为它的形状也像肾，而黑色又与肾相通，加入盐，所以补肾效果好。

《养老书》上也有以下记载：李守愚每天早晨用水吞服黑豆十四枚，说是人食五脏之谷，到老也不会衰弱。与人的五脏相对应，五种不同颜色的豆各自有不同的补益效果。其中，黑豆属水，性寒，善补肾，有治水、消肿、下气、抑制风热的效果，所谓的“同气相求”就是这个意思。

——（明）李时珍：《本草纲目》

赤小豆

赤小豆是补心的食物，它形状小而颜色赤，药性下行，有畅通小肠、通行津液、消除肿胀、利小便、解酒毒、除痈肿、止呕吐的效果。还能治疗下痢、发汗发热、排脓、散血、通乳汁、下胞衣、难产等有形的病。不过，红豆性平，味甘酸，不宜长期服食，否则，会导致气下降过多，津血渗泄，使人的肌肉渐感瘦弱、身体渐感沉重。

——（明）李时珍：《本草纲目》

豆类食补

谷类食补：绿豆

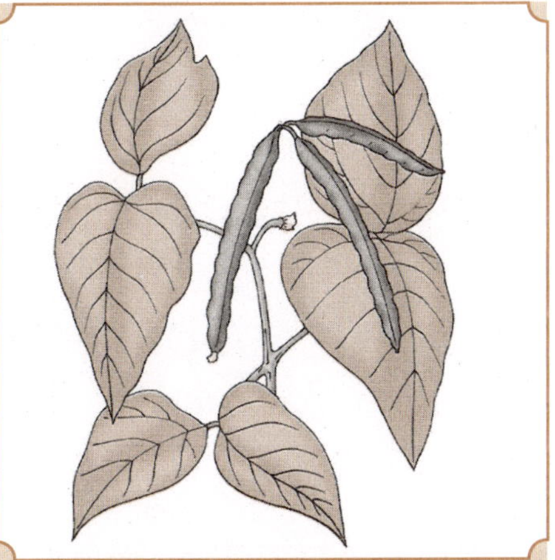

绿豆：补益元气，调和五脏，安神，通行十二经脉，去浮风，润皮肤，适宜经常食用。

谷类食补：黄大豆

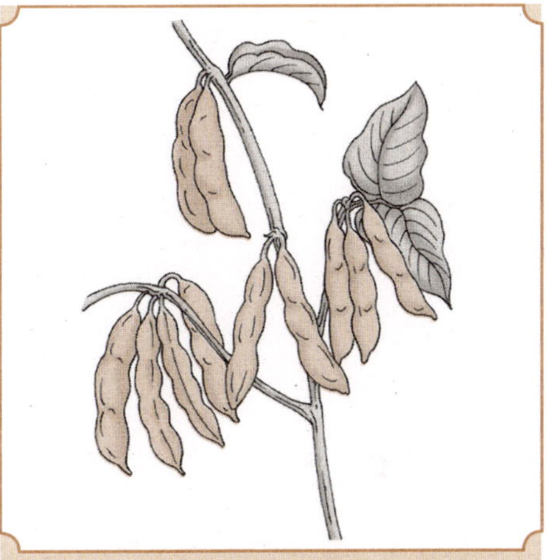

黄大豆：主治宽中下气，利大肠，消水胀肿毒。研末，加开水调和，涂于痘后生痈处。

谷类食补：黑大豆

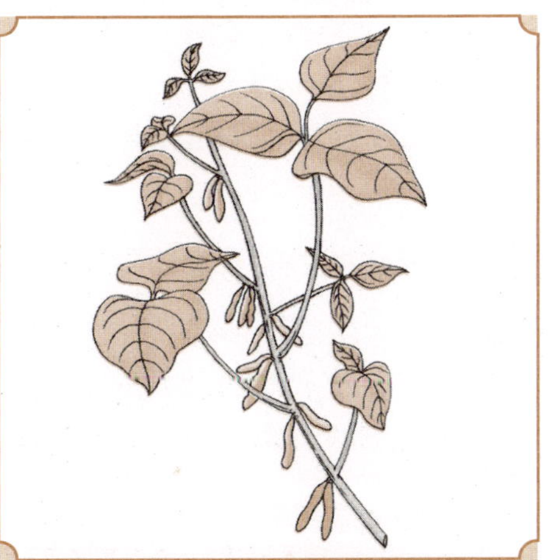

黑大豆：主治中风脚软，产后诸疾。同甘草煮汤饮，能祛一切热毒气，治见毒脚气。煮食，治心痛筋挛、膝痛胀满。

谷类食补：赤小豆

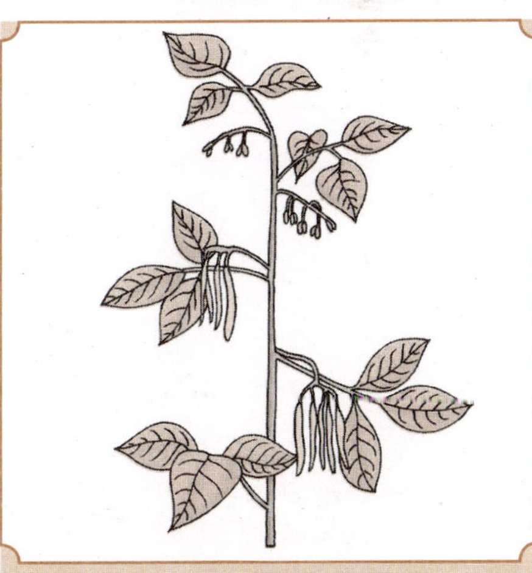

赤小豆：能消热毒，散恶血，除烦满，可通气，健脾胃。

第3节 莲·藕

莲

莲子性寒，能够通利十二经脉、二十五络血气，治疗五脏不足、伤中气绝等症。

生吃莲子容易动气，煮熟吃为佳。另一方法是：将莲子去心，晒干，研为末，和入蜡及蜜，做成相同大小的丸，每日一丸，补益心脾。

——（唐）孟诜：《食疗本草》

取新鲜的莲子，去皮、心，用于煮粥，有补中强志、益脾、固精的功效。干的莲子可以磨成粉，加入粥中，效果也不错。如果将干莲子火焙，肉就僵硬了，不能煮烂。

——（宋）王怀隐：《太平圣惠方》

藕

相传，神仙会将石莲子和干藕储存上千年，吃了这种莲子及藕，就不会感觉到饥饿，身体也会轻盈无比，感觉十分奇妙！但这种灵药世间平凡的人怎么会得到呢！不过，经常食藕，可以达到相同的效果。

藕性寒，有补中焦、养心神、补益气力的功效。将藕蒸着吃，则有补益五脏、充实下焦、使肠胃肥厚的效果。将它与蜜同食，能补益气力，使人腹中不长寄生虫，还可以治疗虚渴、烦闷、食欲不振等症。长期服食，能补益气血，促进肌肉生长，使人身心放松，并且耐寒耐饿，益寿延年。

不过，凡是男子食藕，必须蒸熟才吃，生吃会损血。

——（唐）孟诜：《食疗本草》

烦渴时，可取生藕汁一盏，生蜜一合，调和均匀，再慢慢服下。

——（宋）王怀隐：《太平圣惠方》

莲藕

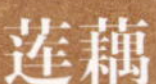

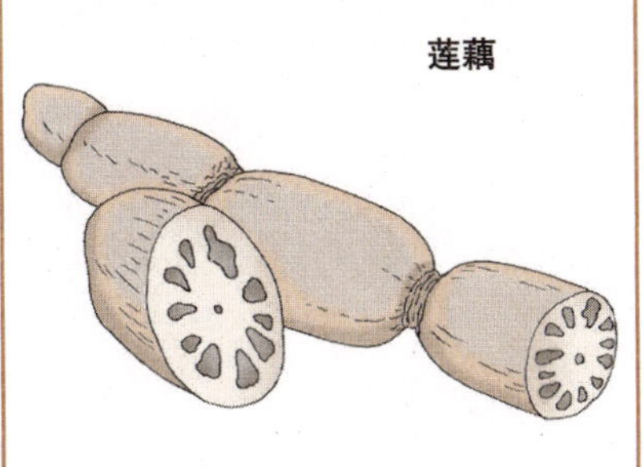

性味：味甘，性温，无毒。
主治：主热渴，散瘀血，生肌。

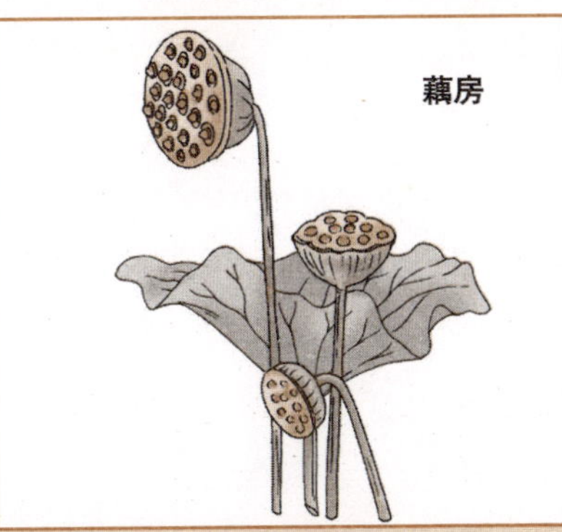

性味：味苦、涩，性温，无毒。
主治：主破血。

性味：味甘、涩，性平，无毒。
主治：益心肾，厚肠胃，固精气，强筋骨。

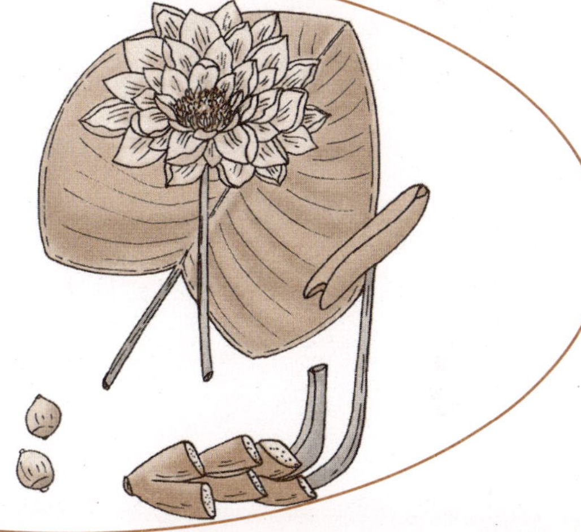

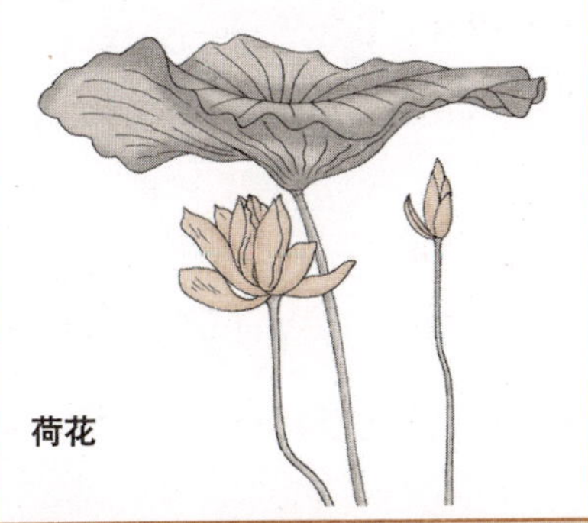

性味：味甘，性温，无毒。
主治：主镇心益色，养颜轻身。

验方：味苦、涩，性温，无毒。
鼻血不止：藕节捣汁饮服，并取汁滴鼻中。
大便下血：藕节晒干研成末，每服三钱，用人参、白蜜煎汤调下，每天服两次。
小便热淋：生藕汁、生地黄汁、葡萄汁各等份，每服一盏，加蜜温服。
月经不止：月经不止用瑞莲散，陈莲房烧存性，研末，每次用热酒送服二钱。
崩中下血：荷叶（烧过，研细）半两，蒲黄、黄芩各一两，同研末，每次空腹用酒服三钱。

第4节 姜、葱、蒜、韭

生姜性温，生用能发表，驱逐体内邪气；炮制熟用能守中，祛除胃中虚冷，舒畅胃口，开痰下食，还能使人神明通达，宣泄肺气，解除郁气，调和中气。

——（清）徐文弼：《寿世传真》

取连皮生姜四两，大茴香二两，一同放入坩器中，腌制一天一夜，再将其取出，加入盐一两，用慢火炒熟，之后研成末，做成梧桐子大小的丸子，每次空腹服三五十丸，能有效治疗脾胃虚弱、小肠疝气等症。

——（清）赵学敏：《串雅内编》

发生脚转筋时，可取生姜一两，水煎五合，服下就能立即见效。

——（唐）李荃：《太白阴经》

葱

葱性温，能发散，味辛。将葱和蜜一起捣敷，可治金疮毒气壅滞。把葱炒热熨贴脐下，可治阴部症瘕和腹痛。用葱煮粥，可止痢，发汗，通行阳气，止头痛，发散寒邪，利大小便，治疗耳鸣，解多种鱼、肉之毒。葱不能与蜜同食，也不能与枣同食。

蒜

蒜性温，味辛。蒜能通行五脏，通达诸窍，除寒湿，解暑气，避免瘟疫，消除肿毒，破积化食，利大小便，解蛇、虫等多种毒。独头无瓣的蒜，治疗毒疮效果更好。蒜伤肝、损目、生痰、助火、散气、耗血，会使人神志昏聩。

韭

韭菜性温，味辛而咸。入肺、肾二经脉。韭能滋补肾脏，壮阳，治疗阳痿。益胃、助肾、补阳、充实肺气，祛除咳痰。春天宜多吃。春后食用，使人神志昏沉。

姜、葱、蒜、韭

御湿之菜：生姜

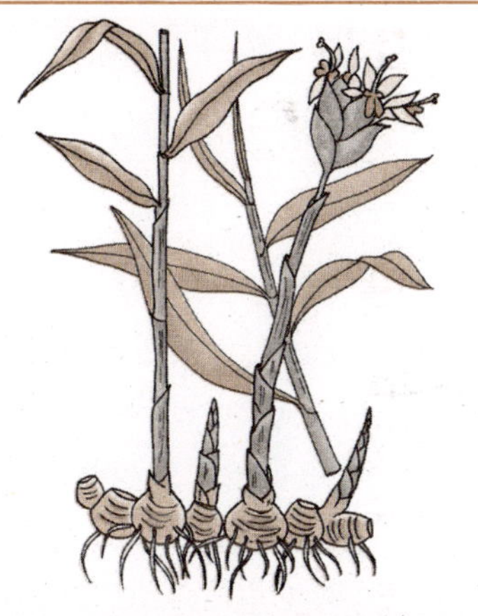

生姜：归五脏，除风邪寒热、伤寒头痛鼻塞、咳逆气喘，止呕吐，祛痰下气。祛水胀，疗时令外感咳嗽。

御湿之菜：葱

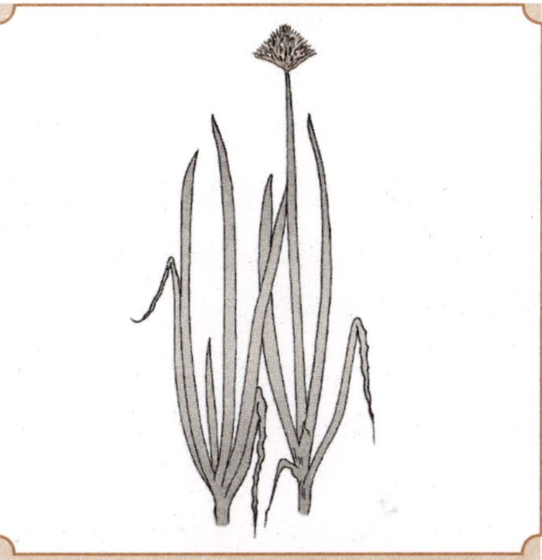

葱：味辛，性平，无毒。煮汤，治伤寒寒热，中风后面目浮肿，可发汗。治骨肉疼痛，喉痹不通，可安胎利眼睛，除肝中邪气，调中焦，利五脏，解药物的药毒。

御湿之菜：大蒜

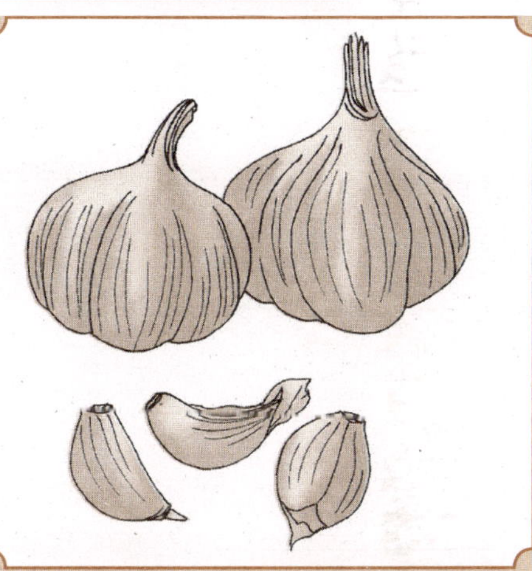

大蒜：味辛，性温，有毒。久食对眼睛有害。治毒疮、蛇虫、湿毒、沙虱，捣蒜外贴。大蒜用熟醋浸泡多年更好。

御湿之菜：韭菜

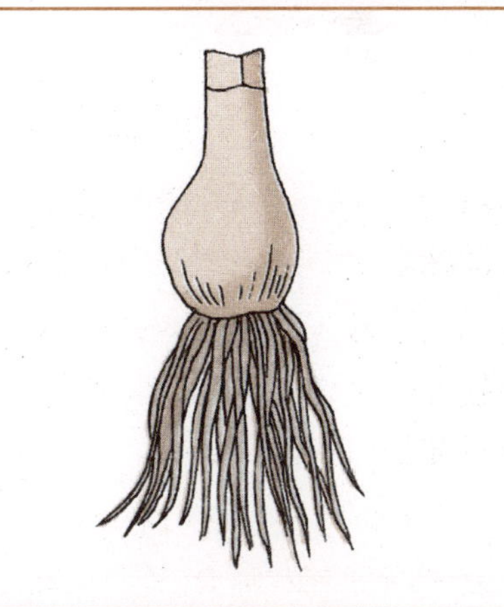

韭菜：味辛，微酸、涩，性温，无毒。主归心，安五脏，除胃中烦热。

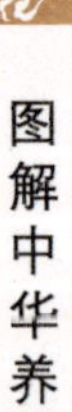

肉类

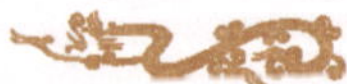

牛肉

在中医看来，脾居中，牛肉属土。黄牛肉能益气止渴，与黄芪的作用不相上下，自然也能生津止渴，所以，疟疾患者适合服用黄牛肉汤，每天坚持，能使人逐渐轻便、强壮而且不再肿胀。这其实就是朱丹溪采用的倒仓法。朱震亨著有《倒仓论》，详细介绍了倒仓法。倒，是推陈出新的意思，肠胃为积谷之室，所以叫“仓”。胃属土，接受食物后却不能正常运行，导致七情五味伤害了中宫，就会成形成滞，积聚在肠胃里来回曲折之处，引起停痰积血、蛊胀噎膈甚至瘫痪等病。而中宫失和，用普通的丸散等药是不能治愈的。

猪肉

猪肉属于阴物，味道甘美，食后可润滑肠胃、滋生津液、丰腴肌体，是补身补形的重要食品。大凡人的脏气属于纯阳，火盛水衰，吃猪肉后就是用水济火，血脉就会流遍全身，自有丰体泽肤的妙处。如果脏体纯阴，少食或许不会有损害，多食则会阻滞，引发痿弱、生痰、动风、作湿等疾患。刚感染风寒者，血脉有阻碍者，切不可吃猪肉。久病初愈者，血脉刚刚恢复，对于猪肉，更不能吃。

鸡肉

马益卿说：“有妊娠的妇女适宜服食牡鸡肉，以汲取其中完全天然的阳精之气。牡鸡汁性滑而柔顺。唐崔行《功纂要》说：妇女死于难产的，一般都是富贵人家，因为产妇旁边人多，吵闹扰攘，导致妇人惊悸、气乱的缘故。只要避开一切人，使她单独生产，用煮烂的牡鸡汁煮粳米粥给她食，自然就安然无恙，这也许就是和气的功效吧。李鹏飞说：黄鸡适合老年人，乌鸡适宜于产妇，可暖血。

狗肉

狗肉可安五脏，补绝伤，轻身益气。宜于养肾壮阳，滋补胃气，暖和腰膝，增益气力。还能补五劳七伤，益养阳事，滋补血脉，增加肠胃运化能力和肾、膀胱的功能。服用方法是和五味同煮服下。凡吃狗肉，都不能去血，如果将血去掉，则药效就会降低，对人没益处。

肉类食补

肉类食补：牛肉

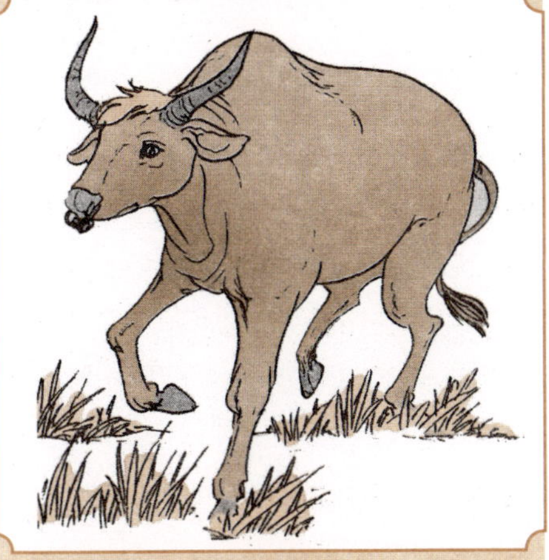

牛肉：牛在畜居五行的土位，在八卦中居坤位，土性缓和，所以性格温驯。

肉类食补：猪肉

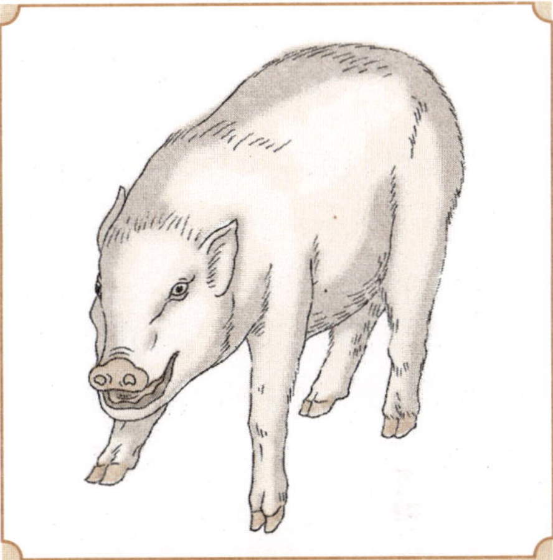

猪肉：猪肉味道甘美，滋生津液，丰腴肌体，使皮肤有光泽。

肉类食补：鸡肉

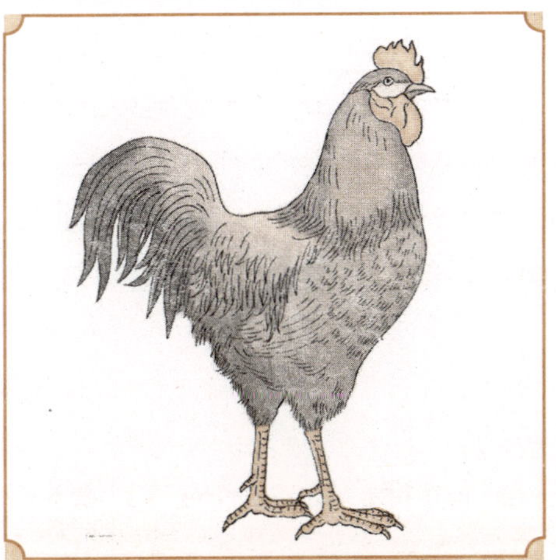

鸡肉：老年人适宜吃黄鸡肉，产妇适宜吃乌鸡肉，妊娠妇女适宜吃牡鸡肉。

肉类食补：狗肉

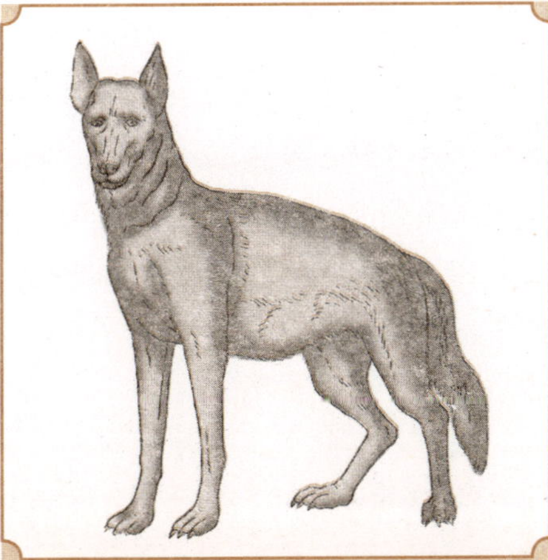

狗肉：狗肉性温暖，能够治脾胃虚寒的病。脾胃温和，而腰肾就得到滋养。

第6节 鱼、虾、蟹、龟类

鲫鱼

鲫鱼性属土，土能制水，因此鲫鱼有调和脾胃、充实肠胃、利小便之功效。凡是有肠风、下血、膈气吐食的病。都可以用鲫鱼来治。鲫鱼性与厚朴相反，厚朴泄气，鲫鱼益气。治痰核、乳痈、坚肿，可将生捣的鲫鱼末涂在患部。治肠痈，可将猪油和鲫鱼炙成末服食。治水肿，可将赤小豆煮汁食。治疗妇人的阴疮，可将鲫鱼炙烤出的油涂于阴部。鲫鱼治以下病症都是借用土能制水的特性。但是，煅烧时，不能将鱼鳞祛除，因为鱼鳞有止血之功效。

黄鳝

黄鳝性温，味甘。补益五脏，除风湿。用黄鳝尾巴上的血，可治疗口眼㖞斜。

泥鳅

泥鳅性平，味甘。可暖中益气、解消渴及酒毒，治痔疮，助阳。

虾

虾性热，味甘。可壮阳，多食会引发痔疮。

蟹

蟹性寒，味甘。有除热、解结、散血、通筋、续筋骨之功效。但也有寒胃泄泻的坏处。

龟

龟性温，味甘微咸。宜补心、益肾、滋阴，可使人聪明。忌与人参同食。

鳖

鳖性平，味甘。宜凉血滋阴，可治愈疟疾，补肾除热。忌与苋菜同食。

鱼虾类食补

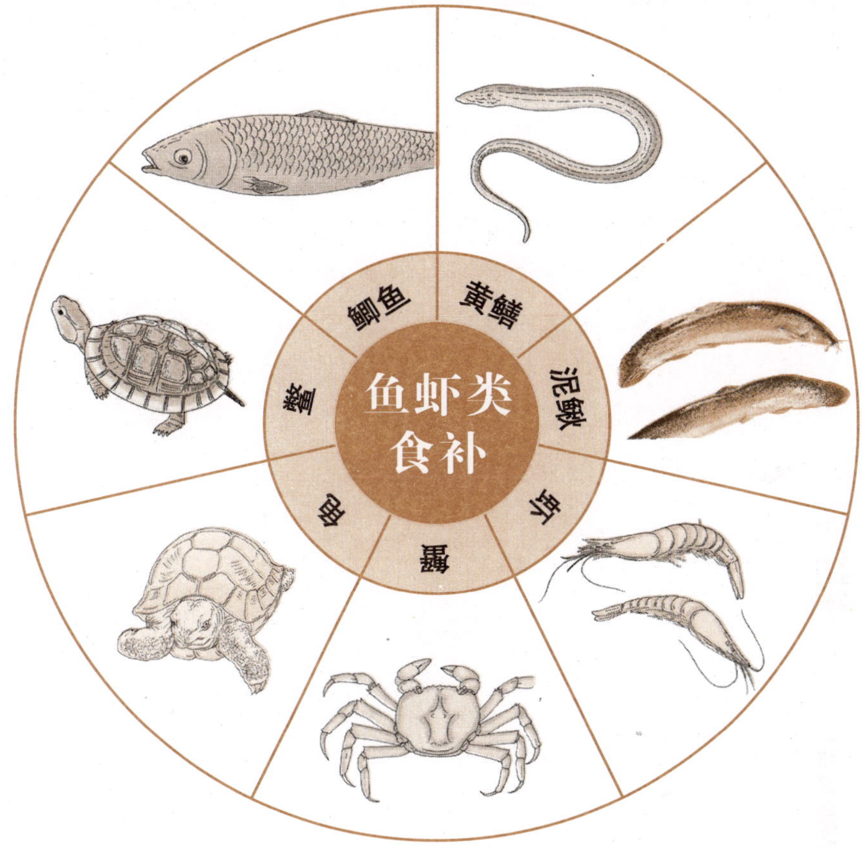

鲫鱼性属土，土能制水，因此鲫鱼有调和脾胃、充实肠胃、利小便之功效。

黄鳝性温，味甘。补益五脏，除风湿。用黄鳝尾巴上的血，可治疗口眼㖞斜。

泥鳅性平，味甘。可暖中益气、解消渴及解酒毒，治痔疮，助阳。

虾性热，味甘。可壮阳，多食会引发痔疮。

蟹性寒，味甘。有除热、解结、散血、通筋、续筋骨之功效。但也有寒胃泄泻的坏处。

龟性温，味甘，微咸。宜补心、益肾、滋阴，可使人聪明。忌与人参同食。

鳖性平，味甘。宜凉血滋阴，可治愈疟疾，补肾除热。忌与苋菜同食。

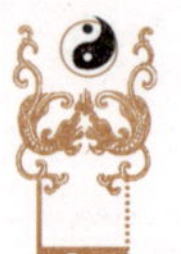

第7节 解毒

蒜解蟹毒

食蟹中毒，可将干蒜煮汁，服下干蒜汁，毒立即就解了。

藕解蟹毒

食蟹中毒，可将生藕煮汁，服下就可以解蟹毒。

——（宋）王怀隐：《太平圣惠方》

葱白解金银毒

只要将葱白煮汁，服下就可以解金银的毒。

——（唐）王焘：《外台秘要》

豆浆解卤毒

先兄晴湖曾经说过，喝了卤汁的人，会因为体内血块凝结而死，大家一直以为无药可治。有一位妇人，在不知情的情况下饮用了卤汁，当她反应过来后立马就惊慌失措，不知如何是好。忽然，一老妇人推门而入，对她说："你去隔壁买豆腐那里，去取些磨下的豆浆灌下。"妇人以此方一试，果然有效。这是因为卤水遇到豆浆，就将豆浆凝成豆腐，而凝不到血，自然就能治病了。

——（清）纪昀：《阅微草堂笔记》

冬瓜解鱼毒

吃鱼中毒，可以饮服一些冬瓜汁，解毒效果很好。

——（清）陈梦雷等：《古今图书集成》

鸡蛋解肿毒

取鸡蛋一枚，雄黄三钱。用银簪在鸡蛋上插一个孔，将雄黄研为细末，加在孔内，仍用银簪搅拌均匀，封住口。再将鸡蛋放在饭内蒸熟，每天吃三枚，可使刚刚发生的肿毒消除。

——（清）赵翼：《檐曝杂记》

香油解河豚、砒霜毒

中了河豚、砒霜的毒，就要抓紧时间治疗，在周围无药的情况下，可以

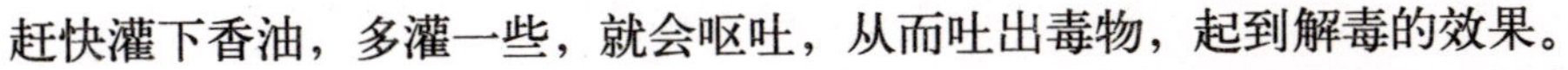

赶快灌下香油，多灌一些，就会呕吐，从而吐出毒物，起到解毒的效果。

——（清）陈梦雷等：《古今图书集成》

甘草解一切毒

取甘草、白蜜各三两，黍米粉一两。将甘草加水五升，熬煮成两升，然后祛除药渣，加入黍米粉、白蜜，煎成稀粥状，趁热服下，可解一切毒药及酒毒，还能缓解烦闷不止，令人舒心畅快。

——（明）张介宾：《景岳全书》

香油（芝香油）解一切毒

徽州、池州等地方的人，不论春夏，都习惯吃牛肉，因为制作有方，很少有中毒的情况。他们凡是煮菜，必定用真香油，将它倒入锅内煎熟，再放入肉煮炒过，再加入清水煮，这样就不会发生中毒。万一中了饮食之毒，切忌惊慌失措，只要立即喝下一两杯香油，即能出现呕吐后，毒也就解了。

——（明）张介宾：《景岳全书》

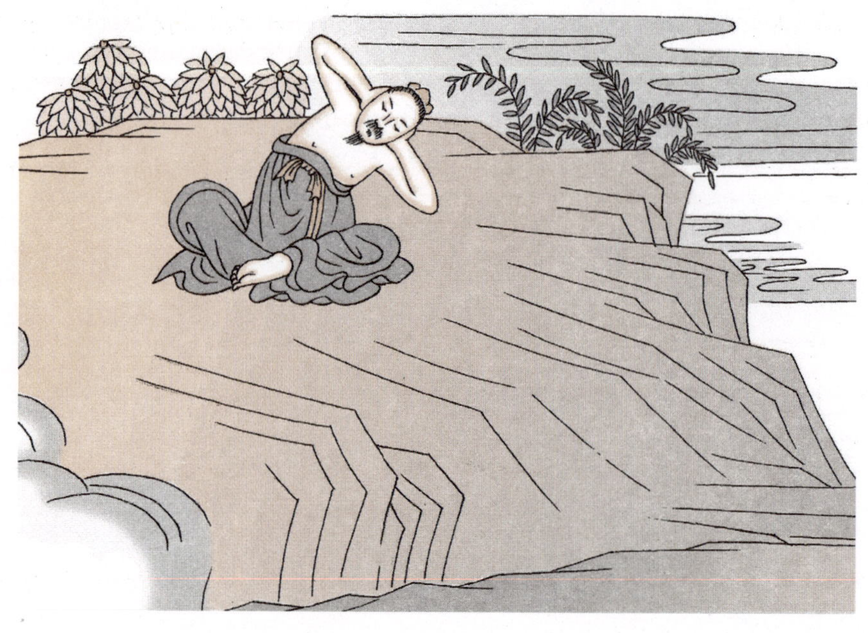

第八章

按摩·导引

按摩和导引是我国传统的养生方法，是实现养生的重要手段之一。它们具有简便易操作、效果明显、易于坚持而且不受时间、地点、设备的限制的优点，至今仍被广泛采用。

按摩术是我国中医保健的传统方式，通过人体各部位、穴位的按摩，可以有效地疏导气血、活络筋骨、滋养肌肤，使人气血和顺，而且它还能调节身体机能，祛瘀化滞，缓解疼痛，强壮肌肉。另外，它还作为一种养生方式可以增加养生的乐趣，起到消疲解劳、治病健体、延年益寿的功效。

导引法是一种辅助呼吸使形体得到锻炼的养生术。修练的人凭借自身的力量引导肢体完成俯仰、屈卧、呼吸和吐纳等动作，并配合集思和按摩手段，此法运用得当可以调和营卫之气，除风避邪，益气补血，治疗百病，以实现增长寿命的目的。

自古以来，按摩和导引之术就广泛被人接纳和采用。本章广采群书之精华，将古代最精典实用的按摩导引术介绍给大家，并配有详细的操作说明，图文并茂，让读者学习起来一目了然。

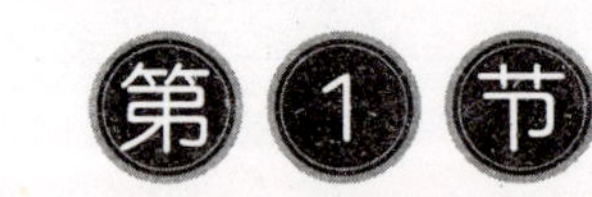

按摩导引能延年祛病

延年祛病以按摩导引为先

人能自如灵活地运动，全在于体内真气的周流通畅。真气通畅，人体才能保持平和安详之态，但如果真气阻塞，人体就会患病。正如《无道论》所说："要将人体内的元气全部聚集起来很难，若要让它消散则很容易。要打通人的关节很难，要让关节闭塞很容易。"因此人还是要经常活动，这样食物才能快速消化，气血才能畅通运行。而中国那些研究养生之术的仙家们流传下来的按摩导引术，就是用来打通关节，促进血液流通，抵御外邪入侵的。古书上说："门轴不经常转动就会长虫，经常流动的水不会腐臭。"这个道理也适用于人体。所以想要延年益寿，就要重视并掌握一些按摩导引的健身之法。

——（明）高濂：《遵生八笺》

导引乃养生大律

导引之法，不受名称、象物、粉绘、表形、图式等拘束，它本身没有固定的形式。或伸展屈曲，或上俯下仰，或站或立，或卧或躺，或原地不动，或徐徐前行，或吟唱，或调息，这些都是导引。修练的人不必每天都操练。导引时要做到屏息凝神，将气深长地呼出之后，全身气息都能得到疏通。它不必计算次数，只需在体内之气达到极限时，先通过鼻子呼出少量的气，然后从口中吐出剩余的气就可以了。这样做的原因在于，若屏息时间长了，气会冲喉而出，若不先用鼻呼出少许再用口吐出，气息会损伤肺脏。这样的做法，在病痊愈之后就可以停止。要注意的一点是，做导引时，不要让自己过量出汗，汗出多了，身体气孔大张，易感风邪。在做导引时，如果导引的动作幅度大，关节发出的声音也大，若是动作幅度较小，关节发出的声音也就小，这说明人体此时已处于筋脉安和、气息通畅的状态了。通过做导引法，使不调和的气息得以通畅，周身的关节之气都被疏通，有防病于未然的功效。如果感觉不舒服了，而不加以导引，就会使外邪聚集在体内而使血脉凝滞不动。

——（晋）葛洪：《抱朴子》

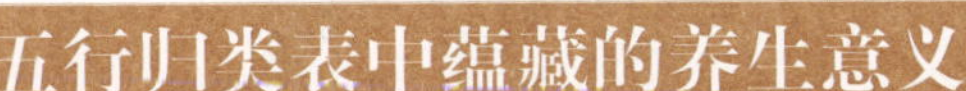

五行归类表中蕴藏的养生意义

以五行为中心，将自然界和人体有关的事物与现象按其属性、形态相类同的，分别归纳成五大类。

五行与物象归类表

五行	木	火	土	金	水
五脏	肝	心（心包）	脾	肺	肾
五腑	胆	小肠（三焦）	胃	大肠	膀胱
五体	筋	脉	肉	皮	骨
五志	怒	喜	思	忧	恐
五神	魂	神	意	魄	志
五窍	目	舌	口	鼻	耳
五音	角	徵	宫	商	羽
五主	色	嗅	味	声	液
五色	青	赤	黄	白	黑
五嗅	臊（膻）	焦	香	腥	腐
五味	酸	苦	甘	辛	咸
五液	泪	汗	涎	涕	唾
五声	呼	笑	歌	哭	呻
五荣	爪	面色	唇	毛	发
五方	东	南	中	西	北
五谷	麻	麦	稷	稻	豆
五菜	韭	薤	葵	葱	藿
五果	李	杏	枣	桃	粟
五畜	鸡	羊	牛	犬	猪
五时	平旦	日中	日西	日入	夜半
五常	风	热	湿	燥	寒
五化	生	长	化	收	藏

第2节 内壮功

一为守中道

守中道即专心积气的意思。积气时要专注于眼、耳、鼻、舌、身、意。其要领就在于运用了揉的方法，揉的时候，将衣服解开，仰而躺下，手掌位于胸部下方距腹部一掌处的地方，这个位置就叫“中道”。“中道”是全身唯一一个存气的地方，所以一定要慎重地保护好它。那如何来守呢？其方法在于收敛自己的目光，凝神不闻外界的声响，调整自己的鼻息，放松身体，收敛意志，四肢不动，让心中升起一团幽蓝之气。心里想着“中道”所在的位置，然后杜绝一切杂念，慢慢地就能达到身心如一，不为外界所惑的境界了。这就是守“中道”的正确方法。用手巧妙地揉“中道”部位，久而久之，三者自然就结合为一体，人也不能不健康了。如果心中杂念不断，心念他物，神和气就无法凝聚在一起，此时揉也是徒劳的，没有什么作用。

二为勿他想

人身之中，精、气、神、血都是不能自主的，都要听从意念的调遣，意行则精、气、神、血也跟着运行，意止则精、气、神、血也随即停止。守“中道”时，意念跟随手掌的移动而移动，这才是正确的方式。如果感觉意念像野马一样驰骋于身体各部位，这不就成为外壮功而非内壮功了？如果光是用手揉，而不能用意念引导精、气、神、血，并将其汇聚到“中道”，也只是白费力气而已，没有达到内壮的目的。

三为待气充沛，使其周流

“揉”和“守”的目的都在于“积气”。人体气如果凝聚在一起，精、气、神、血也会依附于它，固守在“中道”。长时间的揉搓后，气就会蕴藏在“中道”里而不会向四周扩散；气凝聚在一起了，全身的力道自然也积聚在一起了，人体的气就会非常充足而能顺畅地周流了。我们这里所说的“气”与孟子所说的“至大至刚，塞乎天地之间者，吾浩然之气也”中的“气”是同一种气。如果气没有达到充盈的程度，意念就会将它们驱散到四肢，这样不但“内壮”功没有练成，连“外壮”也不稳固，两方面都没有益处。

——《易筋经·内壮论》

内壮功

凡是练内壮功的都必须遵循以下三大原则。

练内壮功三原则

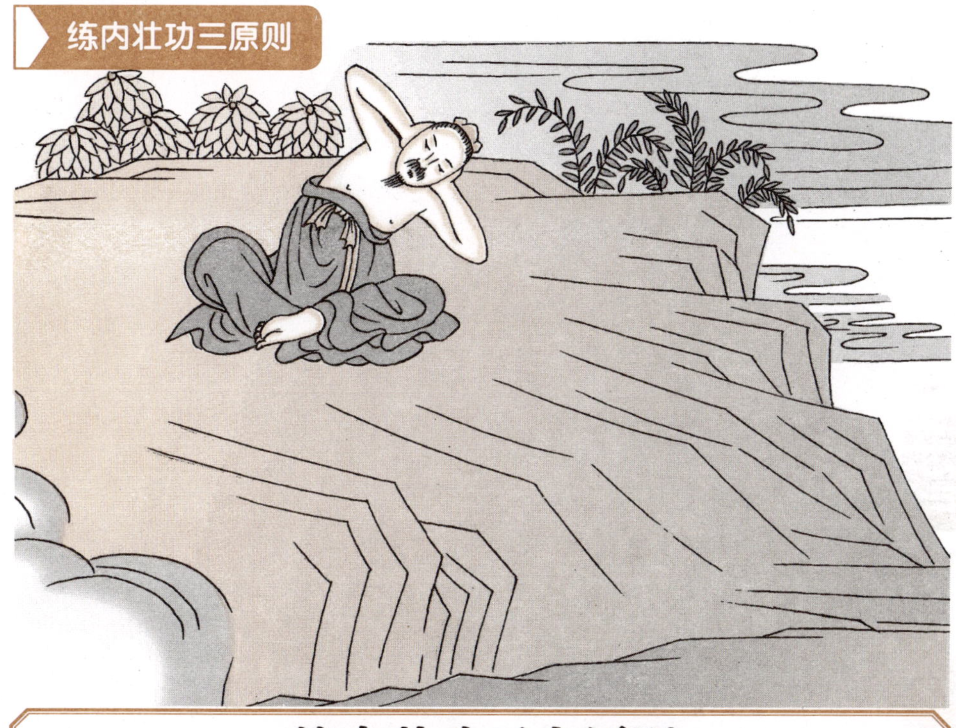

练内壮功三大原则

一为守中道。守“中道”即专心积气的意思。积气时要专注于眼、耳、鼻、舌、身、意。其要领就在于运用揉的方法，揉的时候，将衣服解开，仰而躺下，手掌位于胸部下方距腹部一掌处的地方，这个位置就叫“中道”。“中道”是全身唯一一个存气的地方，所以一定要慎重地保护好它。

二为勿他想。人身之中，精、气、神、血都是不能自主的，都要听从意念的调遣，意行则精、气、神、血也跟着运行，意止则精、气、神、血也随即停止。守“中道”时，意念跟随手掌的移动而移动，这才是正确的方式。

三为待气充沛，使其周流。人体气如果凝聚在一起，精、气、神、血也会依附于它，固守在“中道”。长时间的揉搓后，气就会蕴藏在“中道”里而不会向四周扩散；气凝聚在一起了，全身的力道自然也积聚在一起了，人体的气就会非常充足而能顺畅地周流了。

老子按摩法四十九势

老子按摩法又称“太上混元按摩法”，据说是老子自创的一套健身功。较早见于唐孙思邈的《备急千金要方》，其共有四十九势，它主要是通过运动全身各部肌肉，将意念与动作相结合，以达到强身健体的功效。

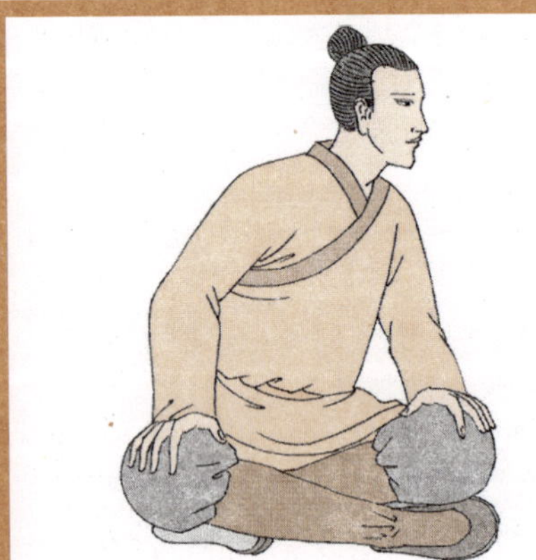

第一势

坐式，将两手按在大腿上，左右扭转身躯14次。

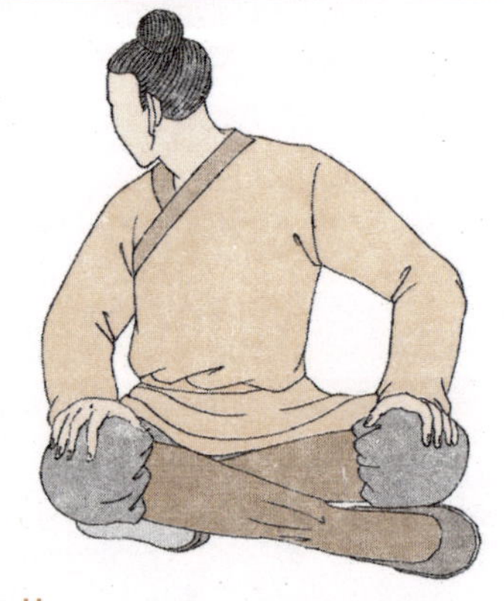

第二势

坐式，两手相搓至热后，快速摩擦两膝，同时左右扭转两肩14次。

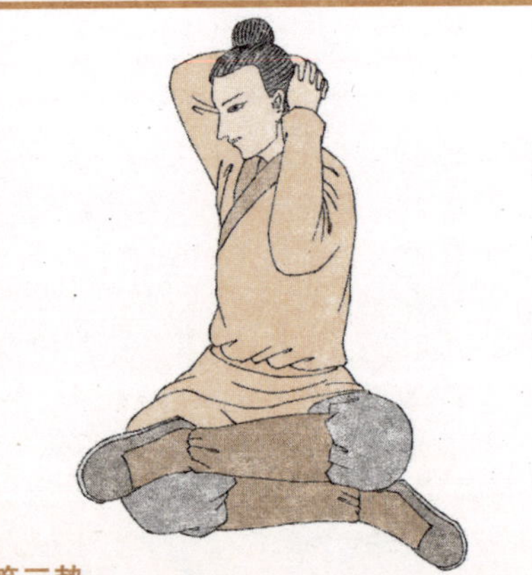

第三势

坐或立式，两手抱头，同时左右扭转腰部14次。

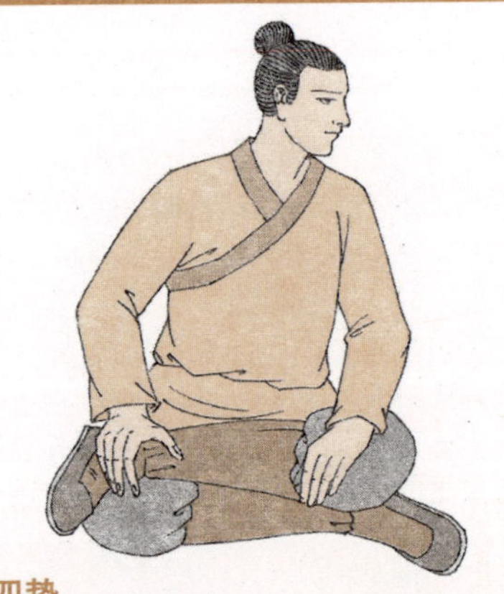

第四势

坐或立式，分别用左、右手掌心摩擦颈椎，随后左、右摇头各7次。

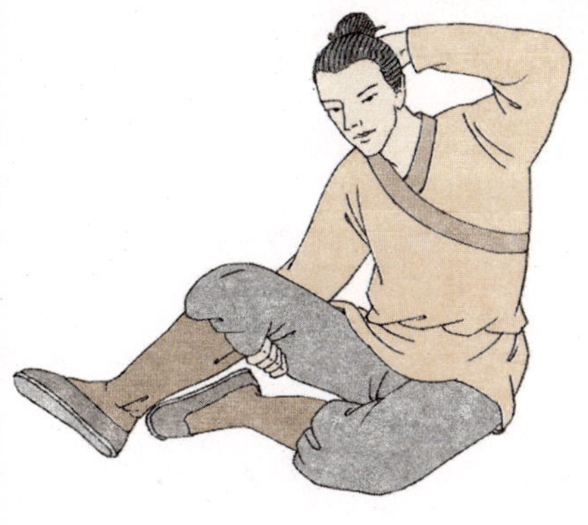

第五势

坐或立式，一手抱头，另一手托膝，弯腰伸直3次，左右姿势相同。

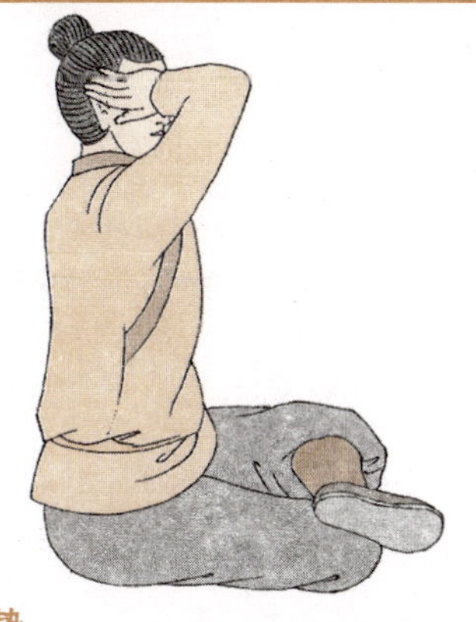

第六势

坐或立式，两手托头，向上推举3次。

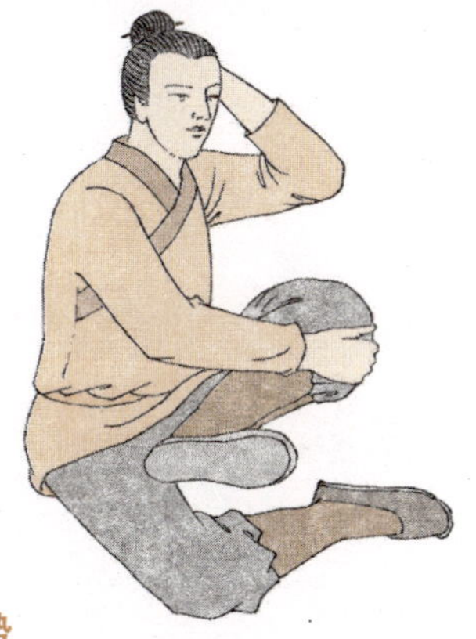

第七势

坐式，一手托头，另一手托同侧膝关节向上抬3次，左右相同。

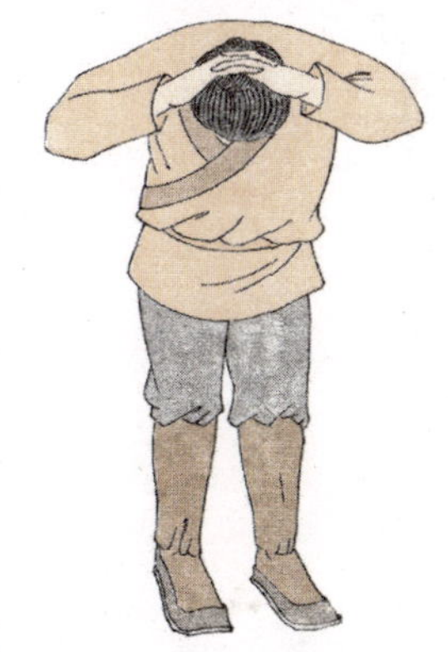

第八势

立式，两手挽头向下，同时双足用力跺地3次。

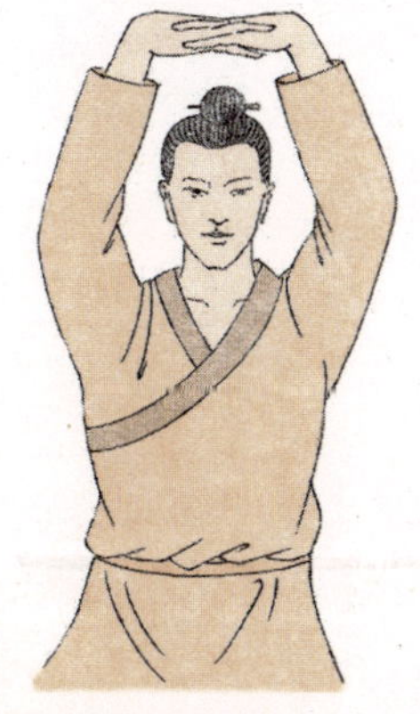

第九势

坐或立式，两手交叉相握，抬手过头顶，向左右转动身体3次。

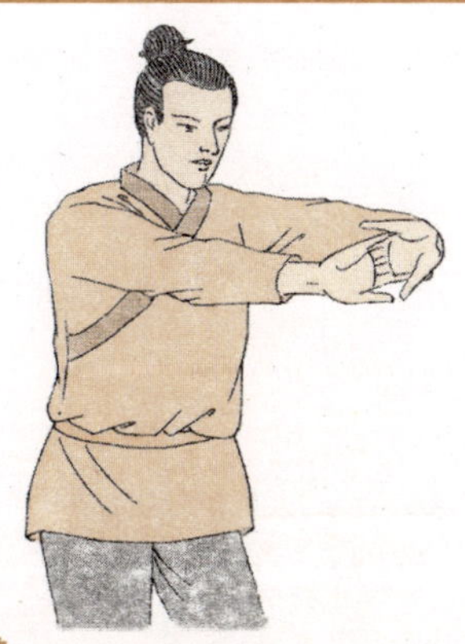

第十势

坐或立式，两手交叉掌心向外，朝前连推3次。

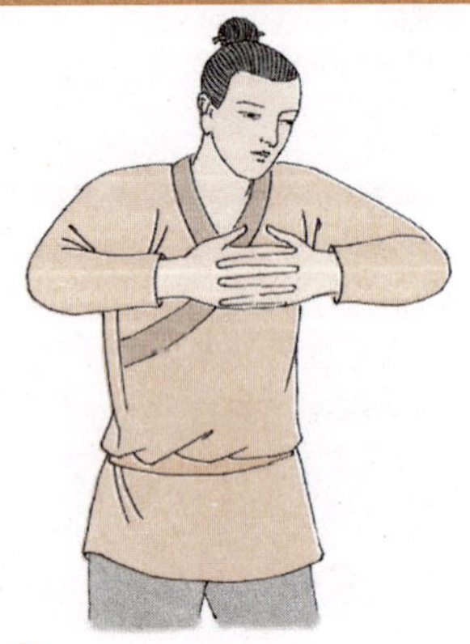

第十一势

坐或立式，两手交叉，用掌心摩擦胸前3次。

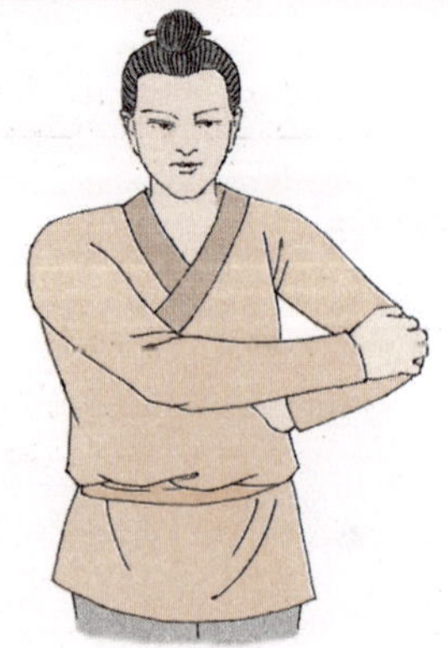

第十二势

坐或立式，曲腕、肘，以肘部击肋部，左右交替3次。

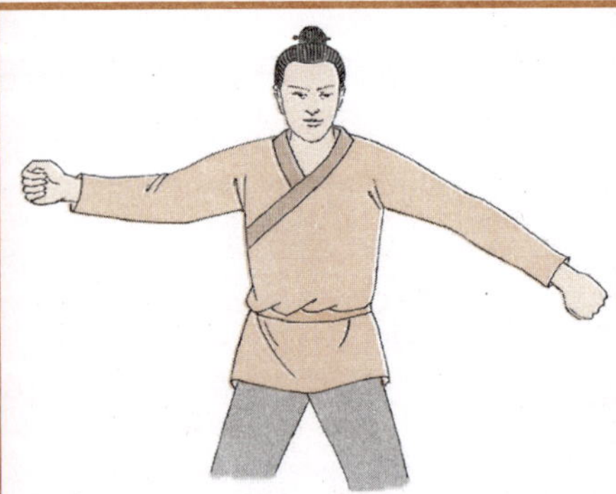

第十三势

坐或立式，左手向左前方，右手向右后方，或左手向左后方、右手向右前方尽力伸拔，左右交替3次。

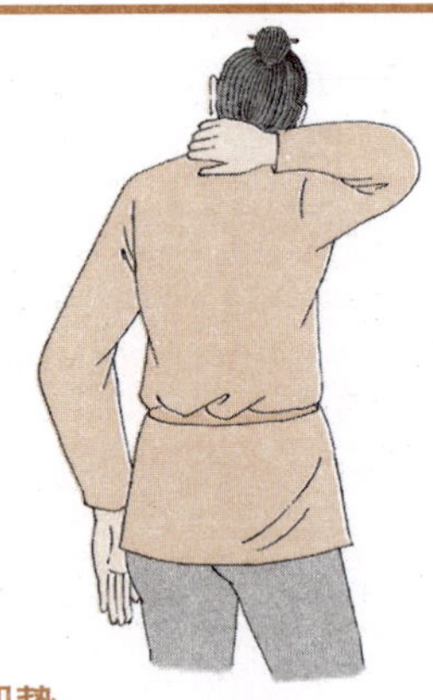

第十四势

坐或立式，单手轻拉颈项3次，左右相同。

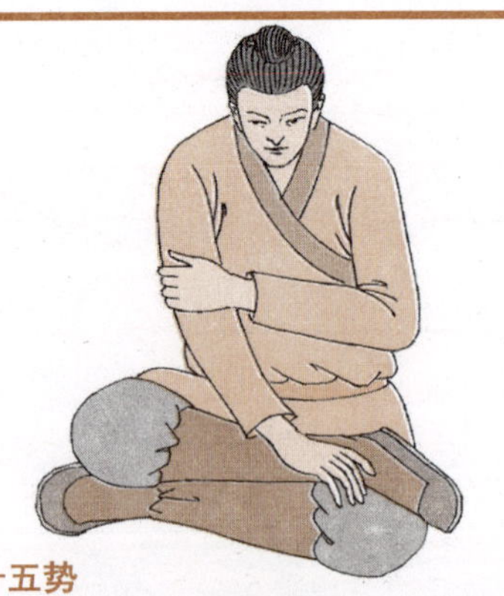

第十五势

坐式，先将右手背置同侧膝上，左手拉右肘部，使右手翻转，以掌心覆左膝上，再翻回原状，反复3次，左右换手亦做3次。

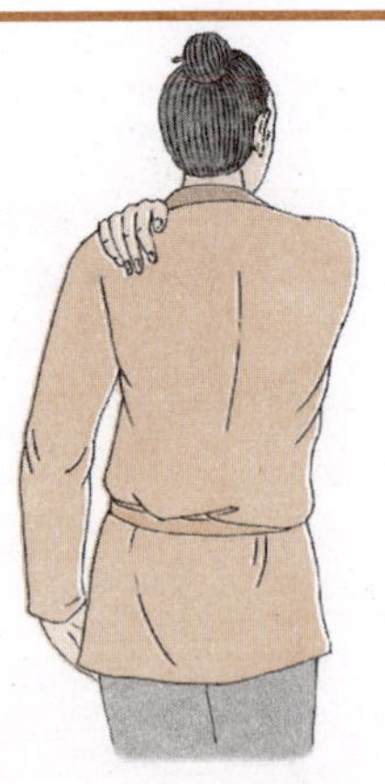

第十六势

坐或立式，以一手上下摩擦对侧肩部，左右相同。

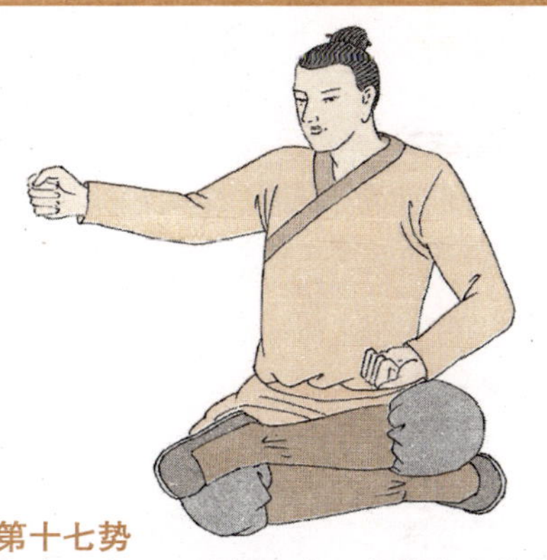

第十七势

坐或立式，两手握空拳，交替各向前击3次。

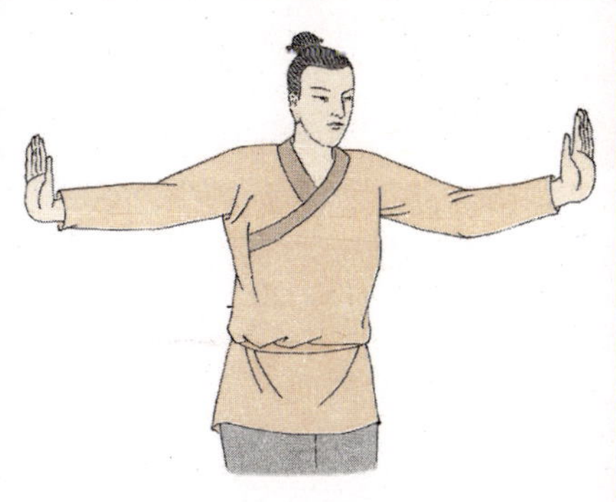

第十八势

坐或立式，将两手向两侧振抖3次，再掌心向前，两臂向内抖动3次，最后掌心向外，两臂向后抖动3次。

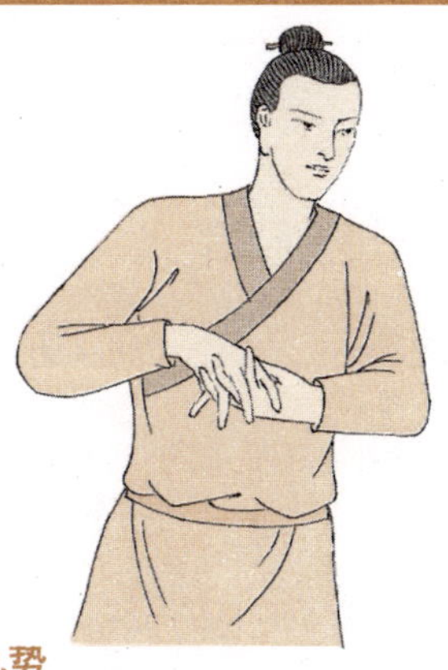

第十九势

坐或立式，两手交叉，反复绕转左右手腕关节各7次。

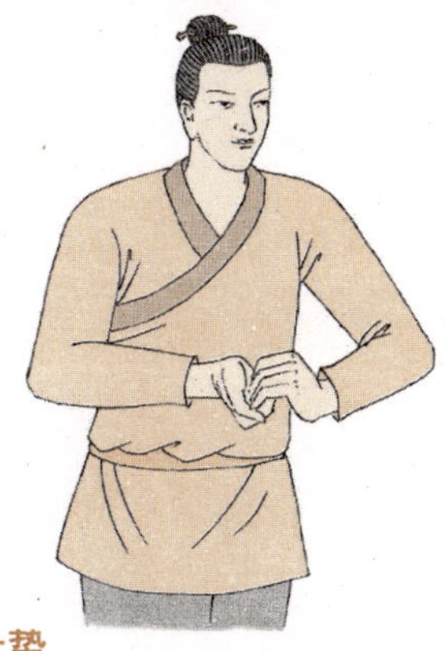

第二十势

坐或立式，两手相扣反复绕转十指关节各3次。

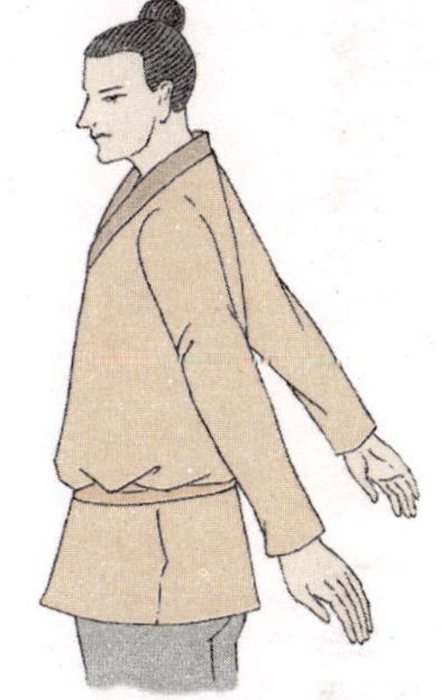

第二十一势

坐或立式，两手向后晃动3次。

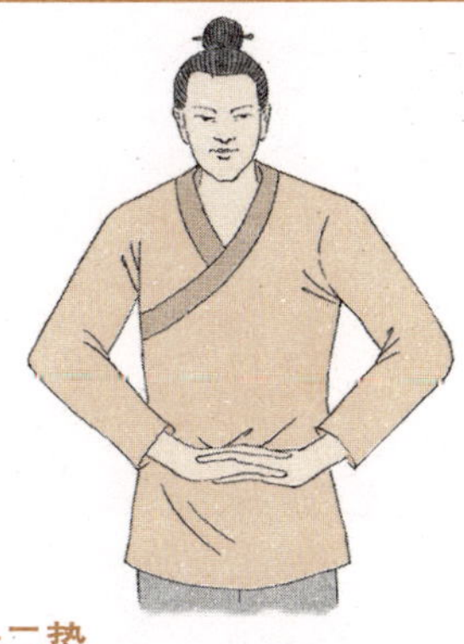

第二十二势

坐或立式，两手交叉于腹前，使肘关节上下反复扭转，同时配合呼气，以呼气10次为度。

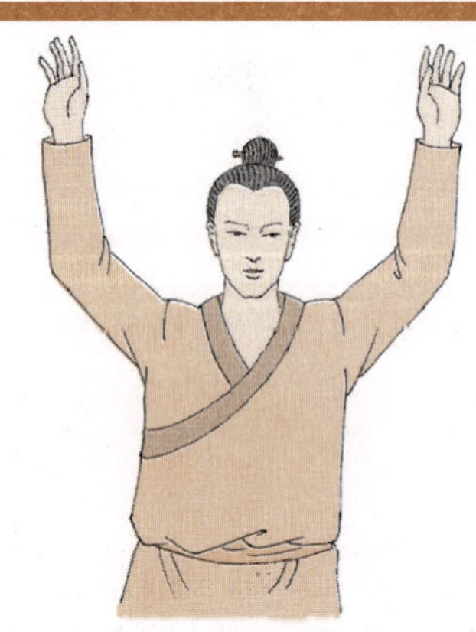

第二十三势

坐或立式，两手向上抬举 3 次。

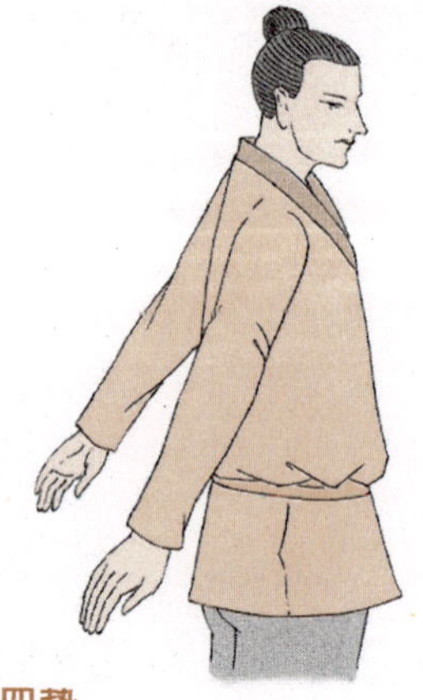

第二十四势

坐或立式，两手向后下拉扯 3 次。

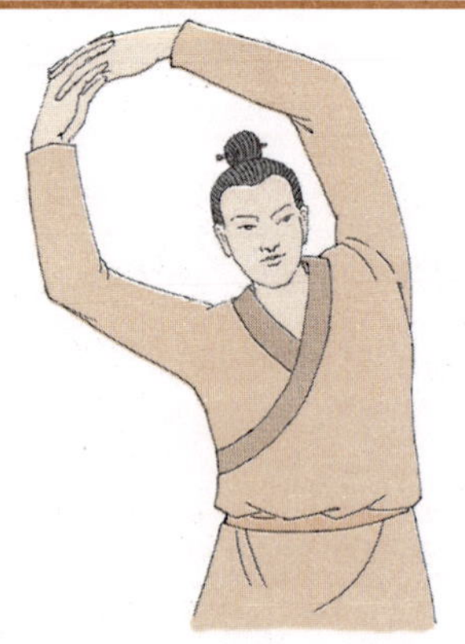

第二十五势

坐或立式，两手十指交叉，举过头顶，左右交替伸展胁肋 10 次。

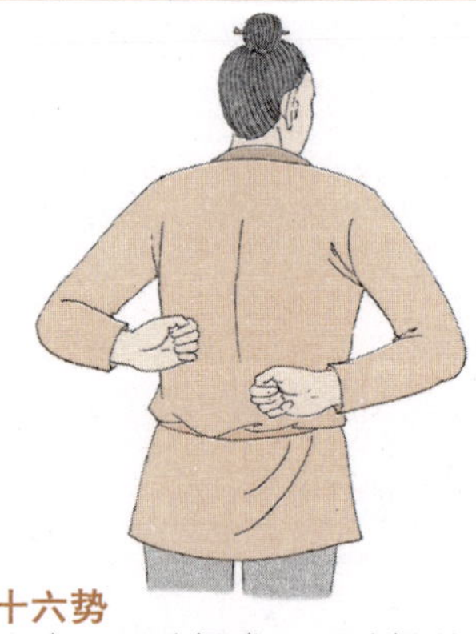

第二十六势

坐或立式，两手握拳，一手握另一手腕部，使腕关节内收、外展各 3 次，左右交替进行。

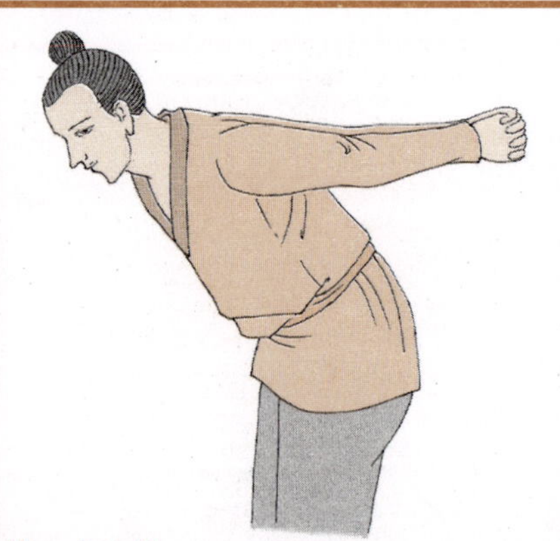

第二十七势

坐或立式，两手互握于背后，前俯、挺直脊背各 3 次。

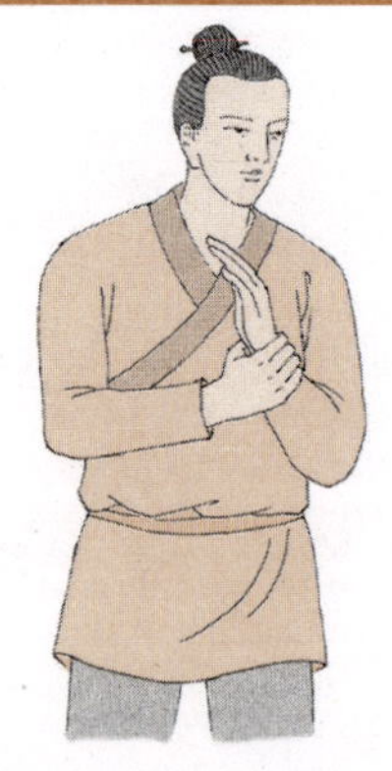

第二十八势

坐或立式，一手掌握另一手腕部，使腕关节内收、外展各 3 次，左右交替进行。

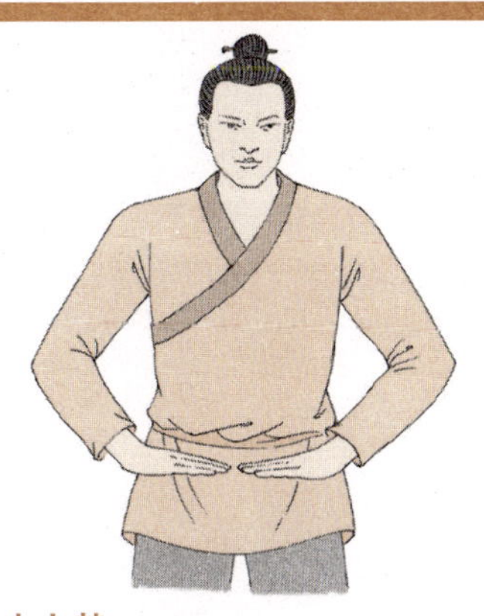

第二十九势

坐或立式，两手掌心向下，平放在前，再向上耸肩3次。

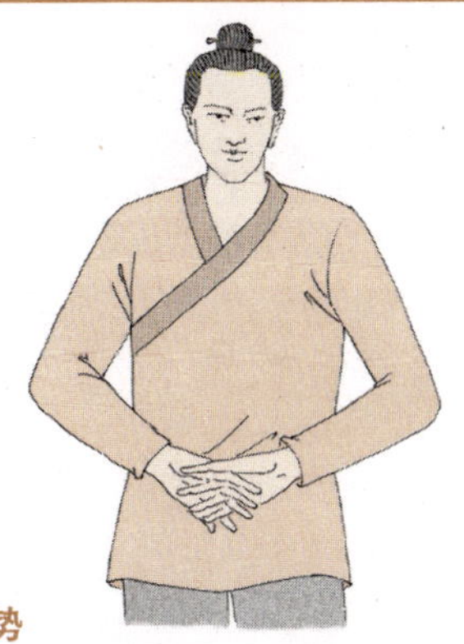

第三十势

坐或立式，两臂抬起，十指交叉，掌心向下，再横向分开两手，分别向左和右横扫荡3次。

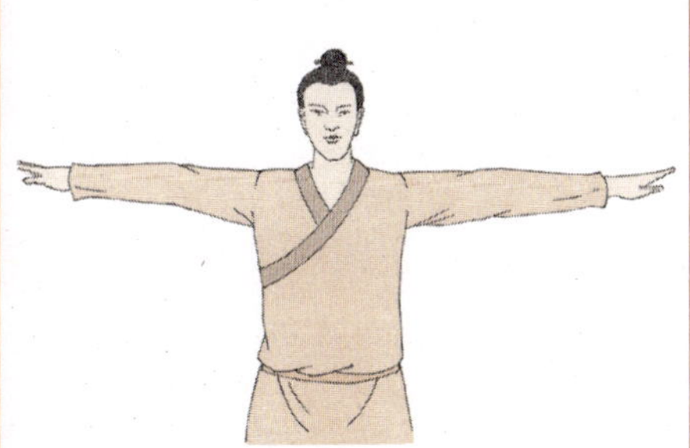

第三十一势

坐或立式，两臂外展伸直，掌心向下，抬臂向上回落各3次。

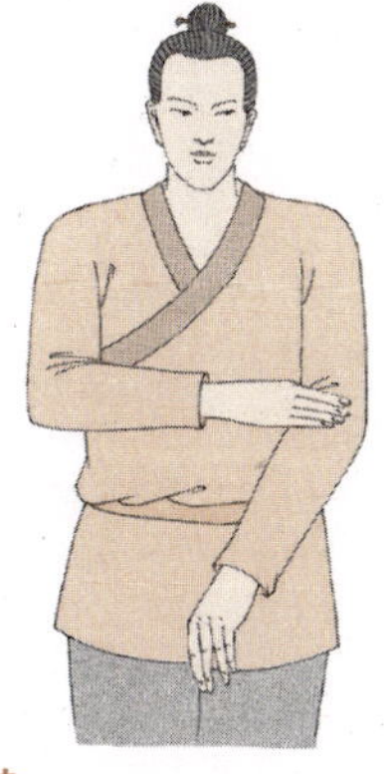

第三十二势

坐或立式，以一手自上而下拍打另一手至热，用以治疗手臂寒冷。

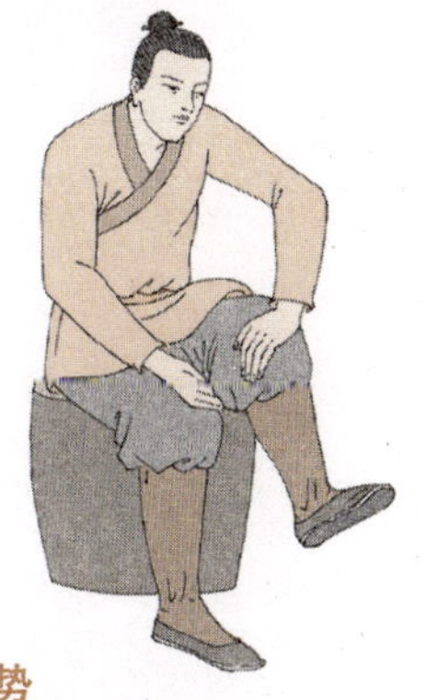

第三十三势

坐式，右手托左脚并放松，以左手自上而下按压左腿脚，然后伸脚3次，换对侧手脚做同样操练。

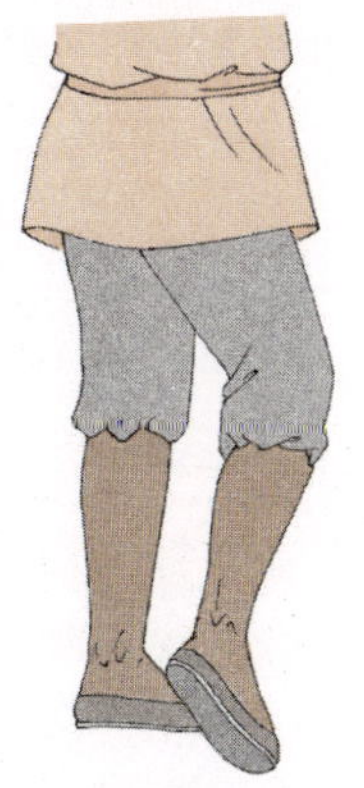

第三十四势

坐或立式，两脚交替前后转动各3次。

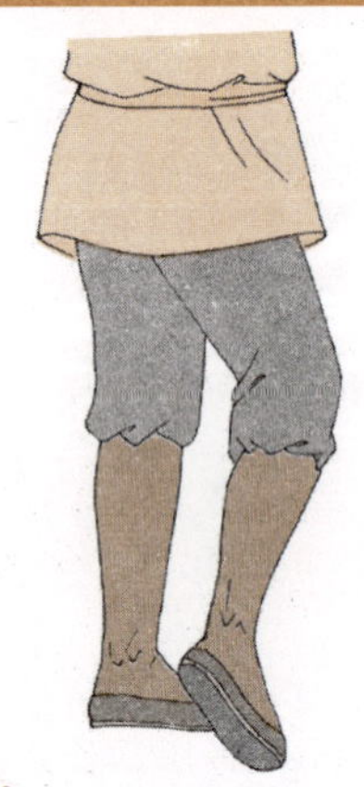

第三十五势

坐或立式，两脚交替左右转动各3次。

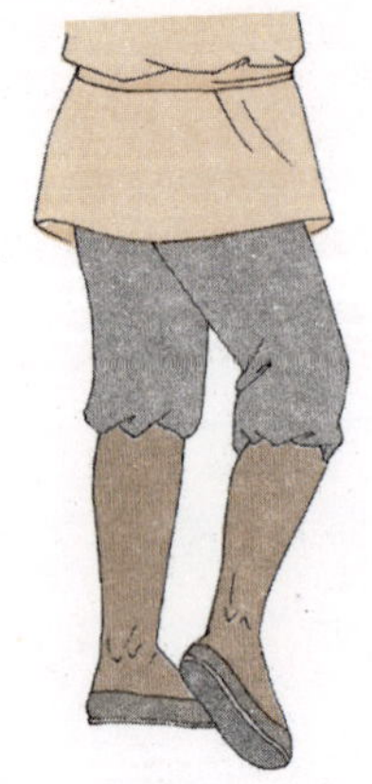

第三十六势

坐或立式，两脚再交替前后转动各3次。

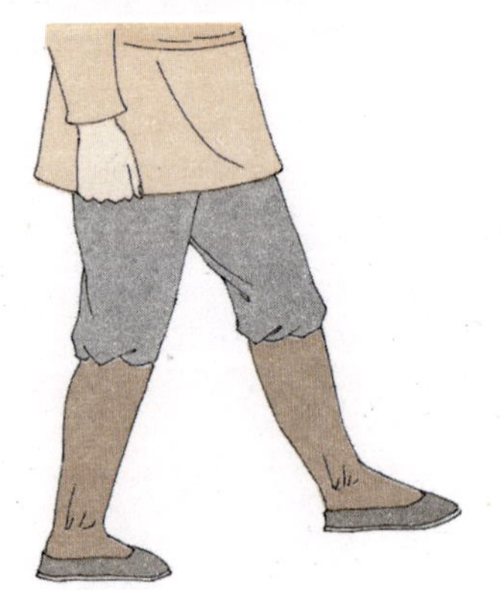

第三十七势

立或坐式，两腿交替伸直3次。

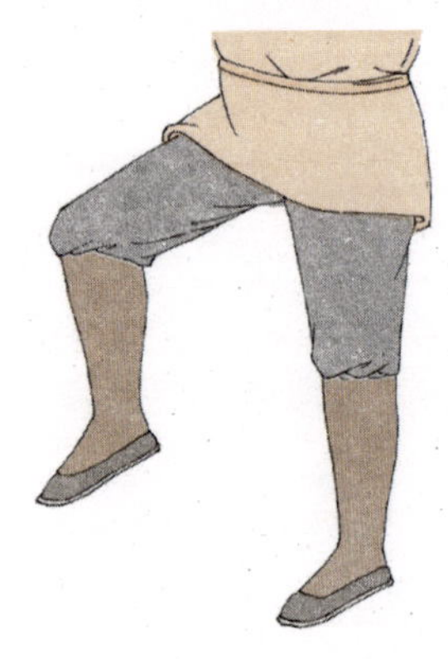

第三十八势

坐或立式，左右交替扭转大腿各3次。

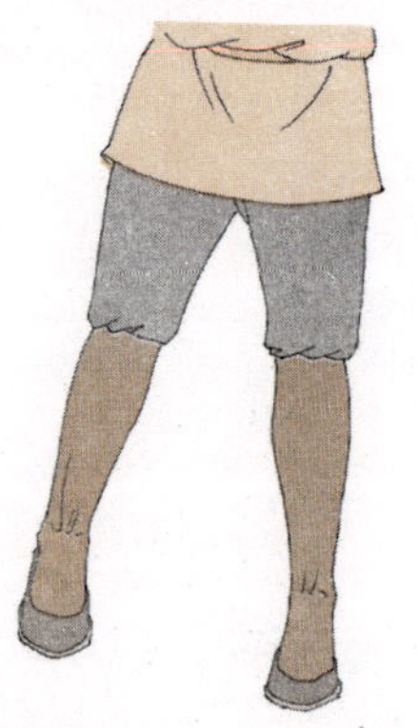

第三十九势

立式，两腿向外、内各振腿3次。

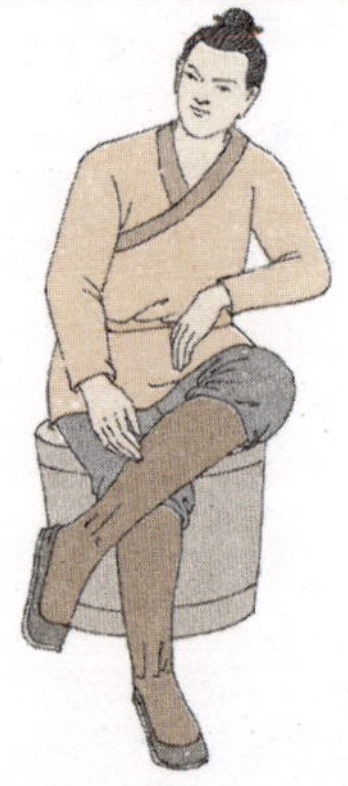

第四十势

坐式，以手拍打腿脚至热，用以治疗腿脚寒冷。

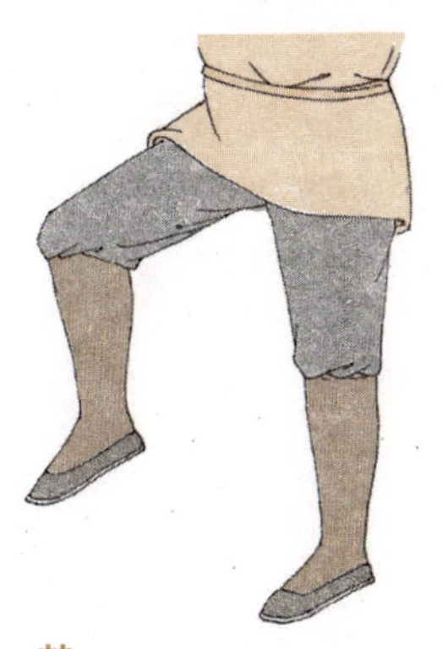

第四十一势

坐或立式，扭转大腿数十次；然后跺脚3次。左右交替进行。

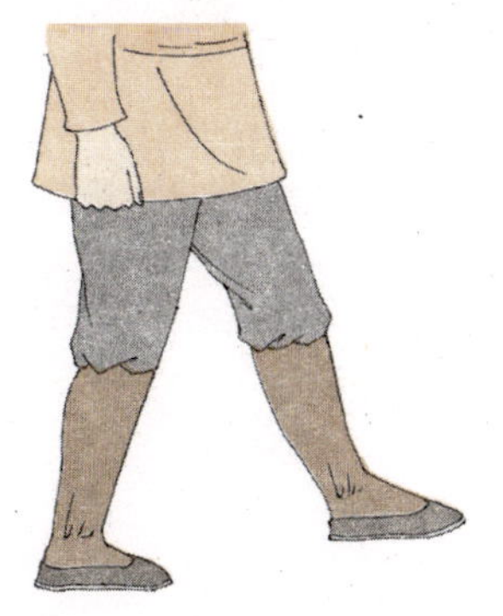

第四十二势

立式，两脚交替前伸3次。

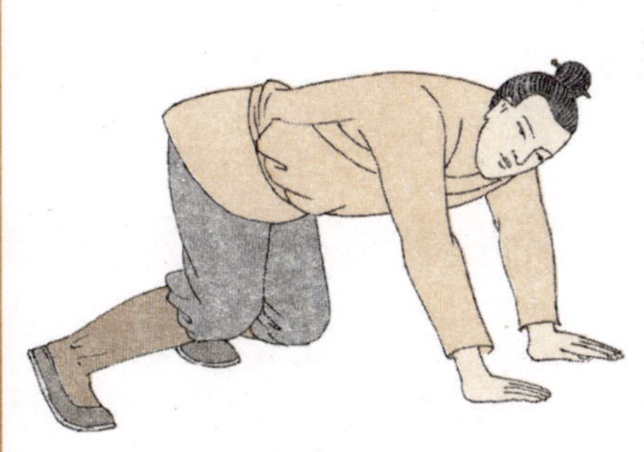

第四十三势

立式，两手按地，像虎一样蹲踞在地上，并左右扭肩各3次。

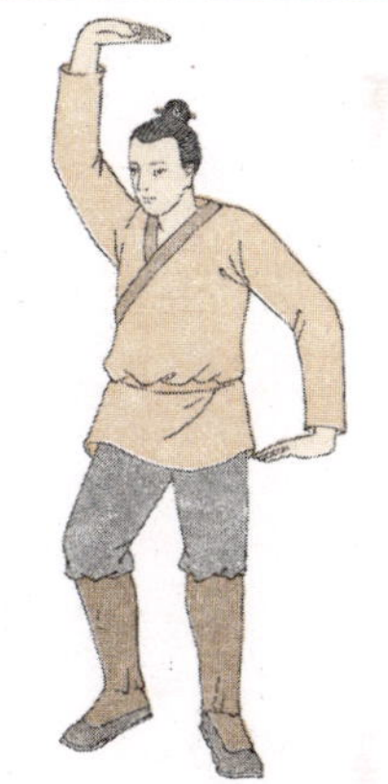

第四十四势

坐或立式，一手上托，同时另一手下按，左右交替各3次。

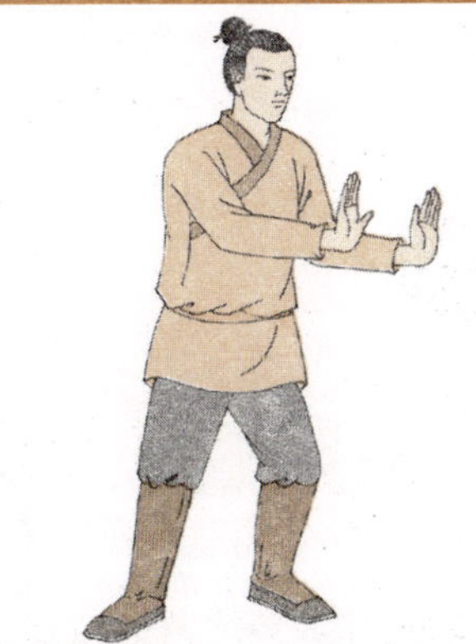

第四十五势

坐或立式，以双手及肩背做如推山、负重、拔树木般动作，左右各3次。

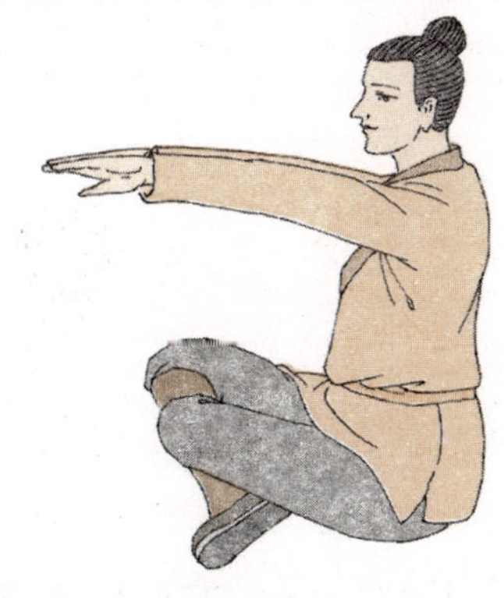

第四十六势

坐或立式，放松两手，前后交替伸直各3次。

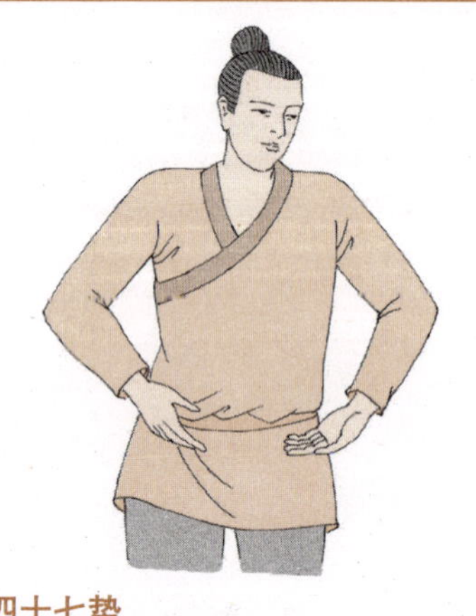

第四十七势

舒展两手以及两膝各3次。

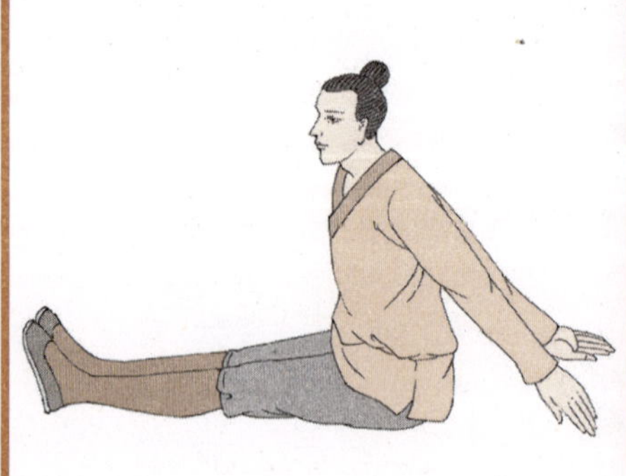

第四十八势

坐式，伸直放松双脚，双手向后伸拉3次。

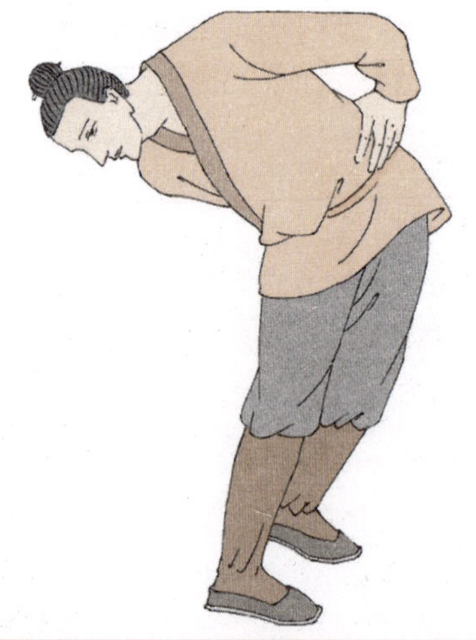

第四十九势

坐或立式，脊背内外扭转各3次。

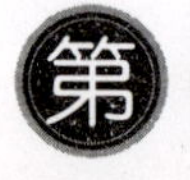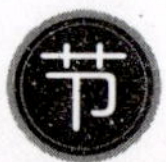

第4节

天竺国按摩

天竺国按摩法是一套由18节动功组成的保健功法。练习者可通过一系列的导引动作，达到理气活血、疏通经络、祛病强身之效。本功法较早见于唐代孙思邈的《备急千金要方》，名为“天竺国按摩”。

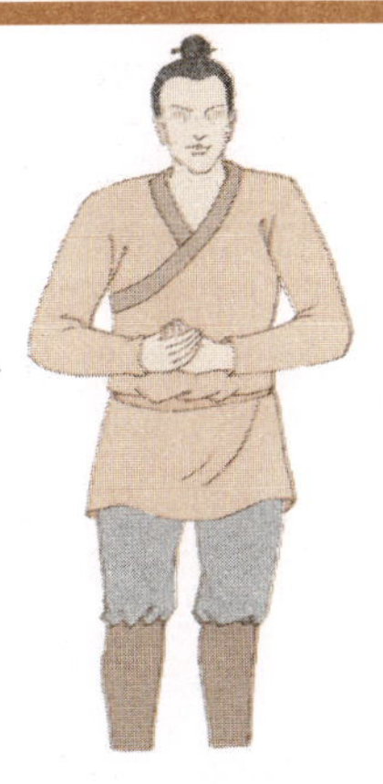

第一势

两手相握，两手相互转动按摩，如洗手状。

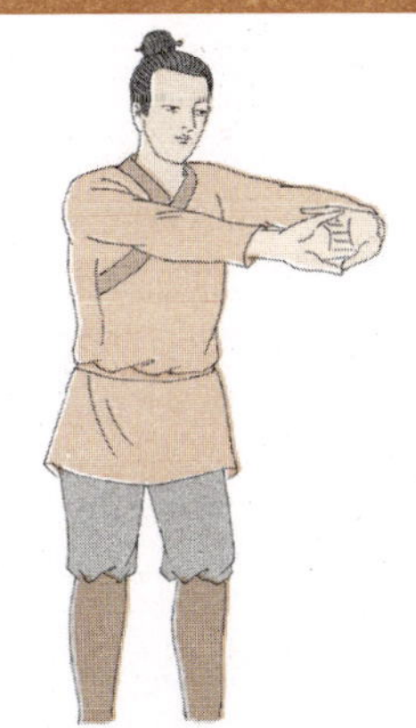

第二势

两手十指交叉，掌心朝前推出，再反转掌心向胸收回，共做30次。

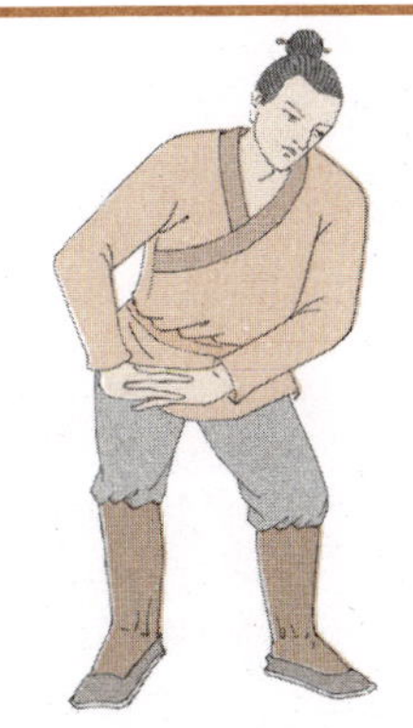

第三势

先将两掌心搓热，再用掌心快速搓摩右腿及内外两侧共30次；然后再用同样的方法快速搓摩左腿及内外两侧30次。

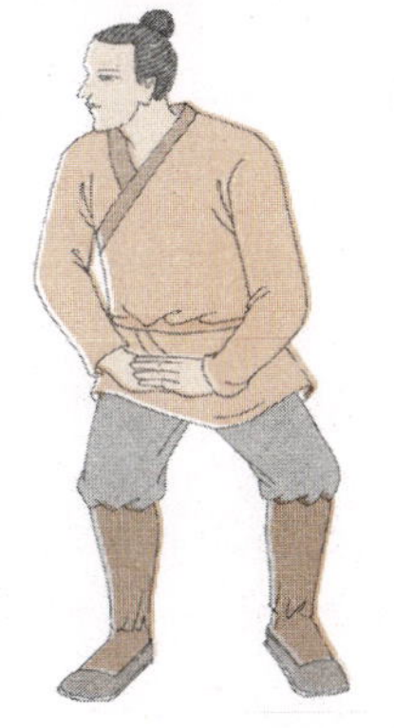

第四势

先用两手搓摩左右大腿内外两侧各30次，再将两手撑在床上或地面做挺身运动30次。

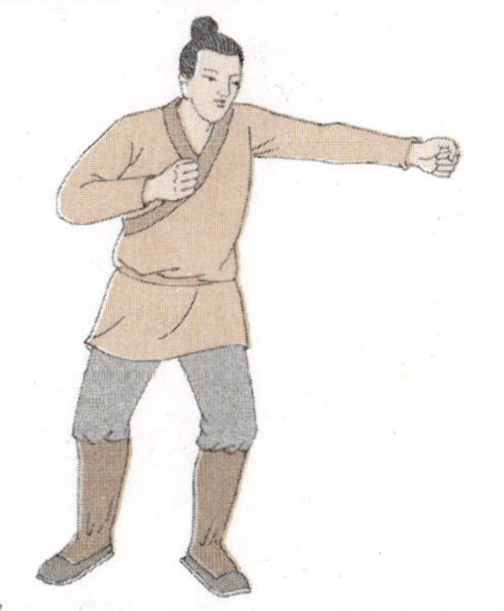

第五势

左手前伸如挽弓，右手用力做拉弓姿式，连做30次；然后以右手在前，左手用力做拉弓姿式，也连做30次。

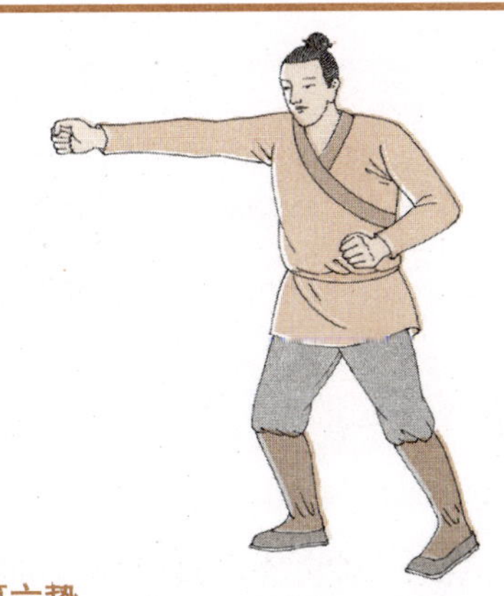

第六势

左右手握拳，向前伸臂做捣空运动30次；然后左右轮换，再做30次。

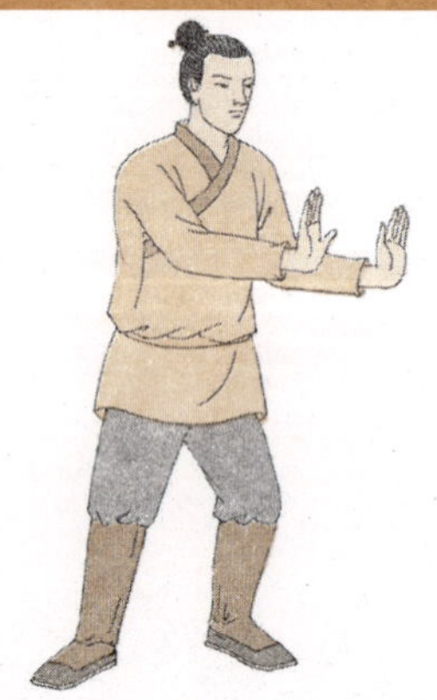

第七势

先将左臂向上伸直做托天状，连做托天动作30次；然后左右轮换，再做30次。

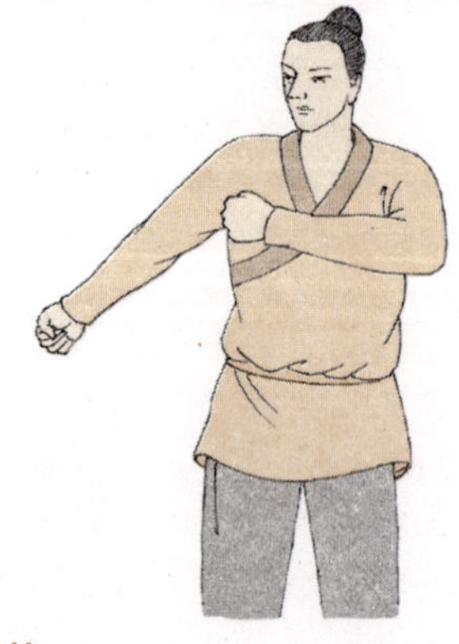

第八势

左手握拳，向左伸臂，做顿击动作30次；然后左右轮换，再用右手顿拳30次。

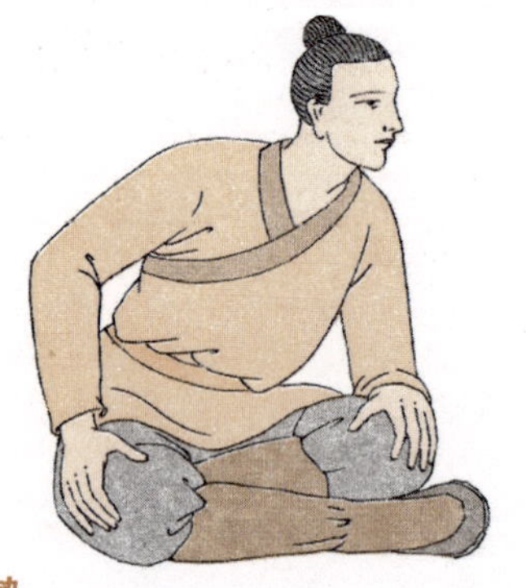

第九势

盘腿平坐，身体向左倾斜，做出周肩推山的动作，再恢复正坐，一正一斜，连做30次；然后以同样的方法做右斜身30次。

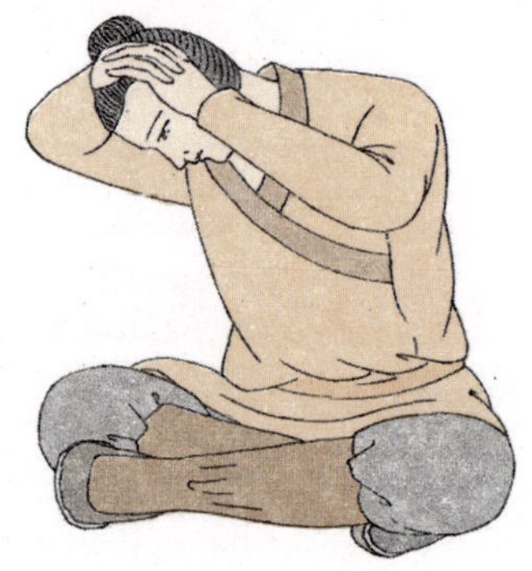

第十势

两手抱头，向左右大腿俯转30次。

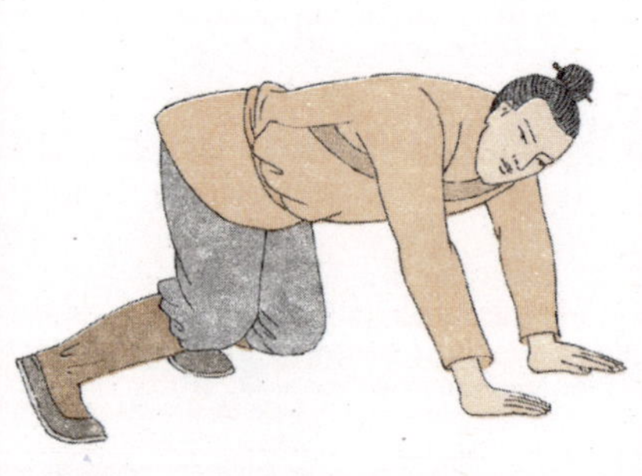

第十一势

两手按地，缩身屈脊，向上挺身30次。

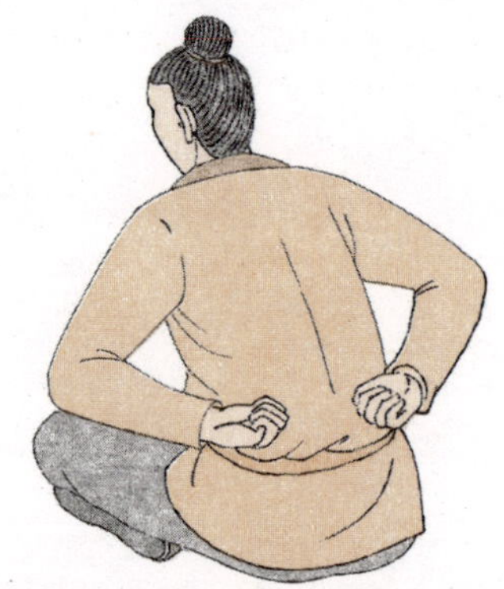

第十二势

两手握拳，用虎口部连续捶背各30次。

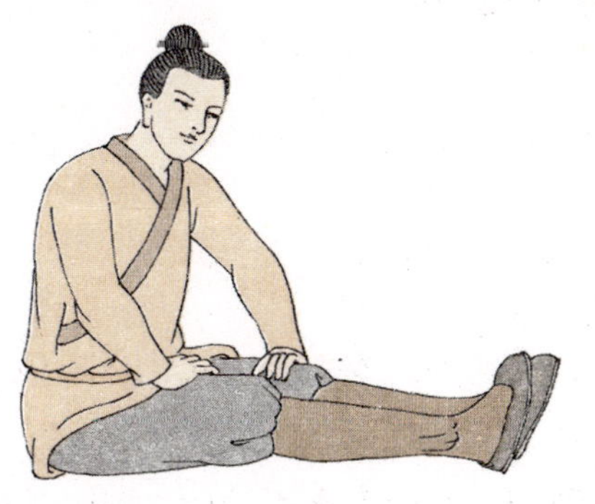

第十三势

平坐，两脚向前伸直，先将一脚向前虚拉，连续做30次，左右姿势相同。

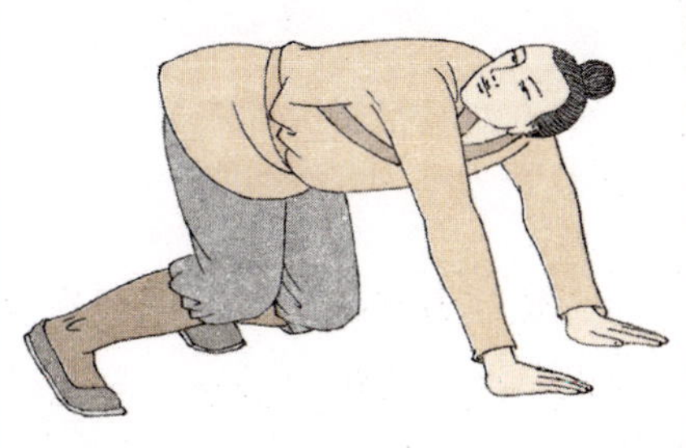

第十四势

弯腰，两手据于地或床上，向右扭颈，回视右后方约1分钟，这叫虎视法，左右姿势相同。

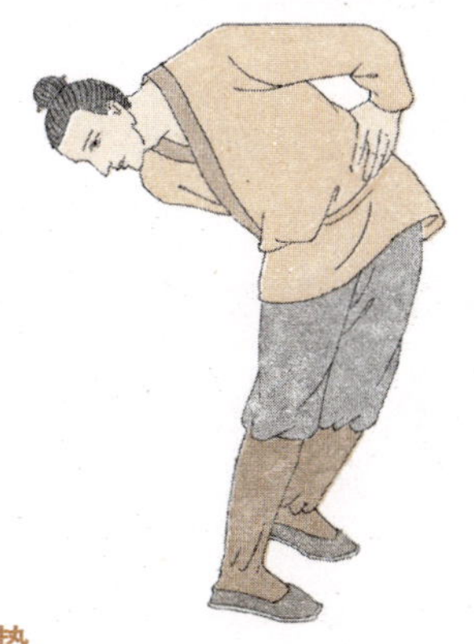

第十五势

正身直立，分别向左、右侧后下方转动上身，做3次。

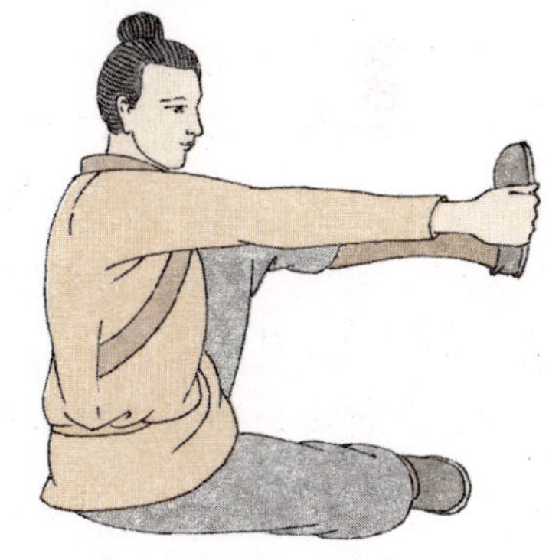

第十六势

平坐，两手十指交叉，先用左脚踏掌指9次，然后将左脚收回，再换右脚。

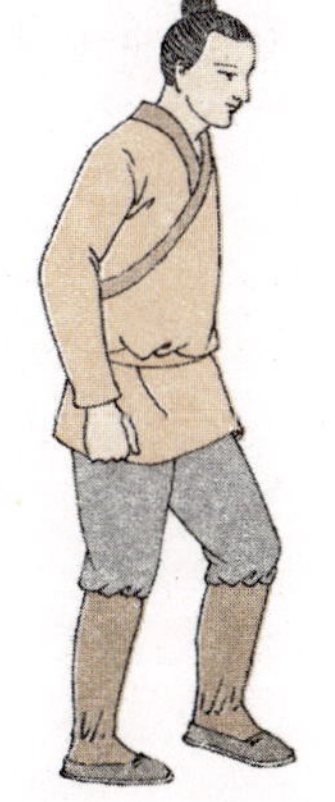

第十七势

直立，两手叉腰，左右脚分别向前做踏空动作9次。

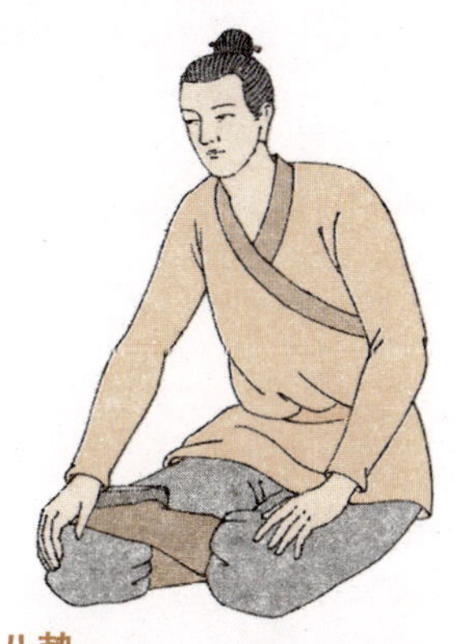

第十八势

平坐，伸两脚，用左手钩住左脚并置于右膝上，用左手按住，左右姿势相同。

第5节 延年九转法

有一位叫方开的老人，他是新安人，不知多大岁数了，无论谁和他在一起，他都会说“我跟你爷爷一起玩过”，我估计着他有上百岁了，但他依然力气很大，声音洪亮，身高七尺，体格硬朗，一般人推不动他。开玩笑的人用长绳子系住他的手腕，让十来个人拽，都拽不动，这些拉他的人反被扯到他跟前，用两个指头钩住其中两人的衣服使其离开地面，飞跑起来，追他的人都追不上。他常常到通州买烧饼，跑四十里来回约半个钟头，回来的时候饼还在手，因此人都说他是地仙。

我小的时候体弱多病，药方、偏方、导引，凡说能治病的，没有不去讨问，最后认识了方先生。方先生说：我方子的奥妙在于医病不用药，体现一个简单道理，合乎一个运行的规律，自然按照这个规律运行，人依靠这个规律生存，何况仅仅是治病，然后传授了我延年九转法。这方子，妙合阴阳，按它的要求，按练习的前后顺序和遍数，我循序渐进地练习，疾病果然渐渐好转。后来我将这方法告诉给亲戚朋友，所有病人一试就见效，方先生如此诡异奇特伟岸怪异，在群众眼中是神仙。也正因为如此，这个方子我不敢秘藏，绘出图，加上说明，花钱刻成版书，以便广泛传播，目的是既感激它平日给我带来的益处，又让世上之人都能登上健康长寿之路。

——（清）颜伟：《延年九转法》

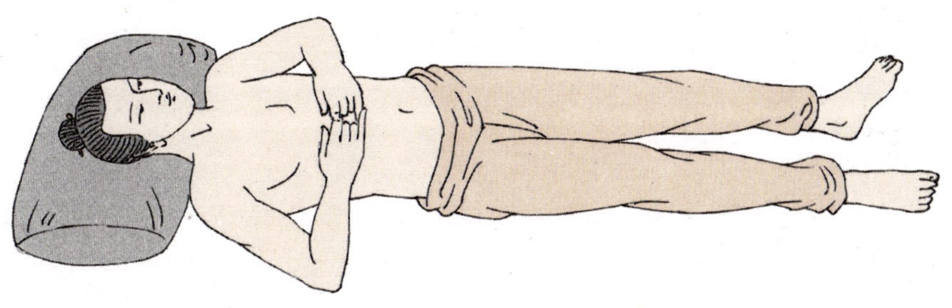

第一转

用两手中三指按在心窝部，而后自左向右顺着转圈揉按21次，在自右向左反着揉按21次。

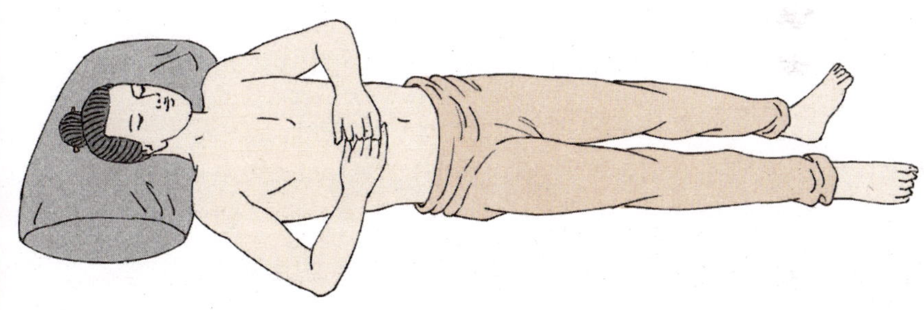

第二转

以两手中三指由心窝顺摩而下，即一边顺时针转动按摩一边往下移，移至脐下耻骨联合处，再以两手中三指由耻骨处向两边分开，一边按摩一边向上走，两手按摩回到心窝处，两手交接而止。循环共做21次。

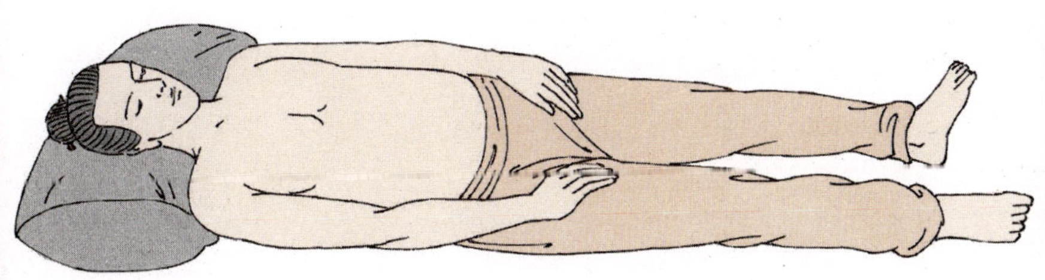

第三转

两手分开，于耻骨联合部，各自顺着对称的弧形线旋摩向上，在心窝部会合。

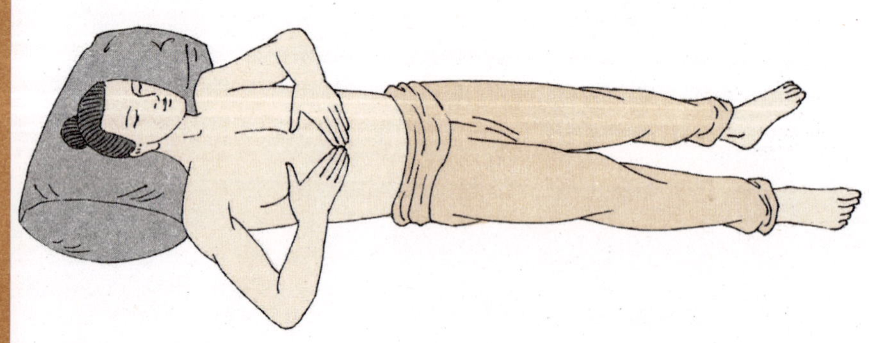

第四转

以两手中三指相接，由心窝腹中线部位推下，直推至耻骨联合处，共21次。

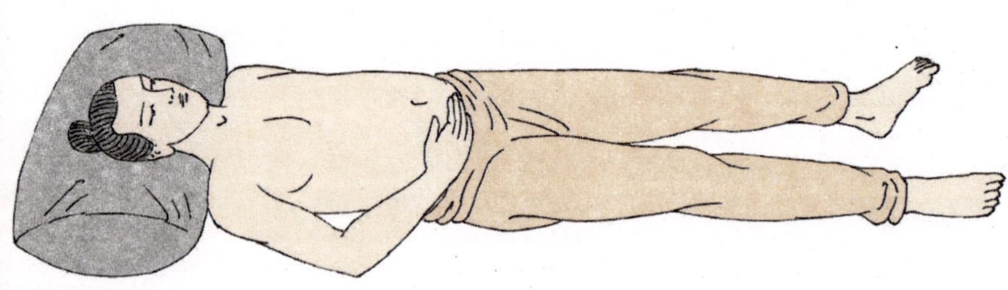

第五转

以右手按顺时针方向围绕肚脐摩腹 21 次。

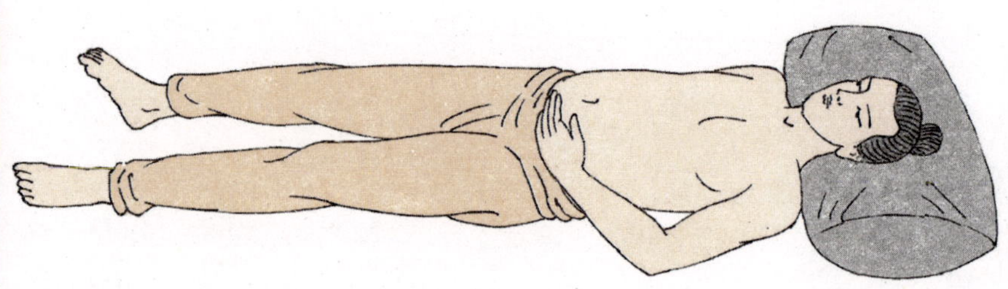

第六转

以左手掌按逆时针方向旋摩脐部和腹部21次。

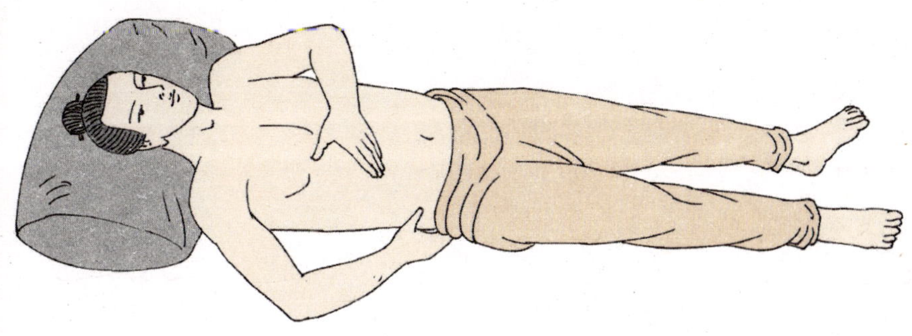

第七转

右手做叉腰状，置右边胁下腰肾处，大指向前，四指托后，轻轻捏住，左手中三指按在右乳下方部位，然后以此为起点，直推至右侧腹股沟处，连续推按 21 次。

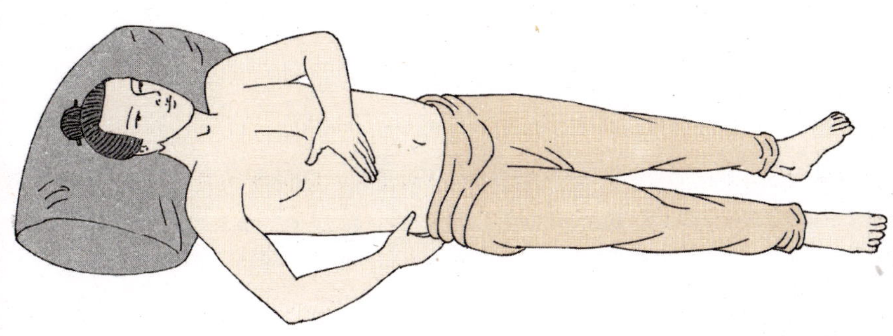

第八转

用右手把右肋下腰肾处—拇指向前，余四指托后—稍用力捏住，用左手中间三指从右乳处向下直推至大腿根部 21 次。再按此法推右边。

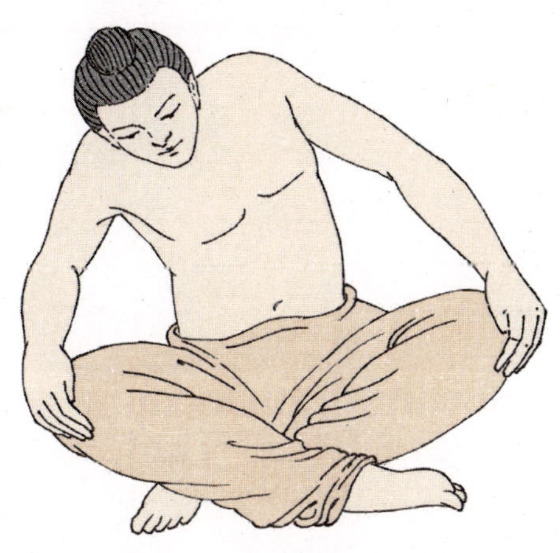

第九转

重做上述八转，反复 7 次，起身盘腿而坐，用两手拇指尖压住无名指根部横纹，剩余四指自然弯曲，分别按在两腿膝盖上，双腿十趾也稍弯曲，然后以肩胸部自左向前、由右向后摇转 21 次，慢慢进行，无须太用力，但要使环转幅度尽可能大些。再按前法自右向前、由左向后摇转 21 次。前面的方法如图。摇转身体，肩胸摇出左膝外，向前即摇扶于膝上，向右即摇出右膝外。无论向前弓腰还是向后撤身，都应以摇转充分为准，不能着急用力。

五禽戏

五禽戏是中国传统的一种健身方法，由五种动物的模仿动作组成。五禽戏又称“五禽操”、“五禽气功”、“百步汗戏”等。据说由东汉医学家华佗创制，是一套防病、治病、延年益寿的锻炼方法。它是一种“外动内静、动中求静、动静兼备、有刚有柔、刚柔并济、练内练外、内外兼练”的仿生功法。在中国民间广为流传、也是流传时间最长的健身方法之一，其健身效果被历代养生家称赞，据传华佗的徒弟吴普因长年练习此法而达到百岁高龄。五禽戏就是模仿虎、鹿、熊、猿、鹤五种动物的动作。

五禽戏——虎势戏

虎具有阴阳两个属性，走阴属肾，走膀胱属阳，阴阳平衡防疾病。练习虎戏可以强肾，并且能够改善上肢远端关节的血液循环，还可增强腰部肌肉力量。

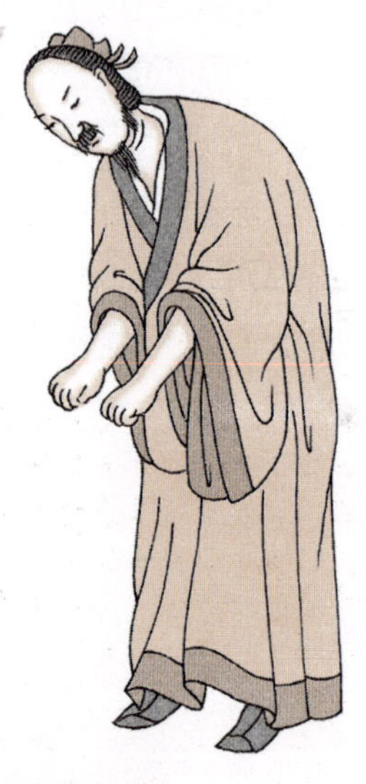

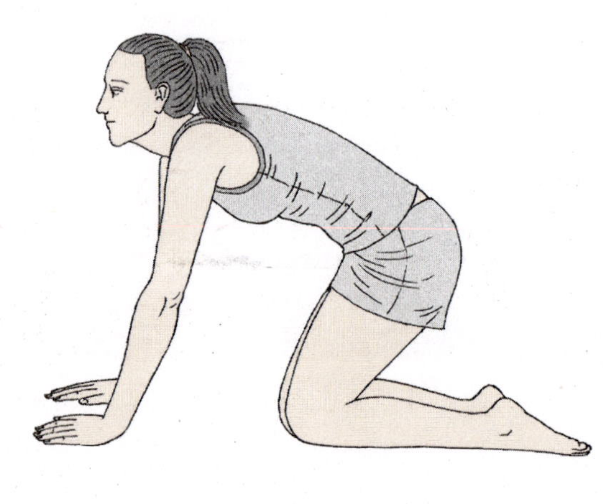

虎戏动作要领

自然站式。俯身，两手按地，用力使身躯前耸并配合吸气，当前耸至极后稍停；然后，身躯后缩并呼气，如此3次。继而两手先左后右向前挪移，同时两脚向后退移，以极力拉伸腰身；接着抬头面朝天，再低头向前平视；最后，如虎行走般以四肢前爬7步，后退7步。

五禽戏——鹿势戏

鹿属木，主肝，鹿在视物的时候，目光斜视，作用于肝，能够疏通肝气、调理肺气，对于肝肾虚弱等症状有很好的治疗效果。

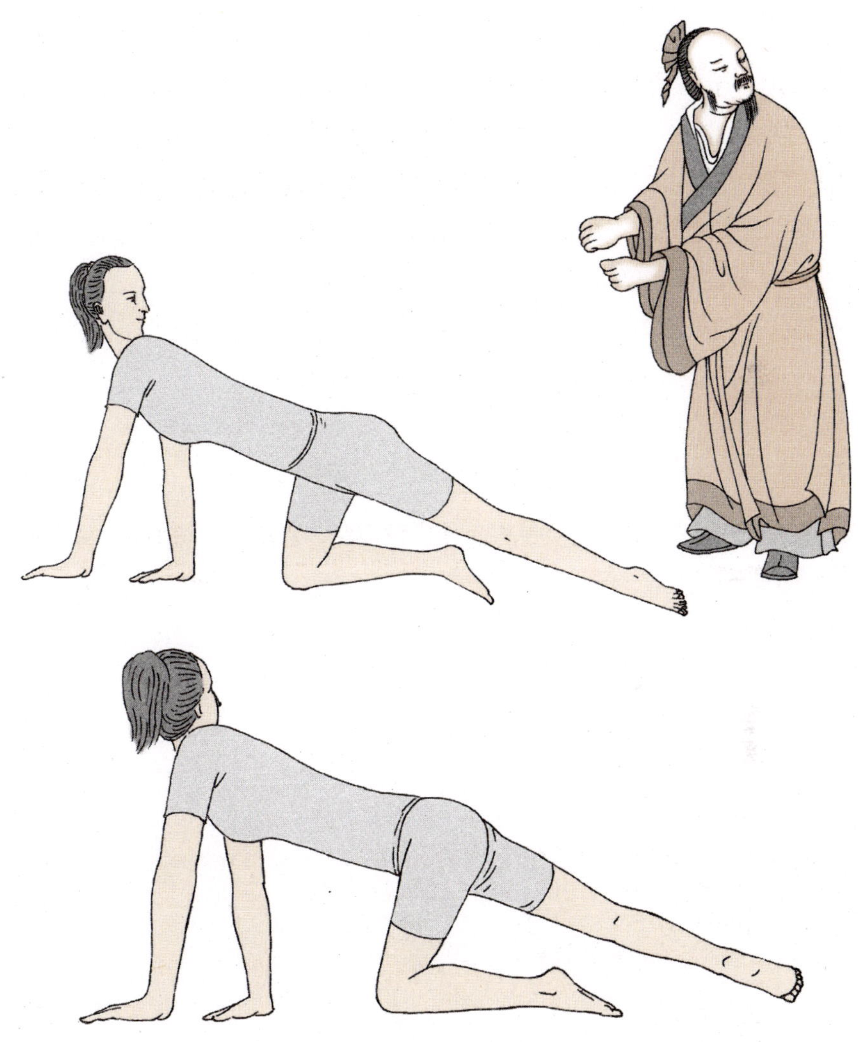

鹿戏动作要领

四肢着地式。吸气，头颈向左转，双目向左侧后视，当左转至极后稍停；呼气，头颈回转，当转至面朝地时再吸气，并继续向右转，一如前法。如此左转3次，右转2次，最后回复如起式。然后，抬左腿向后挺伸，稍停后放下左腿，抬右腿如法挺伸。如此左腿后伸3次，右腿2次。

五禽戏——熊势戏

熊属土，主要对应脾胃，通过摇臂能对胃部疾病起到良好的治疗作用。

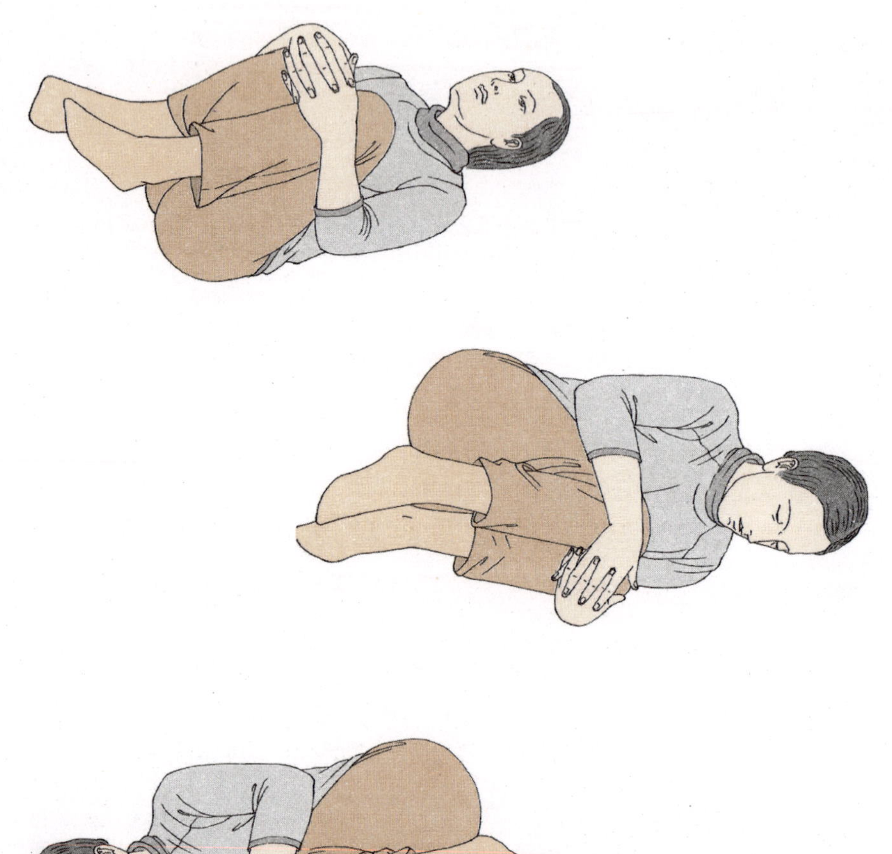

熊戏动作要领

仰卧式。两腿屈膝拱起，两脚离床席，两手抱膝下，头颈用力向上，使肩背离开床席；略停，先以左肩侧滚落床面，当左肩一触及床席立即复头颈用力向上，肩离床席；略停后再以右肩侧滚落，复起。如此左右交替各7次。然后起身，两脚着床呈蹲式，两手分按同侧脚旁；接着如熊行走般，抬左脚和右手掌离床；当左脚、右手掌回落后即抬起右脚和左手掌。如此左右交替，身躯亦随之左右摆动，片刻而止。

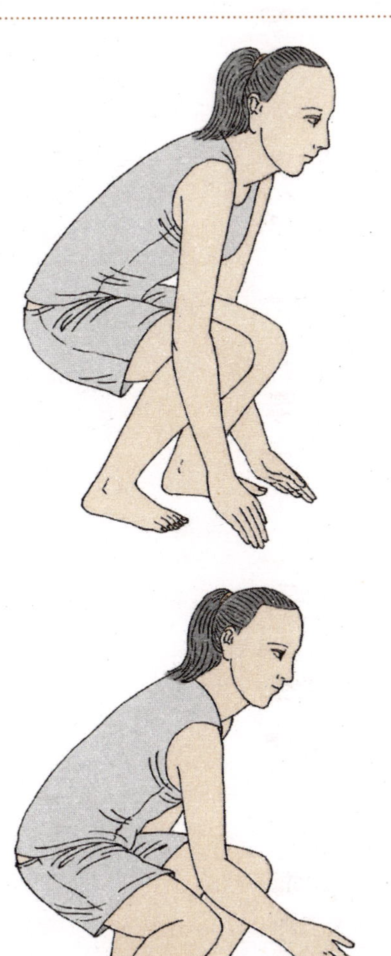

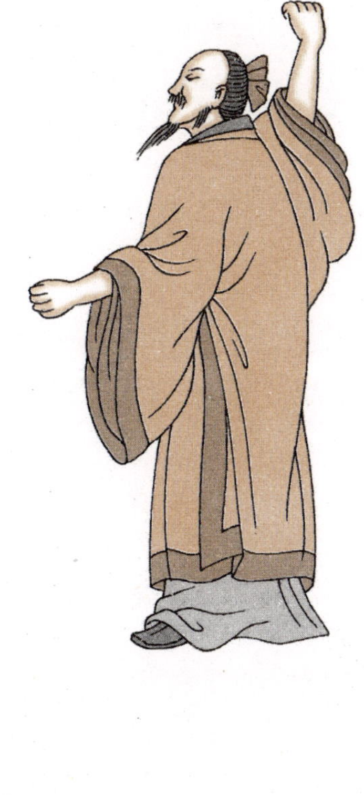

五禽戏——猿势戏

猿主心火，对应心脏，按照这个动作锻炼对心神起作用，可以按摩心脏，改善脑部供血，还对颈椎疼痛有不错的治疗作用。

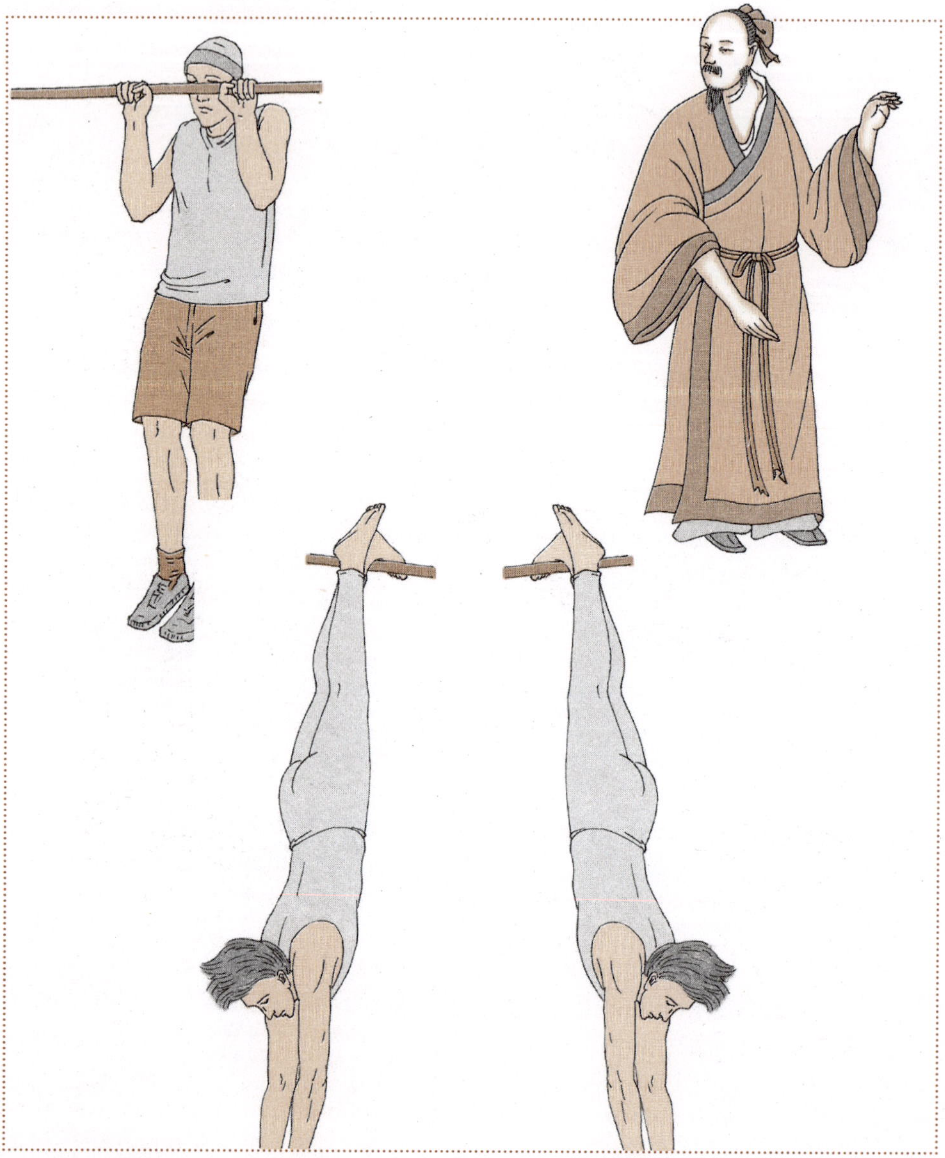

猿戏动作要领

择一牢固横杆（如单杠、门框、树杈等），略高于自身，站立手指可触及高度，如猿攀物般以双手抓握横杆，使两肢悬空，做引体向上7次。接着先以左脚背钩住横杆，放下两手，头身随之向下倒悬；略停后换右脚如法钩杆倒悬。如此左右交替各7次。

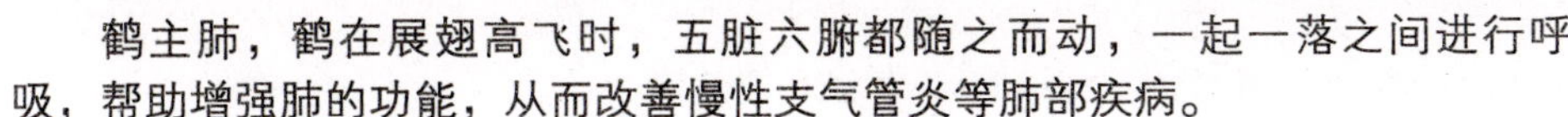

五禽戏——鹤势戏

鹤主肺，鹤在展翅高飞时，五脏六腑都随之而动，一起一落之间进行呼吸，帮助增强肺的功能，从而改善慢性支气管炎等肺部疾病。

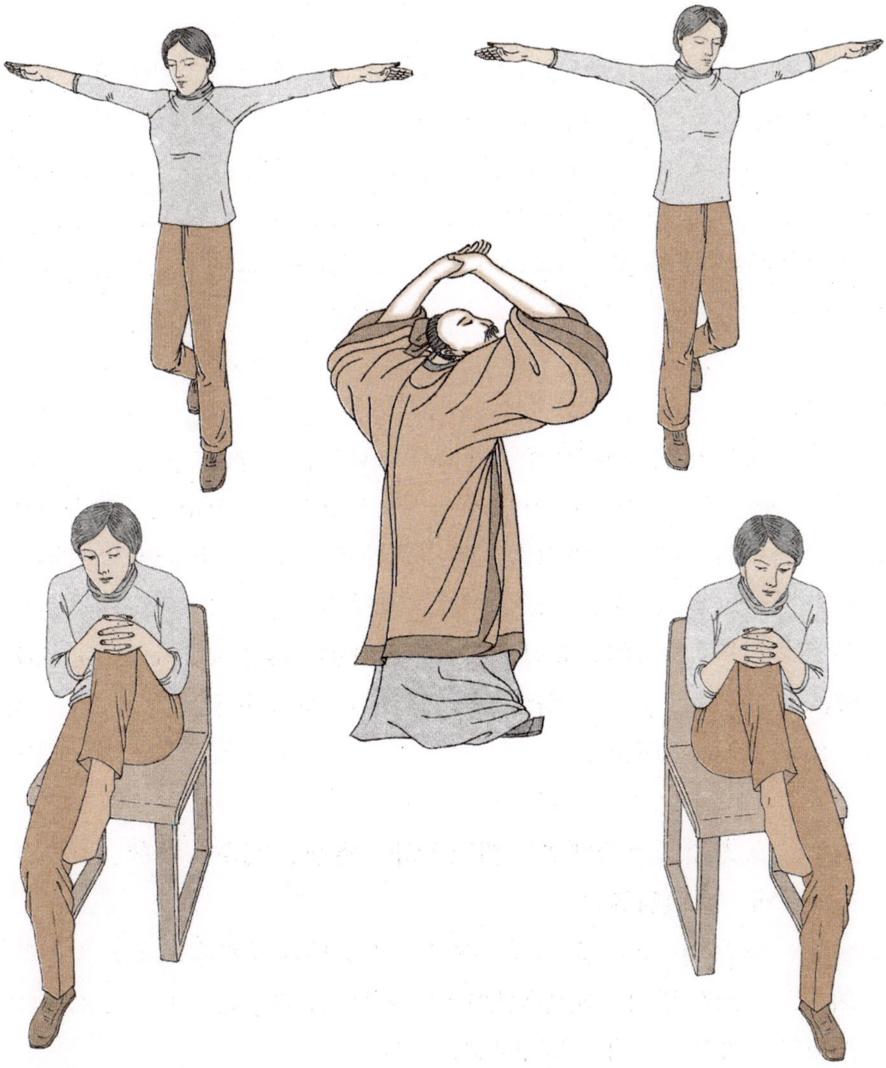

鹤戏动作要领

自然站式。吸气时跷起右腿，两臂侧平举，扬起眉毛，鼓足气力，如鸟展翅欲飞状；呼气时，右腿回落地面，两臂回落腿侧。接着，跷左腿如法操作。如此左右交替各7次。然后坐下。屈左腿，两手抱膝下，拉腿膝近胸；稍停后两手换抱右膝下如法操作。如此左右交替亦7次。最后，两臂如鸟理翅般伸缩各7次。

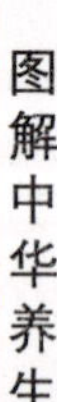

第7节

二十四节气导引坐功

两宋时期，随着道家学派的进一步壮大，出现了一批主张四时摄生与季节导引的道教养生家。他们依据《素问·四气调神论》等医学经典名著，并结合民间与编者本人的养生经验，对四时养生进行了进一步阐述和系统总结。其中较为出名的是“陈希夷二十四节气导引坐功法”，书中载有按二十四节气制定的相应的二十四种功法，这套功法常被明清之后的养生著作引用或转载，流传很广。

立春正月节坐功图

主治：风气积滞、颈项疼痛、耳后痛、肩臂痛、背痛、肘痛等。

功法：每天23：00～3：00，盘坐。两手相叠按左大腿上。上体连头向右转，目视右后上方。呈耸引势，略停几秒钟，再缓缓转向左方，动作如右。左右各十五次。然后上下牙齿相叩，即叩齿三十六次，漱津（即舌舐上腭，并两颊、上下齿唇间，此时唾液则增加分泌，养生家称为津液）几次，待津液满口分三次咽下，意想把津液送至丹田。如此漱津三次，一呼一吸为一息，如此三十六息而止。

雨水正月中坐功图

主治：三焦经络留滞邪毒、咽喉干肿、呕吐、呃逆、喉痹、耳聋、多汗、目锐眦痛、面颊痛等。

功法：每天23：00～3：00，盘坐。两手相叠按右大腿上。上体向左转，颈项向左扭转牵引，略停数秒钟，再以同样动作转向右，左右各十五次。再叩齿、嗽津、吐纳，方法同前。

惊蛰二月节坐功图

主治：腰脊脾胃蕴积邪毒、目黄口干、齿鼻出血、头风面肿、喉痹暴哑、目暗羞明、鼻不闻臭、遍身疙瘩等。

功法：每天1：00～5：00，盘坐，两手握固。头项向左右缓缓转动各四

二十四节气坐功图（二）

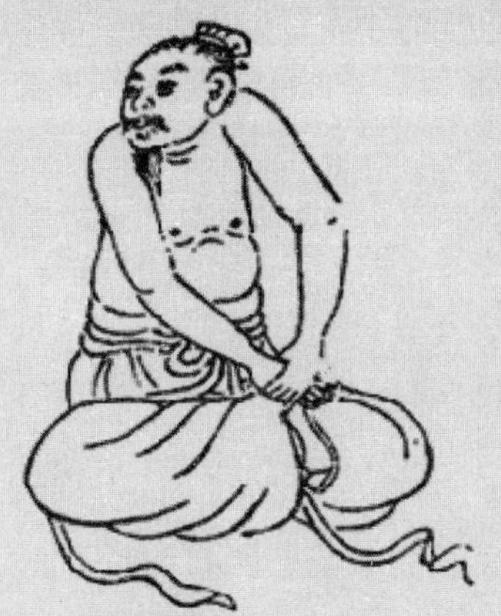

立春正月节坐功图

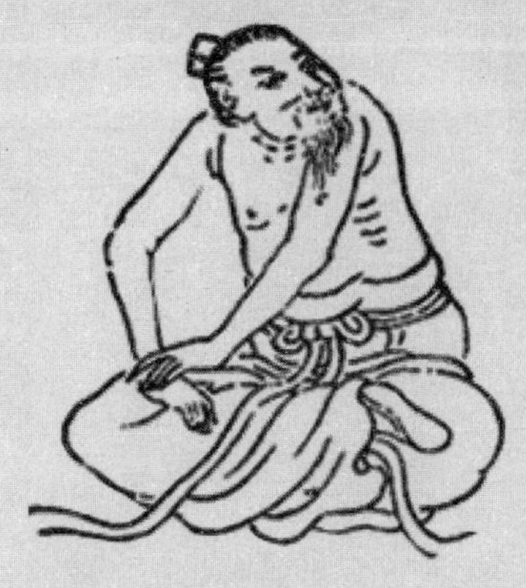

雨水正月中坐功图

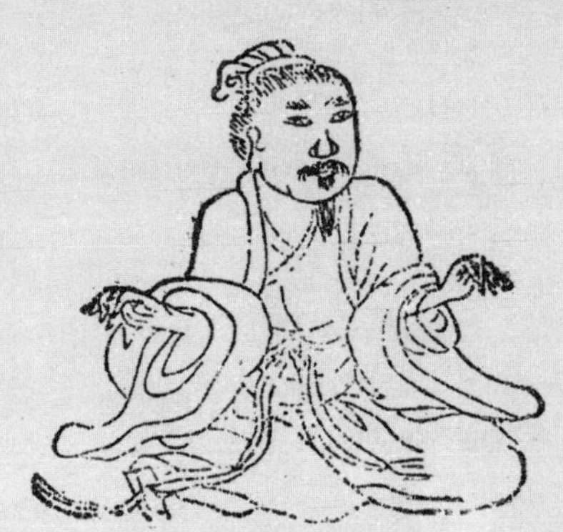

惊蛰二月节坐功图

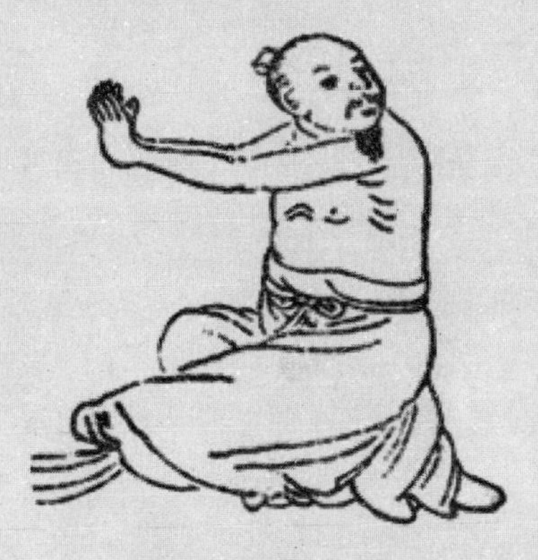

春分二月中坐功图

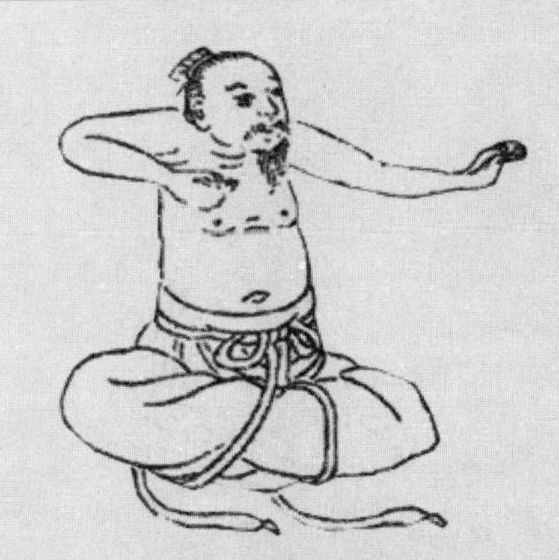

清明三月节坐功图

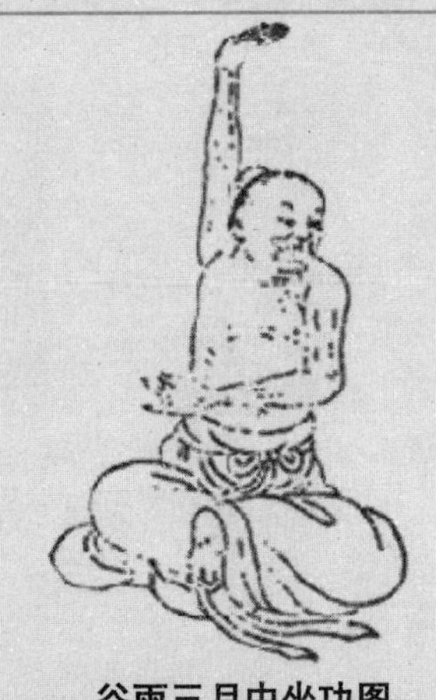

谷雨三月中坐功图

次。两肘弯曲，前臂上抬与胸齐平，手心朝下，十指自然拳曲。两肘关节同时向后顿引、还原，如此反复做三十次。然后如前做叩齿、咽津、吐纳而收功。

春分二月中坐功图

主治：胸部肩背经络虚劳邪毒、齿痛颈肿、寒栗热肿、耳聋耳鸣、耳后肩臂痛、皮肤肿胀搔痒。

功法：每天1：00～5：00，盘坐，两手由体侧提到腋下，手心朝上，两手内旋，向正前方推出，使掌心向前，指尖向上，两臂伸直与肩同宽同高，同时头向左转动，两手收至腋下，同时头转向正前方。两手如前推出，头转向右侧，如此左右各做四十二次。然后如前叩齿、咽津、吐纳而收功。

清明三月节坐功图

主治：腰脊肠胃虚邪积滞、耳前热、苦寒、耳聋咽痛、颈项肩臂疼痛、腰软等。

功法：每天1：00～5：00，盘腿而坐，两手做挽弓动作。左右两手交换，动作相同，方向相反，各做五十六次。然后叩齿、咽津、吐纳而收功。

谷雨三月中坐功图

主治：脾胃痞块淤血、目黄、颊肿、颌肿、肘臂外侧肿痛、掌中热。

功法：每天1：00～5：00，自然盘坐，右手上举托天，指尖朝左；左臂弯曲成直角，前臂平举在胸前，五指自然弯曲，手心朝胸，同时头向左转，目视左前方。然后左右交换，动作相同，各做三十五次。然后叩齿、咽津、吐纳而收功。

立夏四月节坐功图

主治：风湿留滞、经络肿痛、臂肘挛急、腋肿、手心热、嬉笑不休等。

功法：每天3：00～7：00，一腿盘坐，一腿弯曲屈膝，两手交叉抱膝，手与膝力保持三秒钟。两腿交替，左右各抱膝三十五次。最后叩齿、咽津、吐纳而收功。

小满四月中坐功图

主治：肺腑蕴滞邪毒、胸胁支满、心悸怔忡、面赤鼻赤目黄、心烦作痛、掌中热等。

功法：每天3：00～7：00，盘坐，左手按住左小腿部位，右手上举托天，指尖朝左。然后左右交换，动作相同，各做十五次。最后叩齿、咽津、

二十四节气坐功图（二）

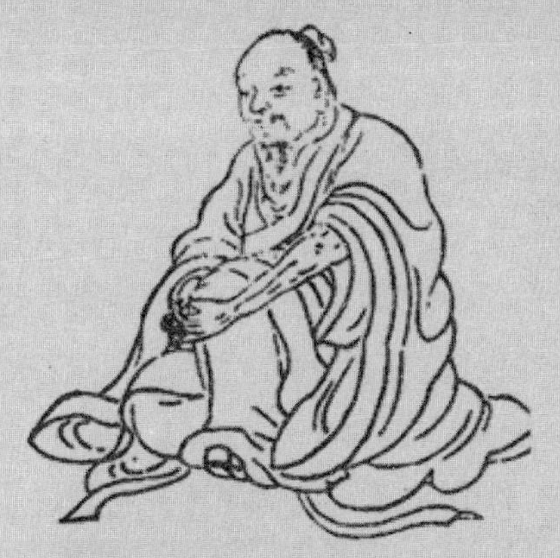

立夏四月节坐功图

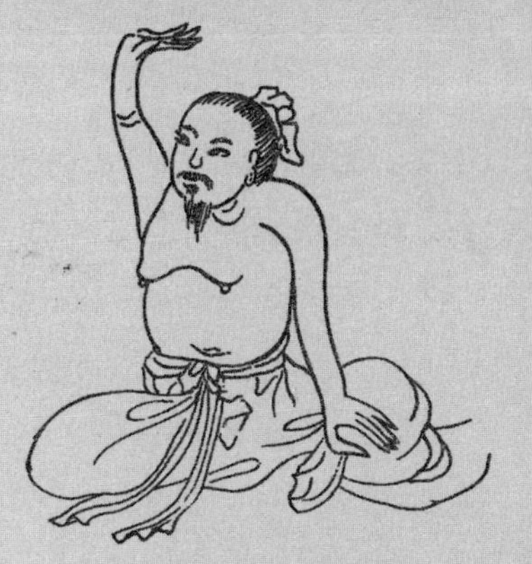

小满四月中坐功图

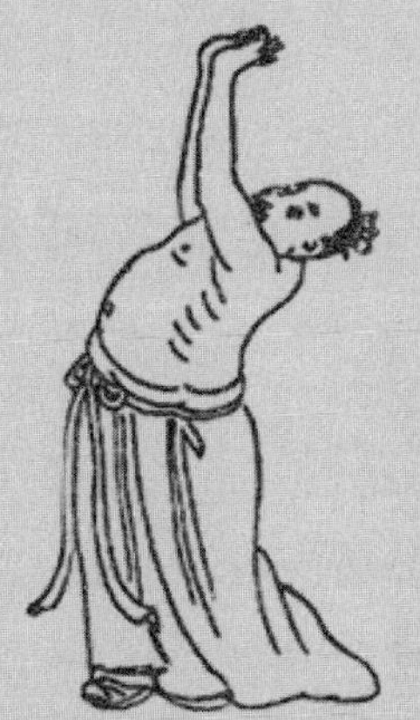

芒种五月节行动图

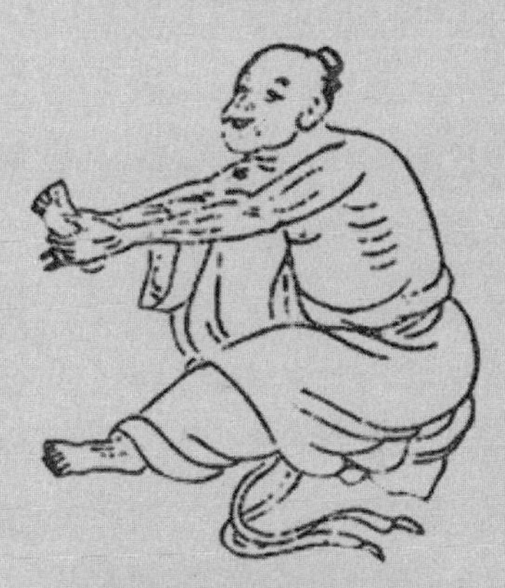

夏至五月中坐功图

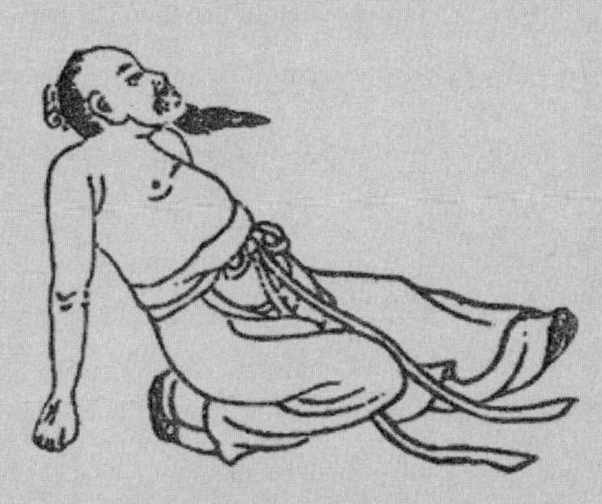

小暑六月节坐功图

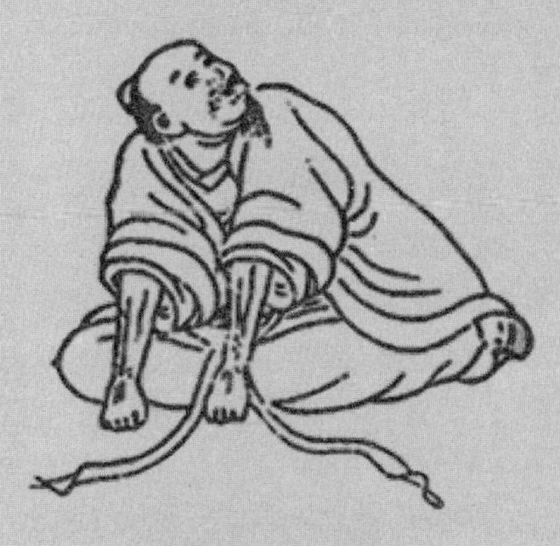

大暑六月中坐功图

吐纳而收功。

芒种五月节行动图

主治：腰肾蕴积虚劳、咽干、胃痛、目黄胁痛、消渴、善笑善惊善忘、上咳吐、下气泄、身热股痛、心悲、头项痛、面赤等。

功法：每天3：00～7：00，起立，两脚分开与肩同宽，两手由胸前上提，手心向上，然后外旋，向上托起，两臂伸直，手心向上，十指尖朝后，腹向前挺，背向后压，头后仰，目视双手，略停数秒钟，双手经体侧徐徐下落。如此反复做三十五次。最后做叩齿、咽津、吐纳而收功。

夏至五月中坐功图

主治：风湿积滞、腕膝痛、肩臂痛、掌中热痛、两肾内痛、腰背痛、身体困重。

功法：每天3：00～7：00，屈膝蹲坐，两臂伸直，十指交叉，手心向胸，以右脚踏手心中，脚向外蹬，手往里拉，蹬拉相争，约三秒钟。换左脚踏，同样动作，左右各做三十五次。然后叩齿、咽津、吐纳而收功。

小暑六月节坐功图

主治：腿膝腰髀风湿、咽干、喘咳、小腹胀、半身不遂、健忘、脱肛、手腕无力、喜怒无常等。

功法：每天1：00～5：00，两手于背后撑地，十指指尖朝后，胳膊伸直，左腿向前伸直，脚跟着地，右腿折叠使大腿压住小腿，目视在脚尖，并使身体重心向后移，然后向前移。如此两脚交换，动作相同，各做十五次。最后做叩齿、咽津、吐纳而收功。

大暑六月中坐功图

主治：头项胸背风毒、咳嗽、气喘、心烦、胸满、手臂痛、掌中热、脐上或肩背痛、汗出中风、尿多、皮肤痛麻、悲愁欲哭、畏寒发热等。

功法：每天1：00～5：00，盘坐，双手握拳拄在腿前，两臂伸直与肩同宽，两拳眼相对，身体重心前移，上体前俯，扭项转头向左右上方虎视。重心后移，头转向前；重心再前移，头转向右。动作相同，方向相反，左右各做十五次。然后叩齿、咽津、吐纳而收功。

立秋七月节坐功图

主治：补虚益损、祛腰积气、口苦善太息、心胁痛不能反侧、面色无

二十四节气坐功图（二）

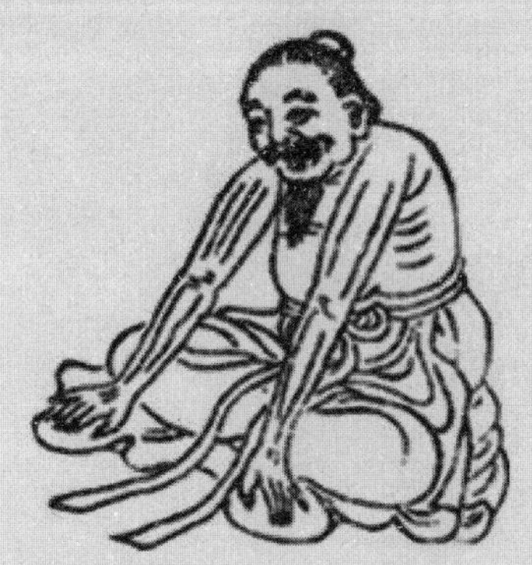
立秋七月节坐功图

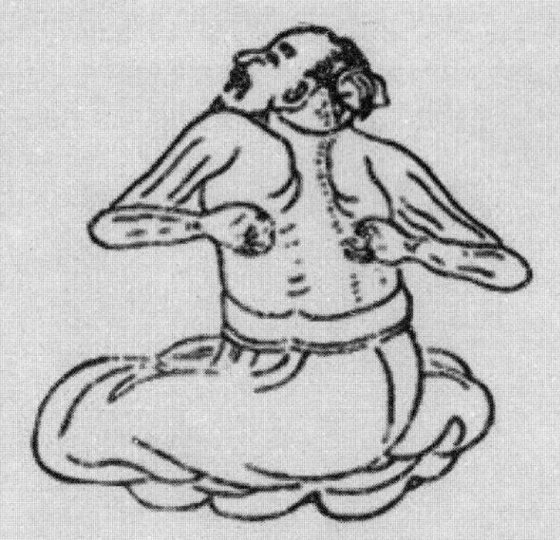
处暑七月中坐功图

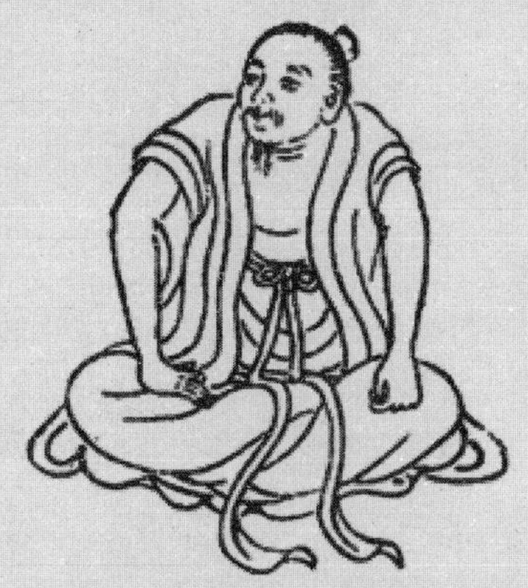
白露八月节坐功图

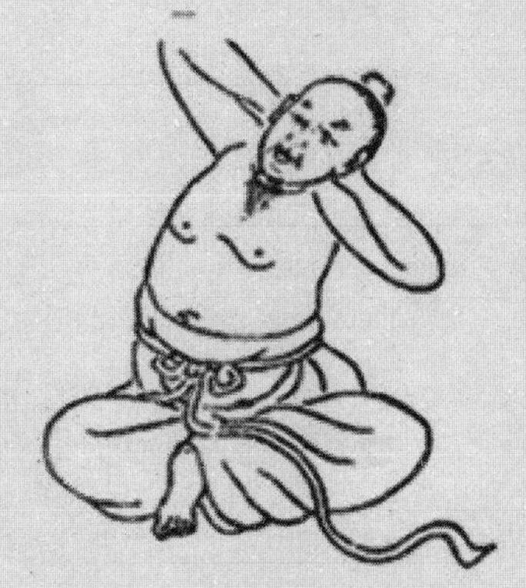
秋分八月中坐功图

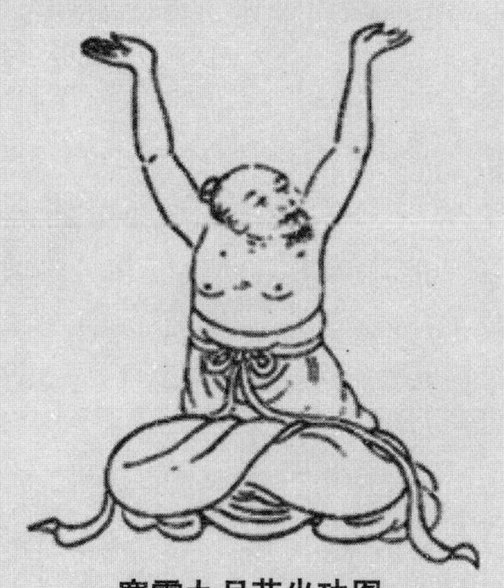
寒露九月节坐功图

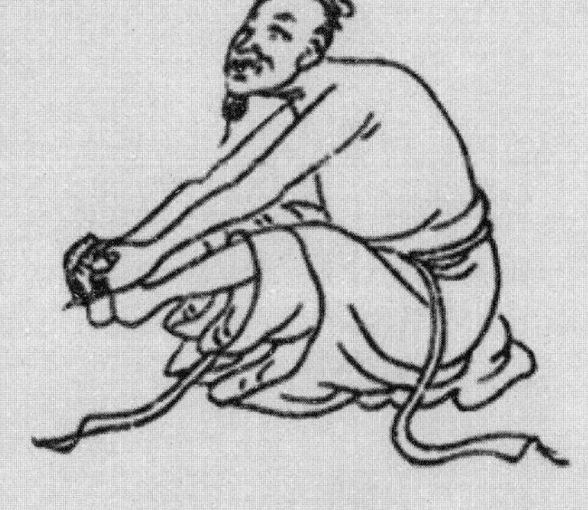
霜降九月中坐功图

华、足外热、头痛、颌痛、眼眶痛、腋下肿、缺盆肿痛等。

功法：每天1：00～5：00，盘坐，上体前俯，两臂伸直以撑地，两臂分开与肩同宽。然后含胸缩体，闭住呼吸，耸身向上，重心前移，稍停，还原，如此反复做五十六次。然后叩齿、咽津、吐纳而收功。

处暑七月中坐功图

主治：风湿留滞、肩背痛、胸痛、脊背痛、胆经循行部位胁肋髀膝外侧下至足胫踝前以及诸关节皆痛、少气咳嗽、胸背脊膂积气等。

功法：每天1：00～5：00，正坐，转头向左上方举引，再缓缓转向右后上方举引；同时用两手半握拳，反向后捶腰背。每转头一次，捶背六次。头向左右各转三十五次。然后叩齿、咽津、吐纳而收功。

白露八月节坐功图

主治：风气留滞腰背经络、洒洒振寒、恶人与火、闻水声则惊狂、汗出、唇疹、颈肿、喉痹不能言、呕吐等。

功法：每天1：00～5：00，盘坐，两手按膝，头缓缓转，向左向右各推引十五次。然后叩齿、咽津、吐纳，方法同前。

秋分八月中坐功图

主治：风湿积滞、腹大水肿、膝膑肿痛、膺乳气冲、股胫外侧痛、遗尿、腹胀、消谷善饮、胃寒喘满等。

功法：每天1：00～5：00，盘坐，两手掩耳，十指向后相对，上体向左侧倾，至极而止。再慢慢向右侧倾。左右动作相同，方向相反，各做十五次。然后叩齿、咽津、吐纳，方法同前。

寒露九月节坐功图

主治：风寒湿毒之邪侵犯胁腋经络、动冲头项、背脊痛、目黄流泪、霍乱等。

功法：每天1：00～5：00，盘坐，两手心向上，十指指尖相对，缓缓上提至乳胸前，两手前臂内旋，双手慢慢向上托起，手心朝上，指尖分别朝左右侧方向，两臂伸直，且呈开放型。身体上耸，头转向左，手心翻向下，两臂由体侧缓缓放下，如此反复做十五次。然后叩齿、咽津，方法同前。

霜降九月中坐功图

主治：风湿痹邪侵犯腰腿、邪不能曲、小腿裂痛、颈、背、腰、臀痛、肚脐突出、肌肉萎缩、大便脓血、小腹胀痛、小便不利、久痔脱肛等。

二十四节气坐功图（二）

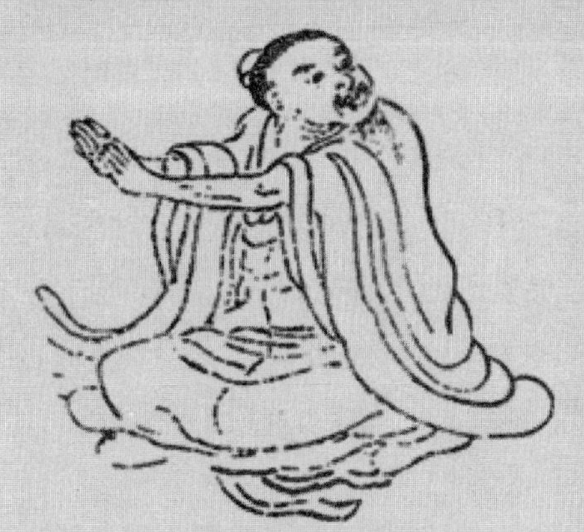

立冬十月节坐功图

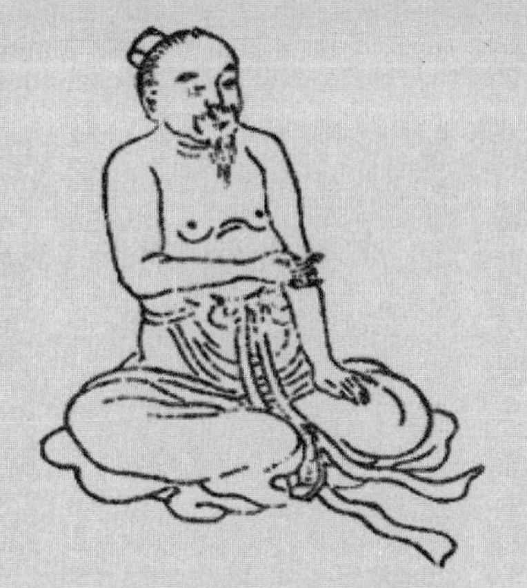

小雪十月中坐功图

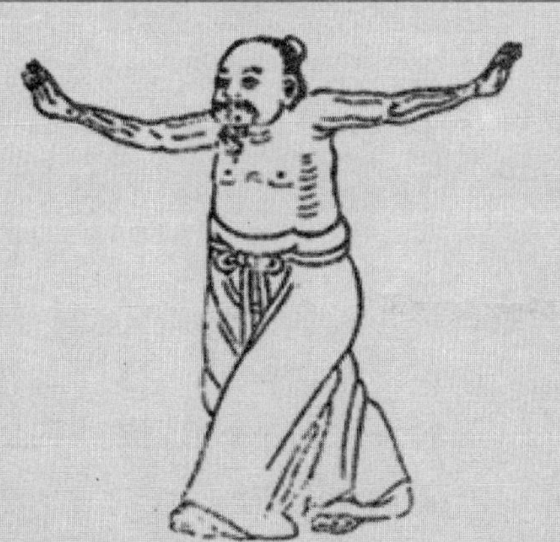

大雪十一月节行动图

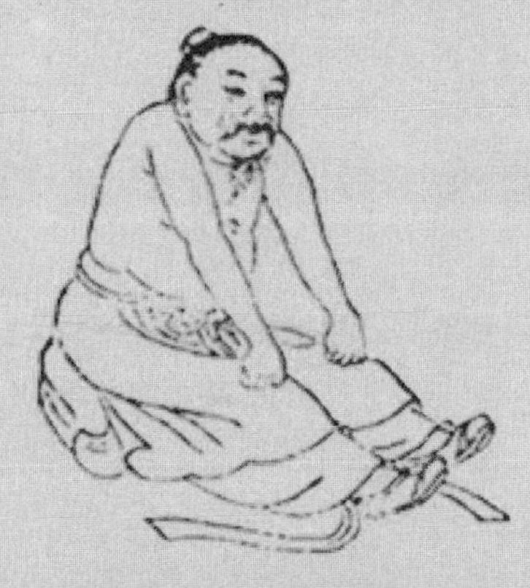

冬至十一月中坐功图

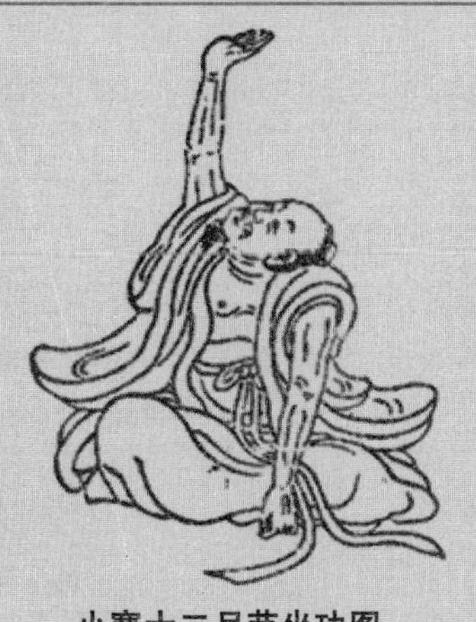

小寒十二月节坐功图

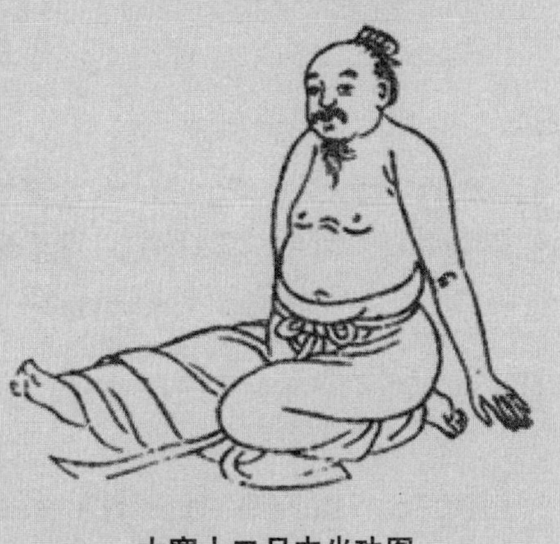

大寒十二月中坐功图

功法：每天1：00～5：00，向前伸腿而坐，两手分别向前盘住左、右脚底，膝关节弯曲。然后脚向前蹬，手向后扳，力争数秒钟，屈膝，两臂随之弯曲，如此反复做三十五次。然后叩齿、咽津、吐纳，收功同前。

立冬十月节坐功图

主治：胸胁积滞、虚劳邪毒、腰痛不能俯仰、咽干、面色无华、胸满呕逆、头痛、颊肿、目赤肿痛、两胁下痛引小腹、满闷等。

功法：每天1：00～5：00，盘坐。两手由体侧提到胸前，手心朝上，两臂随后缓缓落下，头转向正前方，两手臂再重复上述动作，头转向左，动作相同，左右相反，各十五次。然后叩齿、咽津、吐纳，方法同前。

小雪十月中坐功图

主治：腕肘风湿热毒、女子小腹肿、男子阒疝、遗尿、睾丸肿痛、转筋、阴缩、洞泄、喘咳、善恐等。

功法：每天1：00～5：00，盘坐，左手按住膝部，手指朝外，右手挽住左肘关节，并用力向右拉，左肘用力向左相持数秒钟，左右各十五次。然后叩齿、咽津、吐纳，方法同前。

大雪十一月节行动图

主治：脚膝风湿毒气、口热、舌干、咽肿、上气、烦心、心痛、阴下湿等。

功法：每天23：00～3：00，起身站立，两脚左右分开约与肩同宽，膝关节稍曲，两臂伸直外展平举，手心朝外，指尖朝上，抬腿原地踏步走若干。然后叩齿、咽津、吐纳，方法同前。

冬至十一月中坐功图

主治：手足经络寒湿、臂股内侧痛、足痿、嗜睡、足下热痛、脐痛、胁下痛、胸满、上下腹痛、大便难、颈肿、咳嗽、腰冷等。

功法：每天23：00～3：00，起身平坐，两腿前伸，左右分开，与肩同宽，两手半握拳，按在两膝上，使肘关节分别朝向左右斜前方，拳眼向腹，拳心朝外，上身前俯，极力以拳压膝；重心后移，用拳轻轻按膝，如此做十五次。然后叩齿、咽津、吐纳，方法同前。

小寒十二月节坐功图

主治：营卫气蕴、食入即吐、胃脘痛、腹胀、身体困重、心下急痛、二便不畅、黄疸等。

功法：每天23：00～3：00，盘坐，右大腿压在左小腿上，右小腿稍向前放，左手掌按在右脚掌内上方，右手极力向上托天，手心朝上，指尖朝右方向，转头目视上托之手。然后，左右手足交换，动作相同，左右各十五次。最后叩齿、咽津、吐纳，方法同前。

大寒十二月中坐功图

主治：经络蕴积邪气、舌根强痛、体不能动或不能卧、股膝内肿、足背痛、腹胀肠鸣、泄泻、足踝肿等。

功法：每天23：00～3：00，单腿跪坐，即一腿前伸，另一腿跪在床上，前脚掌着地，臀部坐在后脚后跟上，上体后仰，以两臂分别在身后左右侧撑地，指尖朝向斜后方，身体重心后移，再前移。两腿互相交换进行，左右各十五次。然后叩齿、咽津、吐纳，方法同前。

第8节 易筋经十二势

易是变通、改换、脱换的意思，“筋”指筋骨、筋膜，“经”则带有指南、法典之意。《易筋经》就是变通筋骨的方法。此功使神、体、气三者，即人的精神、形体和气息有效地结合起来，经过循序渐进、持之以恒的认真锻炼，从而使五脏六腑、十二经脉、奇经八脉及全身经脉得到充分的调理，进而达到保健强身、防病治病、抵御早衰、延年益寿的目的。尤其对于强直性脊柱炎患者，对纠正体形、恢复关节受限有着巨大的帮助作用。自古以来，流传下来的《易经筋》有很多版本，以下介绍的是经清代潘蔚整理编辑的《易筋经十二势》。

韦驮献杵第一势

立身期正直，环拱手当胸。
气定神皆敛，心澄貌亦恭。

韦驮献杵第二势

足趾拄地，两手平开。
心平气静，目瞪口呆。

韦驮献杵第三势

掌托天门目上视，足尖着地立身端。
力周骽胁浑如植，咬紧牙关不放宽。
舌可生津将腭抵，鼻能调息觉心安。
两拳缓缓收回处，用力还将挟重看。

摘星换斗势

只手擎天掌覆头，更从掌内注双眸。
鼻端吸气频调息，用力收回左右眸。

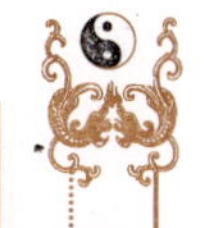

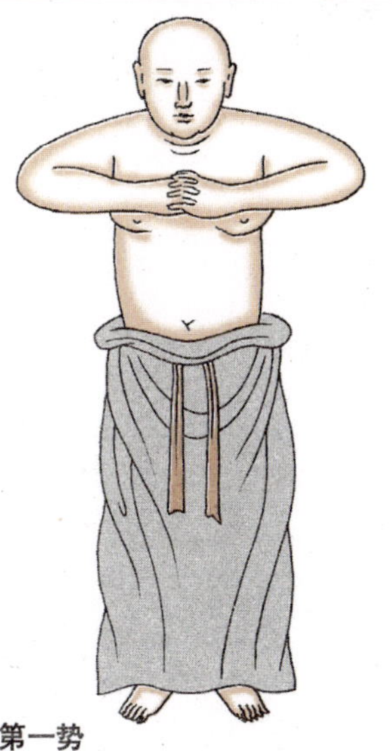

韦驮献杵第一势

环拱手当胸，自然呼吸，挺直两膝盖，两足跟内侧相抵，脚尖外撇，头顶之百会穴与裆下的长强穴要呈一条直线；两掌自然下垂于体侧；眼睛平视，定心凝神；然后双手从两侧分别抬起举过头顶，再停于胸前膻中穴外，立定后约静立一分钟。

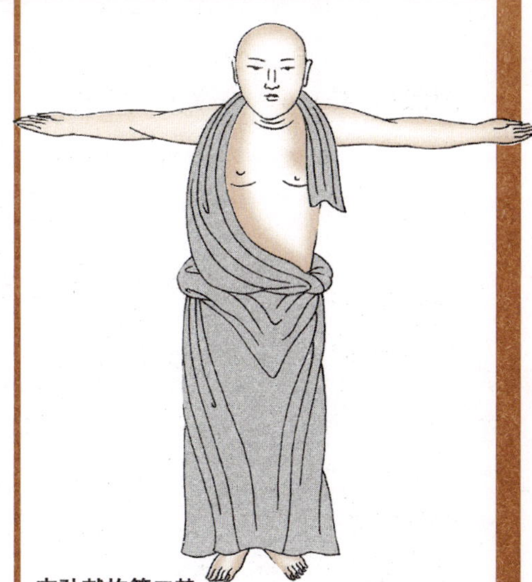

韦驮献杵第二势

两掌从胸前向体侧平开，手心朝上，成双臂一字状；同时两足后跟抬起，脚尖着地，两目瞪睛平视；保持心平气和，以这个姿势站立半分钟。

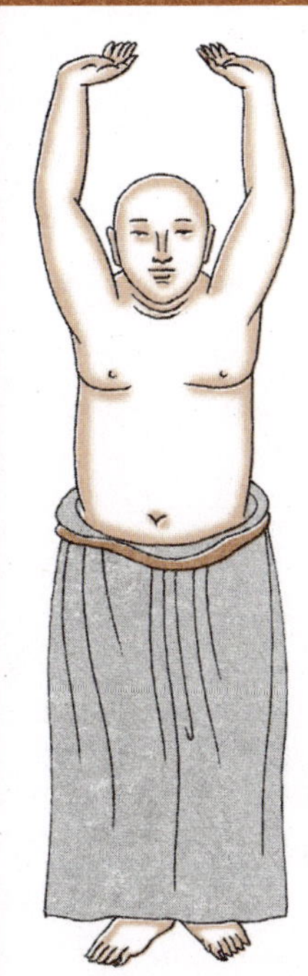

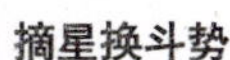

韦驮献杵第三势

两掌分别上抬，至双臂呈U字状时，双肘微弯，掌心朝上，尽力上托；同时咬齿，舌抵上腭，让胸中充满气体，以这个姿势静立约半分钟。

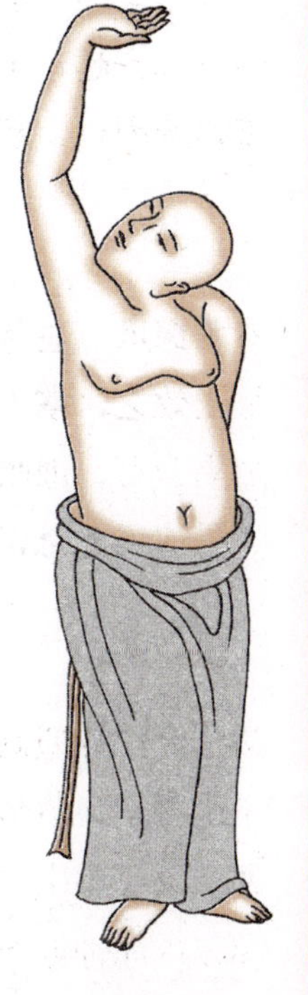

摘星换斗势

两脚后跟落地，全脚掌着地。左掌回收到背后，掌心朝下，用力向下按；同时扭过脖子，眼睛看向右掌，使胸中布满气体，再用鼻子做深呼吸，以这个姿势站立半分钟。再左右手势互换。

倒拽九牛尾势

两骽后伸前屈，小腹运气空松。
用力在于两膀，观拳须注双瞳。

出爪亮翅势

挺身兼怒目，推手向当前。
用力收回处，功须七次全。

九鬼拔马刀势

侧首湾肱，抱顶及颈。
自头收回，弗嫌力猛。
左右相轮，身直气静。

三盘落地势

上腭坚撑舌，张眸意注牙。
足开蹲似踞，手按猛如拏。
两掌翻齐起，千斛重有加。
瞪睛兼闭口，起立足无斜。

青龙探爪势

青龙探爪，左从右出。
修士效之，掌平气实。
力周肩背，围收过膝。
两目注平，息调心谧。

卧虎扑食势

两足分蹲身似倾，屈伸左右骽相更。
昂头胸作探前势，偃背腰还似砥平。
鼻吸调元均出入，指尖着地赖支撑。
降龙伏虎神仙事，学得真形也卫生。
两足分蹲身似倾，屈伸左右骽相更。

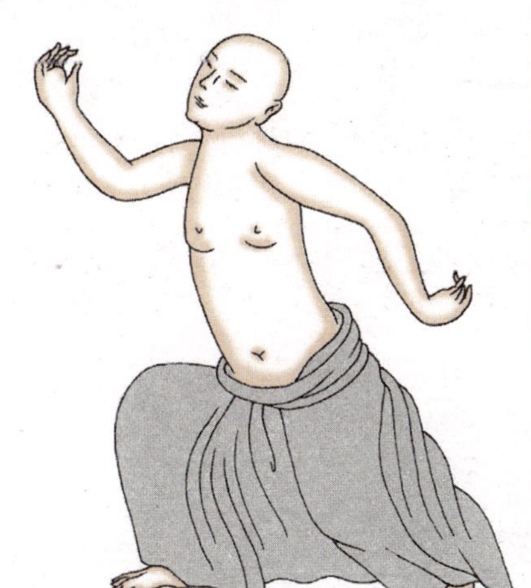

倒拽九牛尾势

右脚跨前一步，呈右弓步，同时右掌从体后向体前变握拳，翻腕上抬，拳心朝上停于面前。左掌顺式变拳，拳心朝上停于体后，两肘皆微屈；力在双膀，目视右拳。式定后约静立半分钟。左式：左右手腿势互换。

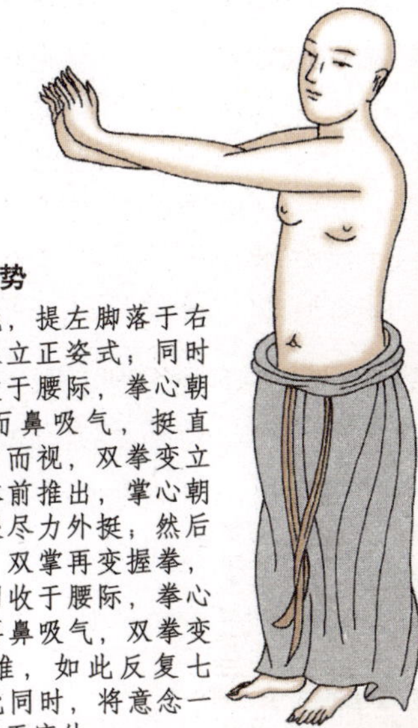

出爪亮翅势

左腿蹬地，提左脚落于右脚内侧呈立正姿式；同时双拳回收于腰际，拳心朝上，继而鼻吸气，挺直身，怒目而视，双拳变立掌，向体前推出，掌心朝前，掌根尽力外挺；然后鼻呼气，双掌再变握拳，从原路回收于腰际，拳心向上；再鼻吸气，双拳变五掌前推，如此反复七次；与此同时，将意念一直集中在天庭处。

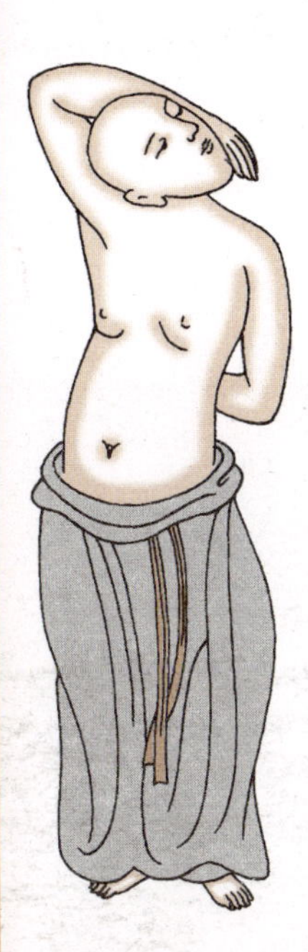

九鬼拔马刀势

右拳变掌从腰际外分上抬，至大臂与耳平行时，拔肩并屈肘，弯腰同时向左扭脖子，右掌心朝内停于左面侧前，如抱头状；同时左拳变掌，回背于体后，尽力上抬。式定后约静立半分钟。左式：左右手势互换。

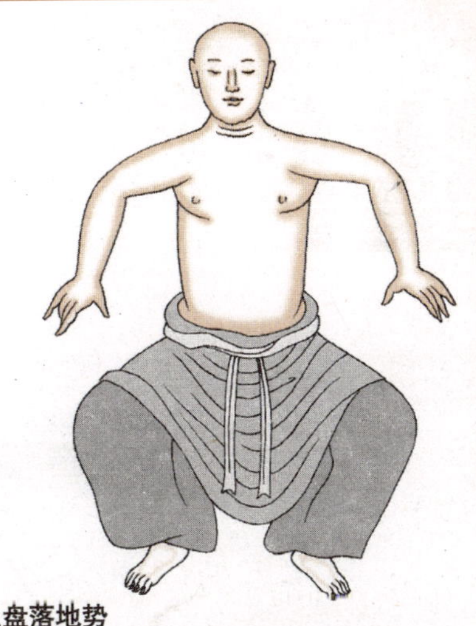

三盘落地势

左足外开呈马步，同时左掌下落，右掌从体后往体前上抬，至两掌心朝上于胸前相遇时，就向外分开，双肘微屈，掌心朝下按力于双膝之前外侧。式定后舌抵上腭，瞪眼，注意牙齿，约静蹲半至一分钟。然后双腿起立，两掌翻为掌心朝上，向上托抬如有重物；至高与胸平时，再翻为掌心朝下，变马步，再成三盘落地的姿势，做3次。

打躬势

两手齐持脑，垂腰至膝间。
头惟探胯下，口更啮牙关。
掩耳聪教塞，调元气自闲。
舌尖还抵腭，力在肘双弯。

掉尾势

膝直膀伸，推手自地。瞪目昂头，凝神壹志。
起而顿足，二十一次。左右伸肱，以七为志。
更作坐功，盘膝垂眦。口注于心，息调于鼻。
定静乃起，厥功维备。总考其法，图成十二。
谁实贻诸，五代之季，达摩西来，传少林寺。
有宋岳侯，更为鉴识，却病延年，功无与类。

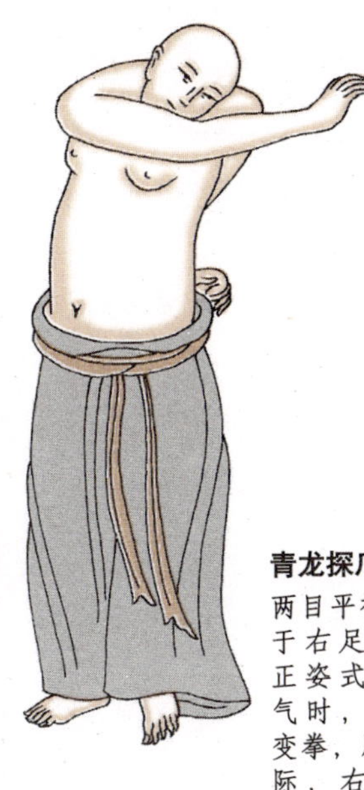

青龙探爪势

两目平视，左足回收于右足内侧，呈立正姿式；用鼻子呼气时，左掌自胸前变拳，顺式回收于腰际，右掌自胸前变爪，五指微屈，肩背发力，向体左伸探。然后左右手势互换。

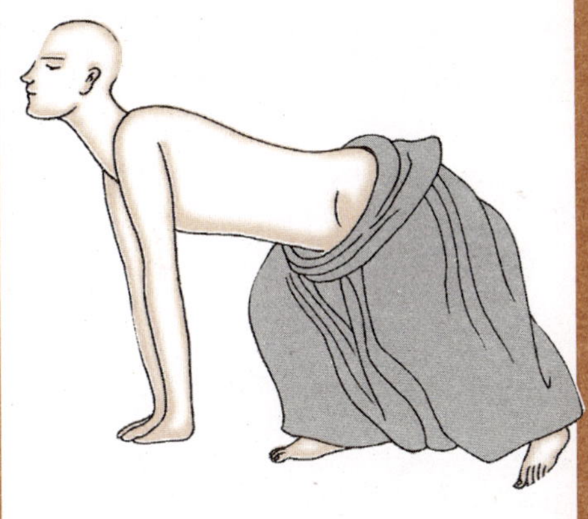

卧虎扑食势

两目平前视，上势结势为双拳停于腰际。右脚向前迈一大步。左脚跟抬起，脚尖着地，呈右弓步；同时俯身、向上抬脊，并向前弯腰昂头，然后将两臂于体前垂直，两掌十指撑地，意在指尖。式定后约静立半分钟。然后左右腿姿势互换。

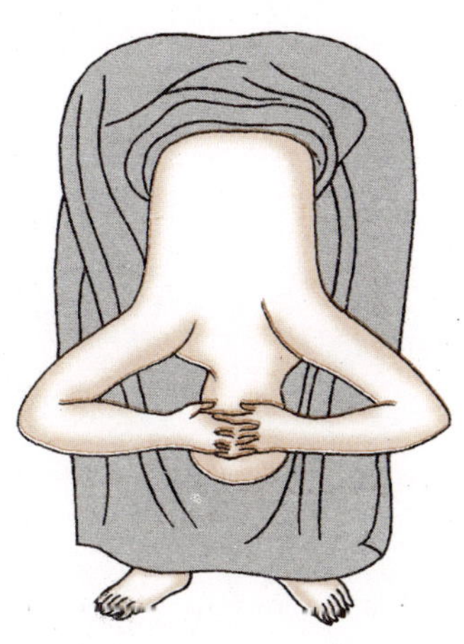

打躬势

右足上前与左足内侧平行，两脚距离约与肩宽；然后变为弓腰，垂脊，挺膝。头部探于胯下，同时两肘用力，两掌心掩住两耳，两掌夹抱后脑，意在双肘尖。姿势静立后随意停留片刻。

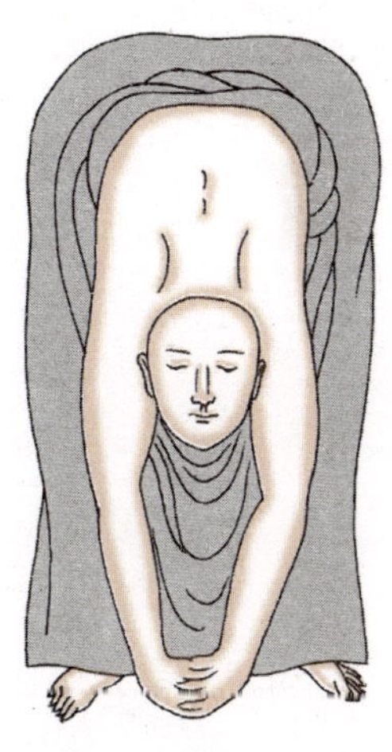

掉尾势

挺直膝盖，脚尖着地，两手下垂微屈，同时两掌相附，使手心压地；同时瞪目看鼻尖，向上抬头，塌腰垂脊，凝神益志，意存丹田。势定后脚跟落地，再抬起，三次后即伸膀挺肘一次；脚跟顿地共二十一次，伸膀七次；然后起立，呈立正姿势。

第9节 八段锦

钟离八段法最早见于《修真十书·杂著捷径》，此功法在我国古代养生史与导引发展史上占有重要地位。关于其名称的由来还有一段故事呢。

话说有一天钟离先生正在松树下练功，只见远远地走来一个书生模样的年轻道人，走近之后，钟离看他面色不怎么好。道人见钟离先生风采过人，就虚心讨教养生秘诀。钟离先生与他谈得十分投机，不知不觉太阳已经偏西了，便邀请他回洞府中休息，并答应教他一套延年益寿的功法。两人谈到深夜，年轻道人和衣而卧，钟离先生却在蒲团上思忖再三，觉得这年轻人虚心好学，便决定把综合了石壁中获得的养生秘籍精华和自己练功心得的一套最好功法教给他。钟离先生把这套功法写成一首诗，第二天早上边解释边示范，年轻道人很快就掌握了要领，便请教功法的名称，钟离先生想了想说："这套功法共八段，每段都是精华，就叫'八段锦'吧"。

站式八段锦口诀

双手托天理三焦，左右开弓似射雕。

调理脾胃须单举，五劳七伤向后瞧。

摇头摆尾去心火，两手攀足固肾腰。

攒拳怒目增力气，背后七颠百病消。

八段锦功法作用

前四段作用：治病。一式，双手托天理三焦，作用：上焦心肺，中焦脾胃，下焦肝肾，掌心向上托，小指和无名指有麻的感觉。二式，左右开弓似射雕，作用：向前推出的食指向上，拇指斜向上，做法正确会有麻胀的感觉。三式，调理脾胃须单举，作用：调理脾胃。四式，五劳七伤向后瞧，作用：任督通，病不生，头旋转，手下按，打通任督二脉。

后四段作用：强身。五式，摇头摆尾去心火，作用：健肾（去心火即强身）。六式，两手盘足固肾腰，作用：健肾，通过身体前后动，两手至命门。七式，攥拳怒目增力气，作用：练内气。八式，背后七颠百病消，作用：血脉通畅，气血充足。

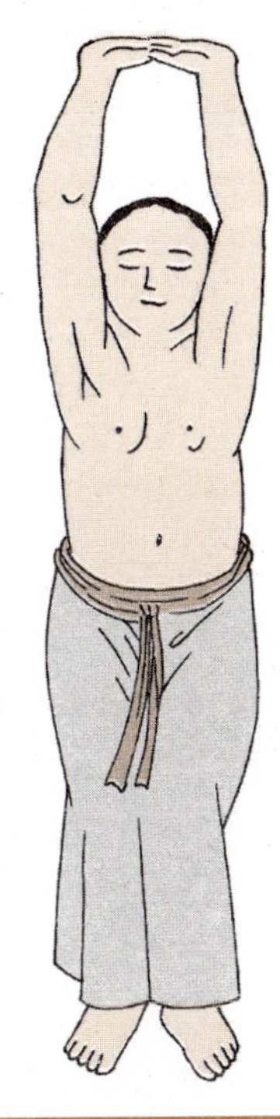

第一段

双手托天理三焦：自然站立，两足平开，与肩同宽，含胸收腹，腰脊放松。正头平视，口齿轻闭，凝神调息，气沉丹田。双手自体侧缓缓举至头顶，转掌心向上，用力向上托举，足跟亦随双手的托举而起落。托举六次后，双手转掌心朝下，沿体前缓缓按至小腹，还原。

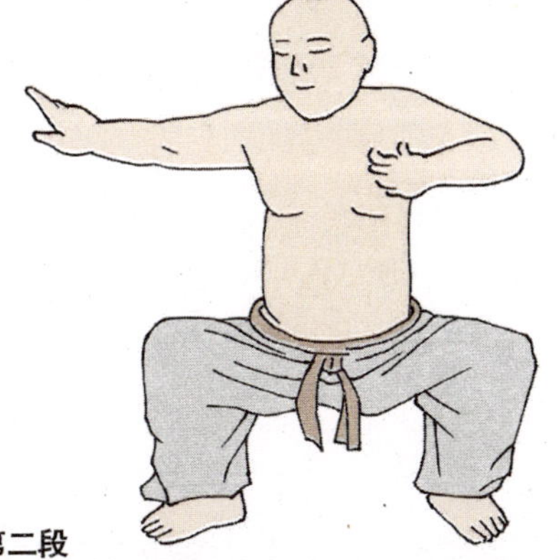

第二段

左右开弓似射雕：自然站立，左脚向左侧横开一步，身体下蹲呈骑马步，双手虚握于两髋之外侧，随后自胸前向上画弧提于与乳平高处。右手向右拉至与右乳平高，与乳距约两拳许，意如拉紧弓弦，开弓如满月；左手捏箭诀，向左侧伸出，顺热转头向左，视线通过左手食指凝视远方，意如弓箭在手，伺机而射。稍作停顿后，随即将身体上起，顺势将两手向下画弧收回胸前，并同时收回左腿，还原成自然站立。此为左式，右式反之。左右掉换练习六次。

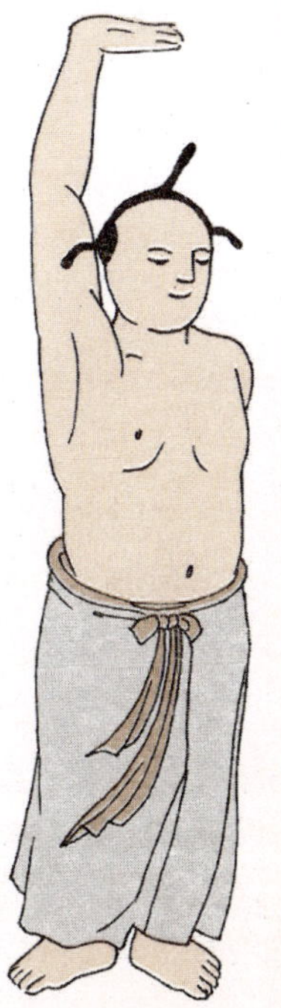

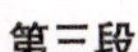

第三段

调理脾胃须单举：自然站立，右手缓缓自体侧上举至头，翻转掌心向上，并向右外方用力举托，同时左手下按附应。举按数次后，右手沿体前缓缓下落，还原至体侧。左手举按。

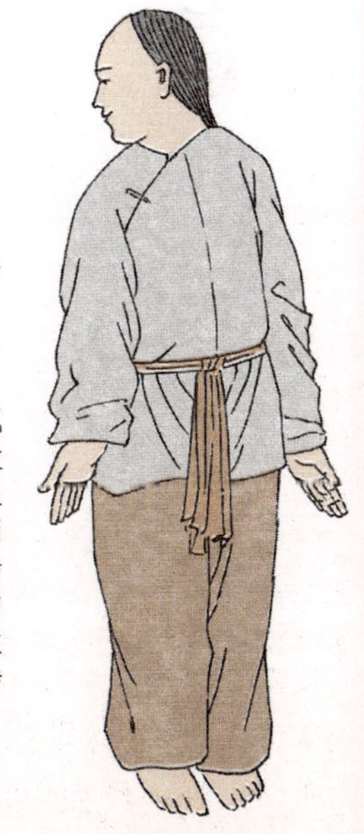

第四段

五劳七伤向后瞧：自然站立，双脚与肩同宽，双手自然下垂，凝神调息，气沉丹田。头部微微向右转动，两眼目视右后方，稍停顿后，缓缓转正，再缓缓转向左侧，目视左后方稍停顿，转正。如此六次。

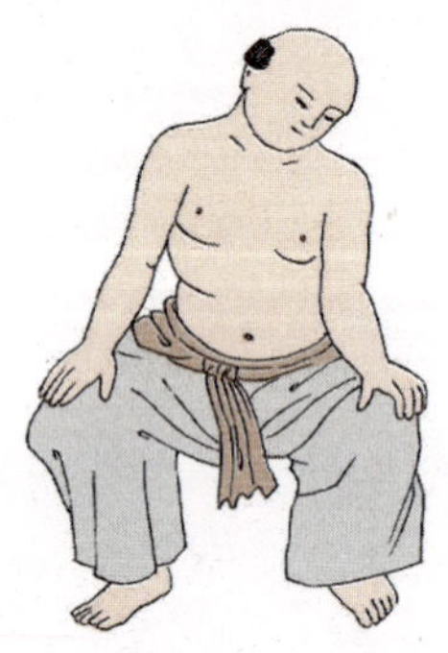

第五段

摇头摆尾去心火：两足横开，双膝下蹲，呈“骑马步”。上体正下，稍向前探，两目平视，双手反按在膝盖上，双肘外撑。以腰为轴，头脊要正，将躯干画弧摇转至左前方，左臂弯曲，右臂绷直，肘臂外撑，头与左膝呈一垂线，臀部向右下方撑劲，目视右足尖；稍停顿后，随即向相反方向，画弧摇至右前方。反复六次。

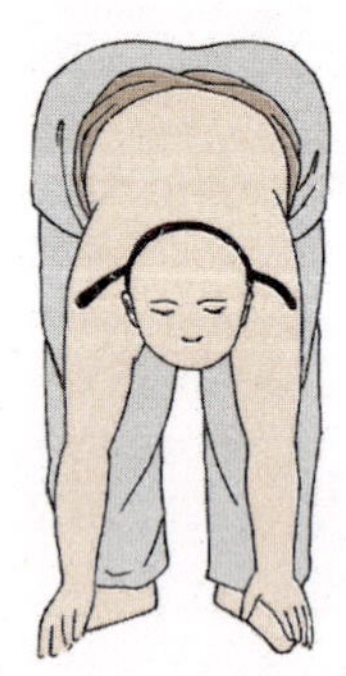

第六段

两手攀足固肾腰：松静站立，两足平开，与肩同宽。两臂平举自体侧缓缓抬起至头顶上方转掌心朝上，向上做托举劲。稍停顿，两腿绷直，以腰为轴，身体前俯，双手顺势攀足，稍作停顿，将身体缓缓直起，双手右势起于头顶之上，两臂伸直，掌心向前，再自身体两侧缓缓下落于体侧。

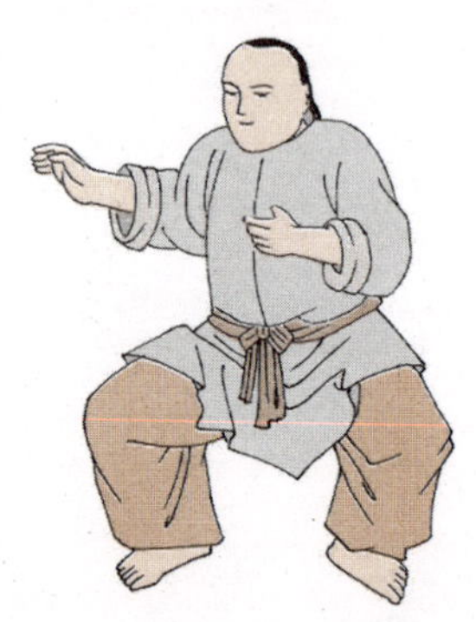

第七段

攒拳怒目增力气：两足横开，两膝下蹲，呈“骑马步”。双手握拳，拳眼向下。左拳向前方击出，顺势头稍向左转，两眼通过左拳凝视远方，右拳同时后拉。与左拳出击形成一种“争力”。随后，收回左拳，击出右拳，要领同前。反复六次。

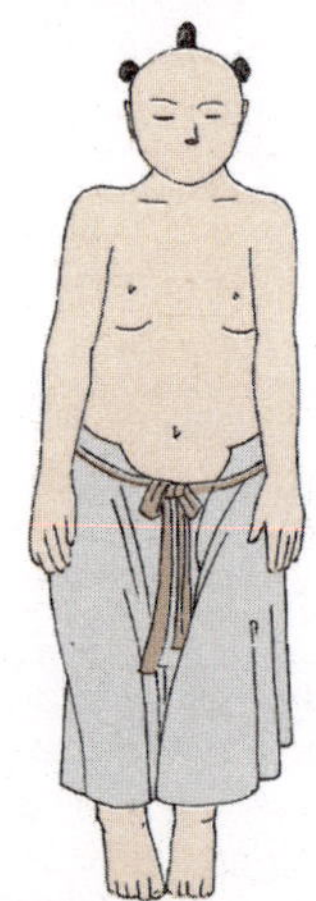

第八段

背后七颠百病消：两足并拢，两腿直立、身体放松，两手臂自然下垂，手指并拢，掌指向前。随后双手平掌下按，顺势将两脚跟向上提起，稍作停顿，将两脚跟下落着地。反复练习六次。

第10节

玄鉴导引法

玄鉴导引法是一套由13节动功组成的自我锻炼保健方法，通过按摩、导引，能行气血、利关节，达到防病治病的目的。本功法见于宋代《云笈七籤》卷三十六。玄鉴其人无从考证。本法导引动作与隋代巢元方《诸病源候论》所载的各种导引法似同出一源。

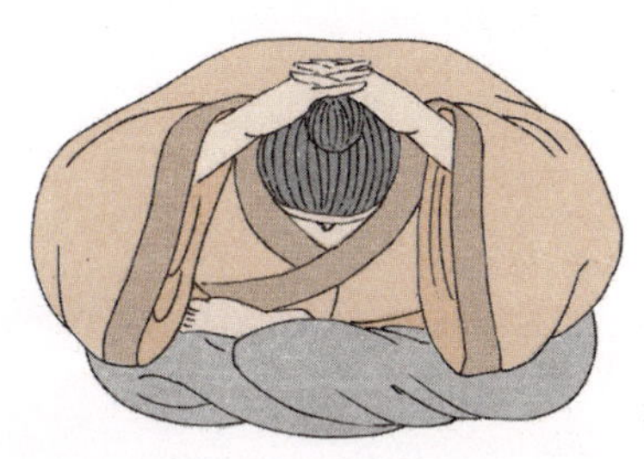

第一节

盘腿而坐，两手十指交叉放在脑后，掌心贴在枕骨处，伸头并向前俯身，使额头尽量着地，保持 5～6秒钟，然后还原。反复做5次。可改善短气症状。

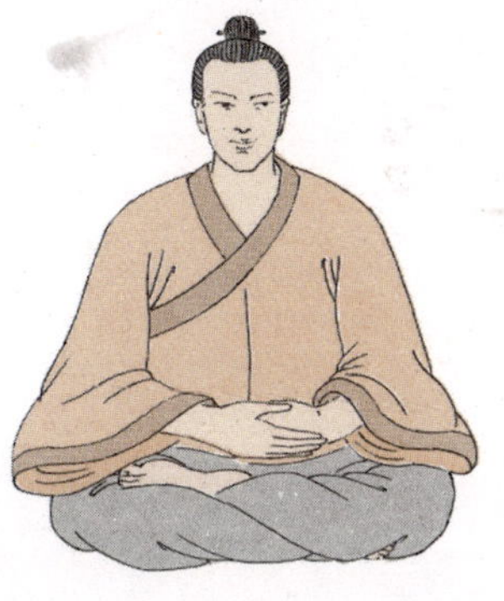

第二节

盘腿而坐，右手指放在左手心上，左手用力向后扳右手指5次。接着左右手交换，再做5次。可改善腹胀腹痛症状。

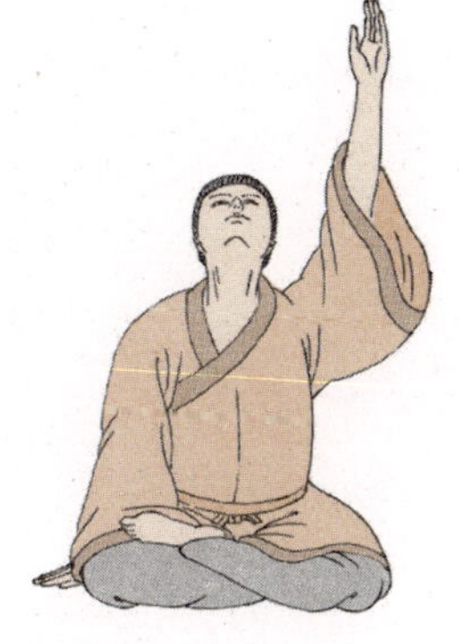

第三节

盘腿而坐，左手上举指向房顶，右手五指撑地，左腿伸展，左脚外展尽量伸直，然后还原，反复做5次。接着左右交换，再做5次。可缓解泄泻症状。

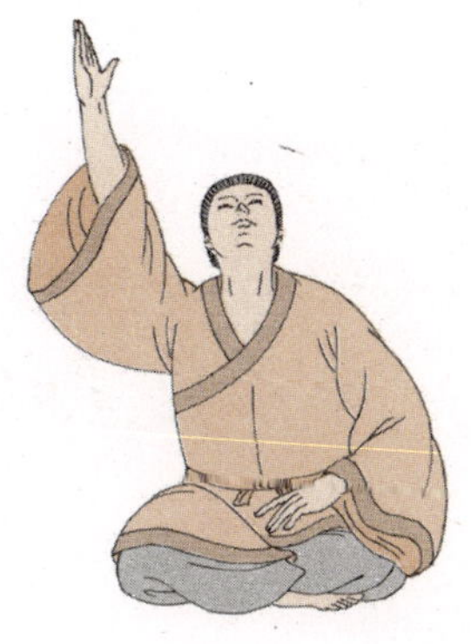

第四节

盘腿而坐，左手叉腰，右手上抬，举过头顶，手指伸展，尽量上举指向房顶，反复5次。接着左右手交换再做5次。可改善腹痛症状。

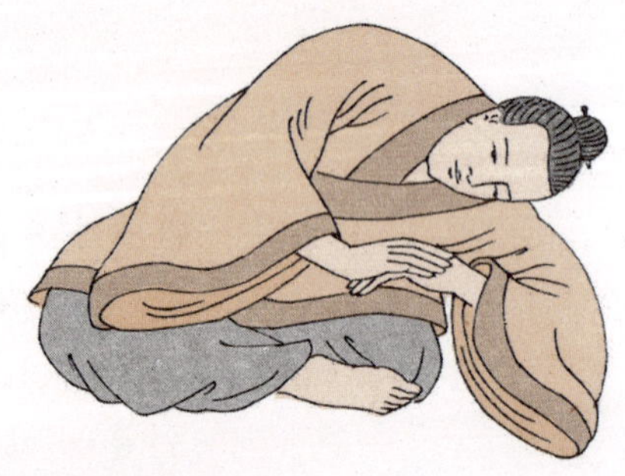

第五节

盘腿而坐，两手掌相叠放在左膝上，低头向右，面颊贴近右膝，接着头身转向左侧，面颊贴近左膝，再回转至右膝上为1圈，共转5圈。然后相同的方法换手按右膝，相反方向再转5圈。可改善腰脊疼痛症状。

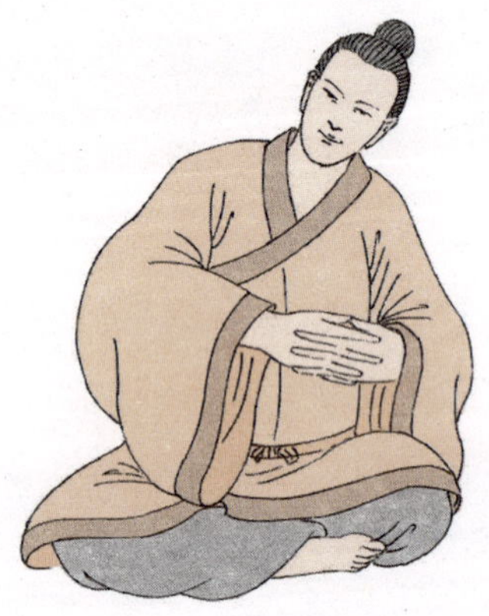

第六节

盘腿而坐，两手十指交叉，手掌分开，抚摸或拍打左胁，接着用右手从左胸捶打至左肩再向上至头部5遍。然后换手，按相反方向同样操作。可改善肩胛疼痛症状。

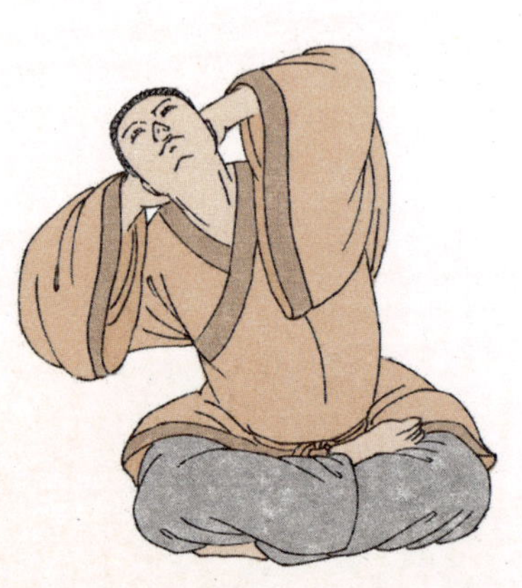

第七节

盘腿而坐，两手在脑后交叉抱头，头身尽量左右摇动，摇到不能摇了为止。可改善头痛症状。

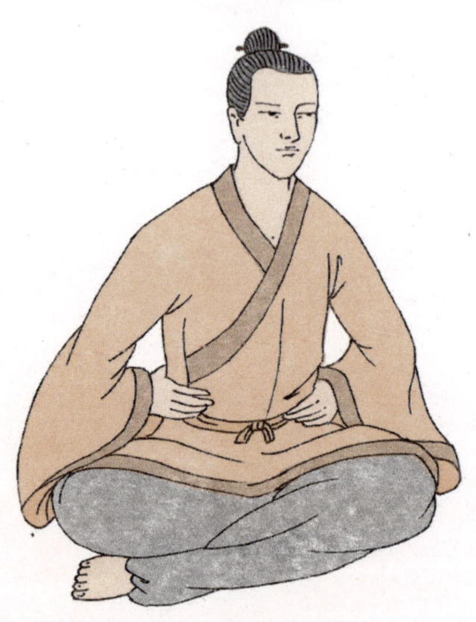

第八节

盘腿而坐，两手叉腰，尽量左右摇肩，摇至不能承受了为止。可改善肩部劳损症状。

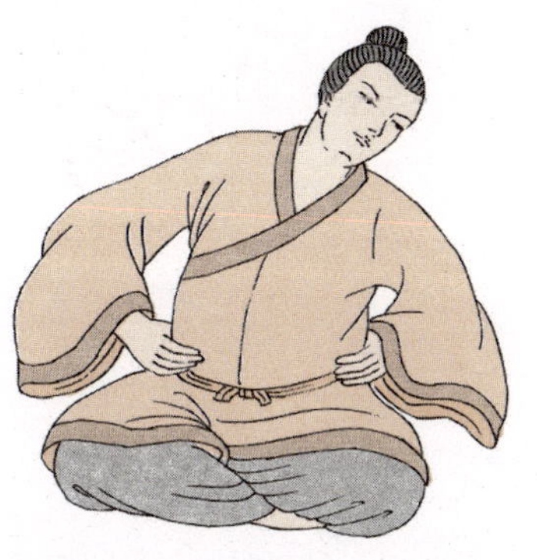

第九节

盘腿而坐，两手叉腰，上身尽量左右弯曲，反复10～12次。可祛除胸中病邪浊气，改善胸闷心慌症状。

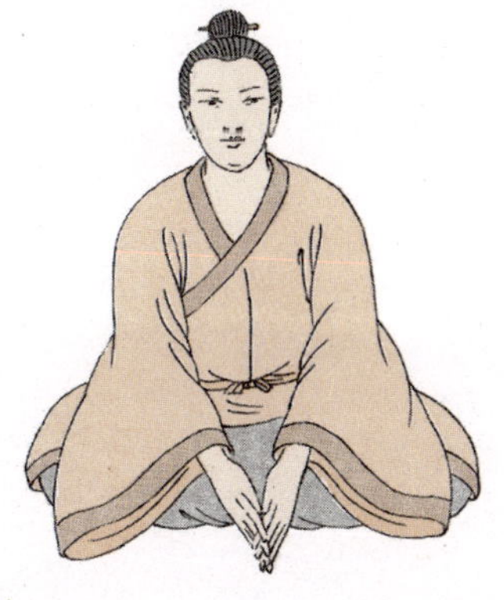

第十节

盘腿而坐，两手交叉抚胸，低头尽量贴膝，低至极度，反复5次。可改善背痛症状。

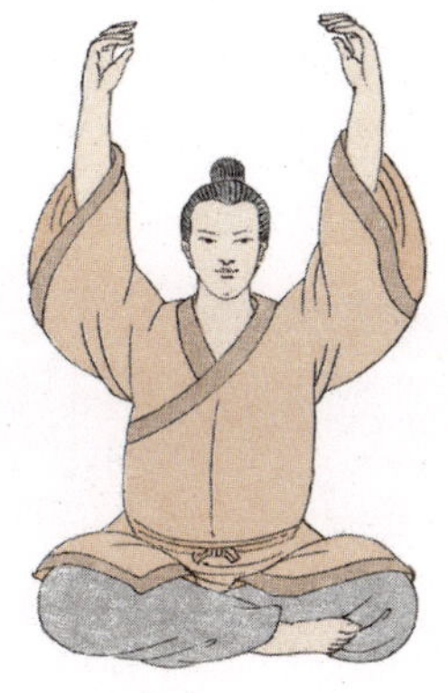

第十一节

盘腿而坐，两手上举，极力拉伸两肩，拉至极度，反复5次。可缓解肩背痛症状。

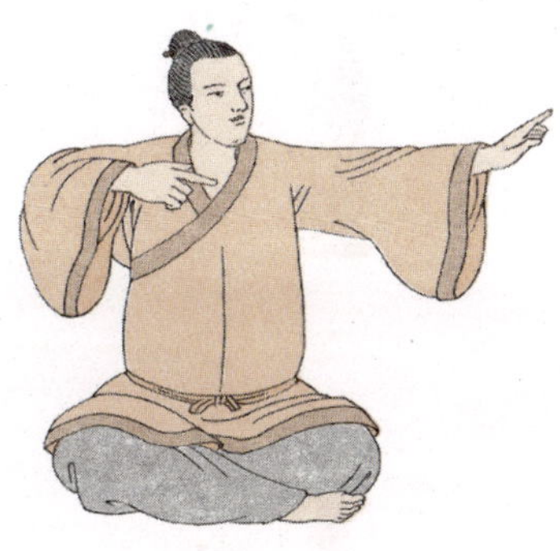

第十二节

盘腿而坐，两手分别向左右伸展，做拉弓射箭的动作，左右交替各做5次。可改善肩臂痛症状。

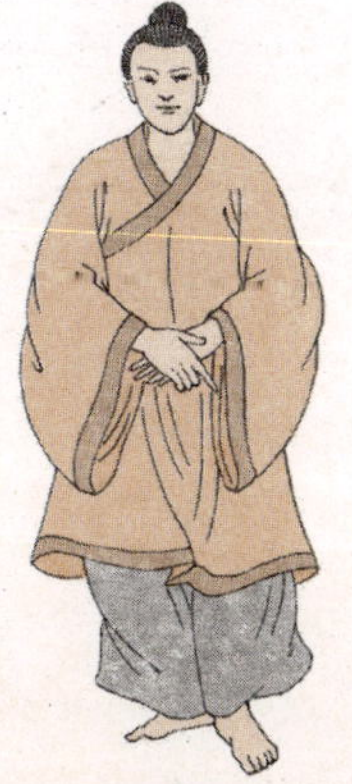

第十三节

站立，一脚靠前，另一脚稍靠后，向前拉动胳膊，再向后抽取胳膊，左右交替各做10次。可缓解腿部酸麻冷痛症状。

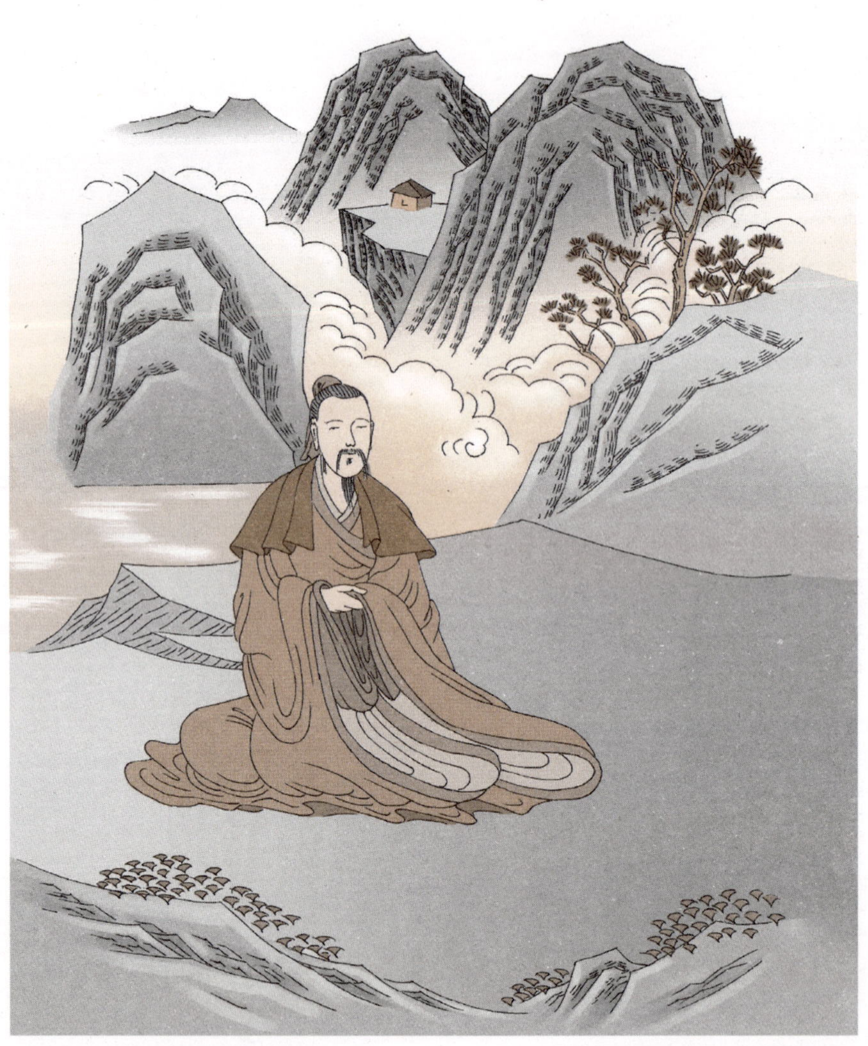

第九章

吐纳

中国的道家学派自古以来就非常重视“气”对人体的作用，认为“气聚则生，气亡则死”。作为一种练气的方法，吐纳最早见于《庄子·刻意》，书中称“吹呵呼吸，吐故纳新”。认为此法有祛除疾病、增益智慧、开发个人的潜能、延长寿命的功效。不仅能预防因外部因素引起的各种疾病，还能调节身体内在机能，稳定身形，提高人体自身对外界的适应能力，强健体魄。

本章选取了儒、释、道、医家等各个学派的精妙的养生理论，以深入浅出的语言加以阐释，并配有生动形象的图片，让读者能够轻松愉悦地学习这一古老神秘的养生功法。它们中有的简便易行，有的略显烦琐，读者可根据自身实际情况，选择试用。

第1节 吐纳导引

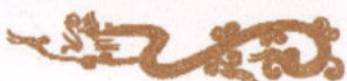

吐纳和导引

人们通过吹、嘘等不同的方式来调理呼吸，将体内陈旧污浊之气排出体外，同时吸入新鲜的空气，经常这样练习，能达到延年益寿的效果。练功的时候，他们要像熊一样伸长脖子，像鸟一样伸展肢体，这是注重导引、养生和想成为彭祖那样高寿的人所喜欢的。

——《庄子·刻意》

吐纳导引六字诀

一曰嘘：嘘功补肝气（肝在七窍为眼，若肝气过旺，两眼就会变得通红）。如果在吐气时发“嘘”音，可以使人眼睛明亮。

二曰呵：呵功补心气（心在五脏为舌，人体如果心火过盛，就会口干舌燥）。如果在吐气时发“呵”音，自然而然地减除心火。

三曰呼：呼功补脾气（脾与七窍中的唇相连。人体若脾脏过热，就会嘴唇焦干）。如果在吐气时发“呼”音，可以加强脾胃的消化吸收功能。

四曰呬：呬功补肺气（肺与五脏相连，人体肺部如果受到风邪入侵，就会出现鼻塞、流涕等症状）。如果在吐气时发“呬”音，可以润泽人的肺腑。

五曰吹：吹功补肾气（肾与七窍中的耳相连。人体若出现肾气虚，肾水亏损的情况，就会导致耳聋）。如果在吐气时发“吹”音，可以使肾气旺盛。

六曰嘻：嘻功补三焦之气（如果三焦出现了疾病，就会影响五脏的正常运作）。吐气时发出“唏”音，可以解除三焦烦热。

——《太上老君养生诀·服气吐纳六气》

导引吐纳按摩术

“导引吐纳按摩术”，早在春秋战国时期问世的中医典籍《黄帝内经》开篇就记述“提挈天地，把握阴阳，呼吸精气，独立守神，肌肉若一”。“导引”即为肢体运动、意念运动和自我按摩；“吐纳”即指呼吸运动；“按摩”，也就是说采用不同的手法作用于人体不同的经络、穴位、反射区，来调节人体各系统机能。

十指梳头法

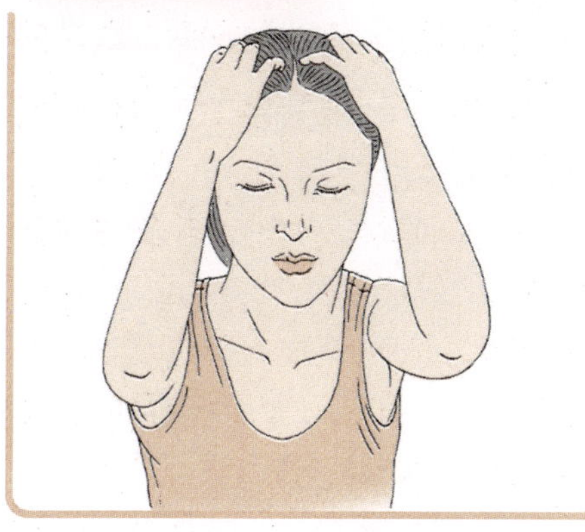

方法：每日早晚，首先将手搓热，以十指分别先后从前发际向后发际及头部左右侧梳理108次。

作用：促进血液循环、提神醒脑，防治脑血管病变等。

搓掌浴面法

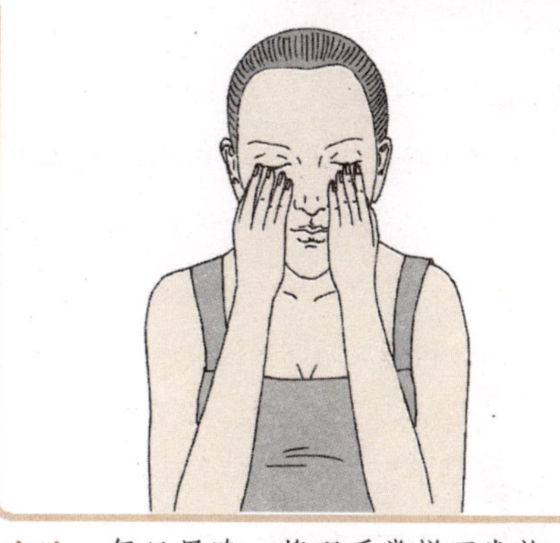

方法：每日早晚，将双手掌搓至发热，搓擦面部至热，促进面部血液循环，使面部红润，面肌富有弹性。

作用：促进面部血液循环，防治面瘫、面痉挛等。

摩耳法

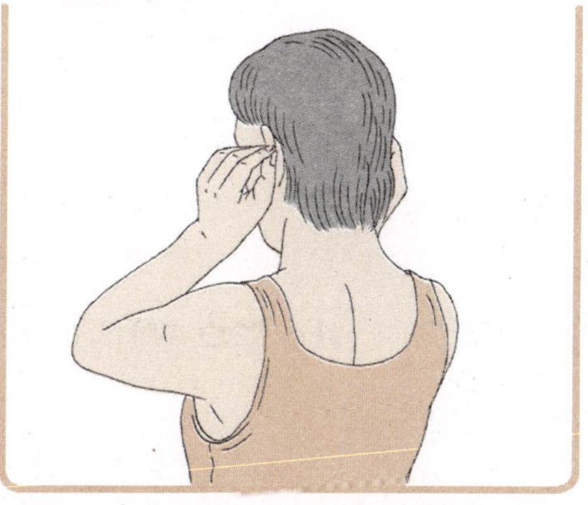

方法：每日早晚，以掌、指摩揉耳部至发热为宜。

作用：促进耳部血液循环，防治耳源性疾病和其他系统疾病的产生。

叩齿法

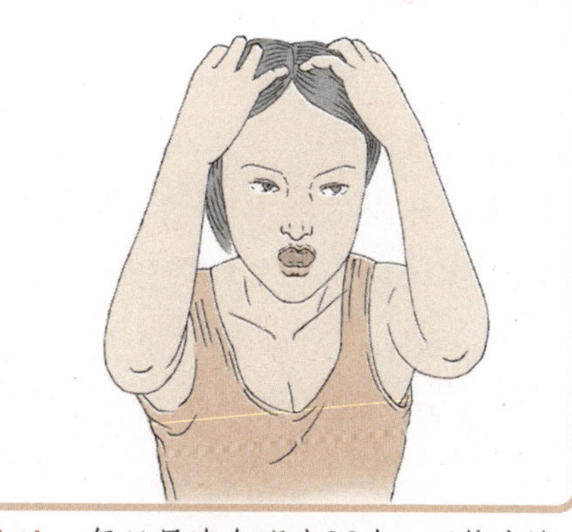

方法：每日早晚各叩齿36次，可健齿防牙病和牙齿脱落等。

作用：常叩齿，可健齿强肾，防牙病和牙齿脱落等。

第2节 六气与五脏疾病

六气

《服气经》上说：养生的方法在于养气。人体内的精气决定着人的外在精神状态，只有将精气保存好，人才能神清气爽。更重要的是，精气随血脉而流向全身，它是守卫骨肉的神灵。如果精气枯竭了，骨肉就会干枯，人很快就会死亡。所以立志于养生的人一定要充实自己的精气，精气旺盛了，也就能达到延长寿命的目的了。从半夜子时至午时这段时间产生的气为生气；从日中之后到半夜子时产生的气为死气。在生气产生的这段时间，应该让自己平躺仰卧，闭目，握拳，屏息，在心中默数到两百之后，才将体内的气吐出。这样练习，能增加闭气的时间，使身神一天天日益完备，同时还能使五脏日益安和。等能够闭气数到二百五十的时候，人的心神就会变得通明，达到耳聪目明，全身无病的境界，病邪也就很难侵入人体了。注意：只要是吐纳运气，都要用鼻子吸气，用口来吐气，并且尽量使呼吸匀细深长，这就叫长息。纳气的方法就是吸。但吐气的方法有六种（吹、呼、嘘、呵、唏、呬）。若想要练习长息吐气法，那就在寒冷的时候用吹，暖和的时候用呼。另外，平时人的呼吸都是以一呼一吸的规律进行的，通过练习呼吸吐纳，还可治病强身：用吹的方式治风病；用呼的方法治热证；用唏的方法去燥；用呵的方式使积滞的气下行；用嘘的方式可化淤消积；用呬的方法可祛除疲劳。

六气治五脏之病

《明医论》中说：疾病的产生，都是五劳造成的。如果要想弥补五劳所伤，心、肾两脏首当其冲。因为心、肾一旦受到损伤，便会祸及其他脏腑。五劳进一步还发展六极，六极又会形成七伤。五脏有病的人只有辨证采用不同的呼吸法，才能有效缓解病痛。心脏有病的人，会感觉寒热之气充斥于体内，最好使用吹和呼两种吐气法。肺部有病的人，会觉得胸背胀满，最好用嘘气法。脾脏有病之人，会觉得体表有寒风拂之不去，身体伴有痒、痛、闷等感受，最好用唏气法。肝有疾病的人，会觉得眼睛疼痛，愁闷不乐，最好用呵气法。人体一旦肾水亏虚，就会耳聋。如果肾脏有病，就可以通过做“吹”气吐纳法来治疗。得病的人如果能科学运用这几种吐纳方法，那就没有治不好的病了。

——（南朝）陶弘景：《养性延命录》

六气与五脏疾病

《服气经》上说：养生的方法，在于养气。人体内的精气决定着人的外在精神状态，只有将精气保存好，人才能神清气爽。

练习五音正确发音法

六字	嘘	呵	呼	呬	吹	嘻（唏）
五音	牙	舌	喉	齿	唇	牙
五音	徵	商	羽	角	羽	宫
五行	木	火	土	金	水	木
脏腑	肝	心	脾	肺	肾	三焦（胆）

五脏有病采用不同的呼吸法

五脏有病的人只有辨证采用不同的呼吸法，才能有效缓解病痛。

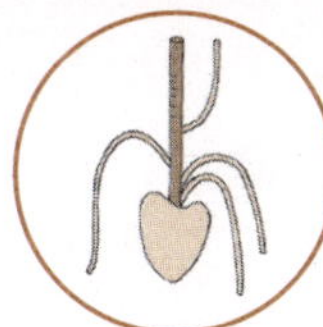

心脏有病

会感觉寒热之气充斥于体内，最好使用吹和呼两种吐气法。

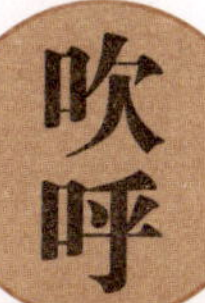

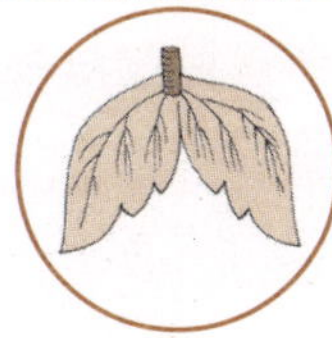

肺部有病

会觉得胸背胀满，最好用嘘气法。

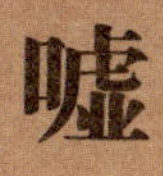

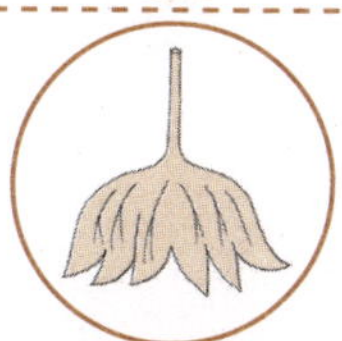

脾脏有病

会觉得体表有寒风拂之不去，身体伴有痒、痛、闷等感受，最好用嘻气法。

嘻

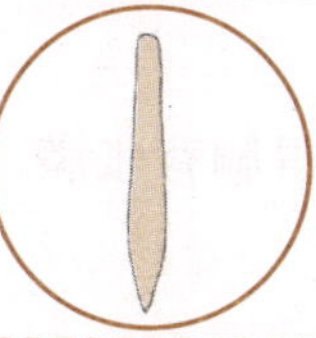

肝有疾病

会觉得眼睛疼痛，愁闷不乐，最好用呵气法。

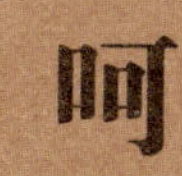

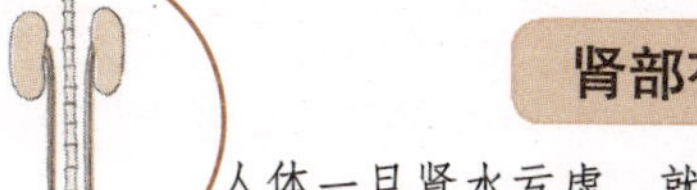

肾部有病

人体一旦肾水亏虚，就会耳聋。如果肾脏有病，就可以通过做“吹”气吐纳法来治疗。

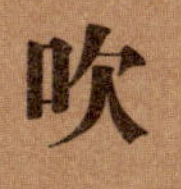

第3节 吸取日月精华法

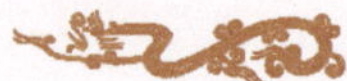

服日气法

服日气法：当清晨的太阳刚刚升出地面的时候，面对太阳，站立或者盘腿而坐，叩齿九遍。叩齿时，要紧闭双眼，双手握紧拳头。然后，想象着仿佛看见了五色的彩霞的光芒，这些光芒都汇聚在自己身上，上至头顶，下达双足。接着再想象光霞中有紫色的气，像人的眼瞳一样，层层叠加在一起，总共有几十层，和其他的五色光芒一起向人体涌来，然后将这些光彩吞入口中，接着咽气四十五遍，之后再咽津九遍，叩齿九遍就可以了。

——《胎息秘要歌诀》

服月精法

服月精法：晚上月亮刚刚升起的时候，对着月亮，站着或者是盘腿坐着，叩齿十遍，同时闭上双眼，握紧拳头，心里默想着月亮里有五色的流精，这些流精都灌注自己身上，下至双脚，上至头顶。然后，想象光精中还有黄色的气流，像人的眼睛一样，一层一层的，总共相叠在一起共有几十层之多，这些光彩与五色之色一起涌向人体，随后将它们吞入口中，呖气五十遍。再吞服咽液十遍，叩齿十遍。

——《胎息秘要歌诀》

服日月光芒法

服日光芒法：在太阳出来后、早餐及中午时，想象着心里有铜钱那么大的太阳，红色的光芒十分耀眼，从心中上出咽喉，一直到牙齿间，但却吐之不出，却返还到胃中去了。这样一段时间后，眼前就存见太阳在心中和胃中的景象十分分明，于是吐气，接着吞咽津液三十九次，然后停止。每天按照此法练习，一年后就能祛除疾病，五年就能使人光彩照人，十八年就能得道长寿了。另外，也可想象太阳在心中，月亮在泥丸中，白天服日光，夜晚服月光。

服月光芒法：想象着月亮是白色的，从脑中下降到咽喉，其光芒也降到牙齿处，自己将月亮的光芒咽到胃里。还有一种说法是，每月初一至十五，心中想象着皎洁的月光，随之吞服下去。不过，十五日后，因为月亮光芒日渐减弱，再去吞服就会有损天气，因此不要再吞服了。

——《胎息秘要歌诀》

第4节

内观法和内想法

华阳子内观法

内观法，就是反观自己而非他物，内观体内而非体外。我常用观心、观天、观鼻法来修炼自身。观心即心无杂念，仿佛端着一盘水般，保持平静而澄清；观天即整天静坐，内心虔诚地朝拜上天；观鼻即存想鼻上似有一缕丝，升了又降，降了又升。

内观的最高境界是使气如入泥丸，元神离开身体。以佛道两家对比，佛家讲究入定，但入定久了就会无知觉，仅达到阴神出壳的程度。道家讲究物我两忘，以静坐为方式，但静坐久了就会精神愚钝，如何凭此而成就神气啊！因此，修炼内观之法贵在静心，要不计功程地断绝念想，降心火于丹田，方能达到达摩所说的“一念不漏，自然内定而结元神焉”。

——（宋）曾慥：《道枢·华阳篇》

涓子内想法

在安静的房间静坐，先平复一下心情，然后做以下动作：将左腿放在右腿上，两手下撑，使身体悬空，姿势如同一只三脚鼎。然后，开始存想自己左肾是太阳，右肾是月亮；太阳中升起白气，渐向下丹田移动，颜色向赤色转变；月亮中升起赤色，也移向下丹田，颜色向白色转变。最后两气混合到一起，凝结成真气，进而化作一个莹白如玉的婴儿。接着，想象自己也如这个婴儿般从无到有，渐渐形成骨骼肌肉，渐渐长大，跪在下丹田中，交叉两手，自头顶上升而出，直至离开人体，自由在四周飘游。经常练习此法，能达到延年益寿的效果。

——（宋）曾慥：《道枢·华阳篇》

第5节 静坐养生法

打坐

说到打坐，并不是简单地闭上双眼，往那儿一坐就可以了，这是徒有其形的打坐。真正的打坐，是指人坐卧行立时，将人的眼、耳、口、鼻都关闭，保持心态祥和安定，不让外界的事物扰乱内心。这种心静如水，在一天中至少能保持十二个小时。如果有丝毫的心思游离，都不能叫静坐了。能够做到这些的人，即便是身处尘世，也可以称得上是神仙，不需要再去拜师问道了，因为他已经成为圣贤之人了。人若能倾其一生去修行，而达到了这种最高境界，就可以像神仙一样快活自由了。

——（金）王哲：《立教十五论·第七论打坐》

打坐要领

人要学习养生之法，一定要学“打坐”和“调息”。掌握好了这两个方法，就能保持内心的宁静。如何能成功呢？到了打坐、调息之时，就要做到心思集中，如果心思乱动，那么打坐和调息也成为一种形式了。孟子说：“人的寿命长短是上天已经决定好的，不要多想，只要一心一意修身养性，等待自然的结果就可以了。”这就是长寿的秘诀所在了。因此说，静心打坐就是养生之法。养生，首先要调养自己的性情。所以，打坐的人，要时刻收敛自己的心，不要让它跑出身体之外。那么，打坐难道就是呆坐吗？当然不是了。想当年，达摩面壁九年，看不见外界的事物，听不到外面的声音，什么话也没说，只让自己心思不外越一步，将世俗的杂念完全抛诸脑后，所以才能修炼得道；承光洁立于雪地之中一动也不动，可见他是善于学习达摩的。

无论什么时候，只要闲来无事，我就会学习古人打坐，以此来观察自己的内心。只要觉得内心如火焰燃烧，心神难以收敛时，我就学习古人投豆的方法，用黑白两种豆子来区分善恶。如果心里还感觉不到清静，我就会想想如何解悟经义，思索诗文之意，希望以此来约束心神。但我毕竟还是俗世之人，容易被外界事物牵绊，至今已打坐快十年了，仍然无法达到超然忘我的境界。不过，长期的打坐，使我微感觉心中有一两清静爽快之意，即便不用诗文经义约束内心，也可以降伏体内的升腾的火焰。

——（明）万全：《养生四要》

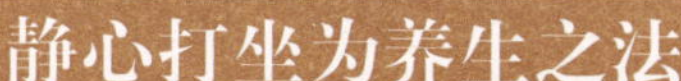

静心打坐为养生之法

人要学习养生之法，一定要学“打坐”和“调息”。真正的打坐，是指人坐卧行立时，将人的眼、耳、口、鼻都关闭，保持心态祥和安定，不让外界的事物扰乱内心。

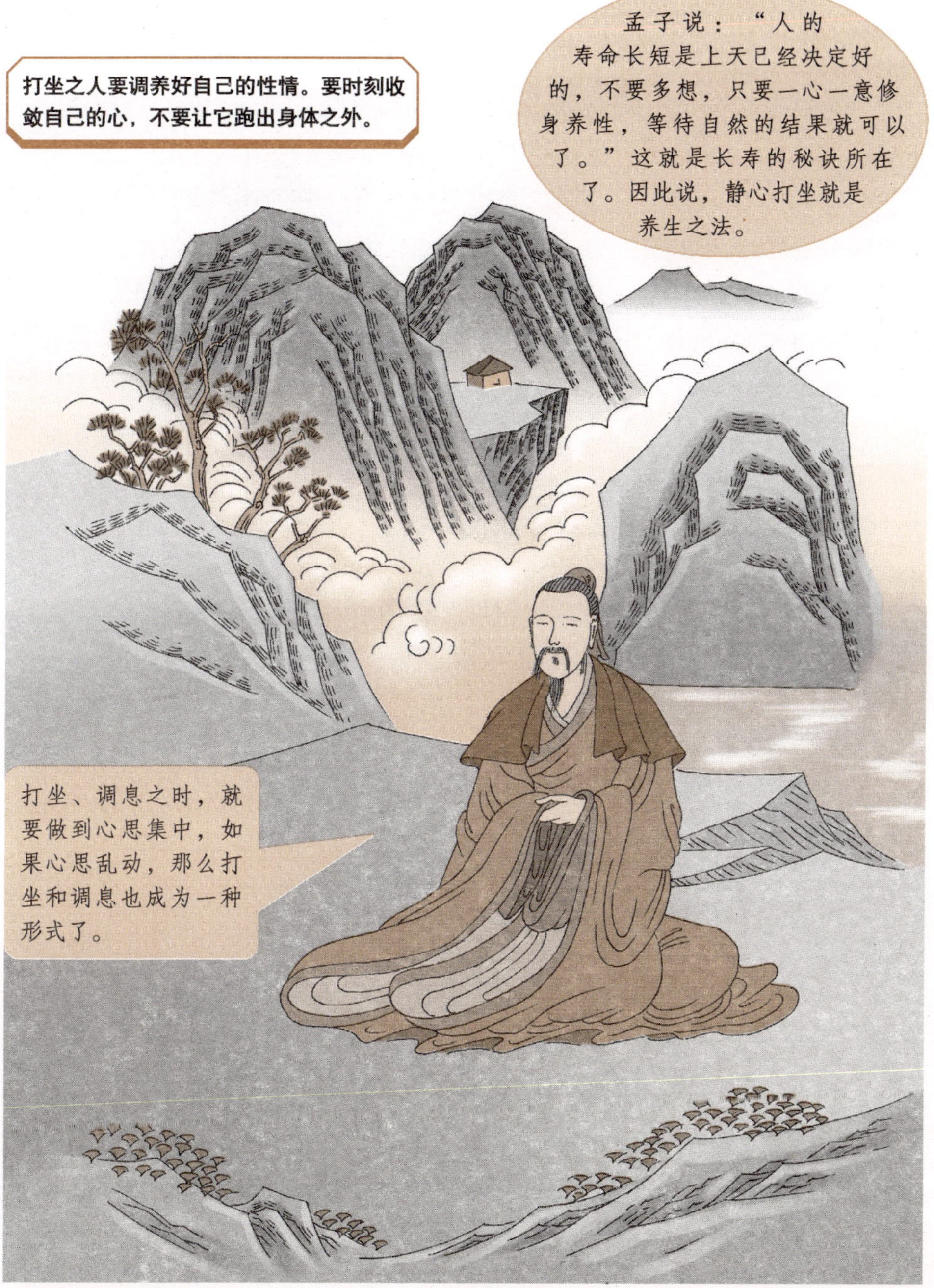

孟子说：“人的寿命长短是上天已经决定好的，不要多想，只要一心一意修身养性，等待自然的结果就可以了。”这就是长寿的秘诀所在了。因此说，静心打坐就是养生之法。

打坐之人要调养好自己的性情。要时刻收敛自己的心，不要让它跑出身体之外。

打坐、调息之时，就要做到心思集中，如果心思乱动，那么打坐和调息也成为一种形式了。

第6节 内守法和拘魂制魄法

守五神，从四正

要达到孔子所说的“思无邪”的境界，就要在子、午、卯、酉四正时，排除外界事物对内心的干扰，将心、肝、脾、肺、肾五脏之神守护好，千万不要胡思乱想，心起邪念。还要练习黄帝内视法，在心中默想五脏，使自己能清楚地看见自己的五脏以及五脏的五色。每天都要坚持这样的练习，不可中断。

还可以在每天晨起后，面朝南，将双手展开放于膝上，用心念想，用眼细看体内，使体内之气不断流动，上达头顶，下至涌泉，这叫迎气。或者常用鼻子吸气，用口吐气（气要微微地吐，不能大口吐），尽量让呼出的气少，吸入的气多；饿了想吃东西的时候就先将气吸到肚子里，这样就使吃东西时以气为食之主。

——（唐）孙思邈：《千金要方》

内守三田法

人的脏腑、气、血、经络、肌肉稍有不注意，就可能受到外邪的入侵，进而引起疾病。古代的人除了主要采用针灸法加以治疗外，还辅助性地采用砭石、导引、按摩、酒醴等方法，来实现打通关节、疏通气血、祛除邪气的目的。邪气祛除了，疾病自然会随之痊愈，身体也就能恢复健康状态了。

在日常生活中，与其等到疾病缠身，痛苦呻吟，到处求医问药，不如平时就花点儿工夫来练习存想丹田，使身体原本固有的水火得到补充，人才能更加神清气旺，邪气也无机可乘了。

——（清）潘伟如：《卫生要术》

拘魂制魄法

拘魂制魄能让人变得更加聪明和健康，还能养生保健，防止日后受病痛的煎熬。方法如下：在闭目静看自己的身体时，极力想象着自己的身体犹如在前，就能感觉自己的脸上常有太阳的光芒，光芒洞照着整个身体，太阳在左边，月亮在右边，它们都在离面颊九寸远的地方。这样想着，再叩齿三

五脏之神

我国古人认为，五脏各有所藏，在此基础上，古人认为五脏各有其神，在修身时，如果用正确的方式来呼唤五脏之神的名字，也能对健康有所助益。

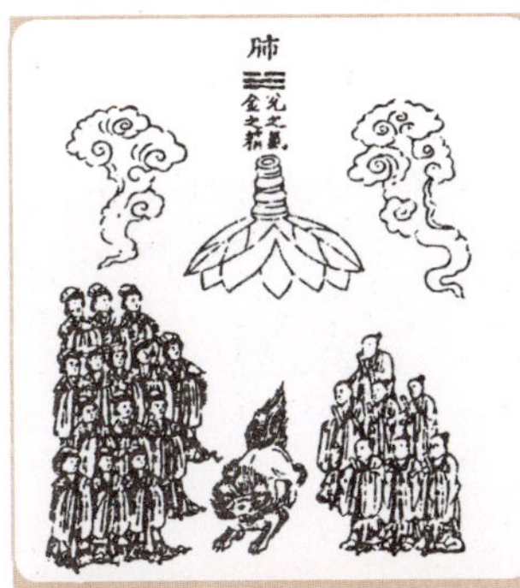

肺神
肺神形状如白虎，名叫皓华，是脾之子，肾之母。下属有七魄，名为尸狗、伏尸、雀阴、吞贼、非毒、除秽、辟臭。

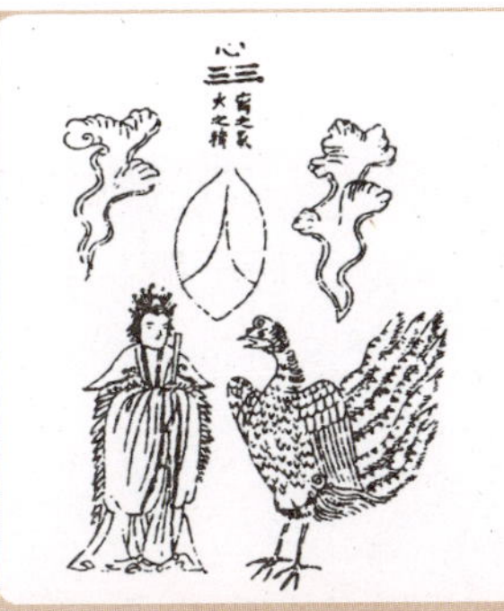

心神
心神形状如朱雀，名叫丹元，是脾之母，肝之子。心脏在夏季尤其活跃，此时多食辛味的食品，以补养肺脏。

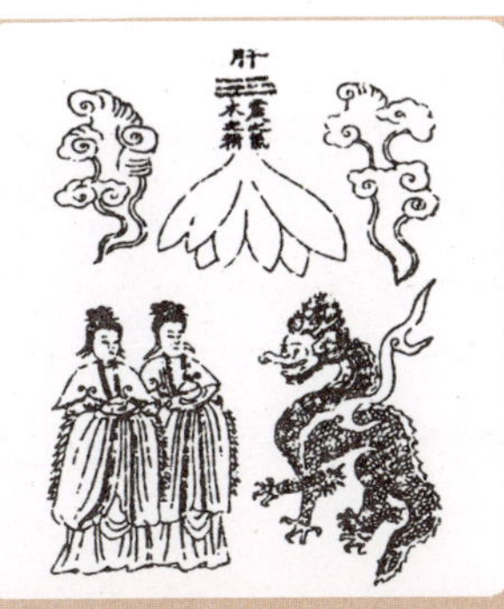

肝神
肝神形状如同青龙，名叫龙烟，是心之母，肾之子。肝神有三个，名叫爽灵、胎光、幽精。

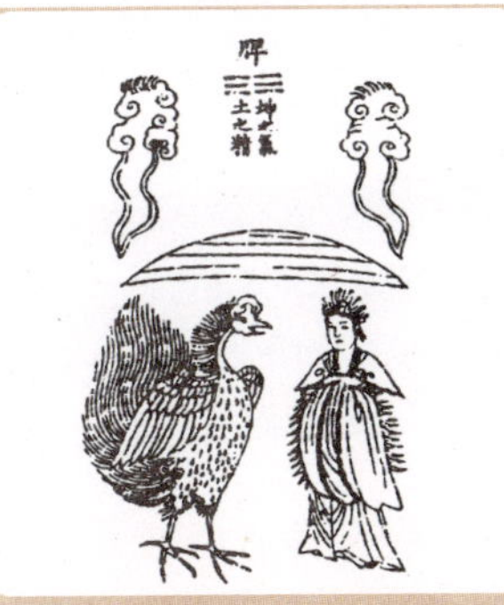

脾神
脾神形状如丹凤，名叫常在，是心之子，肺之母，决定着人的谋略、口才。常吃熟、软、热的食物可以养脾。

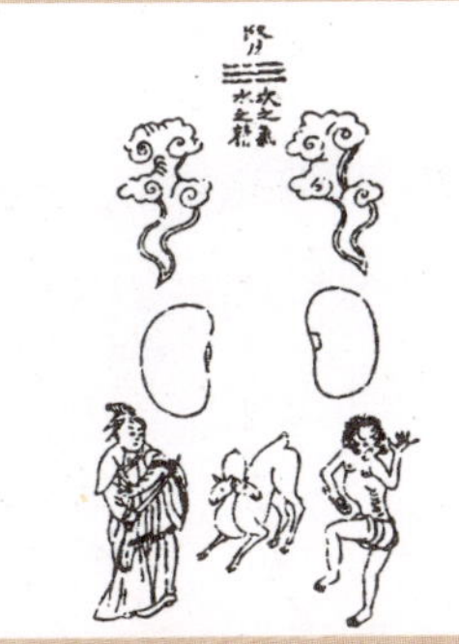

肾神
肾神形状像两只伏鼠，名叫玄冥，是肝之母，肺之子。涵养肾神需要节制欲望。

五脏各有主宰

心主血脉，肺主皮毛，肝主筋膜，脾主肌肉，肾主骨髓，这就是五脏所主。

五种过度劳累会导致

过久视物伤血，过久躺卧伤气，过久坐伤肉，过久站立伤骨，过久行走伤筋。这就是五劳所伤。

五脏脉与四时之对应关系

肝脉对应春季为弦脉，心脉对应夏季为钩脉，脾脉对应长夏为代脉，肺脉对应秋季为毛脉，肾脉对应冬季为石脉。这就是五脏正常的脉象。

遍，接着轻起念道："元胎上真，双景二元，历抱七魄，左拘三魂，令我神明，与形常存。"（若不念祝诵的话，只在心中默想也可以）说完之后，再叩齿二十一遍，吞津七遍。

——（南朝）陶弘景：《真诰》

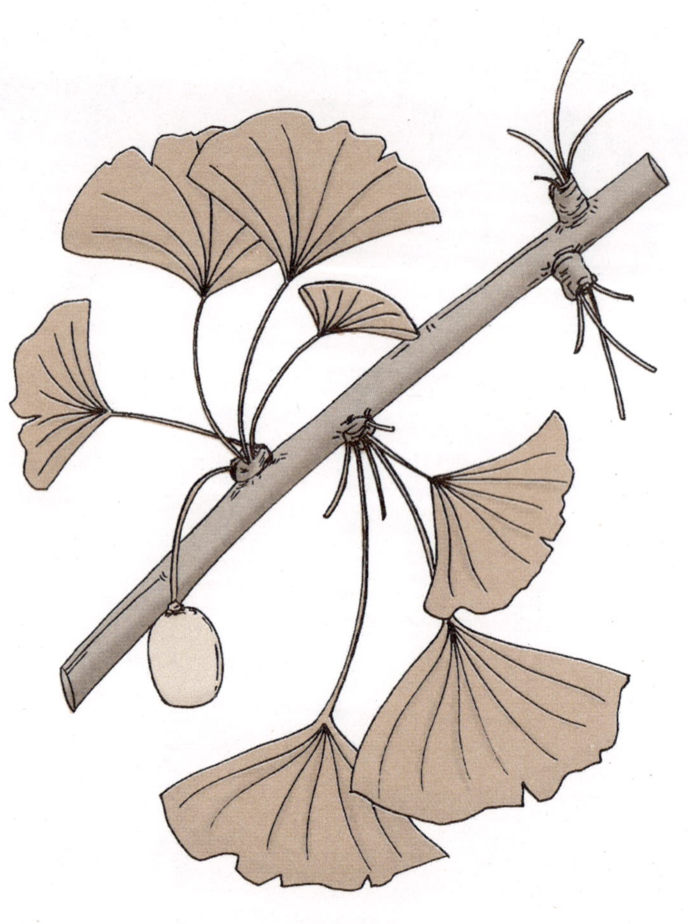

第十章

美容

在浩如烟海的古代医药书籍中，有关中药材能美容养颜的记载比比皆是。然而，大家只知道中药材能治病调养、益寿延年，对它护肤美容的功效却不熟知。其实，有不少美容方经过实践的长期验证，已经被证实是最有效的驻颜法。

本章搜集与整理了诸多古人美容、美发、美齿、美肤、香身的秘方，希望能帮助大家了解这些流传已久的国学精粹。不过，其中的部分内容，目前仍缺乏科学的依据证实，读者阅读时要辩证地看待。

第1节 美容十三妙方

白附丹（治脸上黑斑点）

取白附子一两，白及、白蔹、白茯苓、白石脂、蜜陀僧、淀粉（研细）各适量。将以上药物研为细末，先用洗面药洗净脸，临睡前用人乳汁（牛乳或鸡蛋清也行）调和，做成子弹大小的丸子，用温浆水调匀涂在脸上。

玉容散（使肤质细腻，莹洁如玉）

取皂角（去净筋膜）一斤，白芷、白蔹、白及、白僵蚕、天麻、甘松、山奈、细辛、羌活、独活、防风、荆芥、山栀仁、藁本、密陀僧、枯矾、檀香、川椒、菊花各一钱，红枣肉七枚。将以上药物研为细末，和皂角一起捶成丸。注意：如在秋冬二季，加生蜜五钱。如皮肤粗糙，加牛骨髓三钱。每天早晚用它来洗脸，肌肤能渐渐变得柔滑细腻。

连翘散（治疗面部嘴疮、粉刺）

取连翘、川芎、白及、黄芪、川黄连、沙参、荆芥、桑白皮、栀子、贝母、甘草各七分。将以上药物锉细为一帖，加水煎食。

红玉散（治疗脸上风刺、酒刺、黑斑）

取白及、藿香、牙皂各二钱，花粉、白茯苓各一钱半，甘松、木贼、细辛、三奈子、白丁香、杏仁、密陀僧各一钱，樟脑五分，白及三分。将以上药物研为细末，临睡前，用乳汁（津液）调和，敷在脸上，第二天早上洗去，能使人容光焕发，光鲜靓丽。

玉肌散（治疗黄褐斑、老年斑）

取绿豆半斤、白芷、滑石、白附子各二钱。将以上药物一起研为细末，早晚洗脸时，用白开水调匀洗患处，每次约三匙即可。长期坚持，能使肌肤温润细腻。

灰米膏（治疗脸上及身上的黑痣、粉刺）

取石灰一块，用碱水调稠，将白糯米插入石灰浆内，留一半米在外，浸泡一夜，等米色变得如水晶后取出。用针将痣轻轻挑破，置少许如水晶的糯米在上面。半天后，靥痣就会出汗，稍过一段时间，再除去药物。两三天后，瘤痣自然就会脱落。注意：治疗期间，不要沾水。

硫黄散（治疗粉刺）

取硫黄、轻粉各一钱，杏仁五分。将以上药物研为细末，用蜜酒调和均匀，在临睡前涂于面部，第二天早上洗去，对粉刺治疗效果很好。

白矾散（治疗粉刺）

取枯白矾一两，生硫黄、白附子各二钱。将以上药物研为细末，加唾液调搽，临睡前上药，第二天早上洗去。

白附子散（治疗面部热疮或斑点）

取白附子、密陀僧、白芷、白茯苓、官粉各等份。将以上药物一起研为细末，用萝卜煎成汤。临睡前用此汤洗脸后，再在药末内加羊乳（人乳）调成膏，敷放在患处，第二天早上洗去，人就能面色如玉。

莹肌如玉散（消除皮肤暗淡、面部皱纹）

取白蒺藜、白及、白丁香、白牵牛、白蔹、小椒各一两，香白芷七钱，升麻、当归梢各五钱，褚实子四钱，白茯苓三钱，白附二钱五分，麻黄（去节）二钱，连翘一钱五分。将以上药物研为细末，每天用它来洗脸，每次用五分左右，不久，皮肤就会变得白里透红。

蓖麻子膏（治疗酒渣鼻及肺风、面赤、生疮）

取香油一两，蓖麻子、轻粉、沥青、硫黄（研细）、黄蜡各二钱，将以上药物用香油熬成膏，用瓷器来盛装。每次取少许，涂在患处。

面油摩风膏（治疗面部生疮，并能消除皮肤瘙痒，润泽肌肤）

取羌活（去皮）一两，防风、升麻根（去皮）各二钱，当归身、白及各一钱，白檀五分，麻黄二分。将以上药物用棉袋裹定，放入银器中，用五两油同熬，过滤去渣，加入黄蜡一两再煎，熬干为止。每天早晚搽患处。

莲子胡奇方（治疗脸上有黑气，或生疮即粉刺之类）

取白芷、甘菊花（去梗）各三钱，白果二十个，红枣十五个，珍珠粉（研细）五钱，猪胰一个。将除珠粉外的几味药物捣烂拌匀，加蜜调拌，待其溶化后，再加入珠粉细末进行熏蒸。成膏状后取出，每天晚上用其搽脸，早上用清水洗净。

——（清）陈梦雷：《古今图书集成》

第2节 除雀斑、粉刺方

去粉刺妙方

粉刺多内有肺热而外受风邪，或因气血不和所致。虽然这是小病，但得了此病的青年男女却不少，有损韵致的确令人烦恼！我为大家介绍一个药方，希望能为他们祛除烦恼，还其艳丽。方法如下：取轻粉、黄芪、白芷、白附子、防风各一钱，各自捣碎、研末，和蜜调为丸。每天洗脸时，用其搽脸，临睡前，洗净脸后再搽。三天后，就会发现脸上瘢痕消失了。

——（清）陈士铎：《石室秘录》

正所谓“内脏有病，就会在体外表现出来”，粉刺、酒渣鼻都是体内血热，郁滞不散所致。其中，粉刺属肺，酒渣鼻属于脾，治疗时宜从全局调理。如果内服枇杷叶丸、黄芩清肺饮，外敷以真君妙贴散加白附子，治疗效果很不错。

——（明）陈实功：《外科正宗》

去雀斑、粉刺方

取白附子（去心）、大贝母、防风、滑石、白芷、菊花叶各五两，共同研为细末，再将大肥皂荚一百荚蒸熟，去净筋膜、皮核，捣和在上六味药末中，做成如子弹大小的丸子，阴干，储存于瓷瓶中。每天早晚用其搽面部肌肤，能祛除面部污垢，使面容有光泽，还有消除粉刺、雀斑的效果。

——（清）万后贤：《贮香小品》

去面疮、粉刺方

下面这味药，不仅能治面疮、粉刺，还能治疗鼻部、脸部赤风，其神妙之处，用语言很难表达。用法很简单：临睡前先洗净脸，将其像用面油一样搽在脸上（临近眼睛的地方不要涂抹）。制法稍有点复杂：取生硫黄、香白芷、栝楼、腻粉各五分，芫青（去翅足）七个，蝉蜕（洗去泥）五个，全蝎（洗炒）一个。将以上药物研为细末，再加上适量黄油、黄蜡，像和面油一样，在火上熬融再取下，加入诸药，每次在脸上涂少许，只需几天，面疮处自然就长平了，赤风也消失了，如果是风刺、粉刺，一晚上就能见效。

——（清）魏之琇：《续名医类案》

第3节

除狐臭方

狐臭

狐臭是指像狐臊味一样难闻的臭味。这种气味由腋下散出，而腋下有气孔，属足厥阴肝经管辖，当肝气旺盛时，气孔就会渐渐地打开，于是肝气就外泄；若肝气郁结于内，形成邪气，就会产生难闻的臭味，令人害怕接近。

长久以来，人们用搓搽枯矾、麝香的方法治疗狐臭，但却只能治一时之急，而不能彻底根除。往往不过一天，其气味又和以前一样，这是为什么呢？这都是不懂得要治疗病的根本。要从疏散肝脏邪气入手，通过内服泻肝药、龙荟丸之类，使狐臭慢慢地消失。

——（明）徐春甫：《古今医统大全》

根除狐臭

取精猪肉两大片，甘草、甘遂末各一两。五更时，将用猪肉拌以甘遂末，挟在腋下。到天亮时，用煎煮甘草喝下。一段时间后，就能排出体内的污秽之物。注意：必须到荒野之外去泻，以防秽气传染给他人。依方照做三五次，狐臭就能治愈了。

——（明）龚廷贤：《万病回春》

《奇效良方》中说："治狐臭用蒸饼一枚，劈作两片，糁蜜陀僧细末一钱左右，急挟三腋下，略睡一些时候，等蒸饼冷了就丢掉它，如果只有一边腋窝有狐臭，就只用一半。"《真珠船》中说："叶元方，平生被此疾所苦，偶得此方，只用了一次，狐臭就绝根了。"现在我抄录这个药方，传之于世，希望天下人都不再为此病所苦。

——（清）褚人获：《坚瓠集》

秘传奇方

取大田螺一个，巴豆（去壳）一枚，胆矾一豆许，麝香少许。将田螺用水养三日，待其泥土除去后，揭开螺口的一片薄壳，将胆矾、巴豆、麝香放入其中，再用线拴住田螺，放在瓷器内。第二天，田螺就化成水了，五更时，将此药用手抹在腋下，必须不住地抹药，直到腹内想要排泄时为止。如果身体的异味没有除尽，就每天搽腋下，能永绝病根。

——（明）龚信纂编，龚廷贤续编：《古今医鉴》

第4节

美发乌发

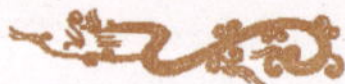

髭发黑发，须养气血

众所周知，气血和顺，胡须与头发就美；气血衰竭，胡须与头发就会变白。要使胡髭、头发黑亮润滑，过了三十岁，就得把保养气血放在首位。

要做到这一点，应常服补肾滋阴的药物，这样等老了，就不会出现白发、白胡子，如果等到气血衰败，再去用药滋补，根本就来不及了。这就像未雨绸缪，在没有发生之前阻止它，不是很难；如果在事后才想起去挽回，就很少有恢复原样的余地了。

——（明）徐春甫：《古今医统大全》

香发散

光绪三十一年七月初五日，老佛爷香发散：

取白芷三两，零陵草一两，檀香六钱，摇辛夷、摇玫瑰花各五钱，川锦文、甘草、粉丹皮各四钱，山奈、公丁香、细辛、苏合油各三钱。将上述药物一起研为细末，用苏合油拌匀，晾干，再研成细面。

头发上有油垢时，不要用水洗，将此药混合均匀，掺在头发上，用篦子一篦就干净了。长期使用，不仅润发香发，还能使脱发再生，至老都不白。

——（当代）陈可冀主编：《慈禧光绪医方选议》

令发易长方

光绪×年×月×日，使头发容易生长的方法：

取向东面生长的枣根三尺，横放在甑（注：古代蒸饭的一种瓦器。底部有许多透蒸汽的孔格，置于鬲上蒸煮，如同现代的蒸锅）上进行蒸煮。当枣根两头流出汁液时，就收取汁液来涂在头发上，头发就容易生长了。

取桑叶、麻叶各适量，煮水洗发，可使头发长长。

——（当代）陈可冀主编：《慈禧光绪医方选议》

养发论

我们每个人都希望自己有一头乌黑亮丽的头发，但是如何才能保持这样一头乌黑光泽的头发呢？美发、乌发中药好处多，但是食疗可能更方便，更安全。

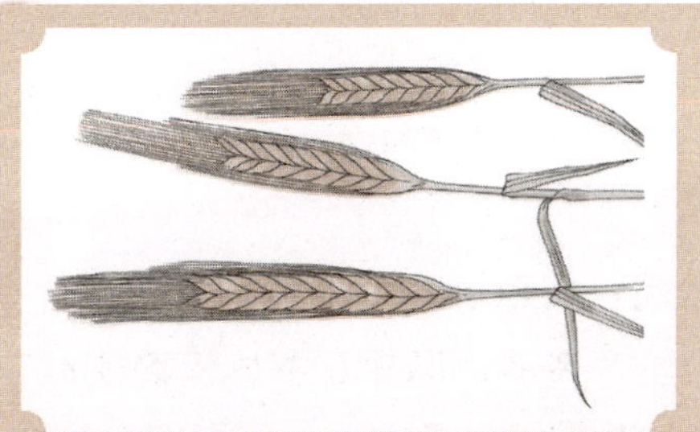

大麦： 富含蛋白质、脂肪、糖类、钙、磷、铁、维生素B_1、B_2、纤维素等。有清热消渴、益气宽中、壮血脉、养颜乌发等作用。营养丰富，易于消化，有很好的健美作用。

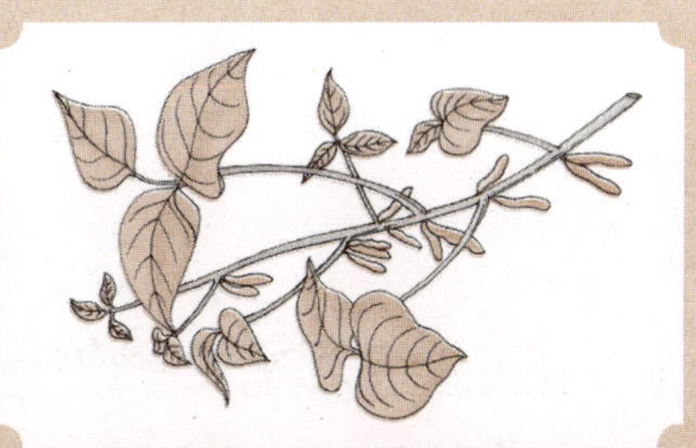

黑大豆： 富含优质植物蛋白、脂肪酸、糖类、胡萝卜素、B族维生素、叶酸、黄酮类等物质，具有补肾益精、活血泽肤、美发护发的功效。

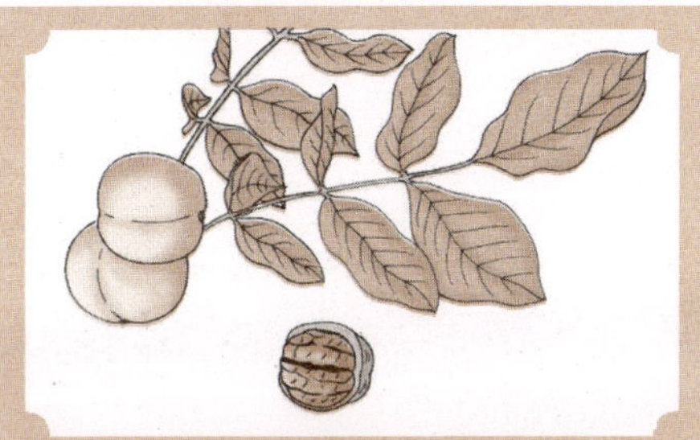

核桃仁： 富含蛋白质、脂肪、糖类、B族维生素、维生素C、维生素E、锌、铁、钙、镁等。锌的含量很高。有补气益血，滋肾固精，养颜乌发等功效。

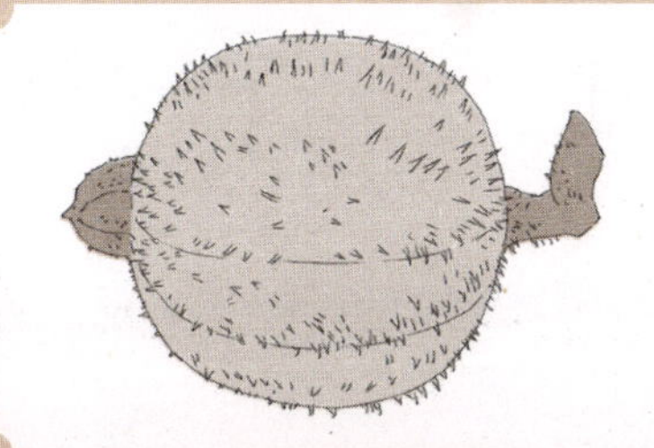

芡实： 富含维生素C、B族维生素、铁、钙、蛋白质、淀粉、脂肪等，可益肾固精、健脾理胃、美颜美发。

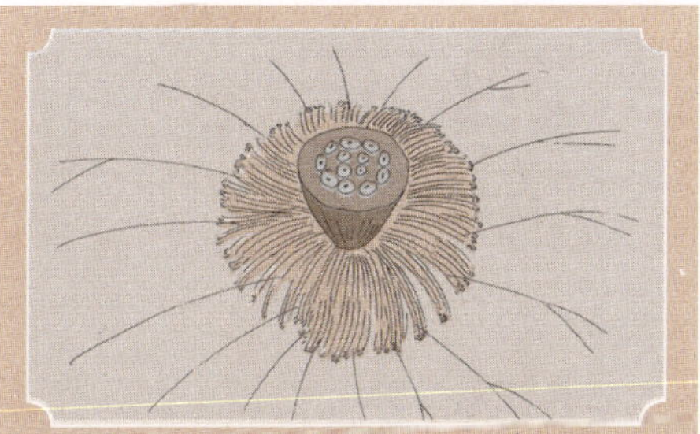

莲须： 含有异槲皮苷、木犀草素、葡萄糖苷、槲皮素及多种维生素。有清心通肾、乌发固精等功效。

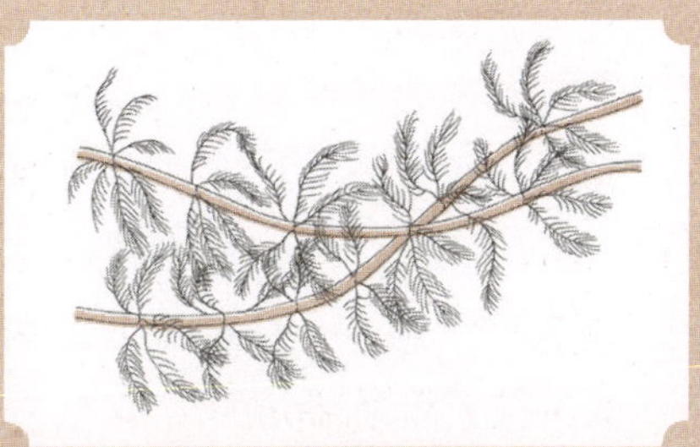

海藻： 自古以来，海藻类就是保养头发的佳品，从营养学的观点来看，海藻类食物含有丰富的碘，而碘又是毛发不可缺少的营养成分。

第5节 生眉乌须

用七斤桑叶，每天煮水来洗，只需一个月，就能使脱落的眉毛新如从前。胡须脱落也可用此方。

至于胡须变白，主要有两个原因：一是肾水衰竭；二是任督二脉的血液干涸，使人体上下的能量不能相互周流资助。只要占其中一项，就能使胡须变白。要想治疗此病，最好的办法是饮用地黄汤。

方法如下：取桑葚半斤，榨取成一碗汁，再将一两骨碎补，研为细末，浸在桑葚汁里，晒干（没有太阳，就用火焙干），再浸，直到桑葚汁被浸干为止。然后取生赤何首乌、熟地黄（焙干）各二两，青盐、当归各一两，没石子雌雄各四对（长的为雄，圆的为雌），将上述药物一起研为细末，每天擦牙四十九遍，擦左右各四十九遍，一月后，胡须就会变黑了。方中桑葚专能滋阴补肾，再加上熟地黄、首乌相佐，这就是胡须变黑的道理了。而添加的骨碎补、没石子，则能使药力直透入内，从而将药效发挥至胡须根部，这就是本方的奇妙所在。倘若再加补肾乌须方来打通任督二脉，乌须效果就更好了。

还有使胡须变黑的两方和一丸，这里也给大家介绍一下。

方一：取熟地黄、山药各二斤，白术、麦门冬、桑叶各一斤，山茱萸、黑芝麻各半斤，巴戟、白果肉各四两，将以上药物一起研为细末，做成如梧桐子大小的蜜丸，每天早晚各服五钱。

方二：取熟地黄、生赤何首乌、山药、桑叶各一两，黑芝麻（炒研碎）五钱，人参三钱，白果二钱，花椒一钱，万年青半片，将以上药物用水煎熬（最好加一茶盅酒），再加五分桔梗，早晨服用煎一次，傍晚服用煎两次，夜里服用煎三次。

以上两个方子同时使用，就能延缓胡须变白。即使是气血虚弱之人，服用十剂，效果也能呈现。还有一个乌须丸，效果更妙。取干桑葚一斤，用饭锅将其蒸熟，晒干；再加何首乌一斤，二者一起研末，做成丸，早晚吞服，胡须自然会变黑。如果能天天服用，就不仅是胡须、头发变黑了，还可以延年益寿，返老还童呢！

——（清）陈士铎：《石室秘录》

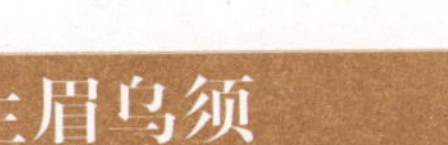

生眉乌须

胡须变白的原因

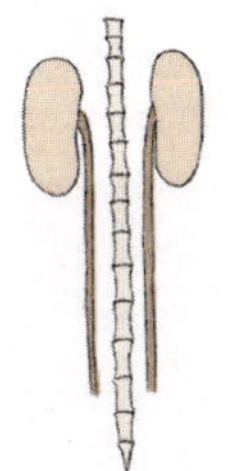

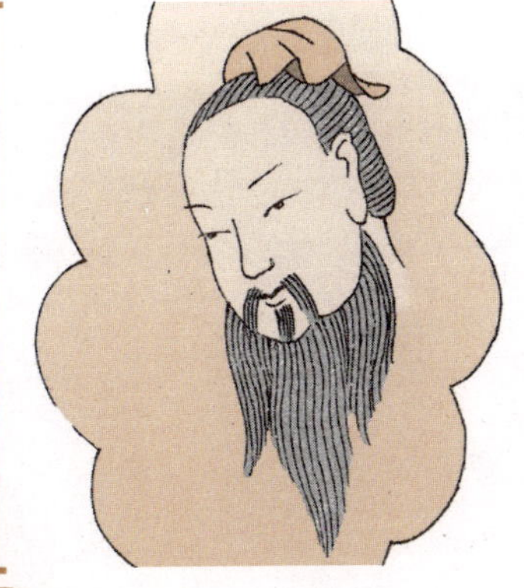

1 肾水衰竭

2 任督二脉的血液干涸

生眉乌须地黄汤

中药配方

熟地黄	山药	白术	麦门冬	桑叶	山茱萸	黑芝麻	巴戟	白果
三斤	二斤	一斤	一斤	一斤	半斤	半斤	四两	四两

操作方法

将以上药物一起研为细末，做成如梧桐子大小的蜜丸，每天早晚各服五钱。如能加入六片万年青，效果会更妙。

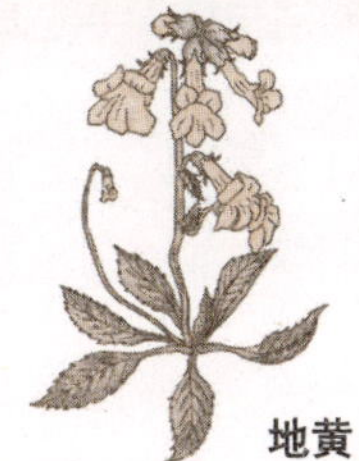

地黄

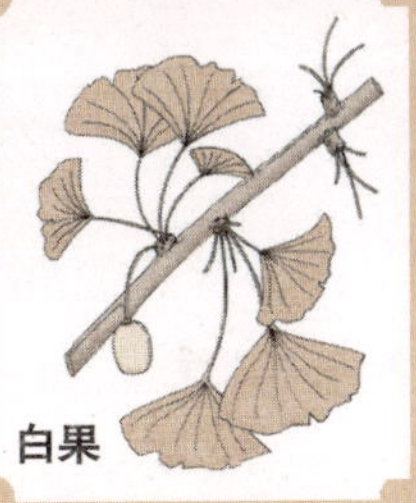

白果

中药配方

熟地黄	生赤何首乌	山药	桑叶	黑芝麻	人参	白果	花椒	万年青
一两	一两	一两	一两	（炒研碎）五钱	三钱	二钱	一钱	半片

操作方法

将以上药物用水煎熬（最好加一茶盅酒），再加五分桔梗，早晨服用煎一次，傍晚服用煎两次，夜里服用煎三次，到第四剂时，药物就像漆一样黑了。

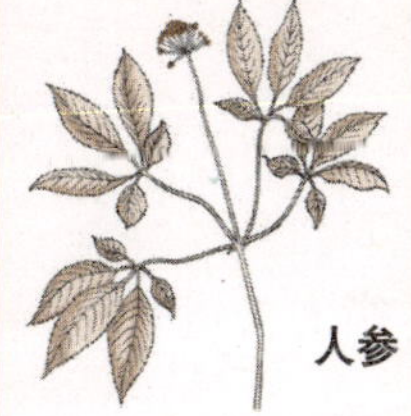

人参

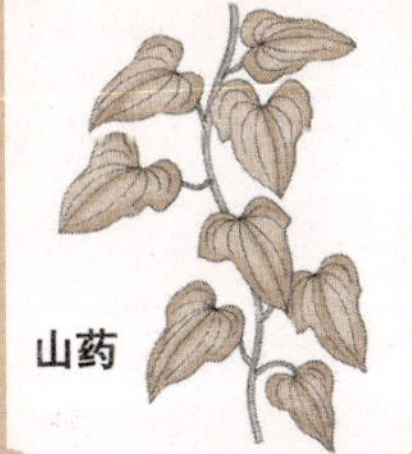

山药

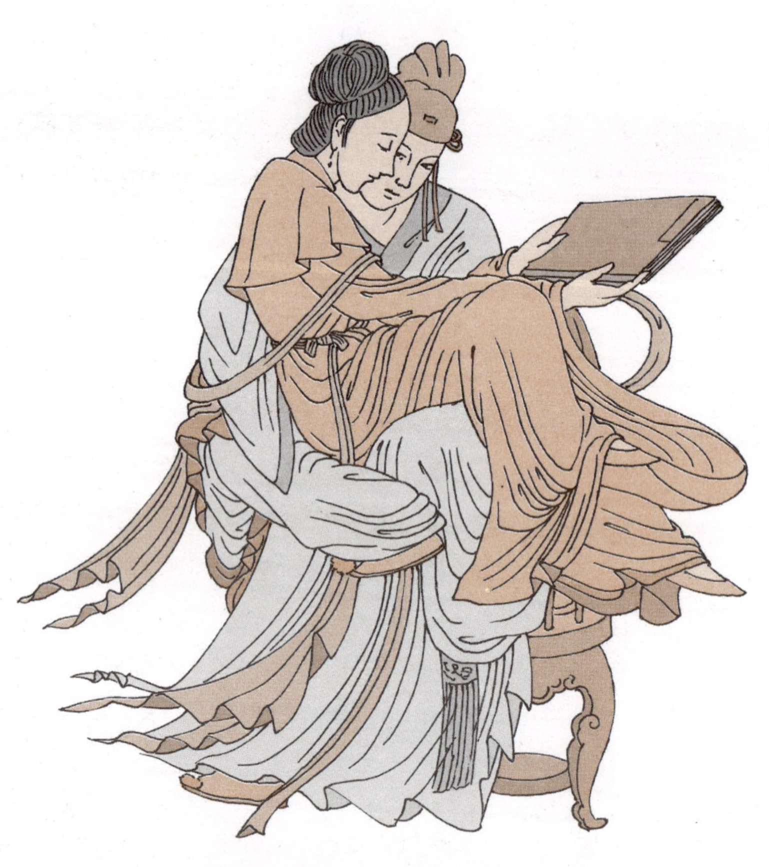

第十一章

性事

自古以来，房事都是一个敏感却无法回避的话题，它是人类生活中不可或缺的内容。古人早就将性作为一门学问来研究，并将它上升到与天地阴阳平起平坐的地位。诸多儒、道、释等学派的养生专家们致力于男女性生活的研究，通过对性的不断探索，得出了性生活有助于身体保健和延年益寿的理论，这些理论为我们后人的生活提供了重要的指导作用，同时也为我国的性文化的发展和性理论的普及发挥了不可估量的作用。

但需要注意的一点是，古人的研究更侧重于性技术方面，总结出了千奇百怪的房中术，这些房中术是否真的有功效，很难分辨，不可全信。另外古人提倡惜精如命，强调绝对禁欲，如长生之道警惕房中急、绝欲戒虑等思想，在今天看来依然缺乏确切的科学依据，所以读者一定要辩证地看待。

第1节 适时而婚

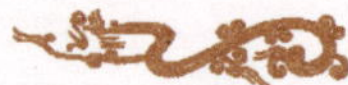

不宜早婚

齐国的大夫褚澄说：女子身体虚弱的话，应当让其养血，等到了一定的年龄再出嫁；男子体弱的，要让他节制色欲，等到他身体强壮后，再结婚。书中记载说：男子若过早地与女子交合，会损伤精气；女子太早过性生活，会损伤她的血脉。如果尚未成年的男子精道未通就与女子同房，精道被强行疏通，身体还没有完全发育成熟的地方，会落下难治之症。如果女子未成年，刚刚开始有月经的时候，就与男子亲近，会使其体内阴气早泄，身体还没有完全发育成熟的地方也会受到损伤。

——（元）李鹏飞：《三元延寿参赞书》

结婚不宜过早过晚

人全身骨骼、肌肤、毛发通过人摄取各种食物，而不断得到滋养。男子的精气和女子阴血都是由平时饮食五味的精华生化而来的。当男精女血开始上升（十六岁），性功能开始萌动时，其思想活动也在快速发展，牙齿开始更换，头发变黑，筋骨变得更强壮。男子精满外溢、女子月经到来时（十四岁），那些满足身体发育所需以外的东西会随着男精女血排出体外。若男子精道未通，阳精未满就开始与女子同房，强迫精通开通，那机体尚未发育完全的地方，就会有难治之症。如果在阴茎已经疲软的状态下，但仍想要近女色以求泄精的快乐，就会出现精液施泄不出，小便艰涩不畅等症状，严重者甚至会得淋症；如果精液已经严重损耗，仍想再耗尽它，这会导致大小便时有牵痛的感觉，而越痛就越想解大小便，越想解就会越痛。女子月经来临之后，如果过了十年，仍没有和男子结合，就可能会出现性心理和性功能失调的情况；而月经未至就与男子交合，同样也会发生性心理和性功能失调。失调的后果便是：旧血排不出去，新血在体内没有规律地运行，有可能会浸入骨髓，有可能会化作脓肿，即使以后结婚了，也难以生育。若与男子交合太过频繁，很可能会导致沥枯病的发生；身体虚弱再加上生育过多，则会因阴血枯竭而死亡。所以查看一个人的健康状况，只要了解男精女血的情况，就了解过半了。

——（宋）陈自明：《妇人良方》

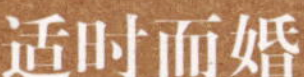

适时而婚

人全身骨骼、肌肤、毛发通过人摄取各种食物，而不断得到滋养。男子的精气和女子阴血都是由平时饮食五味的精华生化而来的。当男精女血开始上升（十六岁），性功能开始萌动时，其思想活动也在快速发展，牙齿开始更换，头发变黑，筋骨变得更强壮。

男子若过早地与女子交合，会损伤精气。如果尚未成年的男子精道未通就与女子同房，精道被强行疏通，身体还没有完全发育成熟的地方，会落下难治之症。

女子身体虚弱的话，应当让其养血，等到了一定的年龄再出嫁。

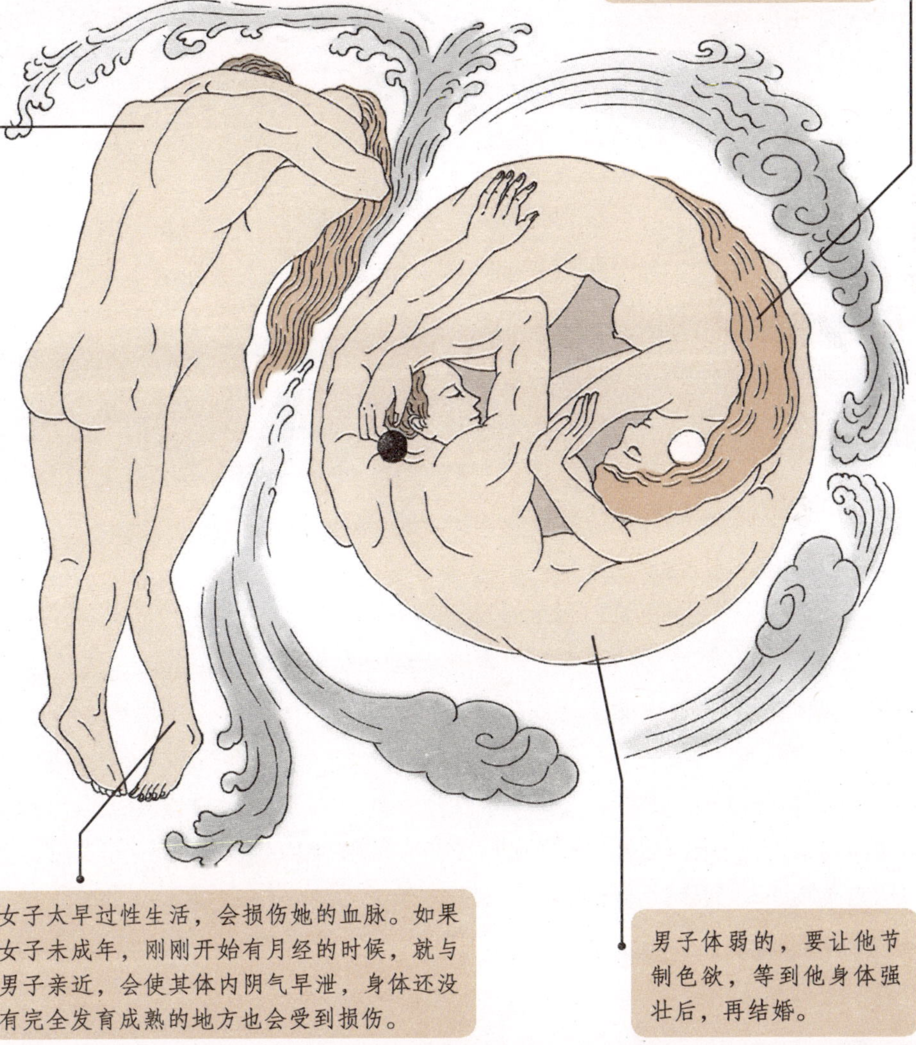

女子太早过性生活，会损伤她的血脉。如果女子未成年，刚刚开始有月经的时候，就与男子亲近，会使其体内阴气早泄，身体还没有完全发育成熟的地方也会受到损伤。

男子体弱的，要让他节制色欲，等到他身体强壮后，再结婚。

第2节 性事度

男女交合应有法度

《马王堆汉墓帛书·天下至道谈》载：有两件事是人生来就不用学习的，一是呼吸，二是饮食。除了这两件事，其他的都要通过后天的努力和学习，才能完全掌握。饮食能养人身体，而色欲则损人寿命。所以，只要是遵循养生之道的人，一定会注意做到房事有度。

孙思邈论房中术

男子与女子同房，如果一个月只泄两次精，一年总共才二十四次，就可以活到两百岁，而保持面色红润，没痛没病。如果再吃点儿滋补药品，则可以延长寿命。年满二十岁的男子，四天行一次房；年满三十岁的男子，八天行一次房；年满四十岁，十六天一次；年满五十，二十天一次；年满六十，若体格还很强壮的，不可强行抑制情欲，可一月一次，否则精液得不到会舒泄，就会得痈疽。若体力不强者，几个月不与女子交合，而心中也无所欲求的话，就应该闭合精道，不要再行房泄精了。

贞观年间，有一个七旬老人对我说："我觉得这些天，体内阳气非常旺盛，白天与我老妻交合，竟还能成功地完成。我原不知道这么大年纪了还能做成这件事，不知是吉还是凶呢？"我对他说："是大凶。先生您知道膏火吗？膏炎在即将熄灭的时候是先暗后明，明亮过后就熄灭了。像您这么大年纪，早就应该闭精绝欲了。可如今突然猛发春情，这不是很反常吗？我真为您担心，您一定要多加注意啊！"果然，数十天后，他发病而死了。这就是不知道房中有度而导致的结果。像他这样的人，还有很多，在这里讲这个故事，希望能够警示后人。

所以善于养生之人，一旦觉得阳气过盛时，必定会谨慎地加以抵制，而不会随心所欲地自损身体。如果抑制一次，就像灭了一次火，就加了一次油；如果不加以控制，纵情施泄，就像快要熄灭的膏火，不给它减油，就会加速它的熄灭了。不能不多加防范啊！

孙思邈论房中术

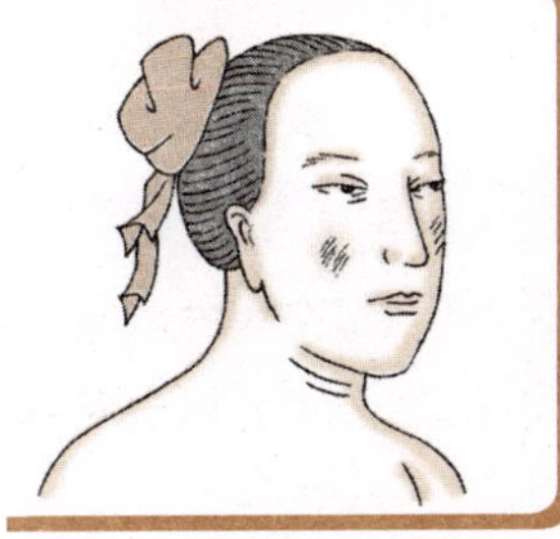

年满二十岁的男子

4 天行一次房

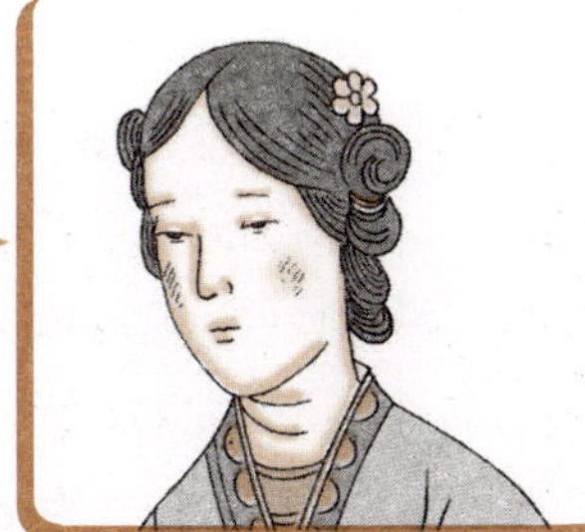

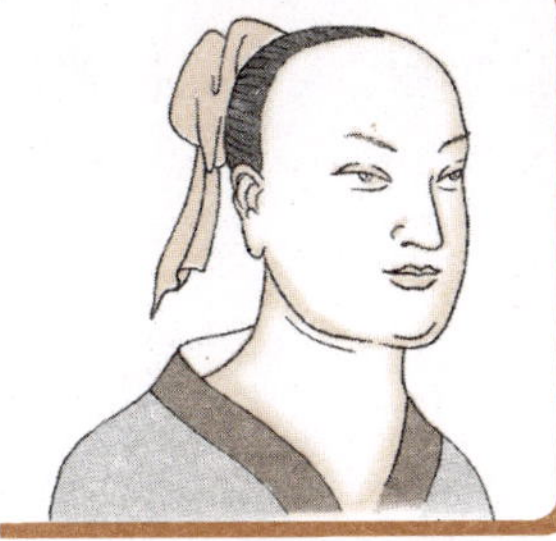

年满三十岁的男子

8 天行一次房

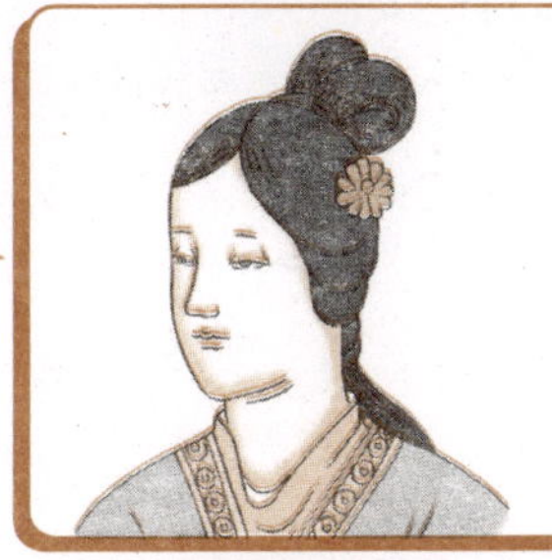

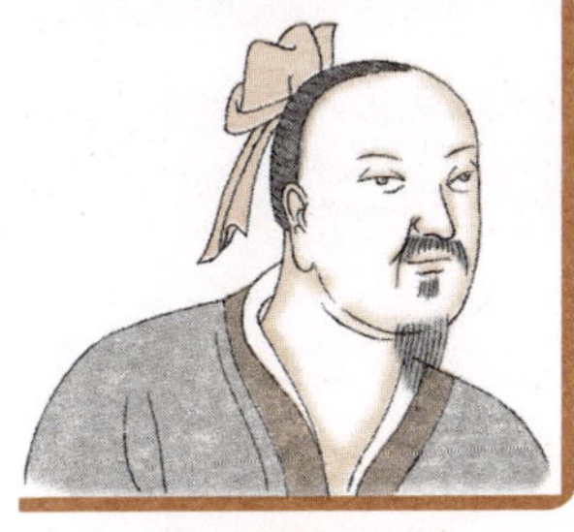

年满四十岁的男子

16 天行一次房

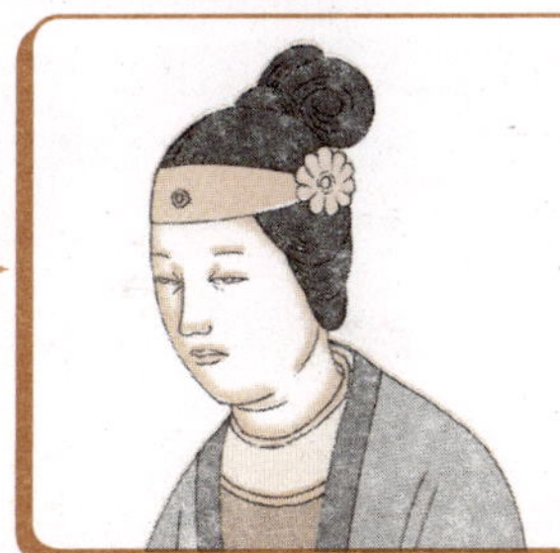

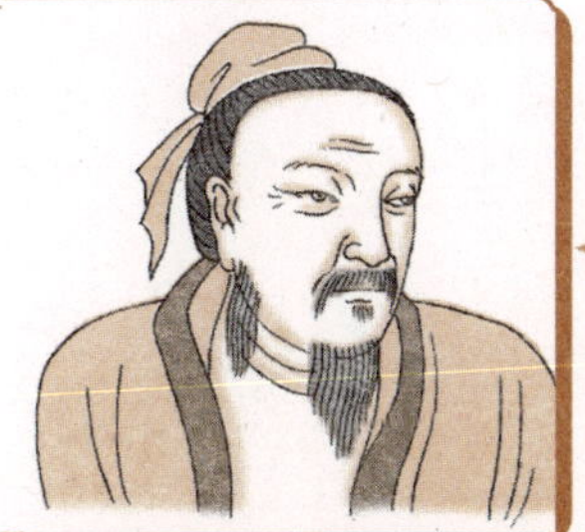

年满五十岁的男子

20 天行一次房

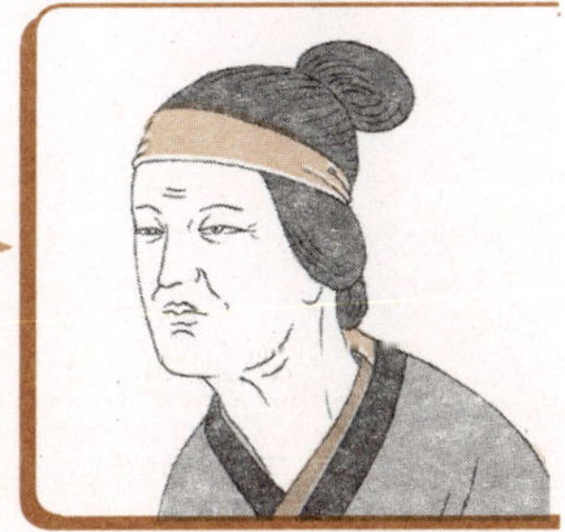

年满六十岁的强壮男子，不可强行抑制情欲，可每月一次，否则精液得不到舒泄，就会得痈疽。

第3节

七损八益

人的精气的盈虚，有七损也有八益。七损，一为绝气，精力不是很充沛时，不要行房事，否则会满身大汗，十分耗气，会让人感觉心里发热，视物昏暗模糊。二为溢精，精气中途外溢，心念太急，阴阳之气还没有感应就着急行房事，会中途泄精，容易哮喘或者伤肺。三为夺脉，没有完全进入状态就强行房事，容易中途泄精，伤气。四为气泄，如果很疲劳状态下行房，容易使人腹部发热，嘴唇发干。五为机关厥伤。机关指大小便，刚刚大小便完，紧接着就房事，这会严重伤肝，会让人双眼昏暗，视物模糊，皮肤溃烂化脓或者长毒疮，还容易导致阳痿。六为百闭。如果缺乏自制力，男性精气会耗竭，这样百脉会闭合，会百病丛生。七为血竭。劳累出汗行房事之后，稍作休息又开始行房事，这样会导致精泄不止，血液枯竭，让人皮肤变色，尿道疼痛，阴囊潮湿，血精。

八益，一曰治气，清晨起床后打坐，伸直脊背，放松臀部，收敛肛门导气下行至阴部；二曰致沫，多呼吸新鲜空气，常吞服舌下津液，同时做蹲马步状，伸直脊背，收敛肛门，使精气通畅，促使精液不断产生；三曰知时，就是说在性交之前，男女应相互爱抚嬉戏，使双方情绪轻松，精神愉快，待到双方都产生了强烈的性欲时再性交；四曰蓄气，性交时要注意放松脊背，同时收敛肛门，引导气血下行；五曰和沫，性交时不要急躁，运作不宜粗暴；六曰积气功，卧床性交时，不要贪欢恋欲；七曰待赢，当性交快要结束时，运行气功将气纳于脊背，停止性交动作；八曰定倾，就是说性交结束后，要将余精射尽，并清洗阴部。

人若不能利用这八益去克制七损，到四十岁时，阴气就会减半；到了五十岁时，行动就会显得迟缓；到了六十岁时，会耳聋，视不明；七十岁时，就会上体虚脱，下肢干枯， 生殖功能丧失，常涕泪不绝。所以想要保持强壮，就要抛弃七损，利用八益来补益精气。气血充足旺盛，行动举止敏捷轻爽。

——《马王堆汉帛书·天下至道谈》

七损八益

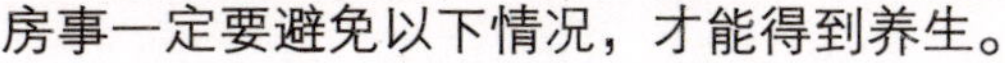

房事一定要避免以下情况，才能得到养生。

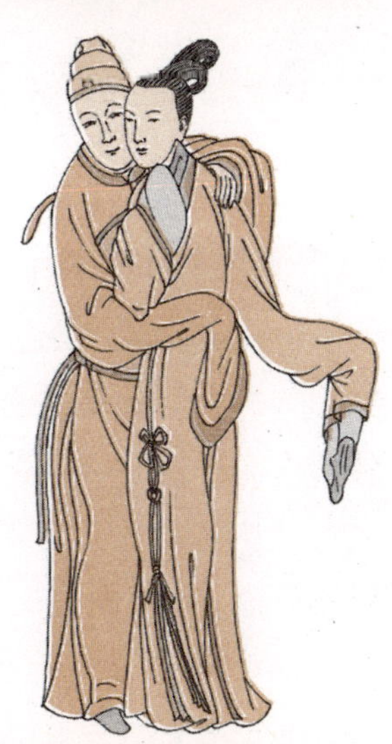

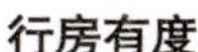

行房有度

根据年龄和身体状况，房事次数要节制，标准是事后第二天没有疲劳感，精神抖擞，心情愉快。

行房卫生

在房事前后要注意卫生，进行清洗，以免感染细菌。

节欲保精

控制房事次数，控制欲望，少泄保养肾精。

提倡晚婚晚育

晚婚晚育，可以使自身得到很好的发展，为下一代奠定基础。

房事养生宜忌

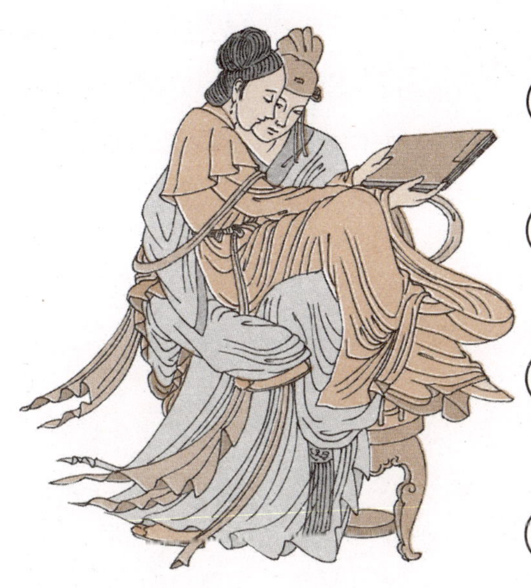

忌醉酒行房

醉酒行房，人不能控制自己，会使阴精暗耗，还很容易引起性器官的损伤。

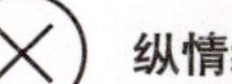

纵情纵欲

过度纵欲会伤害人之根本，导致肾精流失。

经期、孕期忌行房

怀孕、生产、哺乳期间要禁止同房，否则会影响下一代的健康。

饱食行房

饱食后行房影响脾胃正常消化不说，还会使行房的感受降低，影响夫妻感情。

恶劣气候和不良环境

恶劣的环境已超出了人体调节的限度，会导致阴阳平衡失调、脏腑功能紊乱、疾病丛生。

第4节 不可强行交合

欲不可强

《素问》中言：人如果强行结合，会损伤肾气，腰上的高骨会受到损坏。就是说人如果勉强行房，就会耗损体内精血，精血耗损就会伤肾，而肾脏损伤血使体内骨髓枯竭，腰部也会感觉疼痛，甚至不能俯仰。

黄庭坚中说：人要赶快让自己固守精室，不要随意泄精，惜精闭精可以延长寿命。

书中还说：当阴茎无法勃起而得不到快感时，如果强行服用丹药来助阳，会导致肾气枯竭、心火如焚、五脏皆燥，很快就会得消渴病。那些强行入房的人，一旦精血泄尽之后，身体就会瘦弱不堪，还会出现惊悸梦遗、阳痿、小腹内急、小便浑浊、面色黯淡无光泽并伴有耳聋等症状。

——（元）李鹏飞：《三元延寿参赞书》

欲要顺其自然

黄帝问素女：如果现在有这样一个男人，他勉强自己进行男女交合，但是他的阴茎无论如何也不能勃起，面对眼前的女人，他的脸上开始显露出惭愧和内疚的神情，内心深处也感到十分害羞。虽然身体方面遇到了问题，但心里还是迫切地想进行性交合。为什么会这样呢？我想知道其中的道理。

素女回答说：这种情况是大多数男人都可能会遇到的。凡是一个男人想与女人进行性交合，都必须按照身体内在的发展规律和行为准则来进行，切不可强行。首先，男子必须调整好自己的情绪，以帮助自己勃起。其次，必须遵守男女交合的五种伦理道德。大自然金、木、水、火、土五种物质，成熟的女人也有与这五种物质相对应的五种向往性交合的情态。通过细心地观察和体会，你就会自然而然地形成性交合的欲望，就会自然而然地挺起来。此外还须要避免七种损伤元精和血气的做法，采取八种补益元精和血气的措施，不要违背男女性交合的五种伦理道德，就可以确保身体自始至终地处于健康状态。只要你的五腑六脏没有疾病，是健康而安宁的，你的五官自然会有光泽，肌肤自然会丰润而健美。每一次性交合之后，你都会感到身体里

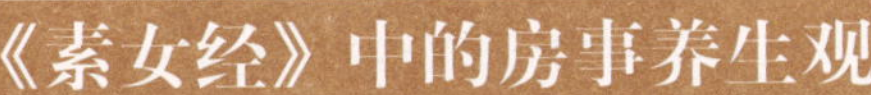

七损

1 绝气
2 溢精
3 夺脉
4 气泄
5 机关厥伤
6 百闭
7 血竭

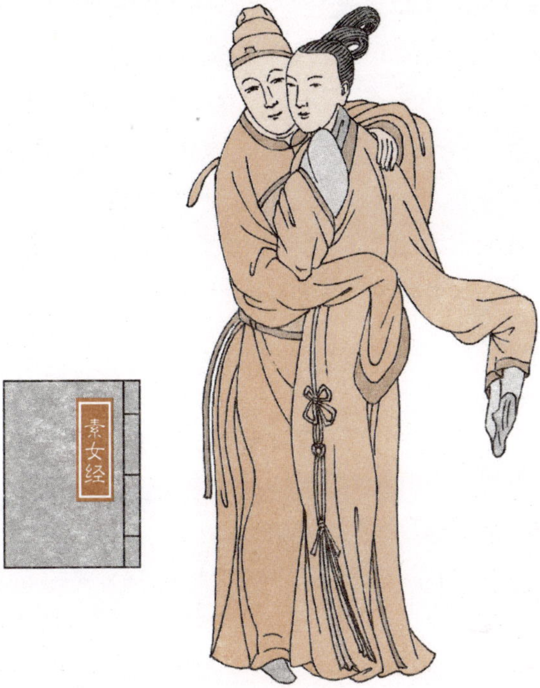

素女经

八益

1 固精
2 安气
3 利藏
4 强骨
5 调脉
6 蓄血
7 益液
8 道体

元精和血气格外充足，精力格外充沛。你的性伴侣因此也会更加信任和尊重你，有什么需要你感到惭愧的呢？

——《素女经》

第5节

切勿纵欲

纵欲伤身

彭祖说：容颜美丽，身姿妖娆的女子充斥于帷帐内，会给男子招来虚损之灾。只要懂得这一点，就可以获得健康长寿了。

《阴符经》言：美色淫逸，就像杀害身体的斧锯一样，世上的人如果不能迷途知返，用慧剑斩断情欲，那么人就如漂荡在海洋中的孤舟一样，生命随时会被情欲之海戕害。

书中还说：人如果纵情于美色耗尽精血，丝毫不知道珍惜，就会导致精气虚损而有害身体。这就像是腐朽的树木，风一吹就会折断；即将崩溃的堤岸，大水一冲就会倒塌。所以，人如果能节制情欲，惜精如血，便可以达到长寿了。

——（明）龚廷贤：《寿世保元》

不可纵欲

尧君说：如果是五脏中产生的情欲，只要能做到魂魄安定，人就能得以生存下去；如果情欲出自人的心中，就会精气耗散，元神迷失，就只有死路一条了。

《元气论》也说：嗜欲的天性本来不能穷尽的，人若用有限的生命去追求无限的欲望，很快就会自取灭亡。

——（元）李鹏飞：《三元延寿参赞书》

卓文君是西汉有名的美女，眉如细柳，脸若莲花，肌若凝脂。她从十七岁就开始守寡，个性风流不羁，因为爱慕司马相如的才华，而违背礼教，与他同居。司马相如沉溺于卓文君的美色，使原来得过的消渴病复发。于是他写了一首《美人赋》来自嘲。但是他依然无法克制自己，最终还是因消渴病日益加重而死了。

——（汉）刘歆：《西京杂记》

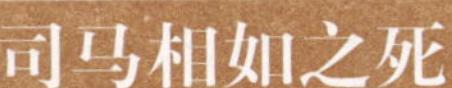

司马相如之死

彭祖说：容颜美丽，身姿妖娆的女子充斥于帷帐内，会给男子招来虚损之灾。只要懂得这一点，就可以获得健康长寿了。

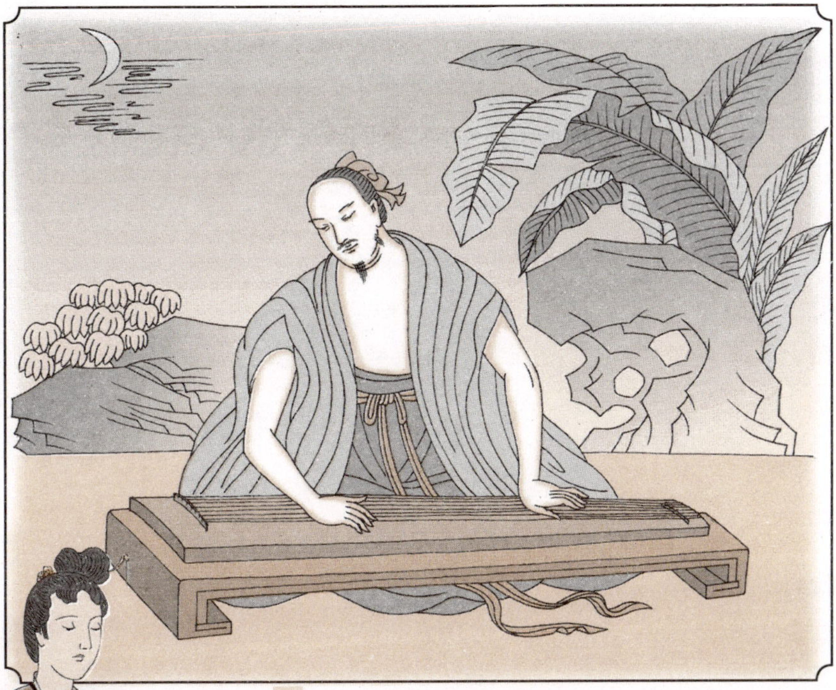

司马相如沉溺于卓文君的美色，使原来得过的消渴病复发。于是他写了一首《美人赋》来自嘲。但是他依然无法克制自己，最终还是因消渴病日益加重而死了。

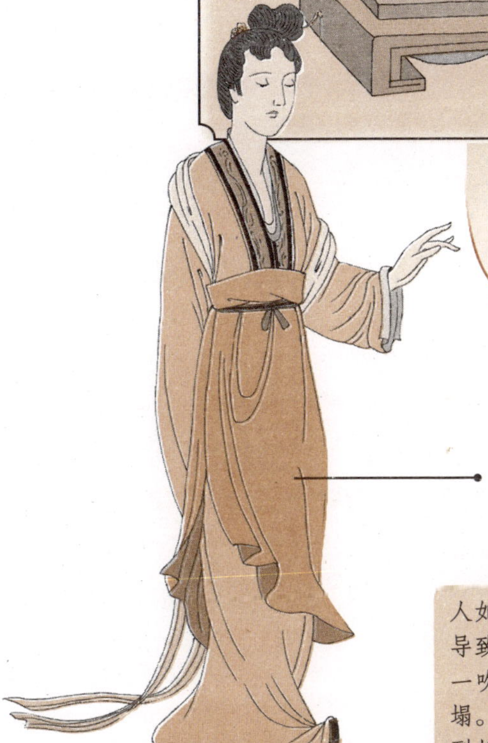

卓文君是西汉有名的美女，眉如细柳，脸若莲花，肌若凝脂。

人如果纵情于美色耗尽精血，丝毫不知道珍惜，就会导致精气虚损而有害身体。这就像是腐朽的树木，风一吹就会折断；即将崩溃的堤岸，大水一冲就会倒塌。所以，人如果能节制情欲，惜精如血，便可以达到长寿了。

第6节

寡欲养生

孟子说：寡欲是养生最好的方法。”清心寡欲并不是要求我们像出家人那样。男女交合是生儿育女繁衍子孙的需要，而寡欲，是为了养性命。我曾编过一本叫《广嗣纪要》的书。在其中我表达了两个观点，一是要修善积德，二是要清心寡欲。

有人说过：“欲不可纵，纵欲成灾；乐不可极，乐极生悲。”由此可见，他是一个善于养生的人。人如果交合过多，筋络就会受到损伤，施泄过多，精气必定受损。肝主筋，是阴中之阳，筋伤就会引起阳虚，而导致阳痿发生。肾主宰精，是阴中之阴，精气受到损伤，就会导致阴虚，于是阴茎就会经常勃起。若阴阳皆虚，阴茎就会时举时痿，精液自行流出体外，此时虽与女性交合，也无法获得快感，这对身体的伤害可谓是太大了。如果此时能够翻然醒悟，悬崖勒马，从此远离女色，把心思寄放在大自然中，用歌舞放松自己的身体，用美食滋补身体，服良药加以滋补，虚弱不堪的身体才有望恢复。如果不迷途知返，放纵自己的欲望而不加以控制，甚至还服用壮阳的药物，就会招来丧命之灾，即是华佗再世，也是无力回天了。

古时候见美色而不心动的人大有人在。如不接近女色的鸠摩罗什，摒弃妻妾的司马光，放逐名妓的刘琦等，他们能够做到这些，是因为有一颗坚定不移的心。他们知道，如果只固守操行又不能长久坚持，而返身去追逐女色，这样，怎么不会因精体枯竭而丧命呢？大英雄项羽，垓下被围之时却与虞姬依依惜别。汉高祖刘邦经历过多少生死，不曾悲伤，最终却在病危时，还枕在戚夫人的膝盖上，默然垂泪。

俗话说：“男大当婚，女大当嫁”，出于繁殖后代、传宗接代；但交合理应有度；男女有别，应当远离情欲。如果自己能远离疾病，下一代也会跟着贤明长寿。而现在的人却不分时间、地点任意妄为，纵情纵欲，因此刚过五十就衰老了，他们的子孙也不会长寿，即使活下来，其作为也不会有多大。所以说：“寡欲，是延寿命兴子孙的关键因素。”

——（明）万全：《养生四要》

四季房事养生

中医认为，人体与周围环境是一个整体，自然界有什么变化，人体也就有相应的变化。因此，随自然界气候变化，房事养生也应不同。

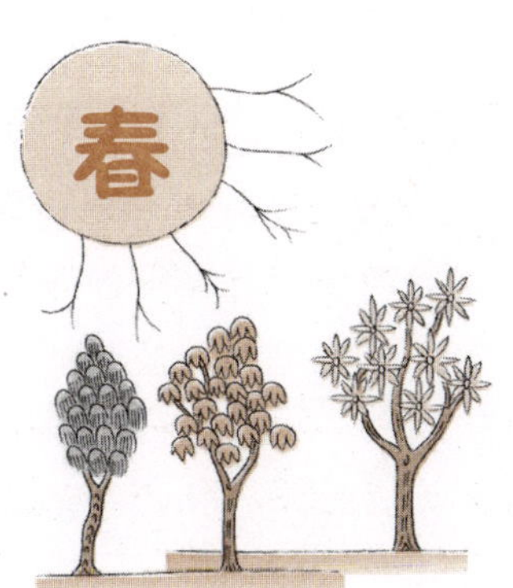

春季

阳气上升，万物欣欣向荣。此时，房事次数应当较冬季有所增加，以便有助于机体各组织器官的代谢活动，增强生命的活力。

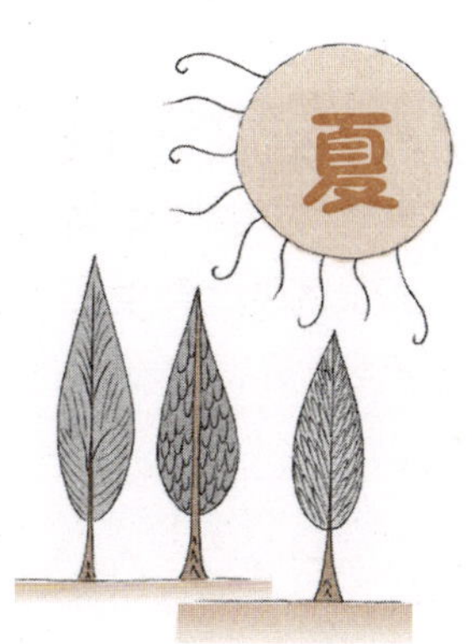

夏季

各种植物繁荣秀丽。此季房事需要注意的是，大热天气，人体脏腑功能相对减弱，暑气易进入人体阳气，此时房事应适量减少。

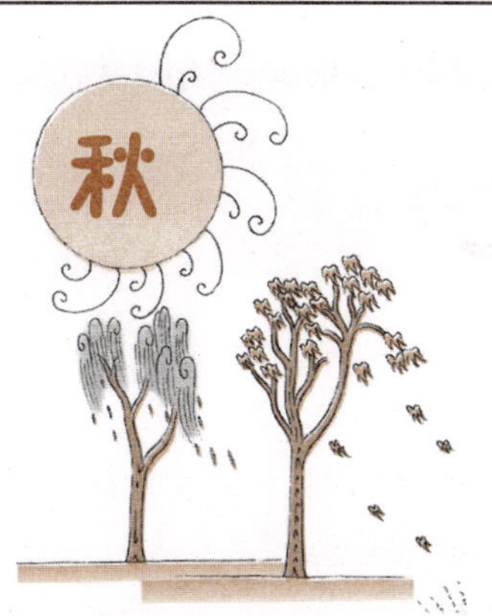

秋季

天气转凉，万物萧瑟，人也该宁神静志，收敛精气。此时性生活应加以收敛，克制欲望，减少性生活的次数，使体内的阴阳不再向外发泄。

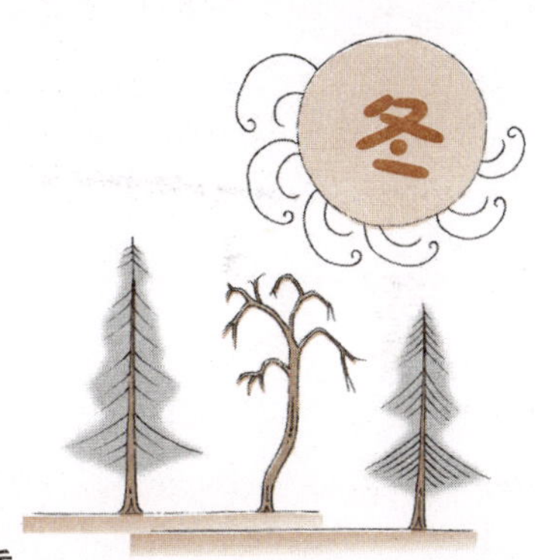

冬季

百虫蛰伏，阳气藏封。此时，人们的性生活要加以严格控制，尽可能减少性生活的频次。如果在此季屡屡恣情，频频纵欲，则容易导致气弱肾虚，难免于病。

自然气候的变化急剧，往往超过了人体机能的调节能力，就会打破人体阴阳平衡，发生气血逆乱现象，此时行房事对身体不利，若此时受孕则不利于男女双方及婴儿。反之，气候平和，温度适宜，环境舒适，身心舒畅，则有利于房事养生。

第7节

绝欲延年

绝欲保精

人体的精气决定着人的寿命长短，就像灯油决定灯亮的时间、鱼受水的制约一样。油尽就会灯枯，水干鱼亡。而让人无奈的是，愚蠢的人却以此苦为乐，见了美色，连生命都可以弃之不顾，他哪里知道精血一旦用尽，生命也就随之终结了。

——（明）龙遵叙：《男妇绅言》

先贤通绝淫欲

宋朝的刘元城准备迁到南方去居住，在出发前，他向司马光请教道："我听说南方瘴气很重，万一我得此病，该怎么办呢？"司马光劝说他如果做到绝欲就不会得此病。刘元城当时虽然正值壮年，但毅然谨守这一戒律。苏轼说："服气养生，难在去欲。"苏武为了在恶劣的环境下使自己生存下去，早日回国，强迫自己吃雪啖毡，可以说舍生忘死，但最终还是和穷海的胡女结婚生子。个性如苏武都未能做到，何况是华窗之下，洞房中的男女呢？可见绝欲绝非易事。白居易晚年患上了风症，不得不放逐家中妓女，但仍不忘风水之事。王外仲也是知道自己过于纵情于女色而使身体虚弱，于是开门放妓。可见天下虽有极难做到的事情，但只要有足够的决心，就一定能做到。

我年少时体弱多病，偶尔会请一两个女仆来帮我按摩沐浴，因此有人把我多病归于这上面了。后来兵败后，家道败落，家资散尽，我一个女仆也没有再留，但还经常患风寒之症。此时仍有好事之人拿以前的话来笑话我，他哪里知道其实我房中空虚已经很长时间了。虽然如此，但我知道，他们是出于关爱我才这样的。我已经年过五十了，觉得以前的四十九年好像都是在荒谬中度过的。现在我痛下决心，决定立即斩断情事，以享晚年清福。从此以后，我闭门谢客，烧香拜佛，一心修道。于是体内的精气不断地增长，不就是人所求的道吗？不过那些不曾生病的人，怎么会知道我其实并没有依靠药物来治病呢？

——（宋）周密：《癸辛杂识》

绝欲延年

人之生命，是父母精血的延续。人到壮年的时候，嗜好和欲望都有了，从父母那里继承的精血都用在了情欲上。

绝欲保精

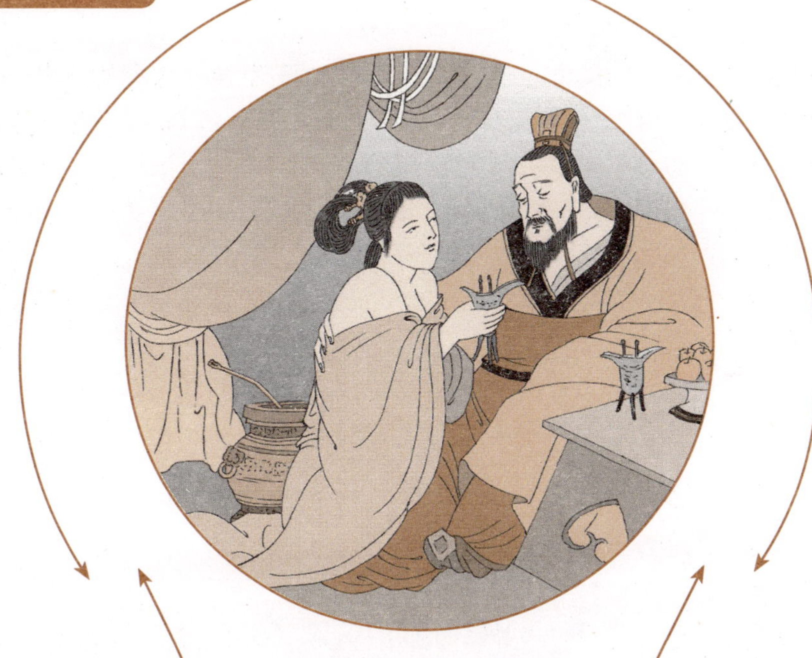

人体的精气决定着人的寿命长短，就像灯油决定灯亮的时间、鱼受水的制约一样。油尽就会灯枯，水干鱼亡。而让人无奈的是愚蠢的人却以此苦为乐，见了美色，连生命都可以弃之不顾，他哪里知道精血一旦用尽了，生命也就随之终结了。

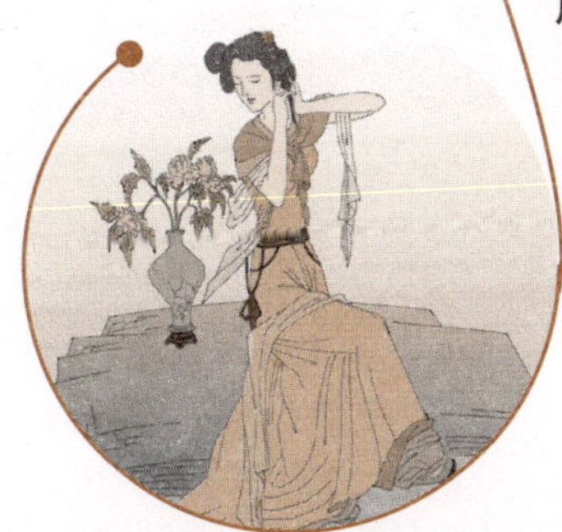

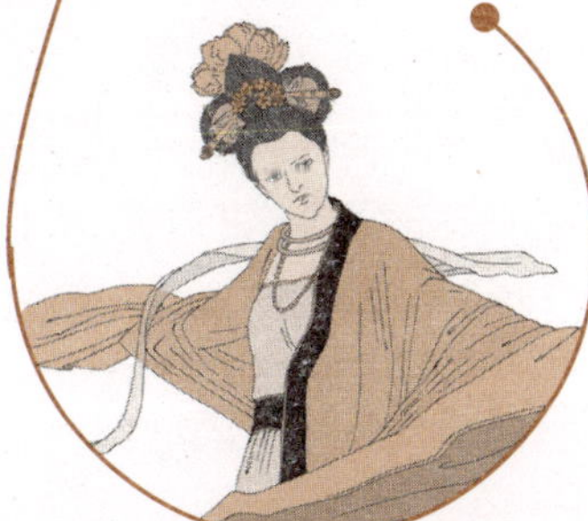

第8节 房中药物勿滥用

房中药的危害

自从房中药物开始流传开来之后，房中术便开始成了人间的祸害。它的害处较药物和针灸害人之处有过之而无不及，其害处一时也说不完。每个人从父母那里秉承的精血不尽相同。秉受精血多的，身体自然就强壮，尚能经受住多次行房的损伤，而那些承受父母精血少的人，身体自然虚弱，即便是很少次的行房也难以承受。所以纵欲而死的大多是体格强壮之人，体弱的人因纵欲死亡的很少。人类最大的欲忘除了饮食之外，就在于男女之欢了。人若无休止地沉溺于情欲中，就会使身体极度疲劳虚弱。为了图一时之乐，就会有人用药物来强补。其作用原理都是通过作用于皮肤，用药的气味刺激肾火，以便纵情寻欢。这些药物使用太多，其毒性一旦流为腰疽，就会聚结成为便疮，或者腐蚀生殖器，使肛门糜烂。

——（明）高濂：《遵生八笺》

汉成帝之死

汉成帝曾在寒冬腊月时接触雪而生了病，阴茎软弱，不能勃起。宫廷御医用了很多方法都没有根治他的病。后来有人给汉成帝四处求医问药时，得到了一盒胶囊，送给了昭仪。昭仪将此药进献给了汉成帝，每次汉成帝临幸她，就给他一颗药丸。有一天昭仪喝醉了酒，竟然一次给汉成帝吃了七颗药丸。成帝抱着昭仪进了有九重帷帐的宫室，一晚上都笑个不停。到天亮的时候，汉成帝起来穿衣服，发现精液还一直流个不停，没过一会儿，汉成帝就晕倒，不省人事了。昭仪将汉成帝的衣服脱下来查看，发现成帝已因精竭而死了。宫女将这事告诉了太后。太后盛怒，召昭仪来审问。昭仪说："我对皇上，就像对待婴孩一样，小心翼翼地服侍。如果皇帝把心思都放在天下之事上，我又怎么会有机会得宠呢？"于是一时悔恨交加，捶胸顿足哭喊道："皇上，你在哪里啊？"接着也吐血而死了。

——（汉）伶玄：《赵后外传》

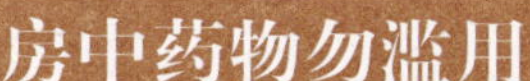

房中药物勿滥用

自从房中药物开始流传开来之后，房中术便开始成了人间的祸害。它的害处较药物和针灸害人之处有过之而无不及，其害处一时也说不完。

红丸案

泰昌元年（1620年），光宗病重，李可灼进献红丸，自称仙丹。光宗服后死去。有人怀疑是神宗的郑贵妃唆使下毒，旋即展开了一系列的追查元凶的举动。期间，党争与私仇夹杂其中，连坐罪死者众矣。

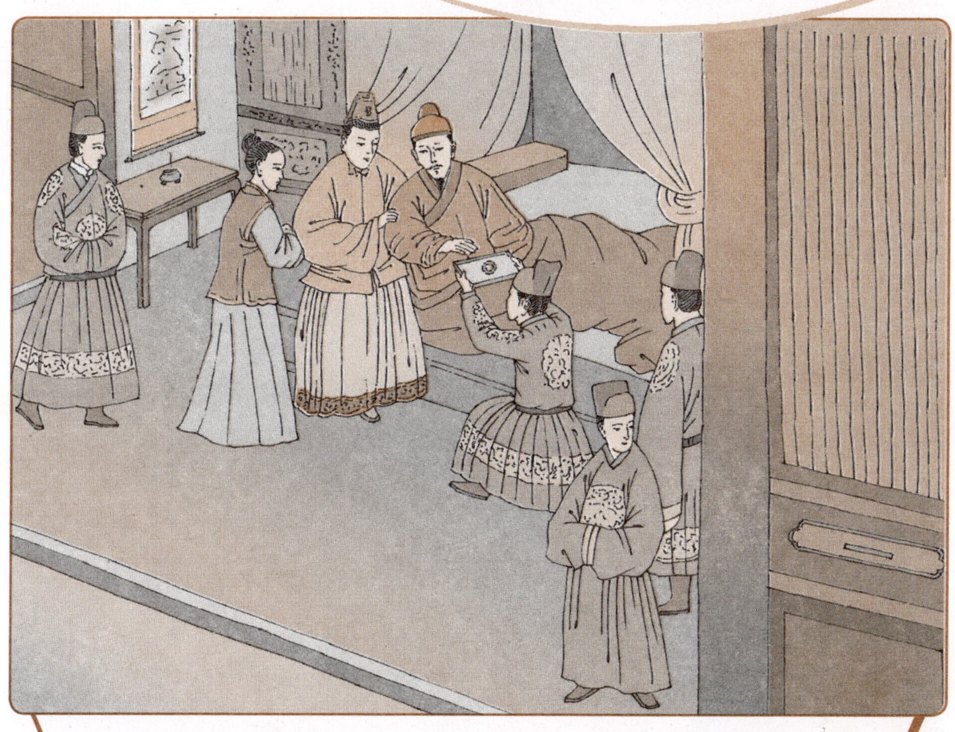

公元1620年（万历四十八年）八月明神宗病逝，朱常洛于同月丙午日继位，改年号为“泰昌”。朱常洛继位后却沉于酒色，纵欲淫乐，加上继位之初政务繁忙及身体羸弱，不到一月就病倒了。经内医崔文升诊视，服用了泻药。泰昌帝一日一夜竟腹泻达四十三次，病情日趋恶化，不敢再用。此时，鸿胪寺丞李可灼进献两粒红丸，泰昌帝用了第一粒，气减缓，食欲大开，病情稍见好转，接着再服第二粒后，泰昌帝昏昏睡去，于第二天清晨驾崩。由于皇帝服用红丸毙命，红丸到底是什么药，是否有毒，崔文升为什么要向皇帝进泻药？这些都已无法弄清。有人说这红丸是用女子经血和参茸糅合而成，初服精神自然为之一振，但他荒淫过度，不堪猛补，所以死去；有人则因郑贵妃请封皇太后而不许，怀疑是她指使李可灼下的毒。这件事史称红丸案，此案最后不了了之。

服药不如独睡

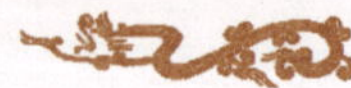

独睡丸

南宋有一名叫包恢的大臣，他八十八岁时作为枢密使陪同皇上去祭祀，仍然能身姿敏捷地登上举行祭祀礼的高台，脸不红，气不喘，精神还十分好。

贾似道对此感到非常的惊奇，于是问他道："包恢你虽然年事已高，但是行动还很自如，一点儿也看不出来艰难，你一定有什么养生的好方法吧，请告诉我你的养生之法是什么呢？"

包恢回答他说："我有一个不外传的秘方。"

贾似道很高兴地想知道这所谓的独门秘方到底是什么。包恢不慌不忙地笑着跟他说："我吃了五十年的独睡丸。"

大臣们听了，都大笑起来。

——（元）吴莱：《三朝野史》

眼不见，心不乱

老子说过："为可见欲，使心不乱。"如果在你的眼前是玉体横陈，肌肤相交，此时恐怕除了神仙活佛才能做到心不为所动，凡夫俗子们一定会心性大乱而被降伏。所以养病之人最好独睡，这样导引的功法才能发挥作用，身体才能慢慢康复。妻妾即使再美丽动人，也一定要多加节制。与她们相处的时候，要做到像尊重老师和长辈们一样尊重她们；与她们共居一室时，要像提防盗贼一样。情欲之心不可上表于面，爱欲之意也不要在行动上体现出来，这样才能避开情欲而不损害身体。

如果病得厉害的，最好是不与妻妾们见面，只让她们在室外准备好药饵和饮食。因为病人本身肾火已动，即使不见女色，心中也会有所动，若再接近女色就更甚了。此时，要想亲近女色，就要想着森罗殿里拿刀持枪的妖魔鬼怪，如果我靠近她，它们就会马上夺取我的性命；如果说我正好碰到它们的枪口上，立马就会没命。这样因心存恐惧之心，亲近女色的念头才能消退。

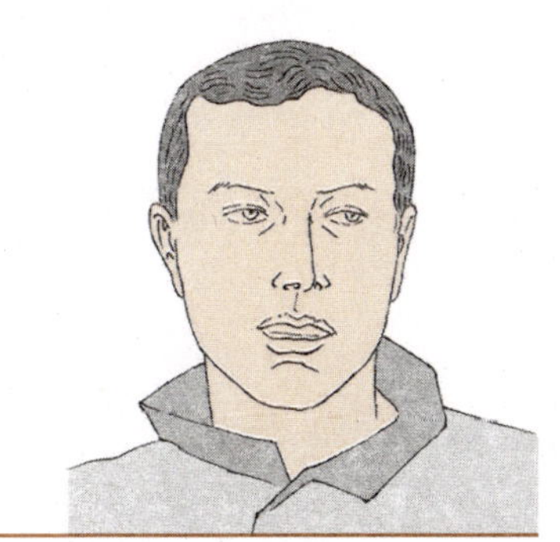

叩齿咽津翕周法

每日早晨起床后叩齿100次，然后舌舔上腭及舌下齿龈，含津液满口频频咽下，意送至丹田。翕周即收缩肛门，吸气时将肛门收紧，呼气时放松，一收一松为一次，连续做50次。此法可滋阴降火，固齿益精，能防治性功能衰退。

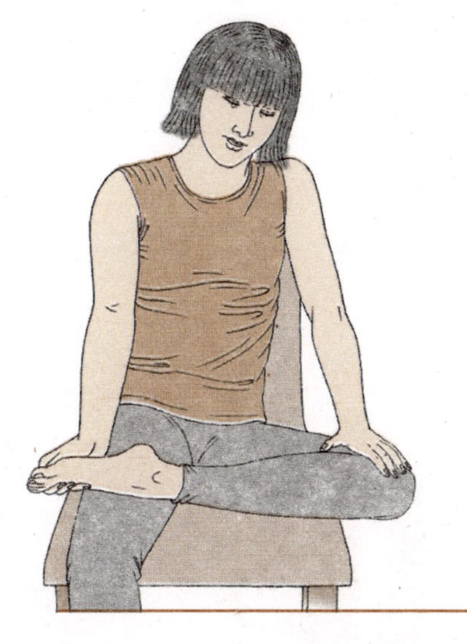

按摩涌泉法

取坐位，用手掌分别搓涌泉穴100次，摩擦时宜意守涌泉穴，手势略有节奏感。本法有交通心肾、引火归元之功，对失眠、遗精有良效。

双掌摩腰法

取坐位，两手掌贴于肾腧穴，中指正对命门穴，意守命门（第2腰椎脊穴下），双掌从上向下摩擦40～100次，使局部有温热感。此法有温肾摄精之效，对男子遗精、阳痿、早泄，女子虚寒带下、月经不调等有防治效果。

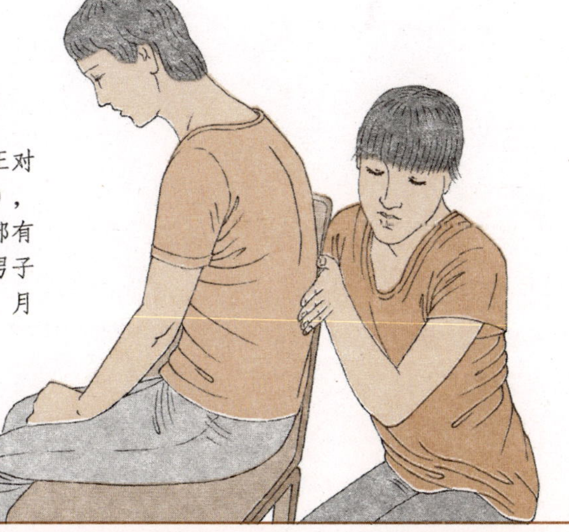

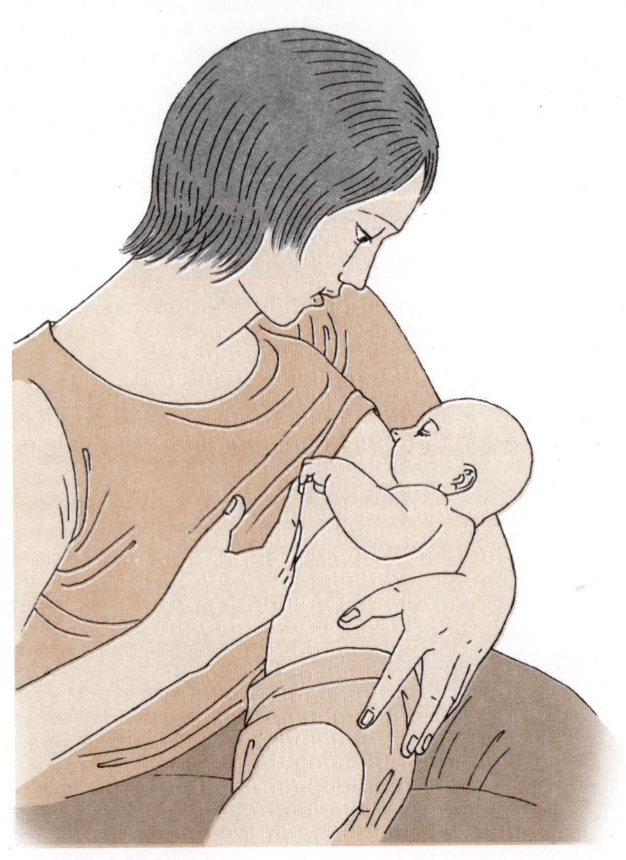

第十二章

生·育

生儿育女是人类繁衍生息、维持社会道德和秩序的需要，孟子曰“不孝有三，无后为大”，可见生育的重要性。左传中也有“男女同姓，其生不蕃”的记载，可见远在春秋战国时期的古人们就已认识到近亲结婚的不良后果。早在上古时期，古人便对生育的原理进行过探讨，提出了“男经女血，混而成胎”的说法。而且，还对胎教也进行了细致的研究。

虽然古人的观点与我们今天的想法还有些出入，但他们提出的寡欲养精、平心养血、和性调精等内容与中医学的观点保持一致，另外，关于保精养气、优生哺乳、教育后代的内容仍然值得我们借鉴。但是读者还需要注意的是，古人的某些观点，可能缺乏一定的科学依据，比方说将女子经血、胎儿健康与月相联系在一起等，希望读者谨慎地看待。

男养精，女养血

男贵寡欲养精，女贵平心养血

古人说：男子应过了三十岁后再娶妻，女子应二十岁后再出嫁。正如褚澄所说的，这是由于伤了男精女血的缘故。因此求子的方法在于，男子清心寡欲以养精，女子平心定意以养血，这是因为男子形体保持快乐，其气必然丰盈；心志愉悦，神气就会荡漾。如果不知道安静地调养就会使神气耗散，倘若不知道保全形体，就会使气亏液乏，还没达到满溢就流泄了。这就是男子所以贵清心寡欲养其精的道理所在了。女子往往性急，而难容忍一些事情，她们的情绪易表露在脸上，且又容易被感动，遇到难以包容之事就会发怒而导致气逆，易于感动就会使交合过多而导致血流不畅，出现血少、血气不旺、月经紊乱的情况。这就是女子贵平心定气养其血的原因所在。

——（明）万全：《广嗣纪要》

男须聚精养气

世上之人多将不能生育的罪名扣在女人身上，这是舍本求末的想法。有可能问题出在了男人身上而没有及时得到治疗，而成为不能生育的关键症结所在。男人如果是年老体衰、有病，或者不能射精、精液少、精液寒冷、精液太清的都无法让女人怀孕。男子有病不能生育时，多会采用温热燥热的药物来壮阳，可能当时会看到一点儿效果，但时间一长，人的真气就受到损耗，不但不利反而有害于健康。其实以上这些病，没有必要服用药物，只要按照前人寡欲养精、养气保神的做法加以练习，就一定会收到神奇的效果的。如果男子年事已高，阳气已近枯竭，如果强行交合，怎么会形成胎气呢。只有长时间杜绝情欲，又愿意在保养身体上花费工夫，这样的人才会增加元阳，恢复真气。

——（明）袁黄：《祈嗣真诠·治病》

精、气、神生化关系图

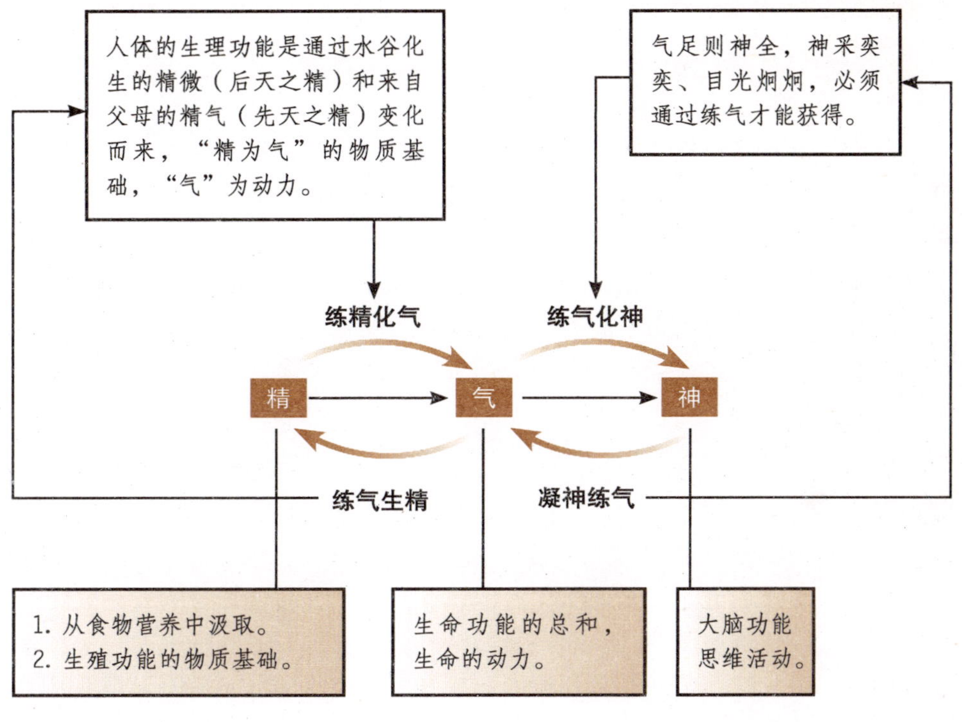

妊娠宜寡欲

怀孕的妇女，最应该做到清心寡欲了。而妇人大多不明白这个道理。胎元的强弱，产后的崩淋、经脉病症的有无都与此相关。这是什么原因呢？因为胎元巩固的时候，最应该守护子宫，假如动了情欲，偷泄了阴精，血气就不能聚合，胎儿也会因为元气耗损而夭折。一些妇科病也是这样来的。所以怀孕的妇女应该要谨慎地对待，尽量做到寡欲，凡是知道的人，一定要引以为戒。

——（明）张介宾：《景岳全书》

第2节 不孕不育的原因

人们生儿育女，虽然说是受天命决定，其实和自身也有很大的关系。这世上有很多男人没有生育能力，也有很多女子不能怀孕的。有六个原因可致男子不育，女人不能怀孕，则有十大病因。

男子不育六因：一为精寒，肾中的精液性寒，女子的胞胎也无法受纳，引起流产；二为气衰，男子阳气衰弱，不能久战，男子射精时，女子还没有排卵；三为痰多，痰多的人必是湿邪过重，精液不纯，以后生了孩子，恐怕孩子的寿命也不会太长；四为相火过盛，虽然持久善战，但往往会出现女子高潮已过，而男子却没有射精的情况，影响受孕；五为精液太少，精少衰而薄，进入子宫后，随之又出来了，难以让女性怀孕；六为气结郁集，肝气郁塞，心绪愁怅，阳事也无法振作起来。对于精寒的人，应补之以阳气，温暖其少火；对痰多的人，就应设法化去他体内的痰液；相火旺盛的人，就让他多补充水分；精液稀薄的人，应补增其精液；气郁的人，应让他的气得到舒缓。这样一来，那些不能让人生育的男子就可以生育了，而不能只是单纯地补其相火。

女子不孕的十大原因：一为胎胞寒，精子被寒气杀死；二为脾胃虚，造成带脉无力；三为带脉急，使胎胞无力承载身孕；四为肝气郁，心境不舒畅，无法全情投入；五为痰气盛，易造成体胖，子宫缩入，难以受精；六为相火旺，体内焦干，难以受孕；七为肾气衰，子宫炽热干燥，易造成堕胎；八为任督脉有病，阻碍精液达到子宫；九为膀胱气化弱，水湿之气渗入胎胞致人不孕；十为气血虚不能摄胎，气血虚弱，导致胎胞下坠不能升举，易小产。对于胎胞冷的人，必须注意胎胞的保暖；脾胃虚寒的人，要温暖她的脾胃；带脉太急之人，必须使她的带脉舒缓；肝气郁结之人，一定要疏通她的肝气；痰气盛的人，就应该化去痰气；相火旺之人，应该平息她的相火；肾水衰竭的人，要补其肾水；任督脉有病变的人，要尽快祛除病患；膀胱气化弱的人，要想办法加强她的肾气；气血虚以致无法摄胎的，要注意滋补其血气。如果能对症加以治疗，不能怀孕的女子也可以生育，而不能只治疗其子宫。

——（清）陈士铎：《石室秘录》

不孕不育的原因

男子不育六因
一为精寒
二为气衰
三为痰多
四为相火过盛
五为精液太少
六为气结郁集
女子不孕十因
一为胎胞寒
二为脾胃虚
三为带脉急
四为肝气郁
五为痰气盛
六为相火旺
七为肾气衰
八为任督脉有病
九为膀胱气化弱
十为气血虚不能摄胎

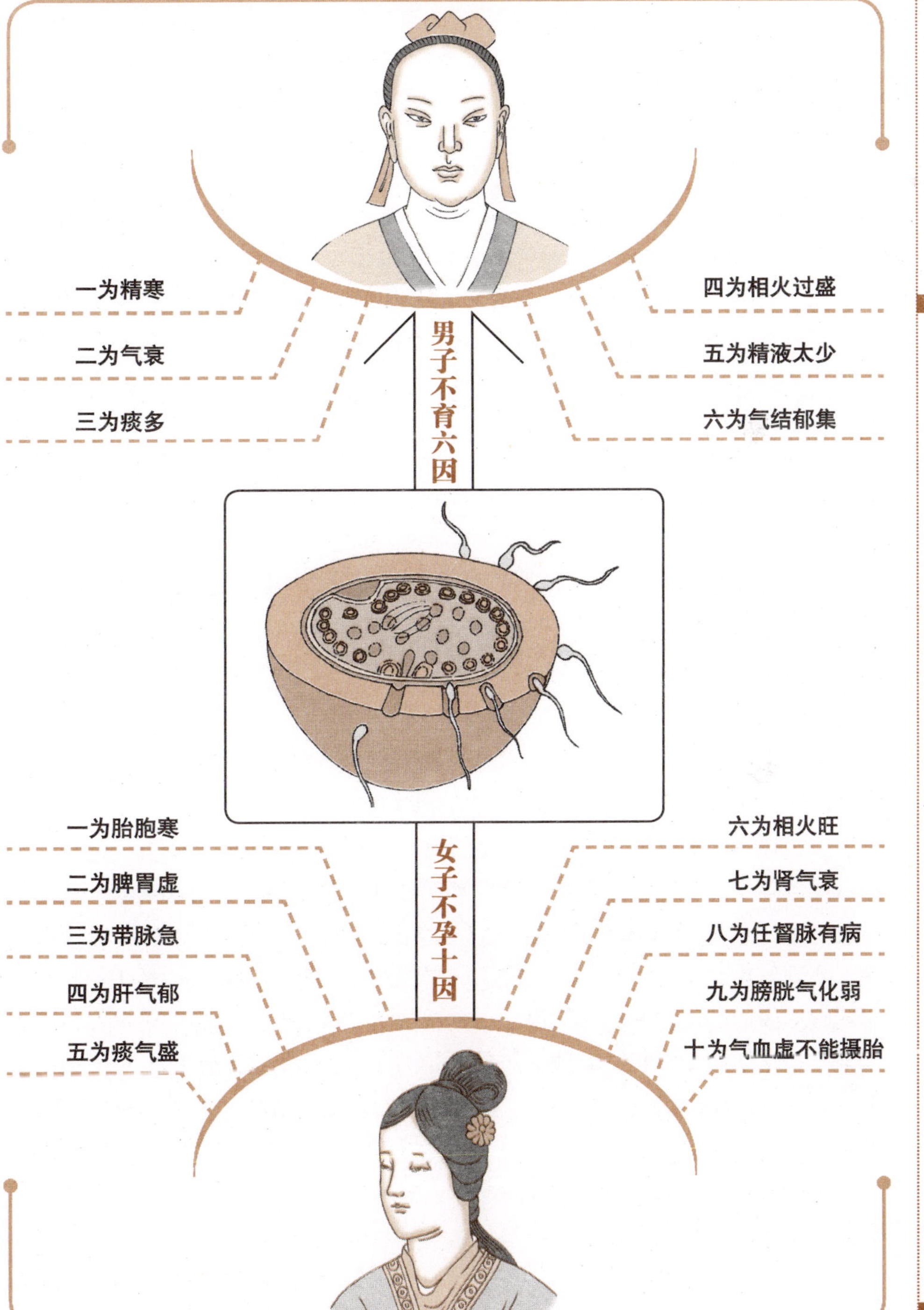

女子慎养胎

养胎论

人能接触到的天之气有寒、暑、燥、湿、风五种；人从大地接触到的地之味有酸、甜、苦、辣、咸五种，人对其都各有所摄入。人虽然说要利用物质来保养身体，但应该对摄入的五气有所节制，对摄入的五味也有一定的限度，凡是应该禁忌的，都要谨慎地戒除。人还应调节自己的情绪，节制自己的欲望，不要太过劳累，保持气血通畅，这都是为了保养胎儿，使外邪不能侵犯孩子的需要。如果不这样做，怀孕的时候不注意调养，体内的五脏之气就不能固守其位，母亲的元气和形体都不强健，孩子难免不患疾病。在怀孕期间，如果母亲受到惊吓，孩子有可能会得癫痫病；母亲肾气衰弱，孩子也会跟着肾虚；母亲脾不好，孩子体质就会瘦弱；如果母亲心气虚乏，孩子就会神气不足，这些都是母亲气血不调给孩子带来的不利后果。

婴儿在母亲体内，是凭借母亲的五脏之气而生长发育的。一旦母亲的某一个脏腑受到损害，那其孩子相对应的脏气就无法得到足够的保养。比方说，风邪之气会伤肝；热邪损人心肺；湿邪伤人脾；寒邪损伤肾，这是天之四气对五脏的损伤。吃多了酸，人的肝会受到损伤；苦吃多了伤心；甜吃多了伤脾；咸吃多了伤肾，这是地之五味对体造成的伤害。人过于愤怒会伤肝；过喜则伤心；思虑太过伤人脾；忧伤过程度伤及肺部；恐惧太过则损人肾脏，这是七情对人体造成的伤害。怀孕之人更应当避免受到寒、风、湿、暑、燥的侵犯，要注意饮食，不能过食五味，同时还要断绝七情，这都是养胎必须要做到的。另外还要注意。不要去登高，远离危险的地方，避免独处暗室，不去寺庙，不过食肥腻，不生吃瓜果，这都是辅佐保胎的措施。如果做了不利于孩子的事情，或过分娇贵，必会带来不好的后果。孕妇生病，切记不能随便吃药，医生也要根据其病轻重，谨慎下药，孕妇症状减轻了应立即停药，以防孩子受到损伤。

——（明）万全：《育婴家秘》

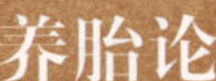

养胎论

孕妇应调节自己的情绪，节制自己的欲望，不要太过劳累，保持气血通畅，这都是为了保养胎儿，使外邪不能侵犯到孩子。

育婴家秘

怀孕的时候不注意调养，体内的五脏之气就不能固守其位，母亲的元气和形体都不强健，孩子的难免不患疾病。

婴儿在母亲体内，是凭借母亲的五脏之气而生长发育的。一旦母亲的某一个脏腑受到损害，那孩子相对应的脏气就无法得到足够的保养。

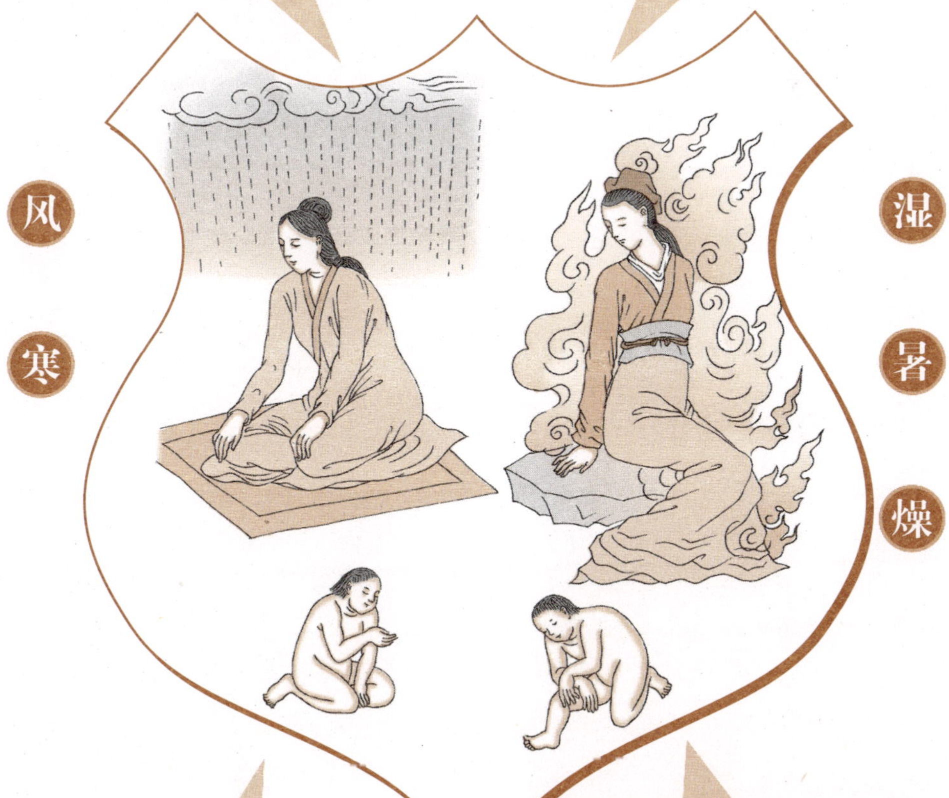

怀孕之人更应当避免受到寒、风、湿、暑、燥的侵犯，要注意饮食，不能过食五味，同时还要断绝七情，这都是养胎必须要做到的。

不要去登高，远离危险的地方，避免独处暗室，不去寺庙，不过食肥腻，不生吃瓜果，这都是辅佐保胎的措施。如果做了不利于孩子的事情，或过分娇贵，必会带来不好的后果。

第4节 怀孕要注重胎教

胎教

常话说，怀孕三个月时，体内的婴儿的禀性还没有完全确定下来，此时就应该多看看犀牛、大象、猛兽、珠宝、玉石等宝物，多接触一些贤能、品德高尚的君子，多看一些礼教乐器、钟鼓、俎豆和军旅设备，还可以焚烧名香，吟诵诗书和古今箴言、戒律。居住的地方要保持简洁安静，吃的食物味道要醇正。可常弹琴鼓瑟，以调和心神，使自己的心境保持平和。此外，还要注意节制欲望。如果能做到这些，所生的孩子就会贤良、仁义、忠孝、聪明、长寿并且没有疾病。

——（唐）孙思邈：《千金方》

周后胎教

周后怀上周成王之后，特别注意胎教问题。她站着的时候从不单腿而立，坐下来也保持两腿齐平，从不开怀大笑，独自一个人的时候也不蹲坐，什么人或事让她生气了也不骂人，她这么做都是为了对成王施行胎教。等到周成王出生后，她命有仁爱的人来哺养他，让孝顺的人背他抱他，让四位贤德之人相伴左右。当周成王懂事之后，周后选择了吕尚当她儿子的老师，周公当他的师傅，让周成王遇事之前可与他们一起计划研究解决之道，事后又可与他们一起来分析总结。所以周成王能够在泰山上设立祭坛祭天，在梁父山上拜祭山川，使天下的诸侯都臣服于他，让他统一天下。由此可知，君主身边的人一定精心挑选才行啊！

——（西汉）贾谊：《新书·胎教》

孕妇忌酒

胎元禀受的先天之气应清净而无杂质，充盈而不虚弱。而酒性热，会扰人心性，扰其精气。精气不充实，胎元也难以稳固。精多湿热，生下来的孩子易得痘疹、惊风、脾虚等病症。所以，如果计划好生育的，一定要谨慎，尽量不喝酒，这是固胎元的关键之一，要为后代的健康着想，就必须要将这点放在首要位置来加以防范啊！

——（明）张介宾：《景岳全书》

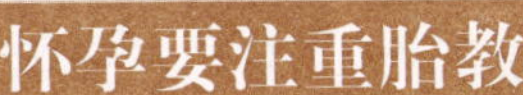

怀孕要注重胎教

常话说，一旦怀孕到达三个月以后，体内的婴儿的禀性还没有完全确定下来，它会随着外界的变化而变化。

古时候胎教

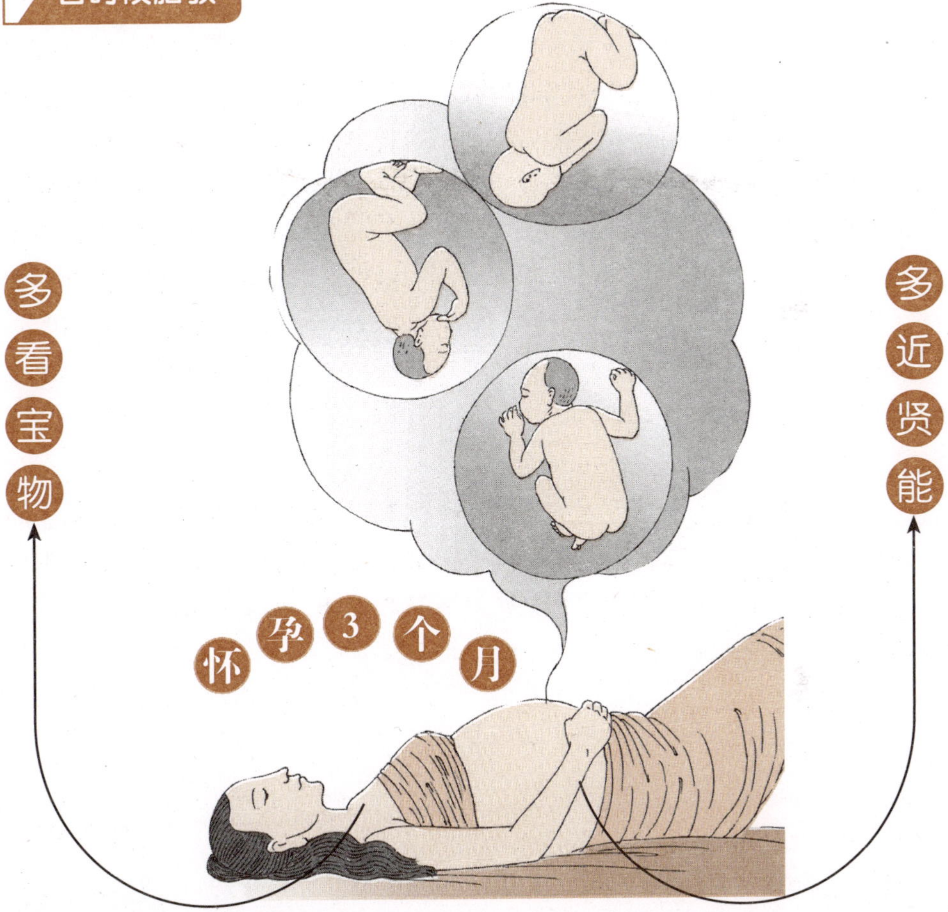

多看宝物

多近贤能

怀孕3个月

周后胎教

周后怀上周成王之后，特别注意胎教问题。她站着的时候从不单腿而立，坐下来也保持两腿齐平，从不开怀大笑，独自一个人的时候也不蹲坐，什么人或事让她生气了也不骂人，她这么做都是为了对成王施行胎教。等到周成王出生后，她命有仁受的人来哺养他，让孝顺的人背他抱他，让四位贤德之人相伴左右。当周成王懂事之后，周后选择了吕尚当她儿子的老师，周公当他的师傅，让周成王遇事之前可与他们一起计划研究解决之道，事后又可与他们一起来分析总结。所以周成王能够在泰山上设立祭坛祭天，在梁父山上拜祭山川，使天下的诸侯都臣服于他，让他统一天下。由此可知，君主身边的人一定精心挑选才行啊！

第5节 难产之因

一是太安逸导致难产。怀孕的女人要以血养胎，以气来护胎。身体经常适度地劳作一下可以保证全身气血通畅，有利于胎胞活动，而长时间坐卧则容易造成气血不通，引起胎胞沉滞不动而造成难产。那些怀孕了但依然在田间劳作的妇女，中途忽然腹痛，没一会儿就生了，为什么她们生孩子如此之快，原因就在于此了。

二是吃得太好导致难产。胎胞的大小、胎气的充足与否都与母亲密切相关。母亲常吃的食物都是用来养育胎胞的。但是过于放纵自己，不加节制，吃得过于肥美丰盛就会导致胎胞肥胖而导致难产。那些贫苦人家的孩子都容易生产，道理也就在这里了。

三是过度房事易难产。古时候女子怀孕之后，就会立即住进侧室，与丈夫分房而睡，因为子宫内的胎儿，完全依靠母亲的气血养育，若母亲体内的气血安宁平和，元神就会潜伏在体内，可一旦情动，欲火就会扰乱内心，母亲体内的血就会沸腾不息。如果是三个月前犯禁，容易惊动胎气，引起小产；若在三个月以后犯禁，则会造成胞衣太厚而难产。

四是忧疑过重导致难产。现在的很多女子虽急于求子，但却不重视保胎。她们有的常去算命卜卦，祈祷神灵保佑；有的一听到别人难产的，就心里担忧不已。长时间这样心绪不宁，担忧意怯，临产时就会困难。

五是怯懦、血虚导致难产。如果女子是第一次生产，大多神和气都很怯懦。此时生子的门户还没有完全舒张，腰部弯曲无法直立，即使辗转反侧地用力，孩子也出不下来。另外，大多数中年妇女因生育过多，导致气血虚少，临产时会有困难。

六是仓促无主导致难产。有些愚蠢的接生婆，不知道辨别是正产还是倒产，只要听到产妇腹痛，就让其用力。产妇因害怕又无主见，只得听她的，以致胎儿横生或倒生，最后母子都没有保住性命。

七是用力太早导致虚乏难产。产妇在临产时，胎儿还未到达宫口，过早用力，等胎儿想出生时，产妇已气乏力疲，导致胎儿停产。

——（清）陈复正：《幼幼集成》

难产之因

孕妇难产泛指在分娩过程中出现某些情况，导致婴儿本身产生问题，或因母亲骨盘腔狭窄、子宫或阴道结构异常、子宫收缩无力或异常所导致。产生难产现象主要是气血虚弱或气滞血瘀，影响胞宫的正常活动，而致难产。

太安逸

怀孕的女人要以血养胎，以气来护胎。身体经常适度地劳作一下可以保证全身气血通畅，有利于胞胎活动，而长时间坐卧则容易造成气血不通，引起胎胞沉滞不动而造成难产。

吃得太好

胎胞的大小、胎气的充足与否都与母亲密切相关。母亲常吃的食物都是用来养育胎胞的。但是过于放纵自己，不加节制，吃得过于肥美丰盛就会导致胎胞肥胖而导致难产。

过度房事

古时女子怀孕之后，就会立即住进侧室，与丈夫分房而睡，因为这个时候是最应该禁欲的。

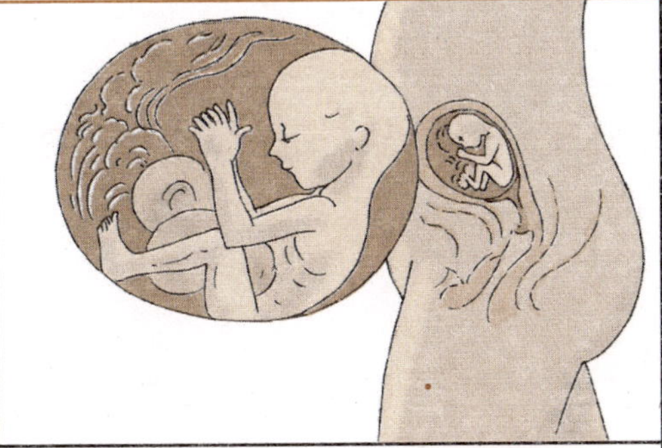

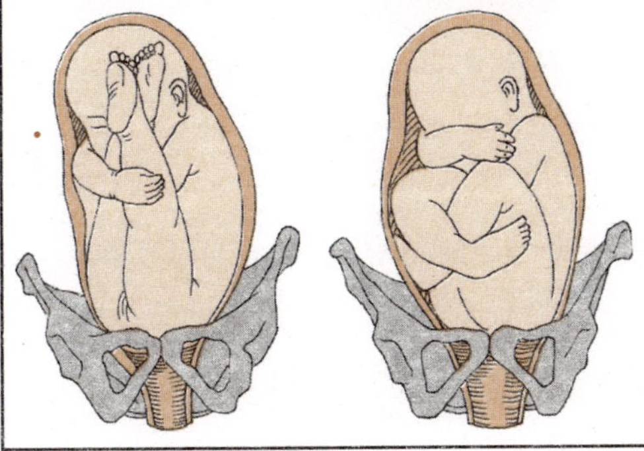

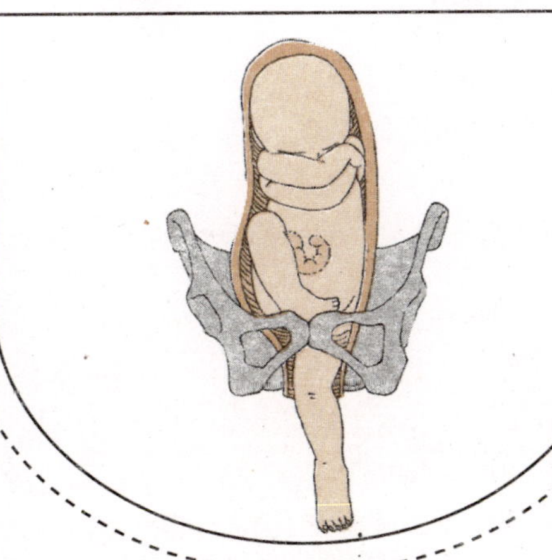

忧疑过重

现在很多女子不重视保胎。她们有的常去祈祷神灵保佑；有的一听到别人难产的，就心里担忧不已。长时间这样心绪不宁，担忧意怯，临产时就会困难。

怯懦、血虚

女子第一次生产大多神和气都很怯懦。此时门户还没完全舒张，腰部弯曲无法直立，即使辗转反侧地用力，孩子也出不下来。

仓促无主

愚蠢的接生婆，并不知道辨别是正产还是倒产，只要听到产妇腹痛，就让产妇用力，以致胎儿横生或倒生，最后母子生命都没有保住。

用力太早导致虚乏难产

产妇在临产时，胎儿还未到达宫口，过早用力，等胎儿想出生时，产妇已气乏力疲，导致胎儿停产。此时只有补充产妇气血，才能帮助她顺利生产。

第6节 乳儿

乳无定性

人的乳汁并不是恒定不变的，如果母亲个性温和，吃得又很清淡，那她的乳汁也一定是平和的；如果是性情急躁，又嗜酒，好辛辣或者有火病的母亲，她的乳汁一定也是燥热的。

——（明）李明珍：《本草纲目》

乳母饮酒婴自醉

陈州有一位高官，他的孩子生病昏睡不醒已经一天了，请了很多位大夫来诊治。这些医生皆以为孩子是惊风所致，不是用艾草来针灸，就是用大惊丸或者饼来医治。这位高官对心想："我这孩子平时身体都很好，从没得过什么病，怎么会惊风呢？"于是，又请来了张从正为小孩看病。张从正先给小孩验验脉，发现小孩脉象平和，于是对高官说："如果他得的是惊风病，脉象应该会强劲而汹涌。可是我看他脉象平和，可见并不是得了什么惊风病。"张从正于是悄悄问小孩的乳母："你在这几天内有没有喝醉过？"乳母回答后，张从正大笑道："您夫人午饭时煮了酒，喝了三杯就睡着了。陈酒味道甘醇容易入膈，所以乳汁里也充满酒气。小孩子喝了这样的奶自然也醉了。"于是用甘草、干葛花、贯众等一同煎出药汁，给小孩喝下后，小孩不一会儿就醒了。

——（金）张从正：《张从正传》

乳儿法

乳母给婴儿喂奶时，要先用手反复捋乳头，使乳头发热气，但也不要让乳汁流出。婴儿吸乳一会儿之后，要让其停下来休息一会儿，再给他吃。这样重复五到十次，再看看婴儿是否已喂饱，用此法可以让乳母知道，婴儿一天当中要喝几次奶才能吃饱，并养成固定的习惯。还有，不要让婴儿吸食隔夜奶，第二天喂养前，要先将其挤出。

婴儿如果要躺着，乳母要注意用自己的手臂枕着他，保持乳头与婴儿头部齐，平后，再给婴儿喂奶。这样可以防止出现婴儿被噎着的情况出现。乳

古人乳儿法

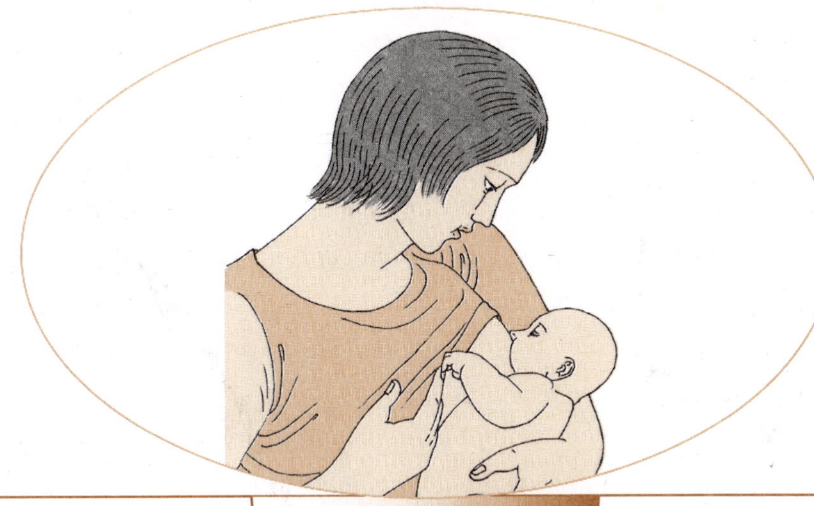

乳儿法

乳汁
释名： 奶汁、仙人酒。
性味： 甘、咸，性平，无毒。
主治： 补益五脏。

乳母给婴儿喂奶时，先用手反复捋乳头，使乳头发热但也不要让乳汁流出。婴儿吸乳一会儿，让其休息，一会儿再喂，以此重复五到十次。

婴儿如果躺着，乳母注意用手臂枕着婴儿脑袋，让婴儿头部与乳头平齐后再喂奶。乳母想要睡觉，即停止喂奶。

给婴儿喂奶，要注意别喂得太饱，否则婴儿容易发生呕吐。如果婴儿出现吐乳的情况，可以用空乳去喂婴儿，此法可以消除呕吐的症状。

母要是想要睡觉，就要停止哺乳，以免乳母睡着后，乳汁堵塞婴儿口鼻，而且也睡着了也不知道婴儿是饱还是饿。

给婴儿喂奶，要注意别喂得太饱，否则婴儿容易发生呕吐。夏天，要注意挤掉热的乳汁，冬天挤掉冷的乳汁，否则容易使婴儿呕吐或者咳嗽。

——（唐）孙思邈：《千金翼方》

第7节 乳儿禁忌

大喜时不要给孩子喂奶，否则婴儿容易出现流涎、受惊、喘息等症状。正如孙兆所说：这会使婴儿气上逆而致癫狂，还会使婴儿多痰、急喘或受惊。

极度生气的时候也不要给孩子喂奶，婴儿容易发生疝气导致腹胀。《千金翼方》中说：发怒喂奶易使婴儿发生疝气。扁鹊也说：如果是女婴就会腹胀。

寒冷的时候喂奶，奶液难以被婴儿消化。《华佗论》中说：如果乳气寒会使婴儿多哭啼，且大便呈青色。《千金翼方》说：易导致婴儿咳嗽。

生病时给孩子喂奶，婴儿会多病，还会伴有面黄肌瘦、骨蒸、盗汗、烦热、常夜晚哭闹等表现。孙氏说：母乳有病，会使婴儿虚弱形瘦，百病从生。

乳汁积滞时喂奶，会导致婴儿呕吐、气逆、多痰。《灵秘》中说：积滞的乳汁会使婴儿发生痰涎，易引发小儿惊风。《宝鉴》上说：这会发生奶癖症，还会使婴儿呕吐气逆、生痰。

淫乐后不宜给婴儿喂奶，易导致婴儿发生惊厥、癫痫病。《宝鉴》中说：南方有一个乳母，在情欲淫乱之后给孩子喂奶，导致婴儿上吐下泻，高烧不退，啼哭声如乌鸦一样，最后还没来得及治疗就死亡了。

《宝鉴》上说，婴儿出生快两个月的时候，就可以给他吃像枣核那么大的辅食；满一百天之后，可以早晚各喂他吃一次弹丸大的辅食。不要将婴儿抱到屋檐下当风的地方洗澡，更不能迎着风给孩子脱衣服，也不能在婴儿哭声未断的时候立即喂奶，不要给婴儿吃凉的食物。在给婴儿喂食的时候要尽量远离神佛、驴马以及各种颜色的器物，否则会使婴儿得惊痫症，这些都是禁忌。

经书上说：不能给未满三岁的孩子吃鸡肉，否则小孩子肚子里会长虫子。钱乙说：有人过于爱护小孩子，还不到两三岁就让他吃成人饭，长大以后必定会脾胃不好，一生体弱多病。在婴儿刚半岁时，可以煮一些稀饭或者软面给他吃。等到十个月后，可以适当给他喝浓稠一点的粥，或者煮得熟烂的食物，这样可以补其中气。如果这样做，小孩就会容易养育，而且少病。

——（明）王肯堂：《证治准绳》

大喜

大喜时不宜喂奶

在大喜时喂奶，婴儿容易出现流涎、受惊、喘息等症状。正如孙兆所说：这会使婴儿气上逆而致癫狂，还会使婴儿多痰、急喘或受惊。

生气

极度生气不宜喂奶

乳母在极度生气的时候给孩子喂奶，婴儿容易发生疝气导致腹胀。《千金翼方》中说：发怒喂奶易使婴儿发生疝气。扁鹊也说：如果是女婴就会腹胀。

积滞

乳汁积滞不宜喂奶

乳汁积滞时喂奶，会导致婴儿呕吐、气逆、多痰。《灵秘》中说：积滞的乳汁会使婴儿发生痰涎，易引发小儿惊风。

乳儿禁忌

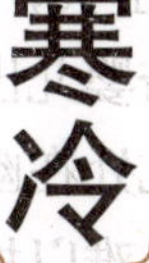

寒冷

不宜在寒冷时喂奶

乳母在寒冷的时候喂奶，奶片难以被婴儿消化。《华佗论》中说：如果乳气寒、虚、冷，会使婴儿多哭啼，且大便呈青色。

生病

不宜在生病时喂奶

乳母在生病时给孩子喂奶，婴儿会多病，还会伴有面黄肌瘦、骨蒸、盗汗、心热、常夜晚哭闹等表现。孙氏说：乳汁有病，会使婴儿虚弱形瘦，百病从生。

淫乐

淫乐后不宜喂奶

乳母在淫乐后不宜给婴儿喂奶，否则容易导致婴儿发生惊厥、癫痫病。《宝鉴》中说：南方有一个乳母，在情欲淫乱之后给孩子喂奶，导致婴儿上吐下泻，身体高烧不退，啼哭声如乌鸦一样，最后还没来得及治疗就死亡了。

初生儿护理

初生儿调理

刚出生的婴儿，胃气未开，其体内可谓是一片空旷辽阔的清虚之府，在这个时候着重加以调理对婴儿是最有好处的了。

在婴儿还没有哭泣的时候，叫一位心灵手巧的妇女将手指头轻轻探入婴儿口中，挖出污血，然后用软布裹住手指蘸取甘草汁擦拭婴儿口中的涎水唾沫。之后，再仔细观察胎儿的面色，如果婴儿面色发红，嘴唇发紫，舌红，就说明婴儿体内有胎毒，应每天用软布蘸取淡盐茶为婴儿洗口唇，每天五六次。这世间很多人都不知道还有这么神奇的方法。因为婴儿的胎毒藏在脾胃里，口中会有很多粘涎，其马牙、鹅口、重舌、木舌等症状都是因这个而起。每天坚持给他洗拭，病毒很快就会随着粘涎的消失而祛除了，如此简便易行，为什么忽视不去做呢？如果胎毒较重的话，可一直洗到一岁以后。

——（清）陈复正：《幼幼集成》

初生护持

刚出生的婴儿，肌肤还没有长密实，这时要用棉物呵护婴儿背部，但注意不能太过暖和。天气暖和的话，带婴儿出去见见阳光，这样可以调养婴儿气血，使肌肉长得更密实。如果让婴儿处在幽暗少阳光的屋子里，或者让婴儿穿得过于暖和，会导致婴儿筋骨软脆，难以抵御风寒，容易生病。婴儿的衣服随着天气气温的变化相应地增减，只要保证婴儿背部暖和就可以了，尽量不要让他出汗，不然容易引起婴儿体虚，使风邪侵入而致病。婴儿的衣物洗过之后，不要暴露在星月之下。若忘收回，要在第二天用醋炭熏一遍，再给婴儿穿上。

在春夏季节，天气暖和的时候，可以让婴儿在地上玩耍，使其顺应天地间的生长之气而成长。如果在秋冬寒凉季节，就应该让婴儿到较温暖的地方玩耍，以顺应天地间的收藏之气。在春天，不需要将婴儿的头和脚裹住，使其阳气得不到舒展。等孩年龄大一点之后，不要让他的下身过于暖和。因为孩子在十六岁以前，血气就像初升的太阳，逐渐增强，只是真阴还没有完全发育充足。人的下身主阴，得阴凉之气而滋生阴气，遇暖减阴。所以《曲礼》上说：“童子不衣裘裳。”

——（清）陈复正：《幼幼集成》

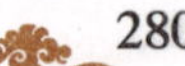

乳儿护理

刚出生的婴儿，由于还没有开始吃东西，胃气未开，其体内可谓是一片空旷辽阔的清虚之府，在这个时候着重加以调理对婴儿是最有好处的了。

初生儿

●祛除胎儿体内胎毒

如果婴儿面色发红，嘴唇发紫，舌红，就说明婴儿体内有胎毒，应每天用软布蘸取淡盐茶为婴儿洗口唇，每天五六次。

●调养婴儿气血

刚出生的婴儿，肌肤还没有长密实，这时要用棉物呵护婴儿背部，但注意不能太过暖和。天气暖和的话，带婴儿出去见见阳光，这样可以调养婴儿气血，肌肉长得更密实。

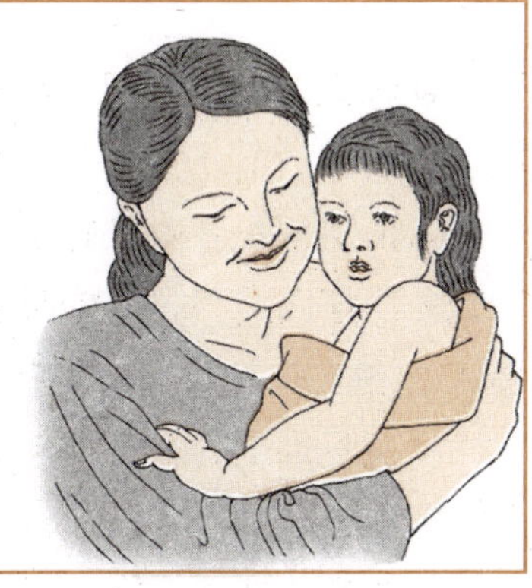

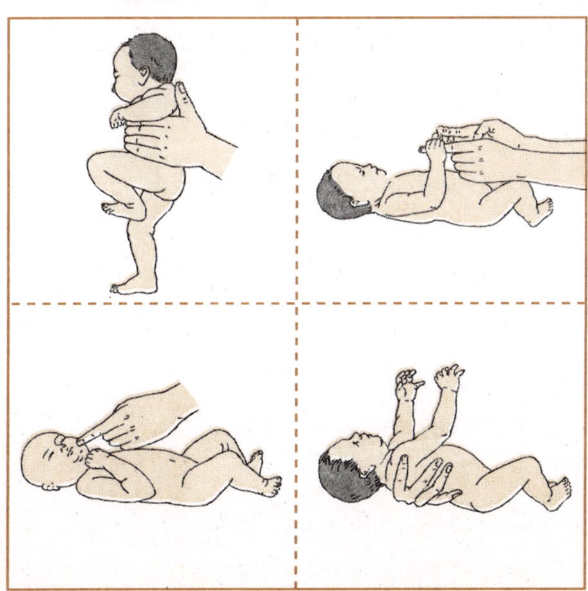

护理

●婴儿衣物不能暴露在星月之下

婴儿的衣物洗过之后，不能暴露在星月之下。若忘收回，要在第二天用醋炭熏一遍，再给婴儿穿上。

●春季不宜裹住婴儿头和脚

在春天，不需要将婴儿的头和脚裹住，使其阳气得不到舒展，而常发热。等孩子年龄大一点之后，不要让他的下身过于暖和。因为孩子在十六岁以前，血气就像初升的太阳，逐渐增强，只是真阴还没有完全发育充足。人的下身主阴，得阴凉之气而滋生阴气，遇暖减阴。所以《曲礼》上说："童子不衣裘裳。"

第9节

婴儿日常护理

张焕说：乳母要每天抚摸婴儿后颈的风池穴三次。让他微微出些汗，病症就能祛除。

古话说：想要养护好婴儿就要保护好婴儿稚嫩的躯体。孩子有病就要及时给他治疗。病势较轻的时候，不能乱用针灸法和吐下法，因为针灸会伤及婴儿经络，吐下伤害其脏腑。

在炎热的夏天，要让婴儿待在凉快的地方，母亲可以适当让婴儿接触生水，但时间不宜过长，次数不能过繁。婴儿在春夏时生病，不能随意用下的治法，不然的话，会使婴儿下焦虚、上焦热，而酿成大病。由于南北地域产生的寒与温不同，所以在给婴儿治病时，还要看婴儿是生在南方还是北方。婴儿出生后满两个月后，其眼瞳长成，会笑也能识人了。此时乳母不要让生人抱他，而且不能让他看见一些不寻常的事物。

婴儿满百天后，其任脉生成，自己能翻身扑身了。乳母要注意观察他的喜怒情绪变化，对他的冷暖起居进行调理。

婴儿六个月大时，尻骨长成，乳母可以教孩子学坐。

婴儿两百天时，手脚处掌骨生成，乳母可以教他在地上爬行。

婴儿满三百天时，其髌骨长成，此时，乳母可以教孩子站立。

婴儿一岁时，膝骨长成，这时，乳母要开始教孩子走路了。

以上所说的并非一成不变，但世上之人大都不能按照它来对孩子进行调养，经常抱孩子时间过长而损伤其筋骨，影响其生长，所以要戒除为好。

万全论说：农家妇女养育出来的孩子很少有生病的。这好比生长在深山野林里的草木，反而容易长成参天大树。而那些室内珍贵的果木即便是悉心照料，也可能开不了花结不了果。这难道是贫富差异的体现吗？如果让小孩经常沐浴阳光，就会血凝气刚，肌肉密实，具备了抵御风寒的能力。把农家的小孩拿来比较，就是为了说明这个道理。

——（明）王肯堂：《证治准绳》

婴儿日常护理

农家妇女养育出来的孩子很少有生病的。这好比生长在深山野林里的草木，反而容易长成参天大树。而那些珍贵的果木即便是悉心照料，也可能开不了花结不了果。如果让小孩经常沐浴阳光，就会血凝气刚，肌肉密实，具备了抵御风寒的能力。

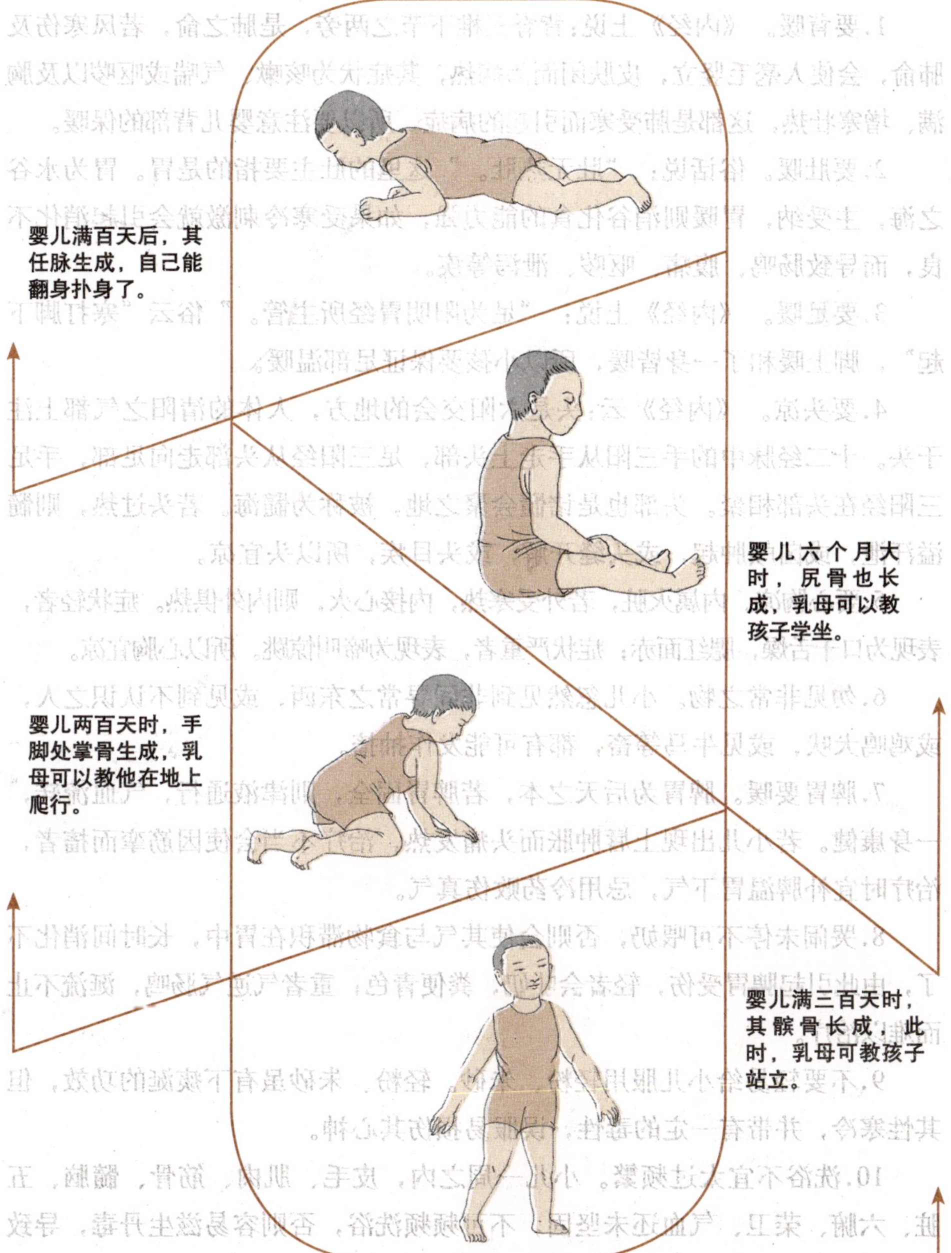

第10节 养子之道

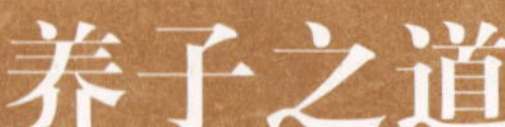

1.要背暖。《内经》上说:背脊三椎下节之两旁，是肺之俞，若风寒伤及肺俞，会使人毫毛竖立，皮肤闭而为病热，其症状为咳嗽、气喘或呕哕以及胸满、增寒壮热，这都是肺受寒而引起的病症，所以要注意婴儿背部的保暖。

2.要肚暖。俗话说：“肚无热肚。”这里的肚主要指的是胃。胃为水谷之海，主受纳，胃暖则消谷化食的能力强，如果受寒冷刺激就会引起消化不良，而导致肠鸣、腹痛、呕哕、泄泻等疾。

3.要足暖。《内经》上说：“足为阳明胃经所主管。”俗云“寒打脚下起”，脚上暖和了一身皆暖，所以小孩要保证足部温暖。

4.要头凉。《内经》云:头是六阳交会的地方，人体的清阳之气都上注于头。十二经脉中的手三阳从手走上头部，足三阳经从头部走向足部，手足三阳经在头部相聚。头部也是诸髓会聚之地，被称为髓海。若头过热，则髓溢汗泄，或囟颅肿起，或头缝开解，或头目疾，所以头宜凉。

5.要心胸凉。内属火脏，若外受寒热，内接心火，则内外俱热。症状轻者，表现为口干舌燥，腮红面赤；症状严重者，表现为啼叫惊跳。所以心胸宜凉。

6.勿见非常之物。小儿忽然见到非同寻常之东西，或见到不认识之人，或鸡鸣犬吠，或见牛马等畜，都有可能发作抽搐。

7.脾胃要暖。脾胃为后天之本，若脾胃固全，则津液通行，气血流转，一身康健。若小儿出现上唇肿胀而头痛发热，治疗不当会使因筋挛而搐者，治疗时宜补脾温胃下气，忌用冷药败伤真气。

8.哭闹未停不可喂奶，否则会使其气与食物滞积在胃中，长时间消化不了，由此引起脾胃受伤，轻者会吐奶，粪便青色；重者气逆气肠鸣，涎流不止而难以治疗。

9.不要轻易给小儿服用轻粉、朱砂。轻粉、朱砂虽有下痰涎的功效，但其性寒冷，并带有一定的毒性，误服易损伤其心神。

10.洗浴不宜太过频繁。小儿一周之内，皮毛、肌肉、筋骨、髓脑、五脏、六腑、荣卫、气血还未坚固，不可频频洗浴，否则容易滋生丹毒，导致

养子之道

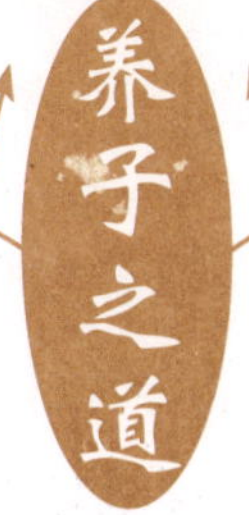

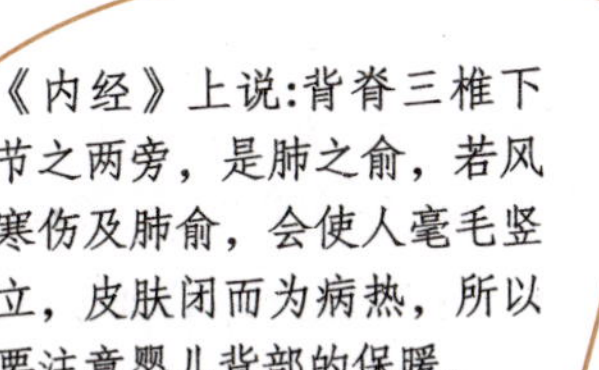

《内经》上说:背脊三椎下节之两旁，是肺之俞，若风寒伤及肺俞，会使人毫毛竖立，皮肤闭而为病热，所以要注意婴儿背部的保暖。

要背暖

《内经》上说:“足为阳明胃经所主管。”俗云“寒从脚下起”，脚上暖和了一身皆暖，所以小孩要保证足部温暖。

要足暖

内属火脏，若外受寒热，内接心火，则内外俱热。症状轻者，表现为口干舌燥；症状严重者表现为啼叫惊跳。

要心胸凉

哭闹未停不可喂奶，否则会使其气与食物滞积在胃中，长时间消化不了，而此起脾胃受伤。

哭闹不停不可喂奶

脾胃为后天之本，若脾胃固全，则津液通行，气血流转，一身康健。

脾胃要暖

俗话说：“肚无热肚。”这里的肚指的是人的胃。胃为水谷之海。主受纳，胃暖则消谷化食的能力强，如果受寒冷刺激就会引起消化不良。

要肚暖

《内经》云:人体的清阳之气都上注于头。若头过热，则髓溢汗泄，或囟颅肿起，或头缝开解，或头目疾，所以头宜凉。

要头凉

小儿忽然见到非同寻常之东西，或见到不认识之人，或鸡鸣犬吠，或见牛马等畜，都有可能发作抽搐。

勿见非常之物

不要轻易给小儿服用轻粉、朱砂。轻粉、朱砂虽有下痰涎的功效，但其性寒冷，并带有一定的毒性，误服易损伤其心神。

不轻易服用轻粉

洗浴不易太过频繁

洗浴不宜太过频繁。小儿一周之内，皮毛、肌肉、筋骨、髓脑、五脏、六腑、荣卫、气血还未坚固，不可频频洗浴。

身体壮热，若毒素进入腹中，可导致死亡。此外给孩子洗澡太频繁，易患上风寒症。

——（明）徐春甫：《古今医统大全》

第11节

育儿之道

周文王的父母胎教有方，这是圣人教化所至，而平常人很难做到这一点。常人教育十岁以下的孩子时，可依照礼仪稍微让其学习即可，而没有必要逼迫孩子下苦功以求达到精益求精，步步求进的目的，否则会使小孩因心神失散而得癫痫。如果那样做的话，真是太让人痛心了。但是也不能孩子太过于散漫了，这样会让他的心志只停留在肤浅的事物上。也不能经常夸赞孩子聪明，特别是不能辱骂讥讽孩子。小孩十岁以后，就要逐渐开始严加管教。这是教育小孩的总纲。如果不按照这个方法做，小孩就会受到损害，这是父母自己的错误而伤害了孩子，而不能怪罪于别人。

——（唐）孙思邈：《千金翼方》

大部分儿童的天性是喜欢游戏而害怕受到拘束的，这如同刚刚萌芽的草木一样，让它自由生长，它能长得枝繁叶茂；但如果将其弯曲盘折，它就会蔫蔫不振。教育小孩子也是一样的道理，一定要让他们心中充满快乐愉悦，他们自己就会不停地进步，就像受春天雨露、阳光滋润的花朵小草一样，自然地萌芽开花，一天天长大；但如果让冰霜来打击它，它立马就会失去生命力，一天天走向枯萎死亡。

——（明）王守仁：《王文成公全书》

古人教育孩子有七不责。一为对众不责：不要在大庭广众之下，责备孩子，给孩子留有尊严。二为愧悔不责：孩子如果知错并感到惭愧，就不要再加以责备了。三为暮夜不责：睡觉前不要责备孩子，不让孩子带着沮丧失落的情绪上床，以免影响孩子的正常睡眠。四为饮食不责：正吃饭的时候不要责备孩子，否则很容易导致孩子消化不良。五为欢庆不责：孩子特别高兴的时候不要责备他。人高兴时经脉处于畅通的状态，如果孩子忽然被责备，对孩子的身体伤害很大。六为悲忧不责：孩子哭的时候不要责备他。七为疾病不责：孩子生病的时候不要责备他，此时是孩子身体和心理脆弱的时候，孩子更需要父母的关爱和温暖，这比任何药物都有疗效。

——《黄帝内经》

古人育儿七不责

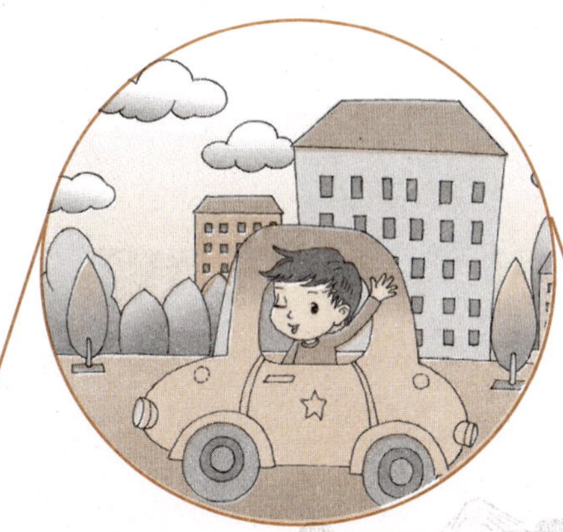

一为对众不责：在大庭广众之下，不要责备孩子，给孩子留有尊严。

二为愧悔不责：如果孩子已经知错并感到惭愧，就不要再加以责备了。

三为暮夜不责：晚上睡觉前不要责备孩子，不让孩子带着沮丧失落的情绪上床，以免影响睡眠。

四为饮食不责：正吃饭的时候不要责备孩子，否则很容易导致孩子脾胃虚弱。

五为欢庆不责：孩子特别高兴的时候不要责备他。因为人高兴时经脉处于畅通的状态，如果孩子忽然被责备，对孩子的身体伤害很大。

六为悲忧不责：孩子哭的时候不要责备他。

七为疾病不责：孩子生病的时候不要责备他，此时是孩子身体和心理脆弱的时候，孩子更需要父母的关爱和温暖，这比任何药物都有疗效。

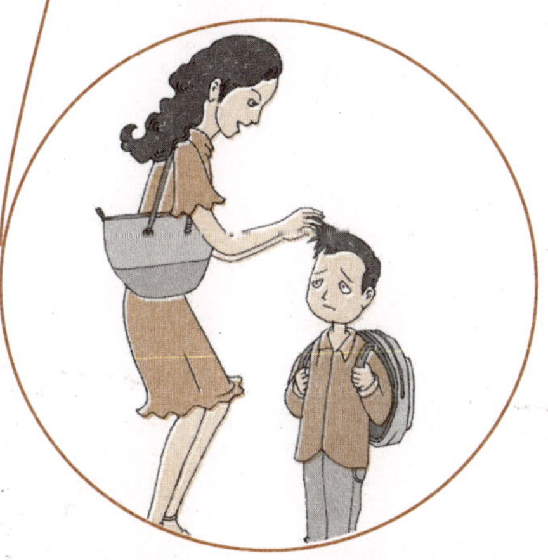

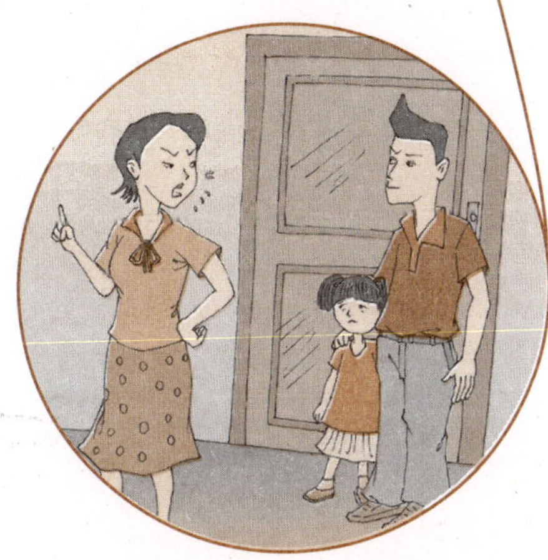

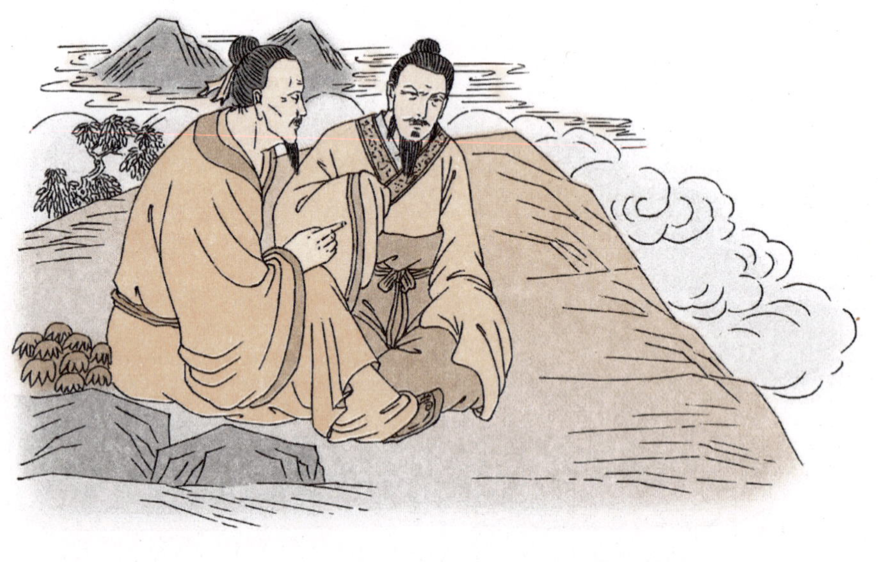

第十三章

养老

奉亲养老是古今关注的永恒话题。《吕氏春秋》将养老概括为养体、养目、养耳、养口、养志五类，并将子孙应恪守的孝道加以解释。所谓养体，是指要使父母有所居、有所食；所谓养目，是指要让父母有书籍可读；所谓养耳，是指要使父母有音乐可听；所谓养口，是指父母要有合理的饮食习惯；所谓养志，是指要对父母和颜悦色，懂得尊重。若能做到以上几点，便称得上“奉亲贤子”了。

本章为大家介绍一些老人日常的调养之道，同时也包含一些较为经典的养老言论，以及家人养老奉亲的事例。无论是对于颐养天年的老人，还是孝敬亲人的后辈，都有一定的启迪和借鉴意义。

第1节

养老的要点

耳朵不乱听，口不乱说，身子不乱动，心里不胡思乱想，这是养老的关键。简单来说，老年人要做到顾惜情志，每当有人抱怨或诽谤，不要让耳朵听到，不要往心里去，这就是最好的方法。另外，老年人要常想着积德行善，而不是做坏事；常想着救生，而不是杀生，常想着诚实守信，而不是欺骗别人。

说到养老的具体方法，就得摒弃一些错误做法，如劳累戏耍、强用气力等，我们提倡老年人不举重物、不疾走、不要喜怒无常、不要竭力去看、也不能用力去听、不要过多用神、不要过多思虑、不要唉声叹气、不要大声喧哗、不要怒号、不要悲愁、不要过于哀恸、少参与红白二事、少参加过于喧闹的宴席、少接待宾客、尽量减少饮酒兴致。能按照以上要求去做的人，可以无病长寿，这一点是无须怀疑的。还要注意避开恶劣天气，如大风、大雨、大暑、大寒、大露、霜、霰、雪、旋风、恶气等，因为这些都预示阴阳失调，邪气较重，能不触犯它们，就是大吉了。至于日常居住的地方，必须非常周密，不要有风从缝隙处吹进来。

善于养老的人，不读不利于养老的书，不听不利于养老的声音，不做不利于养老的事情，不吃不利于养老的事物。特别是食物，老年人要少吃猪肉、鸡、鱼肉、生肉、生菜、白酒、过酸或过咸的食物。至于像黄米、小豆等，也不适合老年人多吃，应适当少食用。而大、小麦面、粳米等轻清恬淡之物，适宜老年人经常吃。此外，老年人牙齿功能逐渐退化，在吃果脯肉等坚硬物时，切忌强力撕咬，以免造成牙齿折断。

只要经常保持不饿、不饱、不寒、不热的状态，处理好住行坐卧、言谈语笑、饮食起居等细节，凡事合理进行，不失偏颇，就可以延年益寿了。

——（唐）孙思邈：《千金翼方》

静养脑之法

静养脑之法

意念养脑

安静，静能生慧，静下心来，使大脑排除杂念，净化大脑，改善脑功能。把气通过意念从百会穴引入该穴位下边三寸左右的大脑中枢部位，然后做深呼吸或想一些美好的事情，就会使大脑得到充分的休息。

心斋养脑

把心里的念头集中在一处，不要胡思乱想，用深吸慢呼的吐纳方法，将自己完全沉浸在清静虚无的境界中，想一些美好事物，让心沉静下来。

静坐养脑

做慢而深的吐纳之功，慢慢诱导自己入静，此时入静不等同于大脑皮层的抑制，入静后要积极地内视意守。静坐要选在安静无人的时候，一个人闭门独坐，头后靠，眼睛半闭，取自然舒适的位置。

静养脑就是通过“静”来进行的养生，这对于长期在紧张中工作的脑力劳动者来说是一个很好的养生方式。

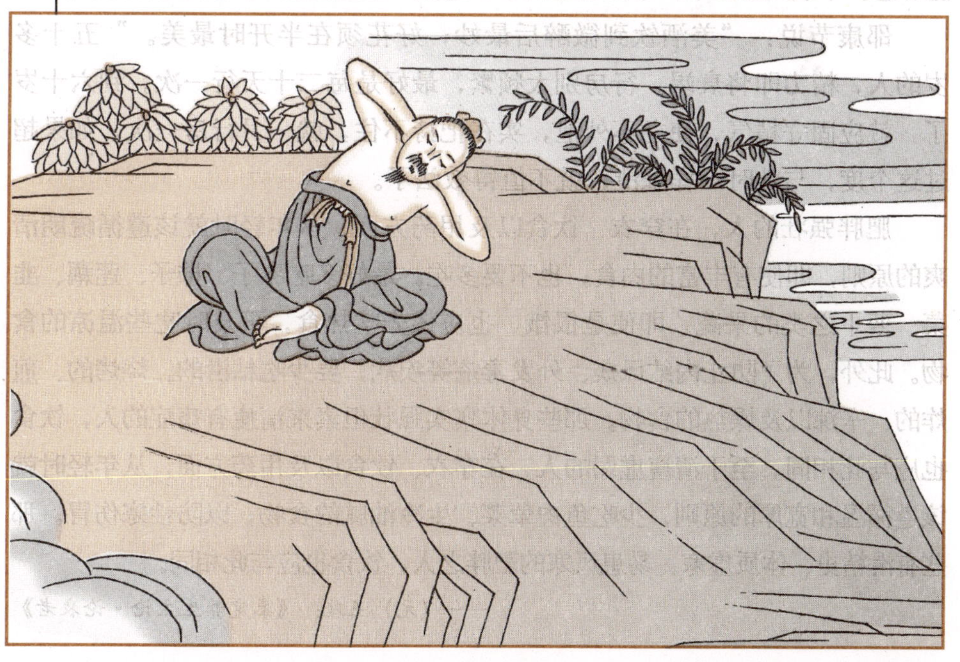

第2节

养老的宜忌

时间如流水，一旦过去，就不会再回来了。孔子说：人到老年后，不能与少壮时期相比，这时血气已经衰弱了，就应该戒除贪念。因为人们都有这种心理：看到马就会想到车，想到车又会思虑车盖。当得不到的时候，就会设法想去得到；得到后，又担心会失去它。这样的贪念会使人忧心不断，顾虑重重，睡不安宁，惊悸不已。

张紫阳曾写过这样一首诗：

人生虽有百年期，寿夭穷通莫预知。

昨日待头方走马，今朝棺内已眠尸。

妻财遗下非君有，罪业将行难自欺。

大药不求争相遇，遇之不炼更迷痴。

要想探寻养老之道，应先用先贤破除妄想的诗歌来洗涤胸中的郁闷，使自己摒弃求奇心理，不苟求名利，不妄发喜怒，不纵情声色，不嗜好滋味，不滋生邪念。不读无益的书，不做着急的事，遵循“三纲五常”，安于贫富安危。

邵康节说：“美酒饮到微醉后最妙，好花须在半开时最美。”五十多岁的人，精力即将衰竭，行房别太频繁，最好是每二十天行一次。到六十岁了，就应固守精气，使之不外泄，实在把持不住，就一月行房一次，如果超过这个度，与壮时一样施泄，就不值得效法了。

肥胖强壮的人，在穿衣、饮食以及用药方面，从年轻时就该遵循疏朗清爽的原则，即使有丰富的肉食，也不要多吃。最好多吃枣子、柿子、莲藕、韭菜、萝卜之类的果蔬，即使是很饿，也应该先吃热食，再及时吃些温凉的食物。此外，为了防止内结风痰、外发毒疮等疾病，要少吃粘滑的、烧烤的、煎炸的、辛辣以及燥热的食物。那些身体禀实强壮但素来清瘦有痰症的人，饮食也应与此相同。至于清瘦虚弱的人，在穿衣、饮食以及用药方面，从年轻时就该遵循温和宽厚的原则，少吃鱼肉荤菜、生冷油腻的食物，以防性寒伤胃。那些有滑精史、体质虚寒、易患风寒的肥胖之人，饮食也应与此相同。

——（元）王珪：《泰定养生主论·论衰老》

双手相叩增强记忆操

现代医学家认为，经常锻炼手，可以改善大脑功能，提高注意力与记忆力，从而预防老年痴呆症。目前在欧美和亚洲国家流行的“双手相叩操”，就具有这方面的功效。下面每个动作可各操练8～16次。

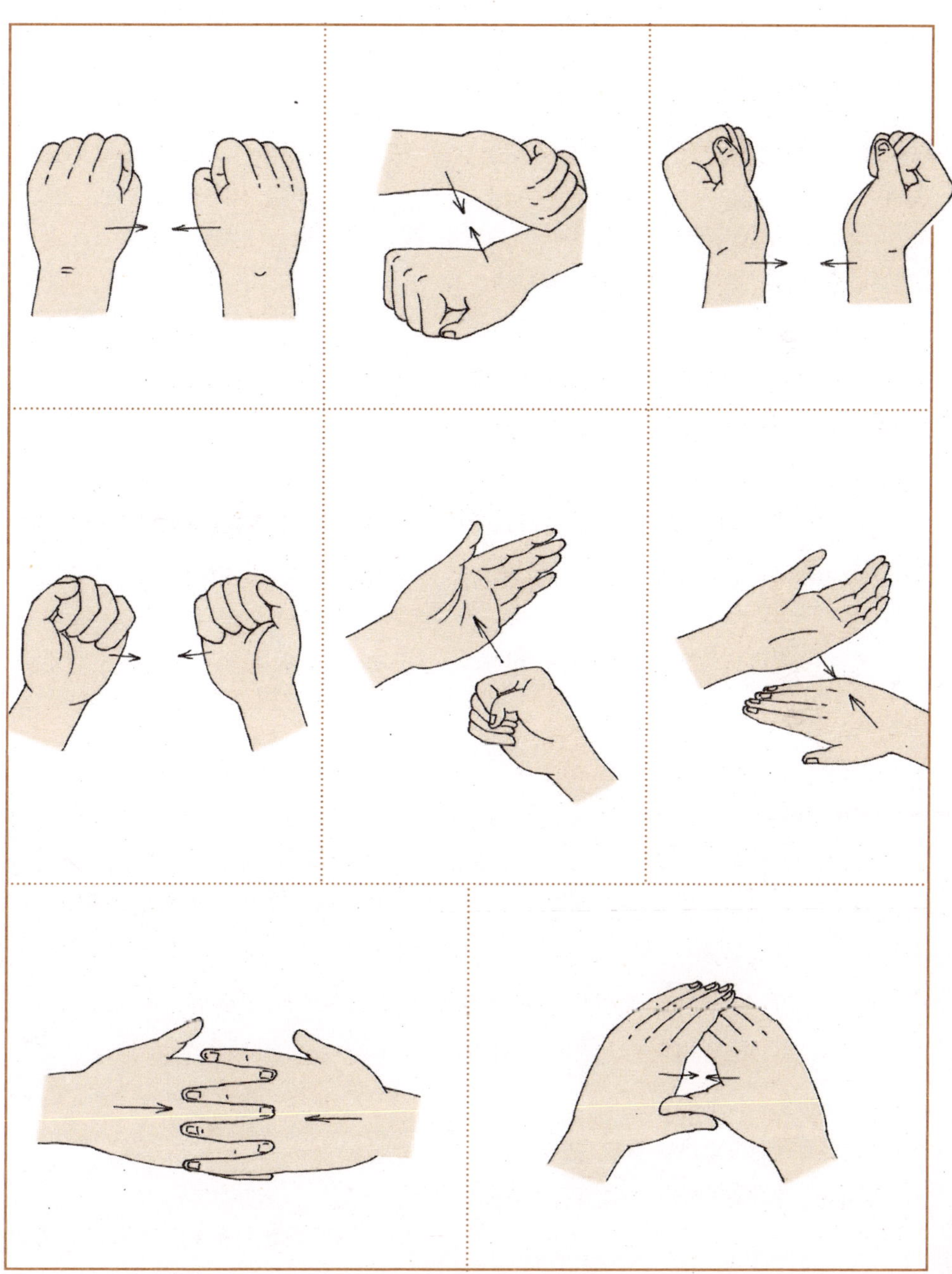

第3节 养老六戒

一戒

老人要戒劳累多礼，学会善自安顿。毕竟，老人的精力有限，哪能经得起广筵专席、逢迎作陪呢？

二戒

老人要戒患得患失，使心中全然没有索取的意念。无论家业多少，都开怀尽付予儿孙，使自己悠游自在，静心寡欲。

三戒

老人穿衣不宜粗重华丽，以薄棉轻软为宜；还应穿脱谨慎，避开风寒湿热的侵害，根据天气变化调摄衣着。

四戒

老人的饮食要温暖而不寒凉，要细软而不能冷硬，要细嚼慢咽而不能大吃大嚼，要少食多餐而不能过食过饱。

五戒

老人不要为寻幽望远而早早起床，也不要像年轻人那样玩到很晚才回家，凡事要遵循适宜的原则。

六戒

老人不要忘记“朝不保暮”四个字，要将其放在心上。不管子孙是贤或不孝，自己准备棺材衣服。

老人如果能坚持这六戒，即使不用药，也能安康了。如果家庭状况不好，或者子孙不孝顺，也应安于天命、把持操守，闭门端坐，这样能颐养天年。如果总是贪嗔责备，反而会生出许多恼恨，使自己加速死亡。

——（明）龚廷贤：《寿世保元》

养老六戒

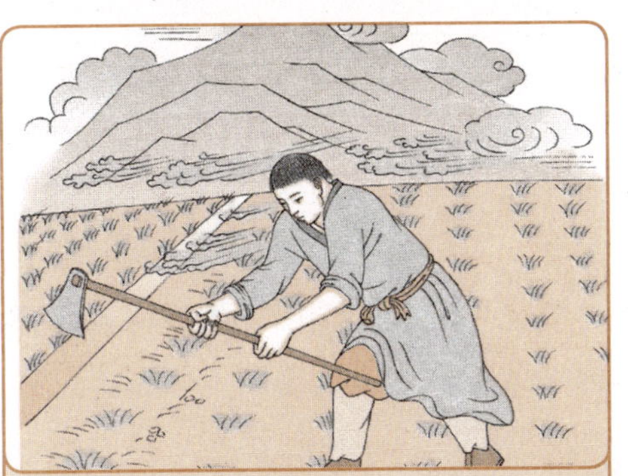

一戒 老人要戒劳累多礼，学会善自安顿。毕竟，老人的精力有限，哪能经得起广筵专席、逢迎作陪呢？

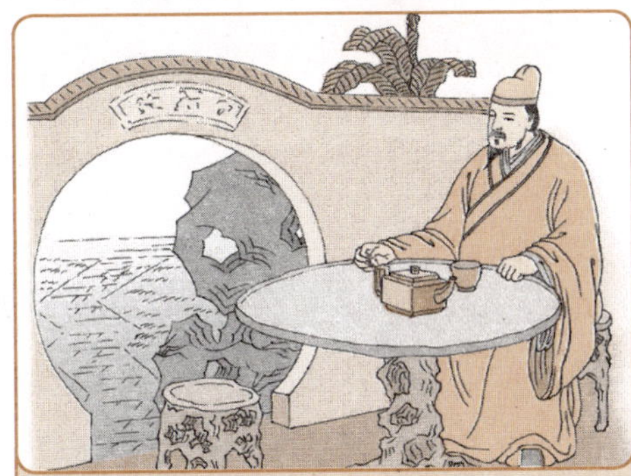

二戒 老人要戒患得患失，使心中全然没有索取的意念。无论家业多少，都开怀尽付予儿孙，使自己静心寡欲。

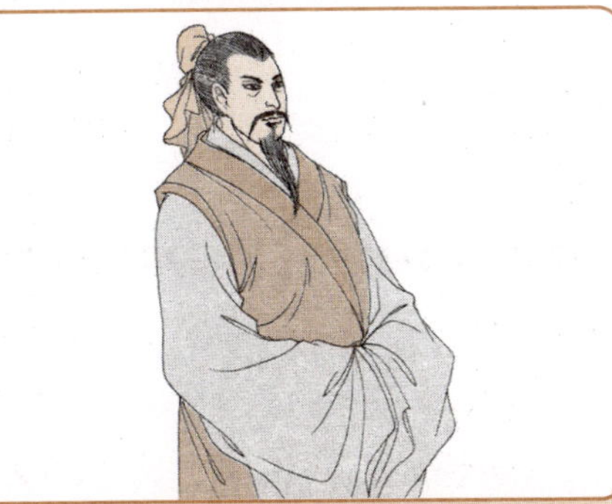

三戒 老人穿衣不宜粗重华丽，以薄棉轻软为宜；还应穿脱谨慎，避开风寒湿热的侵害，根据天气变化调摄衣着。

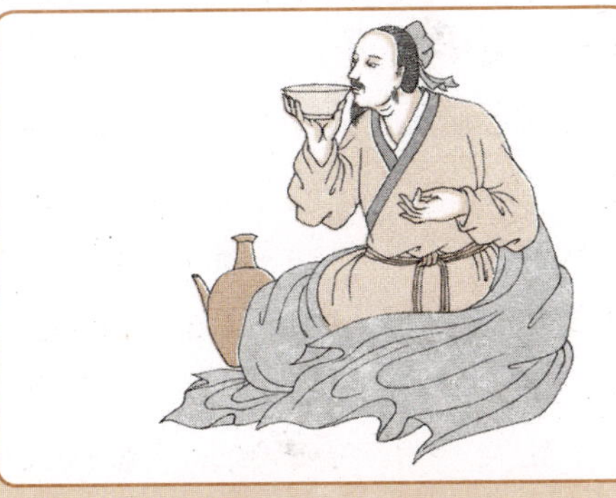

四戒 老人的饮食要暖而不寒，细软而不冷硬，要细嚼慢咽而不能大吃大嚼，要少食多餐而不能过食过饱。

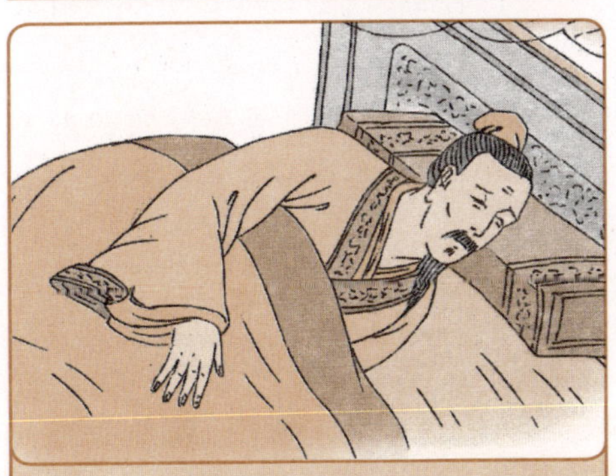

五戒 老人不要为寻幽望远而早早起床，也不要像年轻人那样玩到很晚才回家，凡事要遵循适宜的原则。

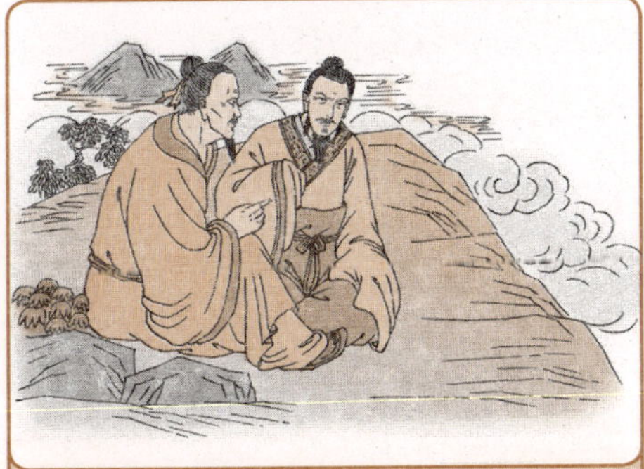

六戒 老人不要忘记“朝不保暮”四个字，要将其放在心上。不管子孙是贤或不孝，自己准备棺材衣服。

老人的日常生活

居室布置方面，要保持清洁雅致的特点。夏天宜空虚宽敞，冬天宜暖和密实。床的高度和宽度最好比通常的床减少三分之一，床矮，才能使老人上下床比较方便；床窄，才不至于风漫进来。为了防止老人受风，床褥务必要柔软、平实，三面设置屏障。枕头最好用舒适的棉布，而且要低一些，长一些。枕头低，老人睡觉时就不会漏风；枕头长，老人翻身就不会落枕。至于座椅，最好做成矮禅床的样子，坐时能踩到地面，容易站起来；由于老人易困，坐着常会入睡，椅子左右最好设置栏杆，上面放上茶几，这样可避免老人因闪失摔倒。

日常穿衣方面，衣服不宜又宽又长，以防长了容易绊倒，宽了又不贴身。老人骨肉疏冷，容易受风寒所伤，如果穿贴身衣服，有暖气着体，自然会气血顺畅，四肢健运。老人夏季穿衣不能袒露身体，秋季不能露出颈背。为了保护腠理，最好用柔软的棉布围住颈部。毕竟，年事已高的人，四肢无力，肌肉瘦弱，皮肤毛孔疏松，若风寒伤了腠理，就会生成大病，最应该谨慎。

如果遇上水火兵寇，不可喧闹忙乱，以防惊动老人，最好提前将其扶持到安稳的地方躲避起来。因为年纪高的人，一旦遭受惊恐，就会感冒，因而会产生后遗症。同理，凡是丧葬凶祸，都不能让他知道。还不能让他住低矮、破败、潮湿的房子；不吃发恶、发臭、腐败、肮脏、黏硬生冷的食物。猝风暴寒、烦暑酷热的时候，忌吃黏滑、坚硬、生冷的食物，应该让他吃温热熟软的食物。

每天早晨，最好以醇酒送服平补下元药一剂。女性就吃平补血海的药一剂，以温和不燥热者为好。稍过一会儿，再喝点猪（羊）肾粟米粥或者五味葱薤鹑肾等稀粥，以帮助食物消化。到了辰时（07:00～09:00），服人参平胃散一剂，再依次遵循四时吃下软熟饮食。吃完后，行走一两百步以下食。临睡前，口服化痰利膈人参半夏丸一剂。年纪高的人，脾胃消化功能减弱，不能吸收许多食物，最好不拘次数，频频进食，千万不要一下子吃饱，否则就会饱闷，导致疾病生成。这是养老的关键之处。

——（明）王象晋：《清寤斋心赏编·佚老成说》

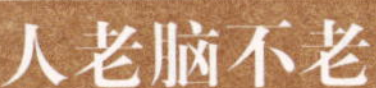

人老脑不老

六十岁以后，人的大脑开始慢慢衰退，这个时候就需要我们积极用脑，开发大脑的潜能，保持年轻。

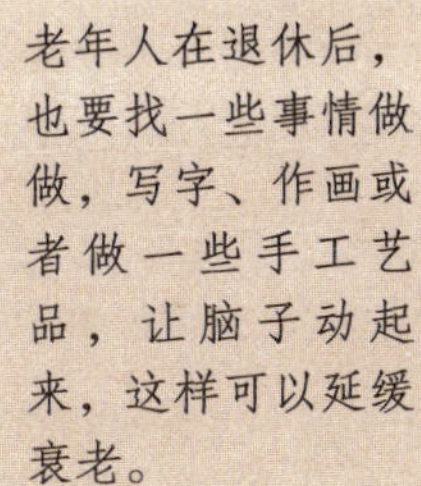

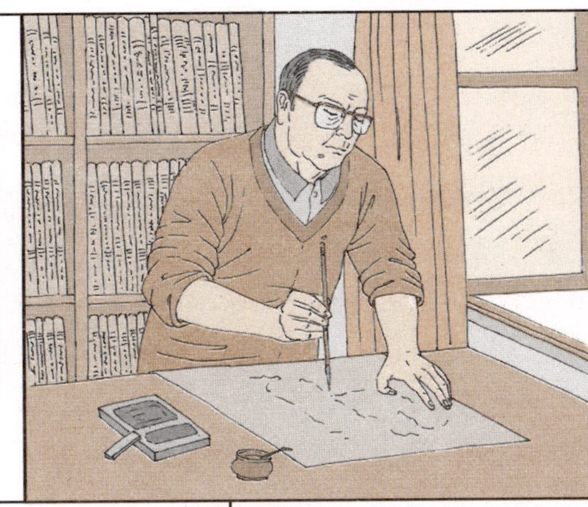

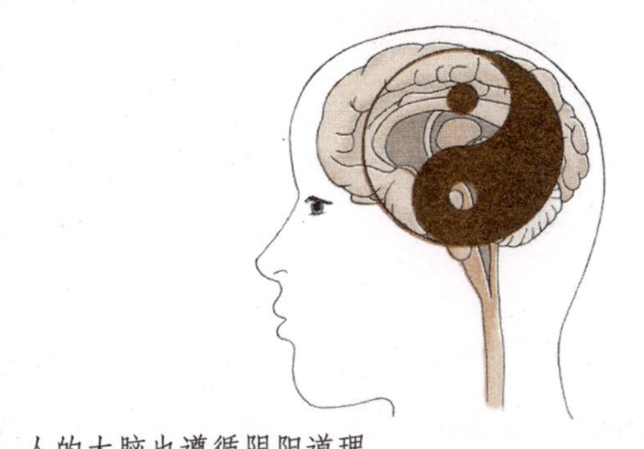
人的大脑也遵循阴阳道理

想要延缓衰老，就要遵循“用进废退”的原则。

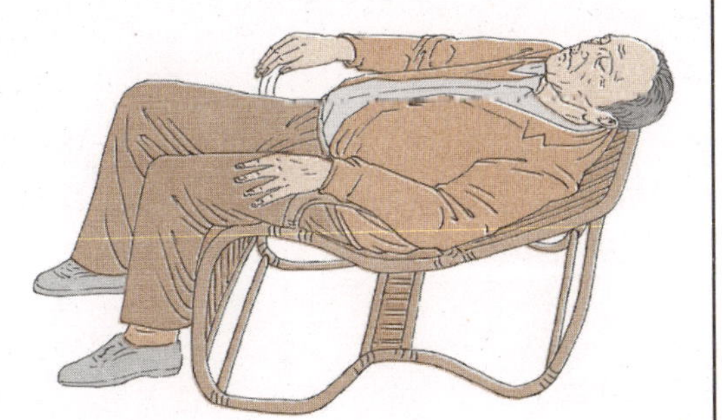

如果赋闲在家，无所事事，每天什么事情也不想，久而久之，大脑功能就会退化，人也会随之衰老，还会出现很多疾病。

第5节 老人犹当节欲

人体阴阳五行的精微物质，经过巧妙的结合，凝集成两肾之间的精气，体内精气的流动与变化，哪怕是一点儿流动的气，都能作用于全身脏腑。它能熏蒸到三焦，在内能协助五脏腐化水谷，适应各种微妙的变化，在外能抵御六邪的侵袭。但是，如果一个人昼夜不停地思虑，身体气机就会运行不畅，心神也会随物化去，气随神而消散，营卫接着就会受影响，人体七窍也会随之变得异常，人体真阴就会运行紊乱，脉络也会拘谨，出现以下怪象：大哭时，没有眼泪；大笑时，泪如雨下；鼻子不打喷嚏，却流鼻涕；明明没有声音，耳朵却嗡嗡地响；吃东西时，口干舌燥；睡觉流口水；小便不畅，时常遗尿，还有便秘、腹泻；白天有人在身旁说话，还会打瞌睡；晚上独自躺着，却很清醒，睡不着。这种情况下，要通过引导、按摩来疏通体内壅滞，咽漱津液来润泽焦枯身体。

虽然，对于老人来说，吃肉容易带来饱腹的感觉，但如果吃得太肥腻，体内的食气就会积聚，容易引起胀满；盖帛容易带来温暖的感觉，但如果太过暖和，就会生淫欲之心，会耗损精气；侥幸服食补药来满足这些，就像是油耗尽了就填油，会使灯焰更高，反而加快了灯熄灭的速度。老子说："以其厚生，所以伤生也。"何况，有人表面上养生，暗地里却做些不良之事，埋藏下伤生的祸根。为使自己阳气旺盛，容易消化谷水，他们用酒来腐蚀肠胃，用女色来扰乱清真之体，他们以为情欲和饮食都超过了一般人，却肆意犯下了欺天大罪。等到宿缘用尽的时候，祸患就会来临。还有一些人，即使身居节俭，也会饱食肥美之食，沉湎甘甜之酒，贪恋一些不切实际的东西，还梦想得到美丽的女子。就算用尽天下所有的美色，也不能满足他们的欲望；就算用尽天下所有的钱财，也不能够遏止他们的贪心啊！

——（明）龚廷贤：《寿世保元》

老人犹当节欲

对于老人来说，吃肉容易带来饱腹的感觉，但如果吃得太肥腻，体内的食气就会积聚，容易引起胀满；盖帛容易带来温暖的感觉，但如果太过暖和，就会生淫欲之心，会耗损精气；侥幸服食补药来满足这些，就像是油耗尽了就填油，会使灯焰更高，反而加快了灯熄灭的速度。

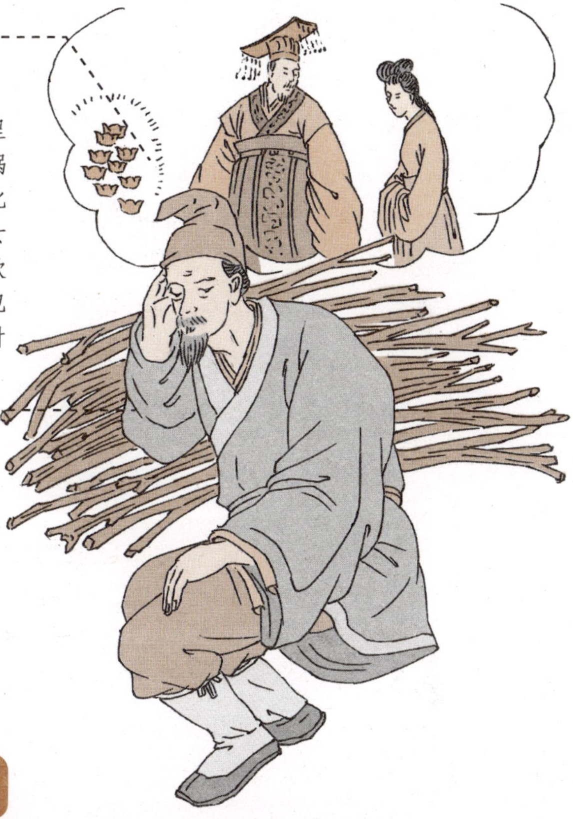

老子说：有人表面上养生，暗地里却做些不良之事，埋藏下伤生的祸根。为使自己阳气旺盛，容易消化谷水，他们用酒来腐蚀肠胃，用女色来扰乱清真之体，他们以为情欲和饮食都超过了一般人，却肆意犯下了欺天大罪。等到宿缘用尽的时候，祸患就会来临。

还有一些人，即使身居节俭，也会饱食肥美之食，沉湎甘甜之酒，贪恋一些不切实际的东西，还梦想得到美丽的女子。就算用尽天下所有的美色，也不能满足他们的欲望；就算用尽天下所有的钱财，也不能够遏止他们的贪心啊！

老人过度思虑的危害

如果一个人昼夜不停地思虑，身体就会八面受敌，身神也会随物化去，气随神而消散，营卫接着就会衰弱，人体七窍也会随之变得异常，人体真阴就会胡乱运行，脉络也会迂阔拘谨，出现以下怪象。

- 大哭时，没有眼泪
- 大笑时，泪如雨下
- 鼻子不打喷嚏，却流鼻涕
- 明明没有声音，耳朵却嗡嗡地响
- 吃东西时口干舌燥；睡觉流口水
- 白天有人在身旁说话，还会打瞌睡；晚上独自躺着，却很清醒，睡不着
- 小便不畅，时常遗尿，还有便秘、腹泻

第6节 老人的睡眠

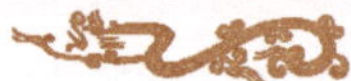

少寐乃老年大患

睡眠少，称得上是困扰老年人的最大问题。《黄帝内经》中说："日属阳，夜属阴，人体的卫气不能进入阴气，就会滞留在阳气之中，长此以往，阴气就会亏虚，就不能闭眼睡觉了。"上面记载有治疗的方法，但是很少听说有奏效的。北宋哲学家邵雍说："人在清醒时，元神栖息在眼部；睡着时，元神栖息在心中……人体元神是由心统辖的。"故而，清心是治疗失眠的关键。

然而，人心却是最难把握的，必须先平居静养。入睡前，应该放下心中所有的烦恼，那么，所有的念想就会慢慢消除，直到最后就没有了，人就能安然入睡了。相反，如果一个人七情躁动，整天心绪烦乱，反复牵挂的事情太多，想要他尽快消除失眠，是不可能的！

——（清）曹庭栋：《老老恒言》

睡卧的方向

《礼记·玉藻》中说："睡觉时，头一定要向东。意思是要顺应早晨的生发之气。"但《保生心鉴》上说："春夏两季睡觉时，头宜向着东方；秋冬两季睡觉时，头应该向着西方。"按照我的理解，只要保持常规的睡眠习惯就可以了。《礼记·玉藻》所说的是睡的方向不变，如果依据四季来改变，反而会使人睡不安稳。又有人说：睡觉时，头不要向着北方，以避阴气。但《云芨七签》上说："冬天睡觉时，头应该向着北方，以承接来自北方的旺气。"而《孔子家语》中说："活人向南卧，死人向北卧。"这些说法都是远古流传下来的。因此，凡是南北方向安置床位的，卧时，头朝南为好。

——（清）曹庭栋：《老老恒言》

就寝先熄灯

人睡觉时，应该先熄灯，这样能使眼睛不被外界迷乱，人的元神也能够守在体内了。《云芨七签》上说："晚上睡觉时点着灯，会使人心神不安。"《真西山卫生歌》中说："在安静黑暗的环境中睡觉，能使人的元神感到安适。"

——（清）曹庭栋：《老老恒言》

老人的睡眠

睡眠少，称得上是困扰老年人的最大问题。《黄帝内经》中说：“日属阳，夜属阴，人体的卫气不能进入阴气，就会滞留在阳气之中，长此以往，阴气就会亏虚，就不能闭眼睡觉了。”

少寐乃老年大患

平居静养

北宋哲学家邵雍说：“人在清醒时，元神栖息在眼部；睡着时，元神栖息在心中。”又说，人体元神是由心统辖的。故而，清心是治疗失眠的关键。

人心却是最难把握的，必须先平居静养。入睡前，应该放下心中所有的烦恼，那么，所有的念想就会慢慢消除，直到最后就没有了，人就能安然入睡了。相反，如果一个人七情躁动，整天心绪烦乱，反复牵挂着事情，想要他尽快消除失眠，是不可能的！

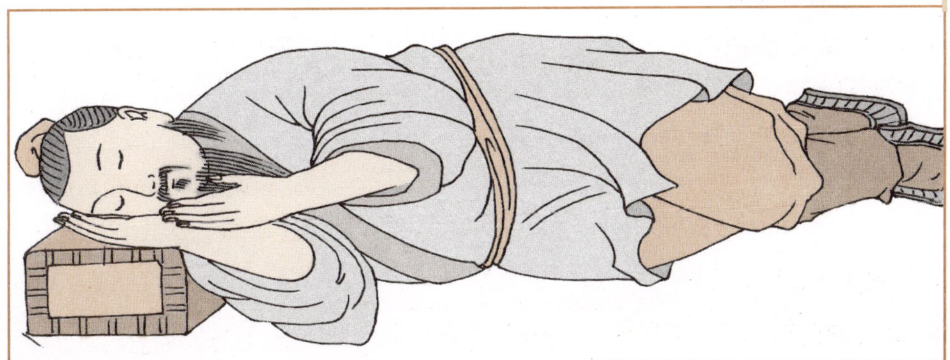

就寝先熄灯

人睡觉时，应该先关灯，这样能使眼睛不被外界迷乱，人的元神也能够守在体内了。《云芨七签》上说：“晚上睡觉时点着灯，会使人心神不安。”

第7节 老人的饮食

老人四季饮食

《卫生录》中说："春不吃肝，夏不吃心，秋不吃肺，冬不吃脾。"认为春、夏、秋、冬对应人体肝气、心气、肺气、脾气，就不能在相应季节中有所触犯，以免使食物的死气感染到人体的脏气。其实，这种说法太过拘泥了。《玉枢微旨》中说："春不吃肺，夏不吃肾，秋不吃心，冬不吃脾。"就是说，不能吃与人体脏气相克的食物，这个说法还算合理些。

——（清）曹庭栋：《老老恒言》

粥，尤益于老人

老年人特别适合喝粥。其中，上品粥气味清淡，香甜味美适口，中品粥稍稍逊色，下品粥味道重浊。就调养而言，粥适合空腹吃，或直接当做晚餐食用。吃粥不宜太饱，如果稍觉腹胀，就是胃已受伤了。吃粥后，不宜再吃其他食物，以防积滞。吃粥时，若能微微出汗，是一种好现象，这种热度有利于通利血脉。还要注意：不要和其他食物佐食，那样会降低粥的营养吸收率。如果感觉粥味淡，可以稍微放点盐，使粥有咸味。

——（清）曹庭栋：《老老恒言》

煮粥应用新米

新米煮出来的粥芳香甘甜，更有利于和胃。这在乐天诗中有记载："想要品尝美味的粥，就要用新米，用香稻捣的米最好。"《本草纲目》中有很多煮粥的方法，以米和莲子掺杂最好，其次是芡实、薏苡仁。此外，如果是小病，不妨用食粥来调养。当然，为了更好地吸收营养，有利于病情恢复，也不能将食粥作为经常的供给。李笠翁说："煮粥时，不能因为水放多了，就倒掉一些水；也不能因为水少了，就反复加水。掌握好适度原则，才能得到饭与粥的正味。"

——（清）曹庭栋：《老老恒言》

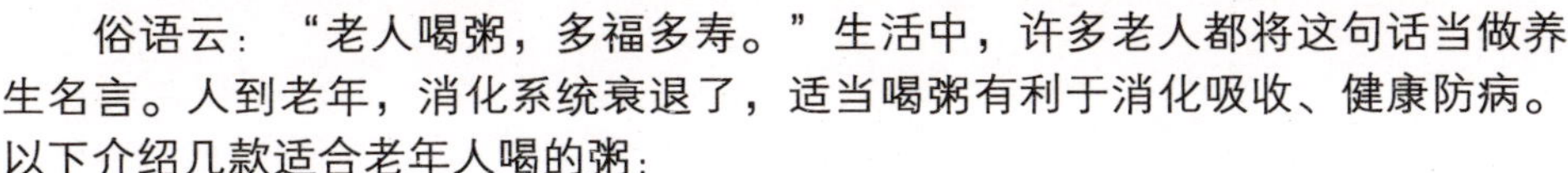

适宜老年人喝的粥

俗语云：“老人喝粥，多福多寿。”生活中，许多老人都将这句话当做养生名言。人到老年，消化系统衰退了，适当喝粥有利于消化吸收、健康防病。以下介绍几款适合老年人喝的粥：

牛奶蜜枣粥

原料：牛奶500毫升，蜜枣20个，粳米80克，淀粉、蜂蜜适量。

做法：粳米洗净；蜜枣，去核；淀粉加水调糊；牛奶煮沸，加粳米、蜜枣、淀粉糊一起煮粥；粥好后加适量蜂蜜拌匀即可。

功效：牛奶蜜枣粥对老年人骨质疏松、贫血有食疗作用。

燕麦薏米白果粥

原料：燕麦、薏米各100克，白果20克，豆浆适量。

做法：燕麦、薏米与豆浆用大火煮沸，加白果煮至粥熟果烂即可。

功效：燕麦薏米白果粥可改善尿频、增强元气、健脾去湿、有效预防动脉硬化等，非常适合老年人食用。

百合红枣粥

原料：百合20克，红枣20枚，绿豆50克，大米50克。

做法：大米、绿豆洗净，加适量水煮粥；粥沸腾后，加百合、红枣煮至粥熟即可。

功效：百合红枣粥可清心安神、养胃健脾、清热除烦。

柏子仁酸枣粥

原料：柏子仁15克，炒酸枣20克，粳米100克。

做法：柏子仁、枣仁捣碎，备用；粳米洗净，与柏子仁、枣仁加适量水共同煮粥即可。

功效：柏子仁酸枣粥可养心安神、补益肝胆、滋养心脾，适用于失眠伴多梦易醒、胆怯心悸者。

核桃松子糯米粥

原料：核桃、松子各20克，糯米100克。

做法：糯米洗净，与核桃、松子加适量水共同煮粥即可。

功效：核桃松子糯米粥有健脑、补脑、改善记忆的功效。

养心安神粥

原料：莲子、龙眼肉、百合各20克，大米150克。

做法：大米洗净，与莲子、龙眼肉、百合加适量水共同煮粥即可。

功效：养心安神粥有养心安神之效，能有效帮助老年人提高睡眠质量。

茯神解郁粥

原料：茯神15克，炒枣仁、龙眼肉、夜交藤各10克，小米150克。

做法：茯神、枣仁、夜交藤用水浸泡片刻；茯神、枣仁、夜交藤与龙眼肉、小米加水适量同煮粥即可。

功效：茯神解郁粥有滋阴、安神、解郁之效。

莲子龙眼粥

原料：莲子25克，龙眼20克，大枣6枚，大米50克，冰糖20克。

做法：大米洗净，与莲子、龙眼、大枣加适量水共同煮粥；煮好后，加冰糖再煮2分钟即可。

功效：莲子龙眼粥有补肾健脾、养心安神等功效，非常适合老年人食用。

温馨提示

老年人适当多喝粥有益健康，但如果天天喝粥反而对身体不利。因为喝粥不用细嚼，缺少咀嚼会加速老年人咀嚼器官的退化。此外，粥类食物中纤维含量较低，如果老人长期喝粥，不利于老年人排毒。大多数老年人大多容易尿频、尿急，而晚上喝粥排空较快，建议不要在睡前喝粥，容易增加排尿次数，影响睡眠。

第8节 老人的起居

晨起晒背，能壮阳气

日光是太阳的精华，它发出的光芒可以强壮人的阳气，极能补益人的身体。如果遇到日晴风定的天气，最好先进食早餐，再在南窗之下，背对着太阳坐着，这样就能感受到《列子》中所说的“背对着太阳，也能感受得到它的温暖了”。等脊梁晒得微微暖和了，就能使全身平和，心舒气畅。不过，中午过后，阴气渐渐增长，日光的暖意也渐渐减弱，这时就不能在外面久坐了。

——（清）曹庭栋：《老老恒言》

散步，意在养神

散步的活动量要根据身体状况进行，不要勉强，尤其是在想要走得远点儿时，更要考虑自己的脚力。如果有条件，可以让一叶小舟相随而行，步行出去，乘舟回来；或乘舟出去，步行回来。到家后，要在便塌上休息一会儿，再饮一些汤水，以调和体内之气。千万不要像元稹诗中所说：“僶俛还移步，持疑又省躬。”那样就太浪费体力了。

——（清）曹庭栋：《老老恒言》

洗浴，注意护真气

春天和秋天不宜经常洗浴。如果爱清洁，必须要洗浴，那么就在封闭的房间中，用大瓷缸盛一半的水，将布帐笼罩在上面再洗。洗完后要及时穿衣，以避开风邪、温暖身体。所谓避开风邪，是因为此时人体腠理是张开的，千万不要当风而站，否则，很容易感染风邪，引发风寒。寒在体表皮毛，人就会发冷发热；寒在身体内部，积累久了，危害就大了。《论语》中说“在沂河里洗洗澡，再到舞雩台上吹吹风”，我颇不以为意。毕竟，暮春时节不宜洗浴，更何况还要当风而浴，这些只是狂士借以言志的话罢了。

——（清）曹庭栋：《老老恒言》

老人的起居

晨起晒背，能壮阳气

日光是太阳的精华，它发出的光芒可以强壮人的阳气，极能补益人的身体。如果遇到日晴风定的天气，最好先进食早餐，再在南窗之下，背对着太阳坐着。

散步，意在养神

散步的活动量要根据身体状况进行，不要勉强，尤其是在想要走得远点儿时，更要考虑自己的脚力。

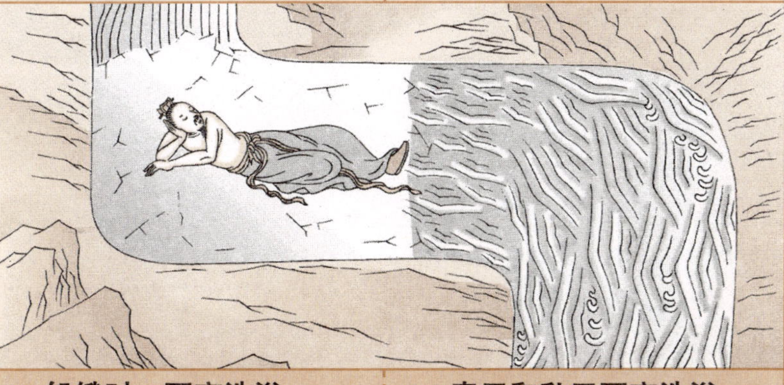

饥饿时，不宜洗浴

《四时调摄论》上说："人在饥饿时，不宜洗浴。" 这是因为腹中空虚，洗浴会加重损耗体内元气。

春天和秋天不宜洗浴

春天和秋天不宜经常洗浴。如果爱清洁，必须要洗浴，那么就在封闭的房间中，用大瓷缸盛一半的水，将布帐笼罩在上面再洗。洗完后要及时穿衣，以避开风邪，因为此时人体腠理是张开的，千万不要当风而站，否则，很容易感染风邪，引发风寒。

老人日常起居

附录

家庭保健按摩推拿基础手法

1 分法（指分法、掌分法）

功效：调和阴阳，解郁散滞，通经活络，舒肝止痛，消食利水，开胸顺气，活血散瘀。

主治：伤风感冒，头痛头晕，脘腹胀满，胸闷心烦，局部血肿。

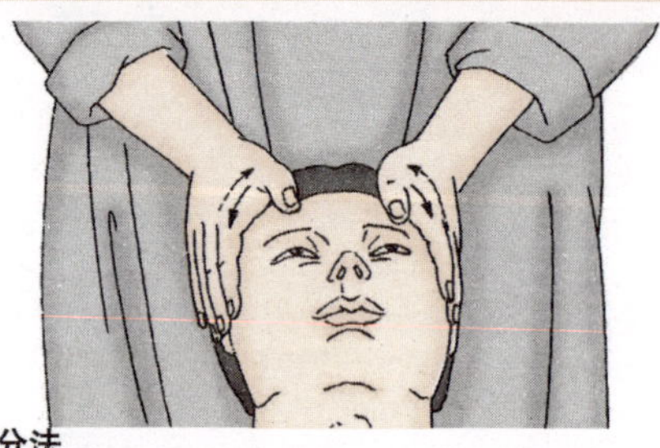

指分法

双手拇指指腹或拇指偏峰或余四指指腹并在一起，于施治部位一左一右或一上一下地往返分之。此法多用于头面部。

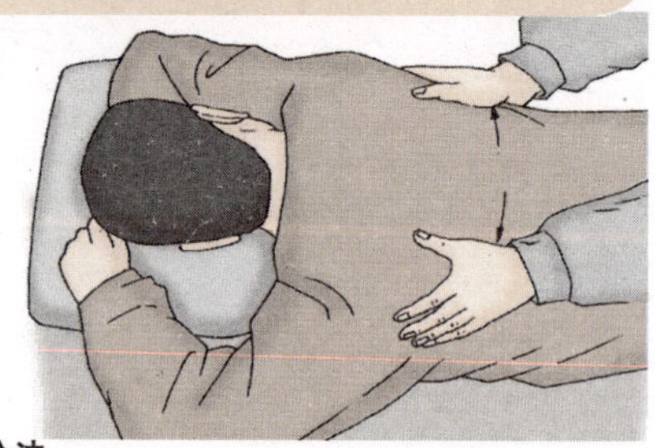

掌分法

以双手掌面或大鱼际或小鱼际或掌根部，于施治部位同一处，一左一右或一上一下地往返推而分之。

2 切法

功效：活血散瘀，顺理肌筋，疏散风寒，消炎止痛，消除痉挛。

主治：局部粘连，肌筋拘挛，腰腿疼痛，肩背劳损，风湿痹痛，尤以对脊椎增生性病变及因退行性变所致的肌筋僵硬、板滞等有效。

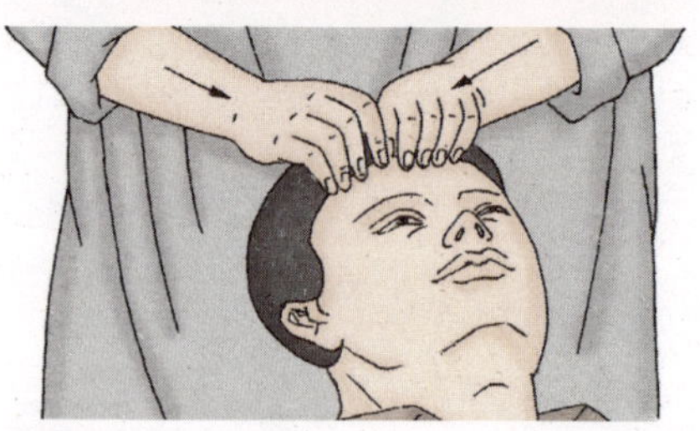

切法

用拇指端或余四指端略屈曲对齐，在施治部位上一起一落、直上直下、弹而不拔地施用内劲点按切压。

3 打法

功效：透毛孔，引邪达表，营养筋脉，健肌肤，松腠理，宣通气血，祛风散寒。

主治：肩背表皮神经麻木，四肢肌肉麻木。

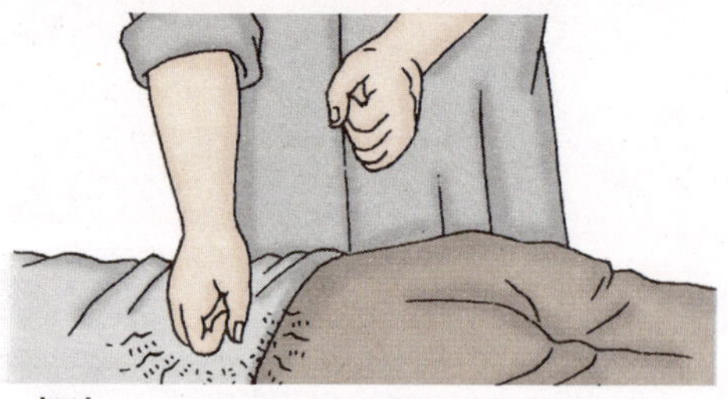

打法

手握空拳以拳背击打所治部位。能宣通周身之气血，祛风散寒，最适于麻痹不仁症。

4 合法

功效：扶助正气，通经活络，补心益脾，调和脾胃，理气和血，平衡阴阳。

主治：饮食不化，泄泻下痢，肌肉萎弱，气血不足，肢体麻木，关节冷痛，胸胁挫伤。

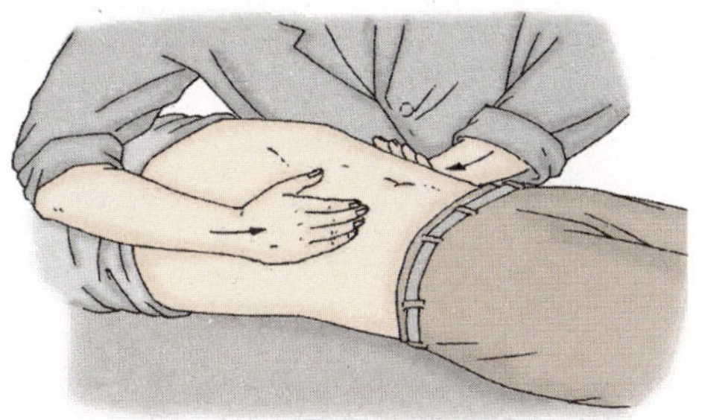

合法

两手由不同部位向中合拢，谓之合拢，有由下至上合与左右合两种。适用于胸腹部，能帮助消化，扶助正气。

5 扫法

功效：通经活络，行气理血，疏通皮部，驱风散寒，温经活络。

主治：神经衰弱，胃肠功能紊乱，肝郁不舒，双胁胀满。头痛眩晕，外感风寒。轻扫法可治局部麻木，重扫法可治失眠及高血压。

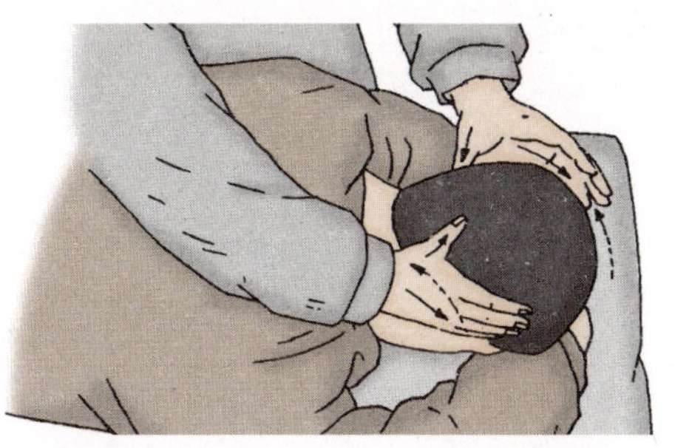

扫法

拇指与四指分开，拇指置于角孙穴，其余四指放在脑空穴至风池穴处，五指螺纹贴着头皮，由前向后，靠腕关节来回摆动做扫散动作。

6 压法

功效：驱散风寒，消除烦闷，舒展肌筋，解痉止痛，疏通经络，活血止痛，扶助正气，镇静安神。

主治：消化不良，神经衰弱，头痛头晕，腰腿疼痛。

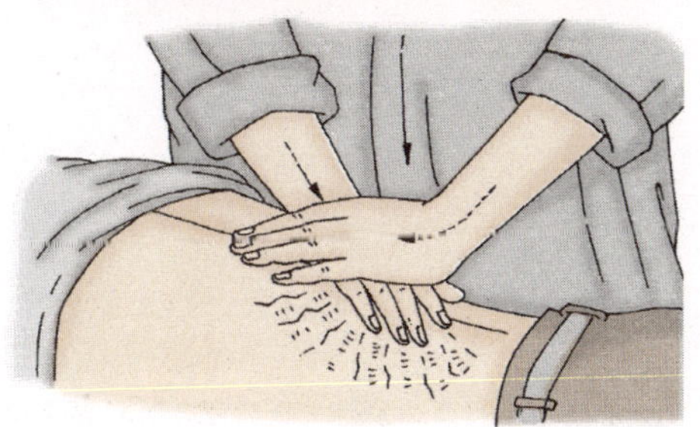

压法

两手交叉，左手在上，右手在下，以手掌在第一胸椎开始，沿棘突即督脉向下按压至腰骶部，左手按压中稍向足侧用力，连续三次。

7 运法

功效：通经活络，活血通脉。

主治：头痛，恶心呕吐，消化不良，上吐下泻，脘腹胀满，外感风寒。两眼见风流泪，鼻塞不通，耳鸣、耳聋等。

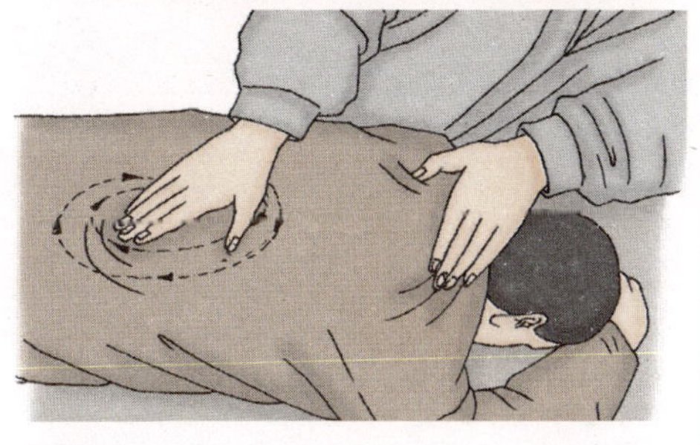

运法

医者以拇指指腹或手掌螺纹面，于施治部位做直线推运及环揉搓捻摩旋的动作。用力较轻柔，作用力仅达皮表，不可带动深层组织。

8 抖法（抖臂、抖指）

功效：祛瘀消积，活血止痛，顺理筋经，和中理气，消导化滞，解除粘连，通利关节，消除疲劳。

主治：腰腿疼痛，肢体麻木，局部粘连，骨质增生。如点抖治腹胀水积，气滞食积。按抖治脾胃不和，肾亏腰痛。环形抖治脾胃虚弱，运化失司。

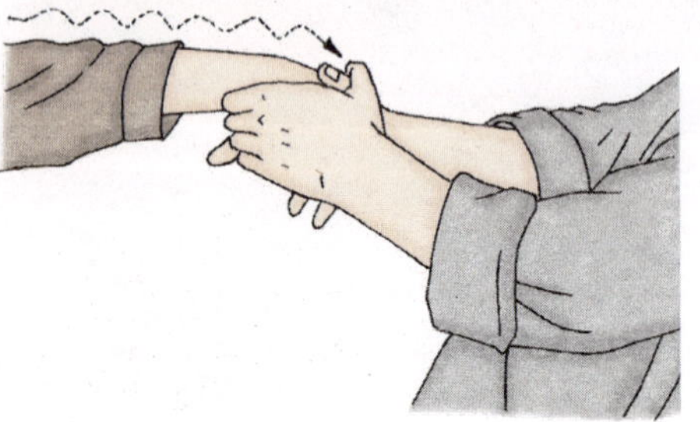

抖臂

医者双手握于患肢腕部（患者手心向下），先以轻缓的摇动旋转导引，使患臂完全放松后，再微用送劲寸抖，使患臂呈起伏的波纹状。

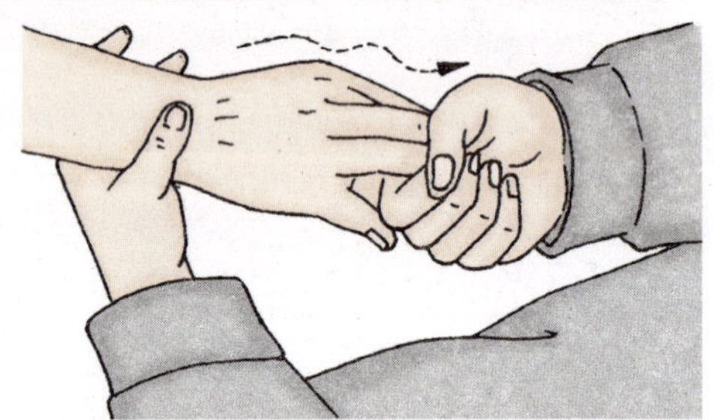

抖指

医者一手握于患者腕部，一手握患指，先以轻缓的摇动旋转导引，使患指完全放松后，再微用送劲寸抖，使患指呈起伏的波纹状。

9 扯法

功效：解表发汗，散风活络。活血化瘀，瘀肌开筋，消炎止痛。

主治：关节扭伤，陈旧性损伤，挫岔扭闪，脊背寒凉。肩关节炎，强直性关节炎。

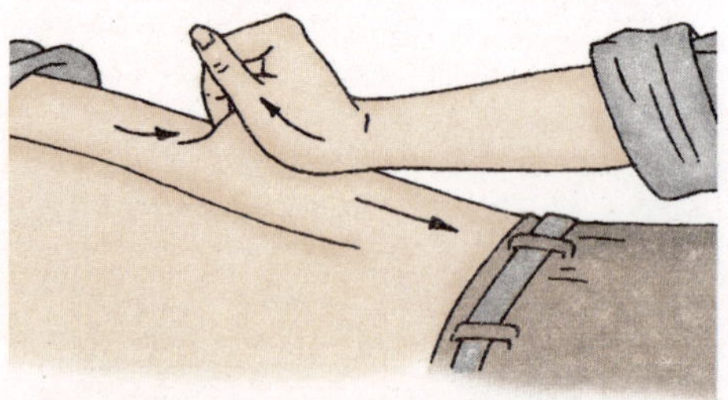

扯法

用拇指和食指拧起一部分皮肤和皮下组织，又急速放松，使拧住组织的手略旋后，并向一侧牵拉拧住的组织，然后又急速松手。依次连续地向一定的方向拧扯，以皮肤发红为度。

10 伸法

功效：解除粘连，顺理肌筋，滑利关系，调和气血。

主治：关节僵直，局部肌肉萎缩，半身不遂后遗症，关节周围粘连，关节损伤后遗症等。

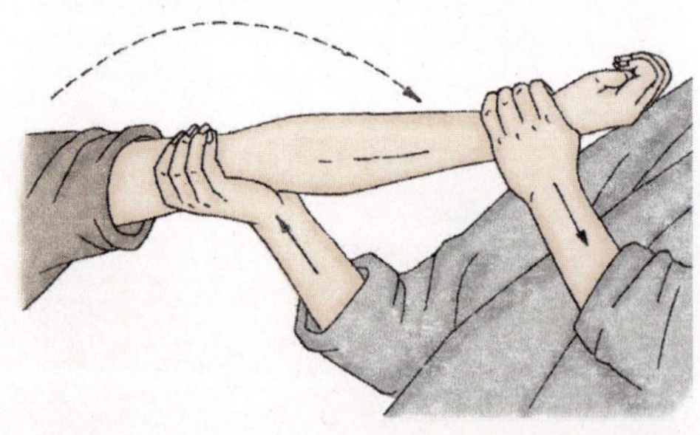

伸法

医者一手托患肢屈曲关节之外侧，另手握患肢远端后侧，双手密切配合同时着力，在根据关节正常功能位决定牵伸角度、根据关节屈曲程度决定施力大小后，持续施力以托、推屈曲之背侧（外侧），并同时牵拉肢体的远端，将屈盐部逐渐牵拉伸开。

11 扼法

功效：濡养经筋，调和气血，平衡阴阳，引邪外出。
主治：结证，挫闪扭岔，肝阳亢盛，头晕目眩，头痛脑胀，脘腹胀痛。

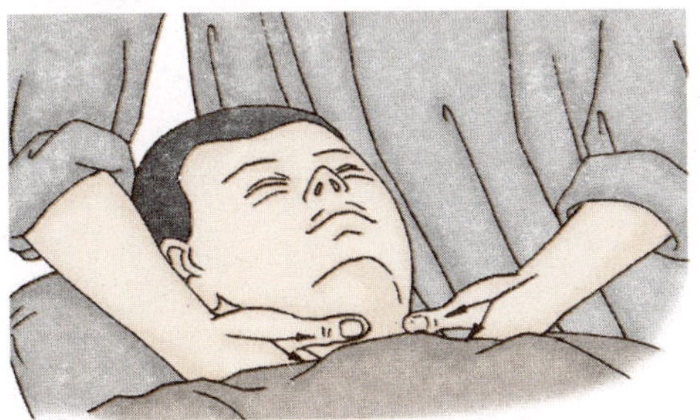

扼法
患者坐位或卧位，医者以单手按压或以双手掌指面于施治部位相对扼拢切压片刻，而后松扼，患者可有温热暖流感或麻窜嗖嗖感。

12 抓法

功效：祛风散寒，温散解表，引邪外出，通经活络，调和阴阳。
主治：四肢酸痛，肌肉麻木，肩背酸痛，外感风寒，头痛头晕，高血压属肝阳上亢者。

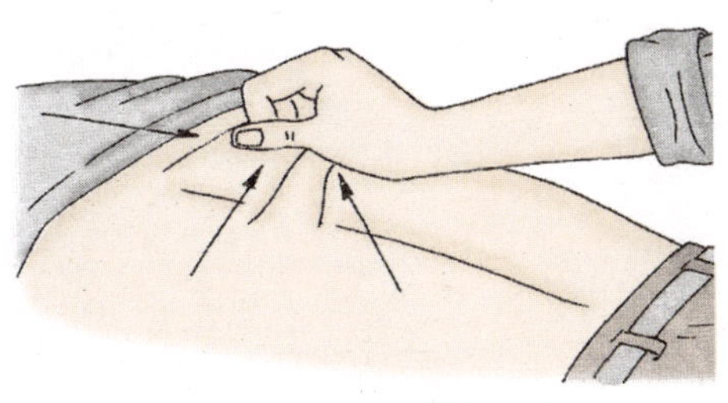

扫法
手指掌贴于体表施治部位，聚指将皮肉肌筋握于掌指内，然后逐渐松脱。

13 抚法

功效：活血散瘀，缓解疼痛，镇静安神，温通经络。
主治：头痛失眠，神经衰弱，四肢寒痛，局部麻木，皮下瘀血。

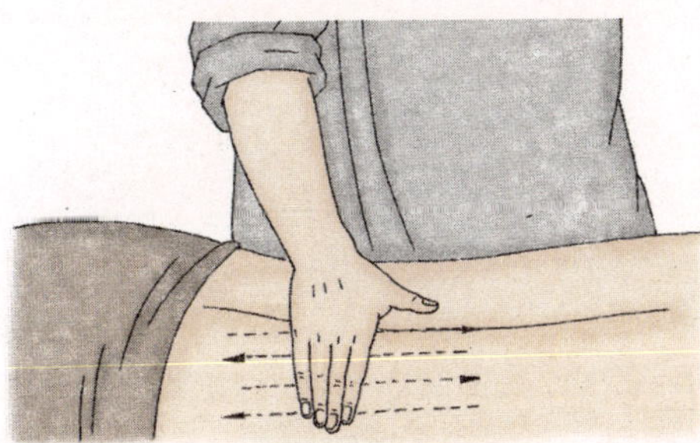

抚法
五指自然伸直着力于施治体表，轻而滑地往返移摩。

14 拍法

功效：缓解肌肉痉挛，解除肌肉疲劳，疏理肌筋，调和气血，营养经络，引邪达表。
主治：四肢肌肉麻木，表皮神经麻痹，肌肉萎缩，风湿疼痛，局部知觉迟钝，肌肉痉挛，半身不遂。

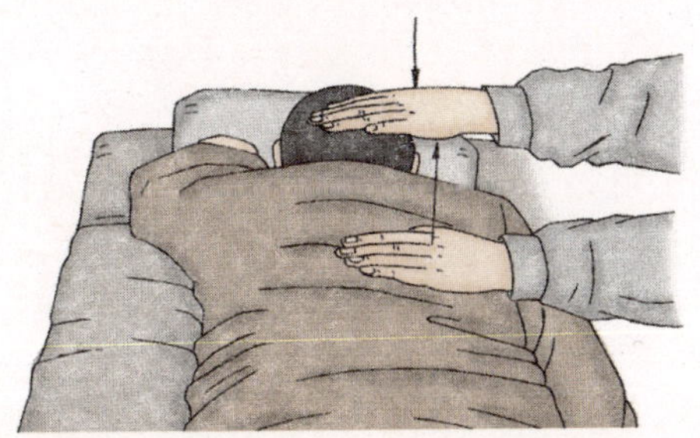

拍法
五指并拢微屈，用手腕部的自然摆动着力于施治部位，做起落反复拍打患处体表。

15 屈法

功效：解除粘连，恢复功能，顺理肌筋，滑利关节，调和气血。
主治：关节扭伤，关节创伤性粘连，关节僵直，局部屈伸困难，半身不遂。

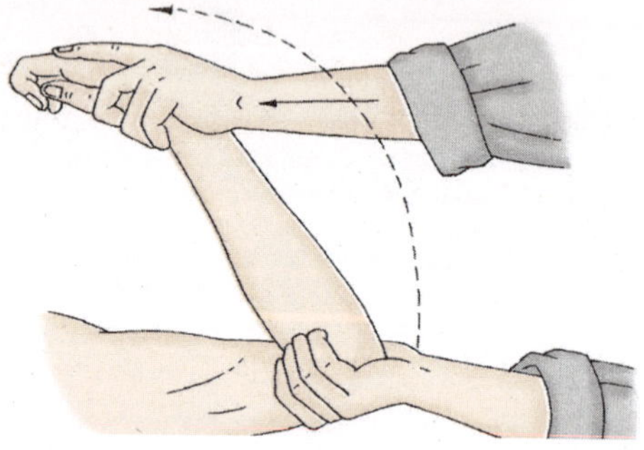

屈法
对伸而不能屈者，持续用力，施以推按、扭拿的手法。

16 拨法

功效：解痉止痛，疏理肌筋，通经活络，消炎镇痛，解除粘连。
主治：扭挫伤后上肢举提困难，下肢步态艰难，外伤后局部粘连等四肢扭伤，肌筋痉挛。

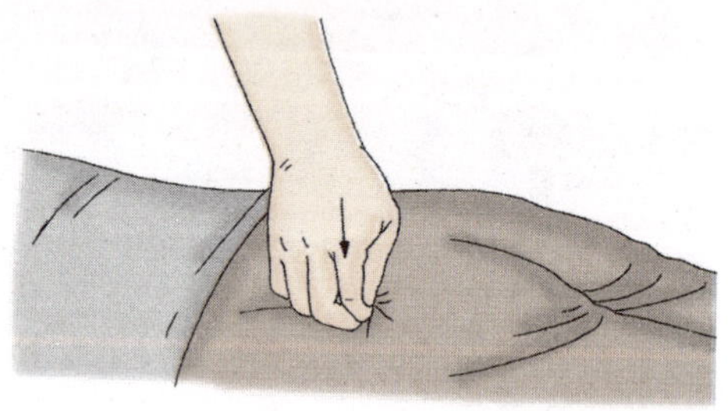

拨法
以拇指与食指、中指的协同作用，三指端同时插入肌筋缝中，将力集中到着力的三指端按而拨动或以食指端着力，拇指及中指辅以食指者。

17 刮法

功效：疏筋活血，解痉止痛，温通经络，祛风散寒，引邪外出。
主治：头痛发热，肩背酸痛，风寒感冒，咽喉肿痛，脊背紧沉，胸闷发憋。

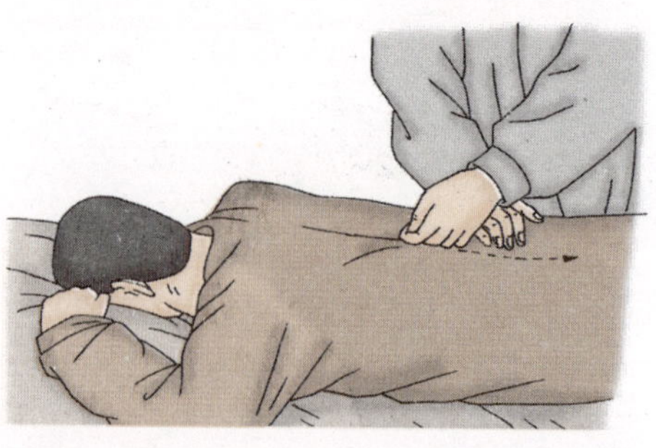

刮法
指端或拳尖于施治部位直行或横行地反复刮拭，称为刮法。

18 迭法

功效：疏理经筋，益气固肾，调理肠胃。
主治：硕食不化，肝郁气滞，关节疼痛，外伤后关节疼痛，以及关节退行性变引起的疼痛、粘连等。

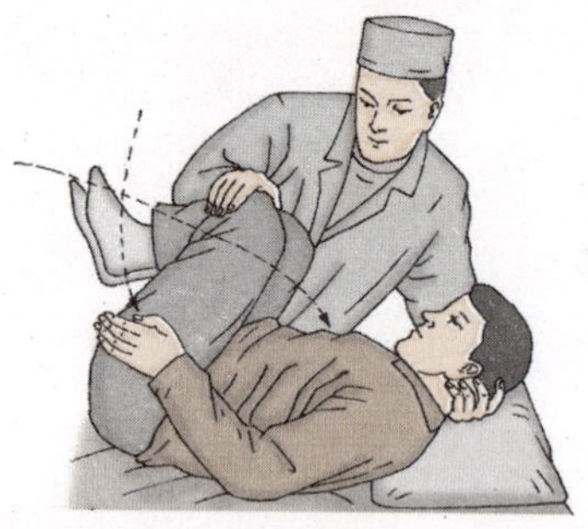

贯法
手或臂施力，着力于施治部位，使患侧充分被动屈曲或牵伸。

19 贯法

功效：健身益智，贯通经脉，通调气血，通经活络，调和阴阳，清眩安神。
主治：神经衰弱，截瘫，脑血管疾病所致的偏瘫、瘫痪。

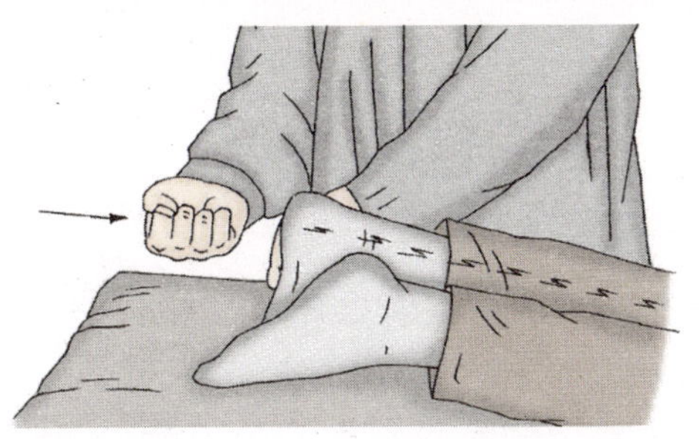

贯法
手握空拳，间接着力叩捶施治部位，足部多以足跟为贯点。

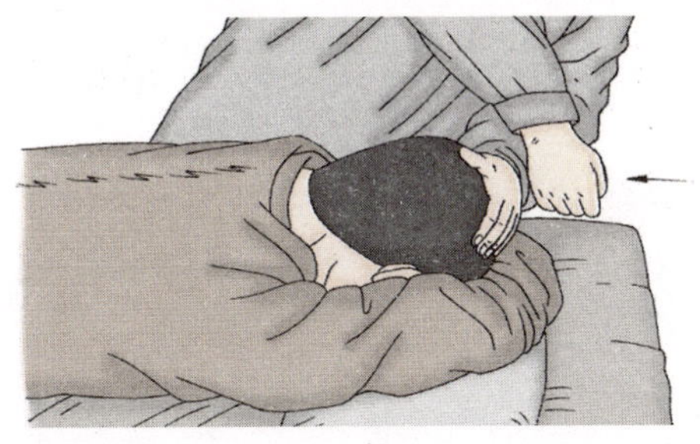

贯法
手握空拳，间接着力叩捶施治部位，头部多以百会为贯点。

20 背法

功效：通经活络，捺正归位，通利腰脊。顺理肌筋，活血化瘀。
主治：慢性腰腿痛急性发作，滑膜嵌顿，腰椎小关节机能紊乱，腰椎前屈、后伸受限。腰扭伤，椎间盘突出症，椎间盘滑脱症。

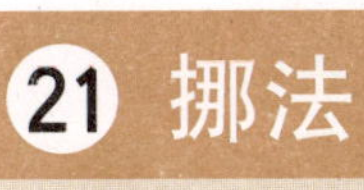

21 挪法

功效：软坚散结，疏通腠理，调和气血，疏风散寒，温经活络。
主治：外感风寒，发热无汗，肌肉酸痛，胸闷心烦，肩背疼痛。

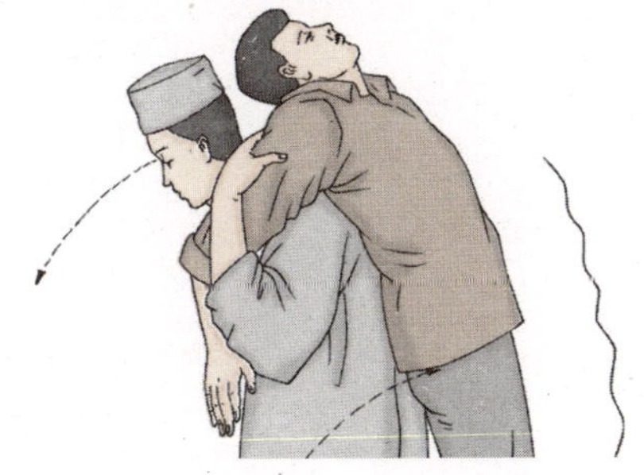

背法
医者背起患者将其悬空，以达牵引，并加施其他作用力。

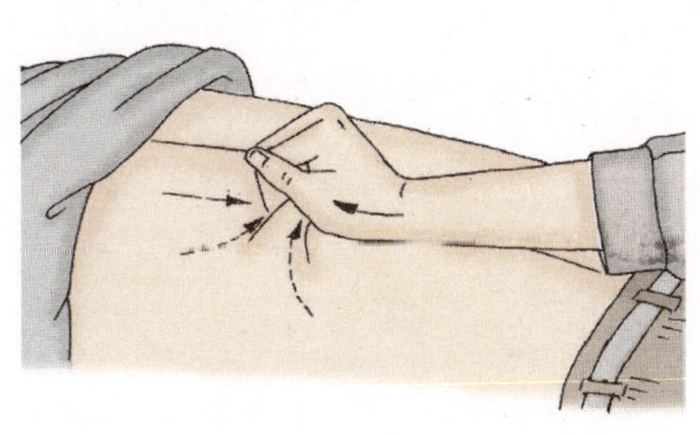

挪法
以掌或指与体表贴实，捏住肌肤稍停片刻后，再使肌肤逐渐从掌内、指间滑脱出来。如此反复施术，直至挪完施治部位为止。

22 点法（指点法、肘尖点法）

功效：调和阴阳，点穴开筋，消肿止痛，通经活络，消积破结。
主治：根据点法选择的部（穴）位，决定治疗的不同疾病。如点合谷可治头痛，牙疼，点肾俞则补肾气，利筋骨，治腰腿疼，等等。

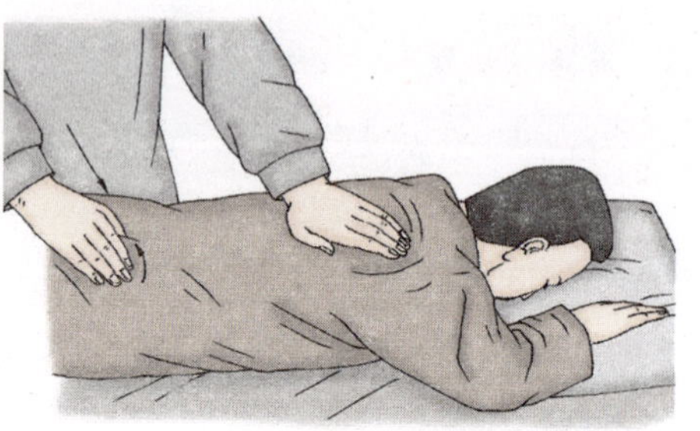

指点法
拇指伸直，将力贯注于指端，着力于施治部位及穴位上，按而压之，为指点法。

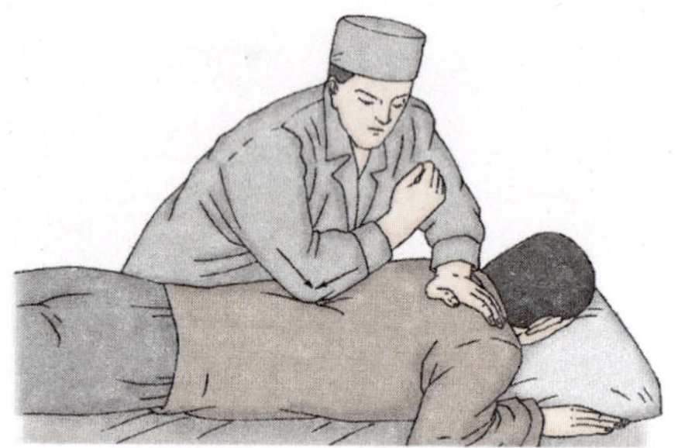

肘尖点法
医者屈肘，以肘尖着力于施治部位，压而点之或点而循之，为肘尖点法。

23 挤法

功效：活血止痛，引血下行，调和阴阳，通经活络。
主治：风寒感冒，肢体麻木，高血压，腱鞘囊肿，头痛，头晕，肩关节周围炎，关节酸痛，咽痛。

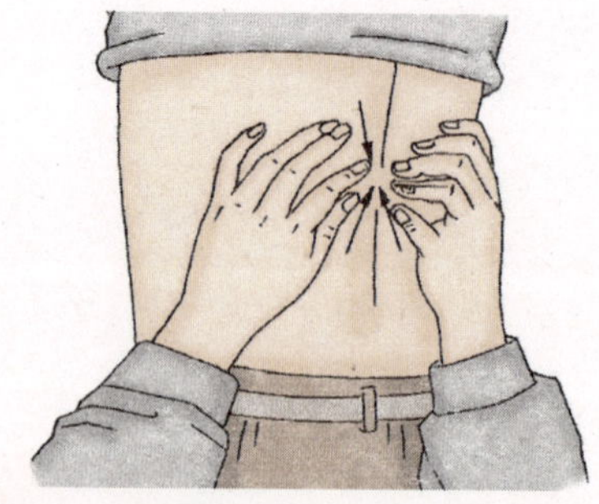

挤法
医者双手的拇指与食指指端对合着力于施治部位，一松一紧地凑挤捏动。

24 振法

功效：和中理气，温经散寒，祛瘀消积，消食导滞，调节胃肠，顺理气血，活血止痛。
主治：肝郁气滞，胃肠功能紊乱，消化不良，对肠粘连、肠扭转、肠套叠均有缓解作用，可促进胃肠手术后恢复，防止术后粘连。

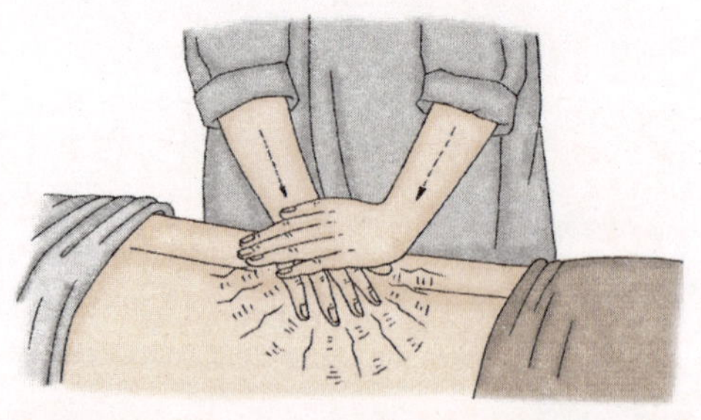

振法
医以掌或指于施治部位做上下快速振颤动作，称为振法。

25 捏法（单手捏法、双手捏法）

功效：消除肌肉酸胀，调和气血，通经活络等，促进局部血液循环，促进肌肉萎缩的恢复。

主治：肢体麻木，肌肉萎缩无力，肢体萎弱废用，腰腿疼痛，肩背酸痛，局部劳损等。

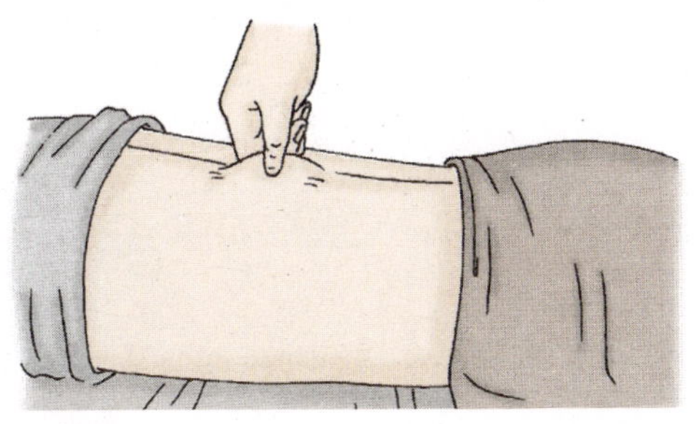

单手捏法

以拇指与余四指的对合力，着力于施治部位，反复交替捏拿。

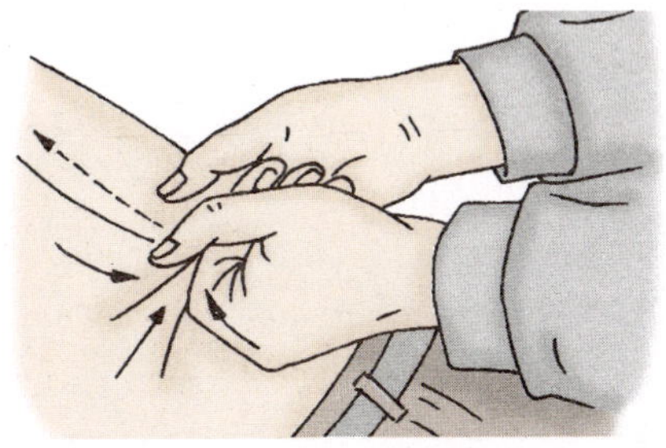

双手捏法

双手拇指与余四指指腹的对合力反复、持续、均匀地捏拿皮肉肌筋。

26 晃法

功效：解除疲劳，缓解痉挛，放松肌筋，养血安神，通窍镇惊，平衡阴阳，调和气血。

主治：四肢乏力，腰膝酸痛，昏迷不醒，神经衰弱，失眠健忘。

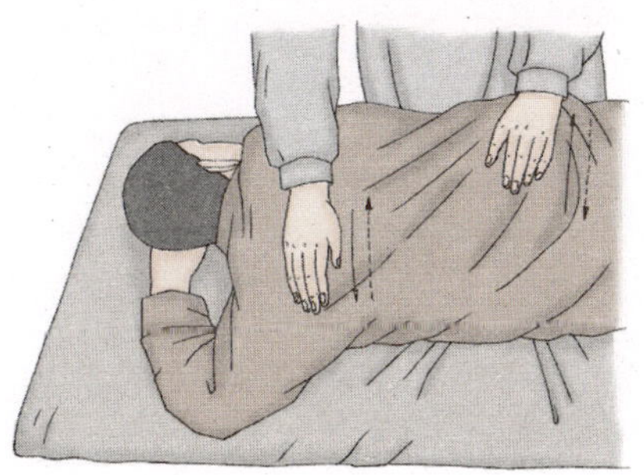

晃法

医者单手或双手扶于患者躯干，并用臂的支撑颤动力摇晃患者的整个躯体，使患者整个躯体摇动、摆动。

27 捋法

功效：松肌解痉，祛风散寒，通经活络，调和气血。

主治：落枕，颈椎病，关节增生并发症。四肢冷痛，颈项劳损，肢体麻木。

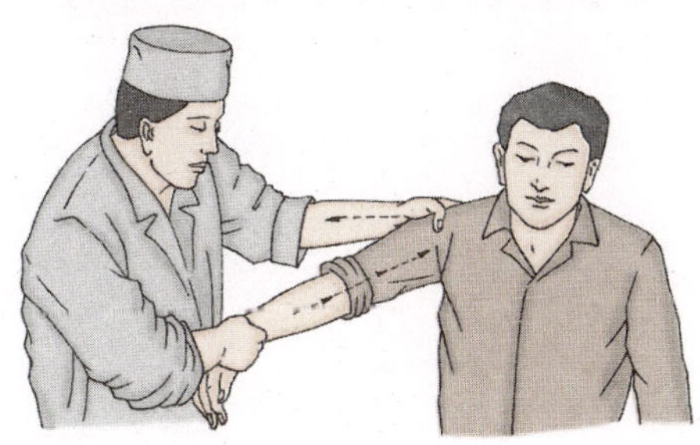

捋法

手指掌略屈曲，置施治部位的肢体上，快速而急促地反复滑搓。

28 拿法

功效：通经活络，散寒祛邪，顺气活血，调节肠胃，分离粘连，缓解痉挛，止痛开窍，开导闭塞，消除疲劳，促进新陈代谢。

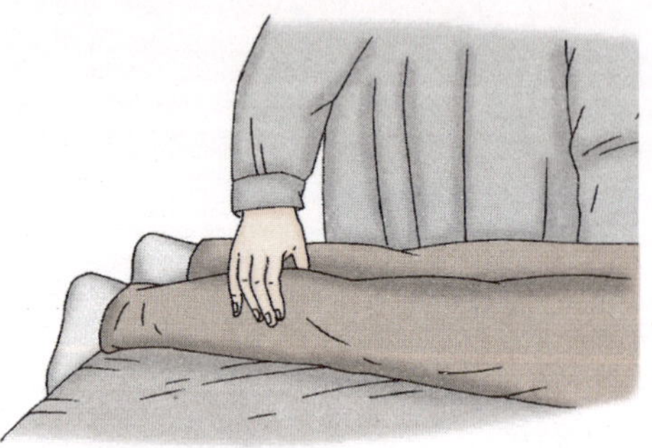

拿法

单手或双手的拇指与余四指对合呈钳形，施以夹力提拿于施治部位。

29 一指推法

功效：健脾和胃，舒筋理肌。疏筋活络，调和营卫，祛瘀消积。

主治：头痛，胃痛，四肢关节酸痛，腹痛等。

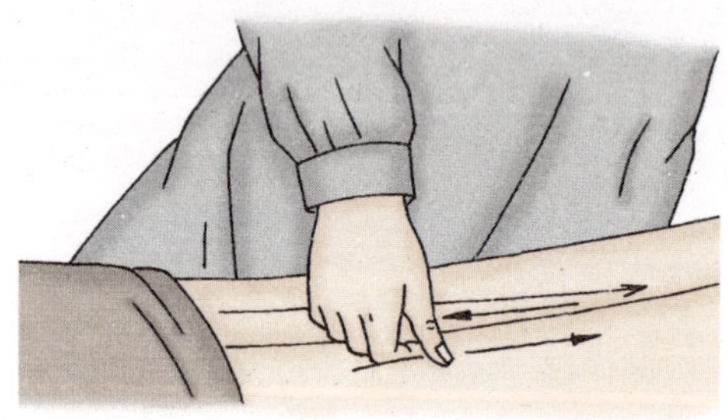

一指推法

以拇指指腹螺纹面或偏峰着力于机体的一定部位或循经稍施压力，往返并有节奏地向前推进。

30 捻法

功效：行气理血，通利关节，疏通皮部，通经活络，祛风止痛，软坚散结。

主治：局部麻木酸痛，局部粘连、萎缩关节损伤，局部皮神经炎。

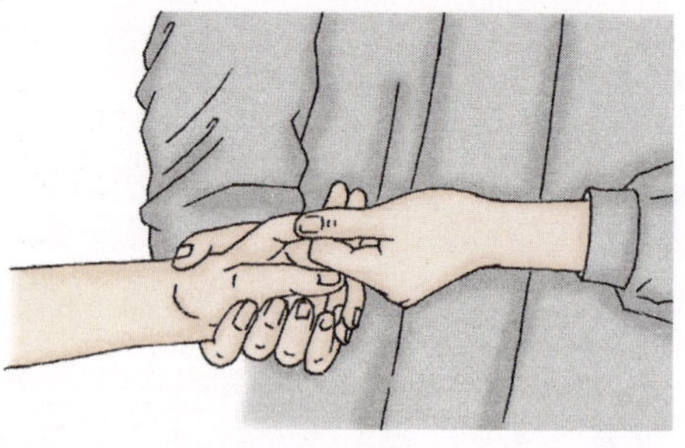

捻法

以拇指与食指末端捏住施治的部位，着力做对合的左右或上下或前后的旋转捻动。

31 勒法

功效：通利关节，活血理气，消炎止痛。通经活络，调和阴阳。

主治：屈伸不利，肢体末梢麻木。

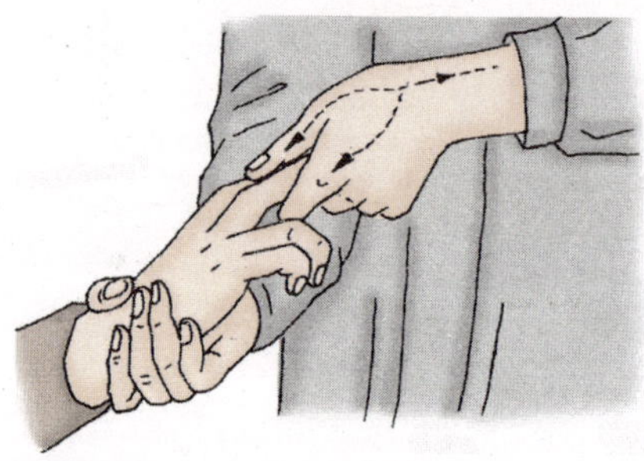

勒法

用拇指与食指第二节指腹挟住患指，急拉滑开的手法称为勒法。

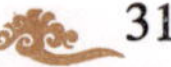

32 掐法（掐人中法、掐涌泉法）

功效：祛风散寒，兴奋神经，温通经络，开窍醒神，回阳救逆。
主治：头晕，昏迷不醒，中风不语，半身不遂，癔病发作等。

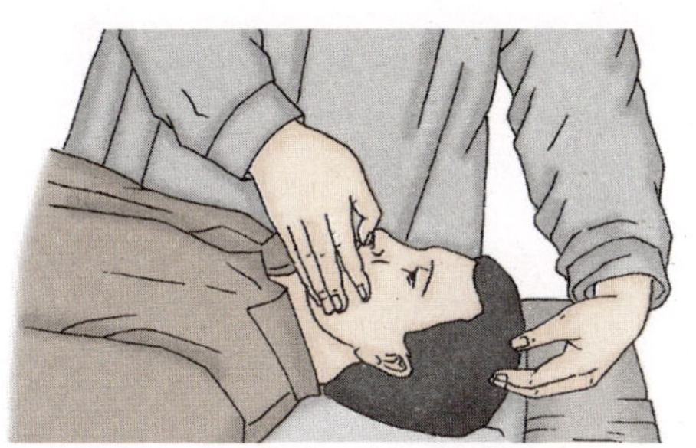

掐人中法
患者坐位或卧位，医者以单手或双手拇指端甲缘，将力贯注于着力的指端，一上一下之掐点。

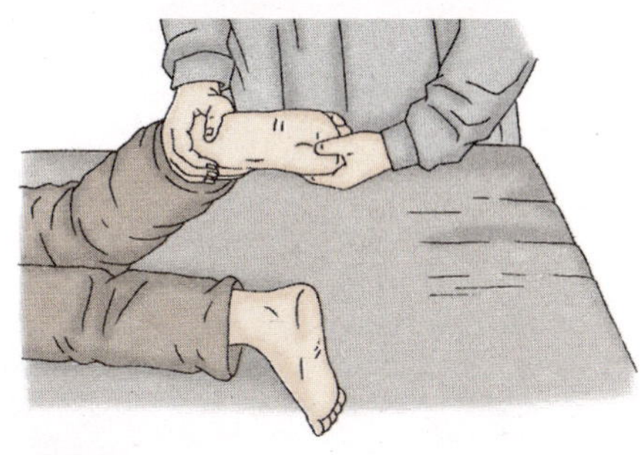

掐涌泉法
患者坐位或卧位，医者以单手或双手拇指端甲缘，将力贯注于着力的指端，一上一下之掐点。

33 弹法

功效：指端弹，疏理肌筋，通经活络，活血止痛，解除粘连，提弹，缓解肌筋，引邪外出。驳指弹，点穴开筋，调和气血。
主治：驳指弹治呃逆上气，肢体痛，或用于精神诱导。腰腿疼痛，局部粘连，关节不利，关节酸痛。

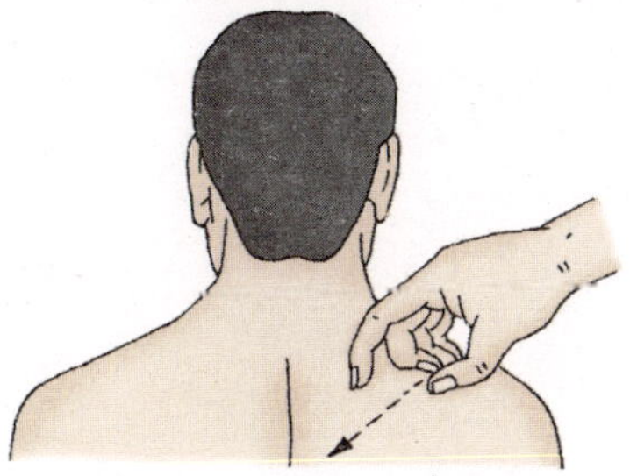

弹法
医者食指甲驳抵于中指指腹，或中指甲端抵于拇指指腹内，用指的驳动暴发力驳开中指，使食指甲突然着力于施治部位或穴位上。

34 捣法

功效：解痉通闭，通经活络，调和气血。
主治：脑震荡后遗症，癔病发作，腰背疼痛，晕厥，气逆。

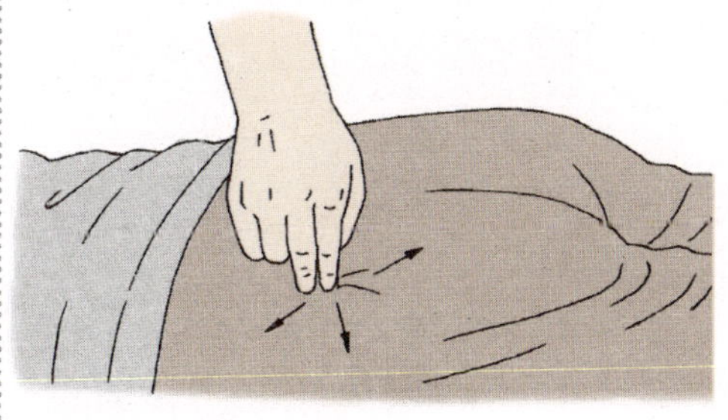

捣法
用指端对准施治部位或穴位，点而动之的手法，称为捣法。

35 掖法

功效：续筋止痛，消肿散瘀，理筋解索，顺气和血，局部固定。
主治：扭伤腰痛，挫闪扭岔，四肢肌肉损伤，肌筋不全断裂等。

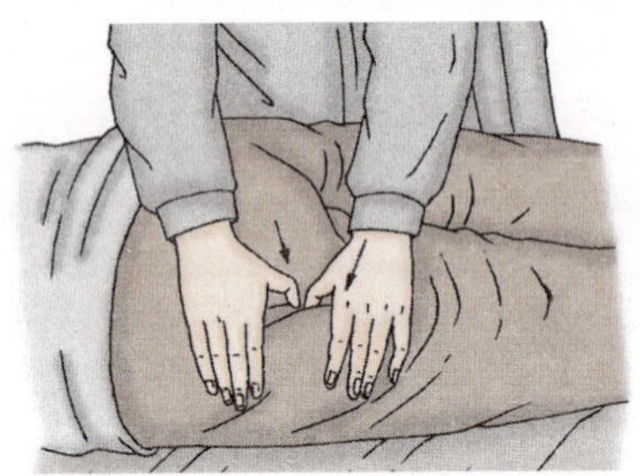

掖法
将捋开之断端点用双拇指端掖塞于局部肌筋缝隙之中，然后用布带绑扎敷药养治。

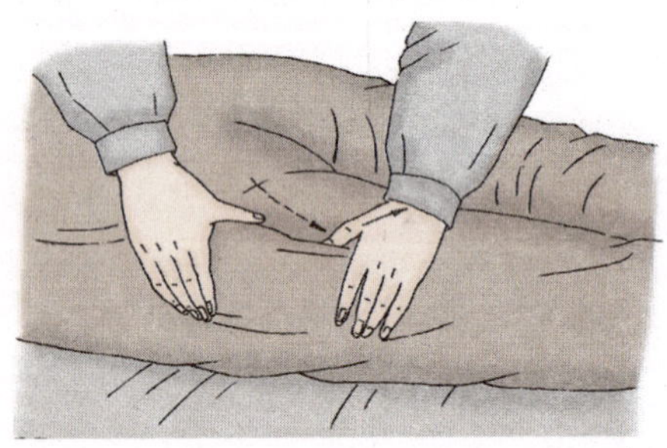

掖法
医者一手固定患肢，另手拇指指端于施治的隆起或凹陷部位循触肌筋不全断端，循触准确后，以双拇指端将断端顺理捋开。

36 啄法

功效：散风祛邪，开胸顺气，活血止痛，通经活络。
主治：头痛，头晕，失眠，神经衰弱，脑震荡后遗症，脑栓塞后遗症，胸胁胀痛。

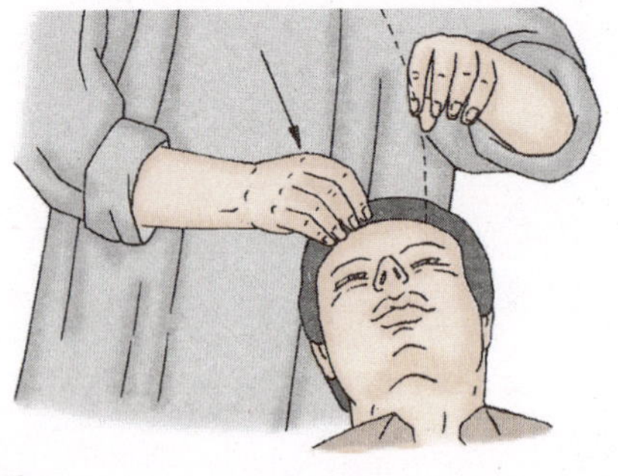

啄法
手指自然屈曲，以腕部自然的上下屈伸的摆动带动指端，并着力于施治部位啄击。

37 掏法

功效：止呕止泻，调理脏腑，疏散气滞，活血散瘀，醒神开窍，镇惊，调和气血，疏通经络，舒肝利气，祛痰止咳，开胸顺气。
主治：小儿急惊风，腹痛腹胀，肝郁不舒，气滞血瘀，中风不语，口眼㖞斜，喉中痰鸣，胸胁胀闷，半身不遂。

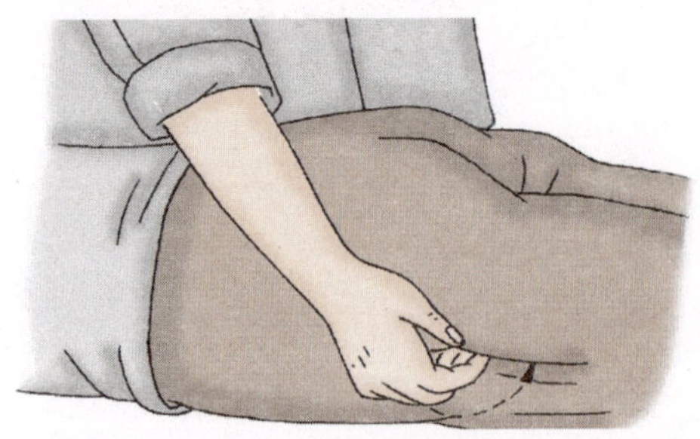

掏法
拇指端着力于穴位或施治部位，按伸而弄出，则为掏法。

38 梳法（掌指梳法、拳骨梳法）

功效：解表助阳，温通经络，疏散风邪，理经顺络，疏通气血，调和营卫，疏理肝气，解郁除烦。

主治：胸胁胀满，身热酸疼，局部挛急，头痛发热，神经衰弱，失眠，偏瘫。

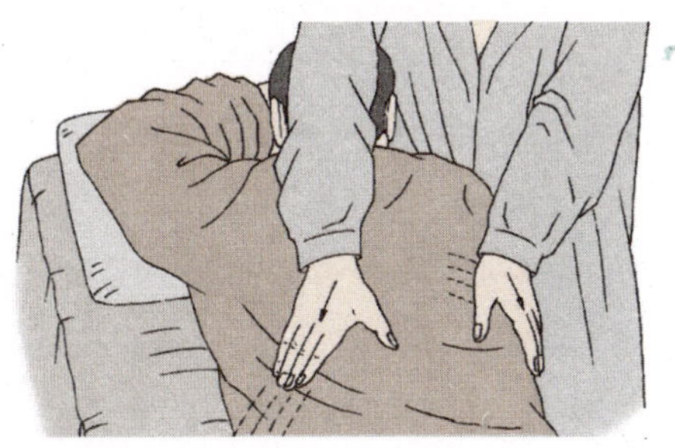

掌指梳法

双手五指伸直，用掌指同时着力于施治部位持续、缓慢地梳理。

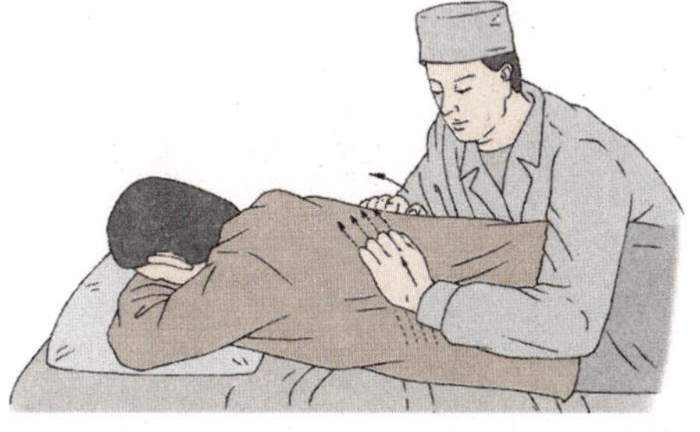

拳骨梳法

双手屈曲握空拳，用拳骨突部着力于施治部位，同时或交替梳理。

39 揉法

功效：消肿止痛，宽胸理气，促进血液循环、淋巴通畅，消食导滞，调和气血，疏筋活络，温经散寒，活血化淤，理气松肌。

主治：脘腹胀痛，胸胁胀闷，便秘，泄泻，外伤所致红肿疼痛。

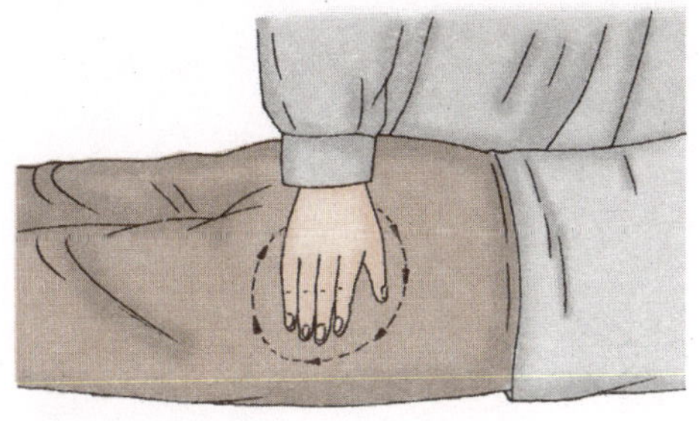

揉法

以指或掌吸定在施治部位，进行左右、前后的内旋或外旋揉动。

40 敲法

功效：营养脉络，宣通气血，祛风散寒，活血散瘀，调和气血，引血归经。

主治：失眠，神经衰弱，麻木不仁。

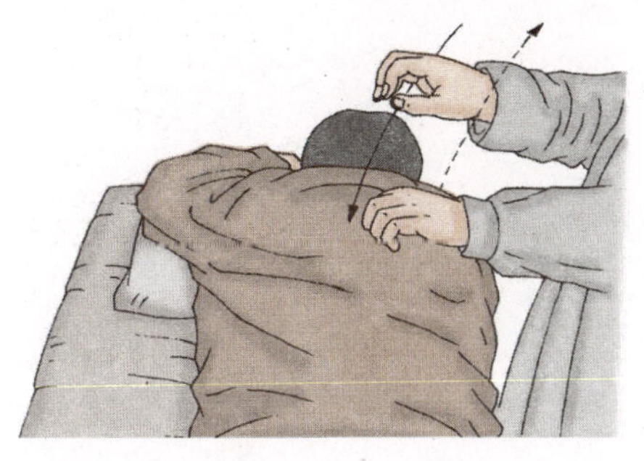

敲法

指端垂直方向着力于施治部位，如敲打戳击，并略有弹响。

41 提法（端提法、空提法）

功效： 升提阳气，通经活络，顺理肌筋。
主治： 颈椎增生症，颈项扭伤，劳损，头痛乏力。

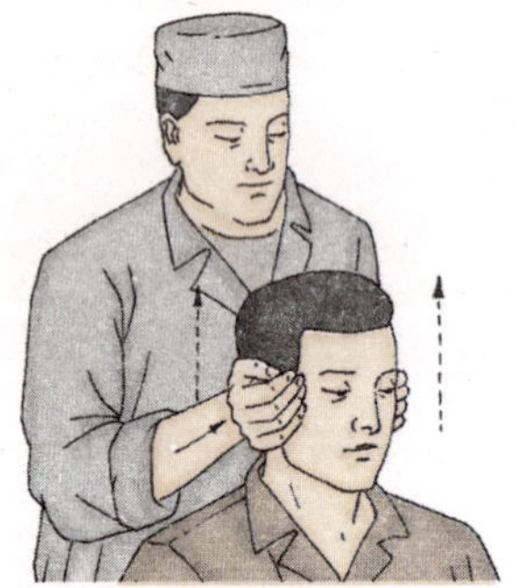

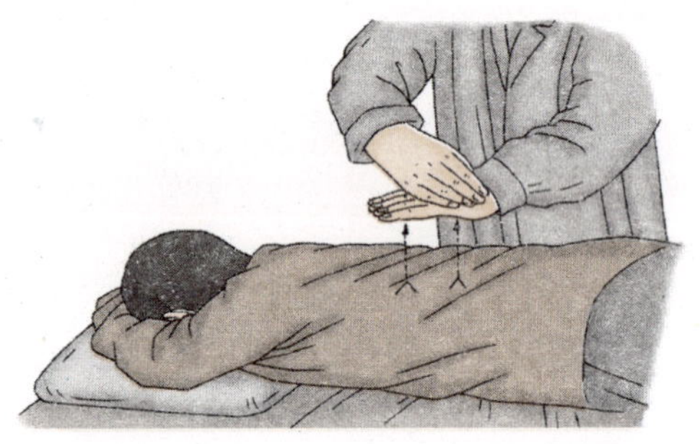

端提法

患者正坐，医者立于患者背后，双手虎口置患者同侧耳垂下，拇指于耳后高骨处，食指于下颌角缘。置准贴实后，双手同时用力向内合之并向上提，施用持续之缓力。

空提法

以重叠交叉之双手逐渐深沉下按，并随呼吸突然施以寸劲向上提之，有将病邪提出之势。

42 搔法

功效： 散风活络，平肝熄风，温经活络，调和气血，醒神益智，祛风止痒，平衡阴阳。
主治： 头晕目眩，风疹瘙痒，失眠神衰，头晕头痛，肩颈疼痛。

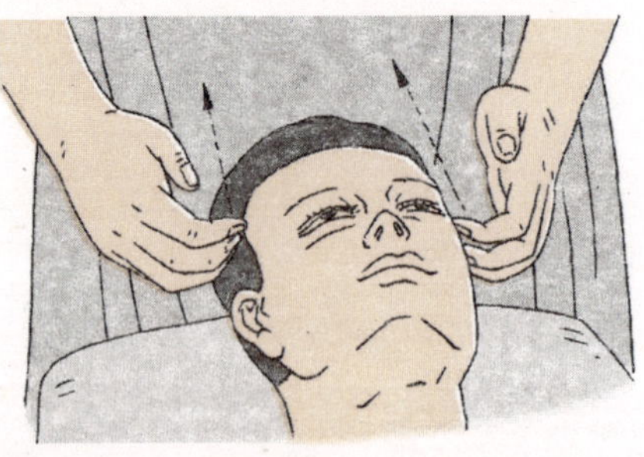

搔法

五指略分开，呈自然屈曲状，于施治部位挠动而浮抓。

43 揪法

功效： 清热解表，解痉止痛，疏通皮部，引邪外出，祛风散寒。
主治： 肩背酸痛，肢体乏力，身热不退，颈项强痛，头痛，咽喉肿痛，声音嘶哑，肩背酸痛。

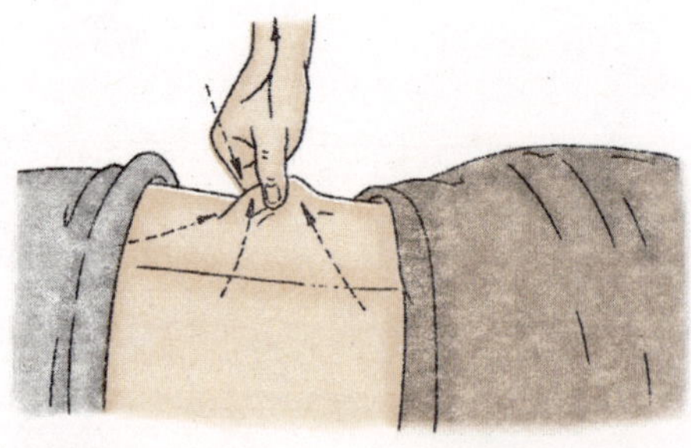

揪法

两指对合呈钳形，挟摄住肌筋捏而提起，随即使肌筋滑脱离去，如此反复操作称为揪法。

44 搓法（单手推搓、双手指擦搓）

功效：舒理肌筋，祛风散寒，松肌解痉，通经活络，活血止痛，调和气血。
主治：肢体麻木，腰腿酸痛，肩背酸痛，外感头痛。

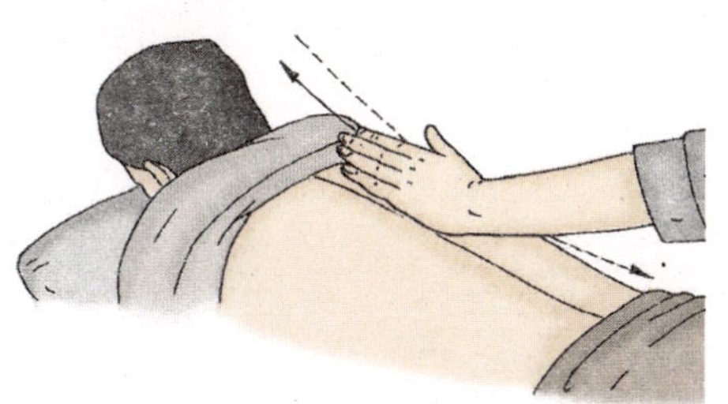

单手推搓
医者用手指或掌或掌指面着力平置于施治部位上下移搓，手法逐渐深沉。

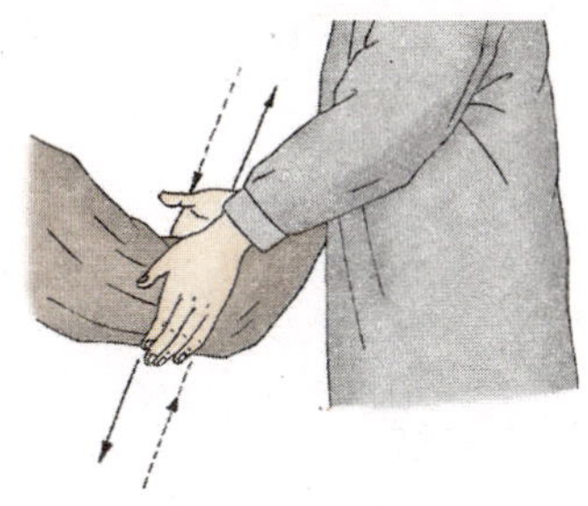

双手指擦搓
两手伸开，掌心空虚，对治疗部位做对称性托抱，前后移动，如搓绳状。

45 摸法

功效：温经通络，驱风散寒，活血散瘀。
主治：皮神经炎及表皮末梢感觉障碍，局部血肿，皮肤麻痹。

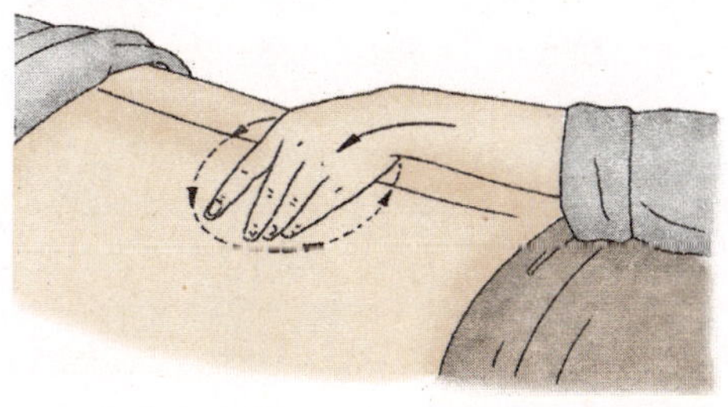

摸法
摸而抚之为治病，摸而触之为诊疾，摸触抚之为诊治。

46 缠法

功效：导引正气，调和气血，回阳救逆，祛邪扶正。
主治：气逆，气脱，阳虚阴证，腹痛难忍，二便失禁，腰背作痛，不省人事。胸闷气闭，呼吸困难（常用膻中、鸠尾、上脘、中脘、丹田、天枢等穴）。

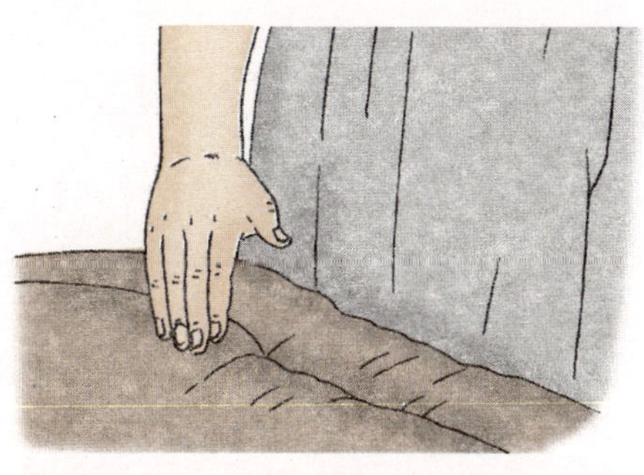

缠法
掌指推而掌平，直径旋绕，推之加快。

47 滚法

功效：增强肌筋活动能力，促进血液循环，消除肌肉疲劳，通经活络，缓解疼痛，通利关节。
主治：风湿酸痛，肢体麻木，肢体瘫痪，运动功能障碍等。

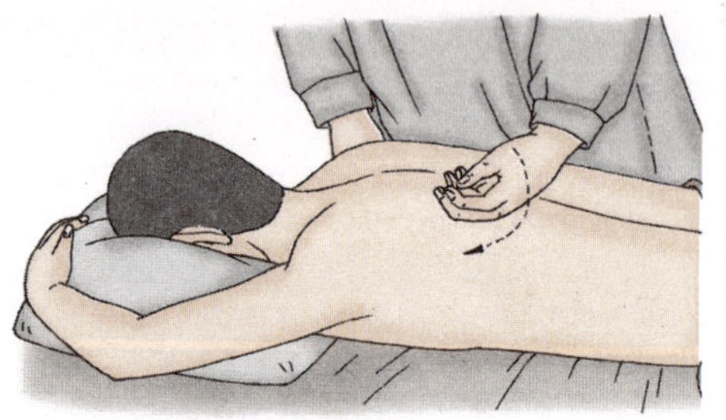

滚法
医者手握空拳，手背吸附在一定的施治部位交替进行往返滚动。

48 劈法

功效：消除痉挛，缓解肌筋，促进血液循环，调和气血，开导放松，解除疲劳。
主治：咳嗽气喘，腰腿酸痛，肩背劳损，胸背躁闷。

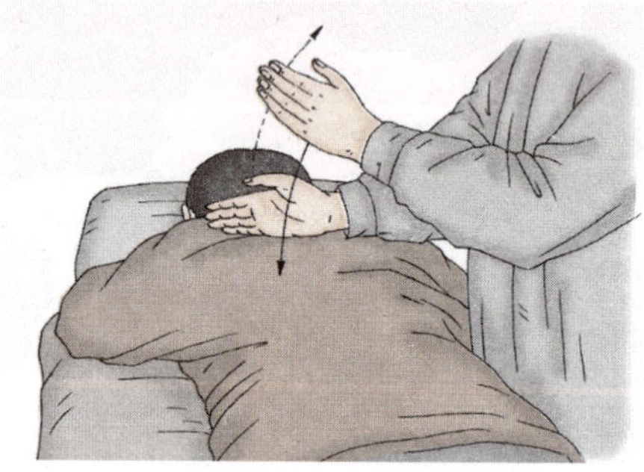

劈法
以单手或双手五指微并拢，用尺侧掌指部着力于施治部位纵叩劈打。

49 擅法

功效：通经活络，驱风散邪，顺理肌筋，复平捺正，祛风散寒，舒筋活血，解郁止痛。
主治：椎间盘病变，小关节紊乱，痹症，腰腿疼痛，急、慢性扭伤。

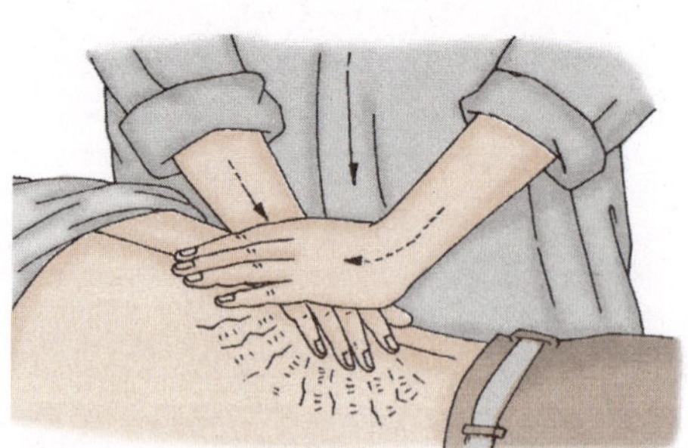

擅法
双手重叠，与施治部位贴实，以寸劲向下适当擅压。

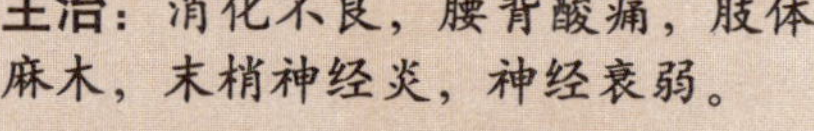

50 擦法

功效：祛风散寒，镇静安神，舒展肌筋，温煦皮部，调和气血，疏经活络，健脾和胃。
主治：消化不良，腰背酸痛，肢体麻木，末梢神经炎，神经衰弱。

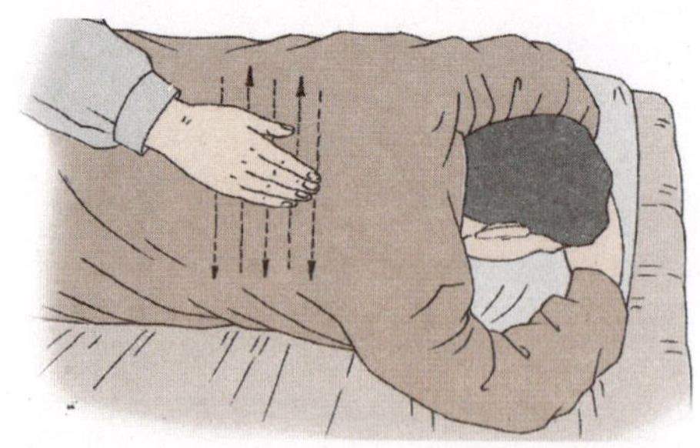

擦法
医者以单手或双手的指腹，贴抚在施治部位直线往返推擦、摩擦、抚擦。

51 颤法

功效：理气活血，除积导滞，解除粘连，松弛肌筋，开导放松。
主治：腹痛，腹胀，消化不良，肠梗阻，肠扭转，肠套叠，脘腹胀满，气滞血瘀，腹部术后肠粘连等。

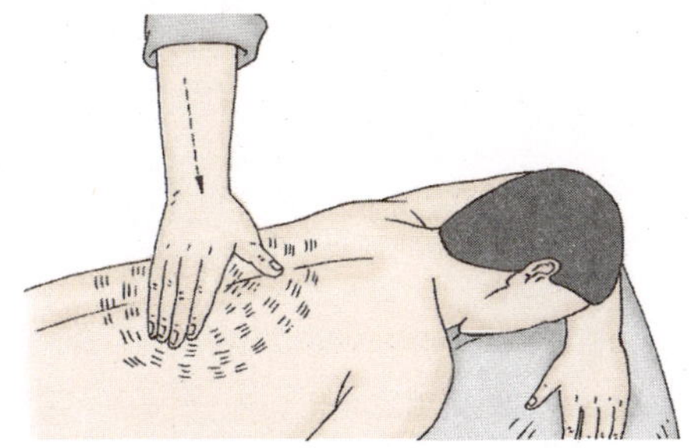

颤法
以手掌或掌指自然伸直着力于施治部位，用腕部做急骤而细微的摆动。

52 叩抖法

功效：清脑定惊，通利关节，调节神经，松弛肌筋，通经活络，顺理归位，平衡阴阳。
主治：颈椎半脱位，小关节紊乱，颈椎痛，白睛翻转，上下吊眼，肩关节周围炎，巅顶疼痛，脑震荡后遗症。

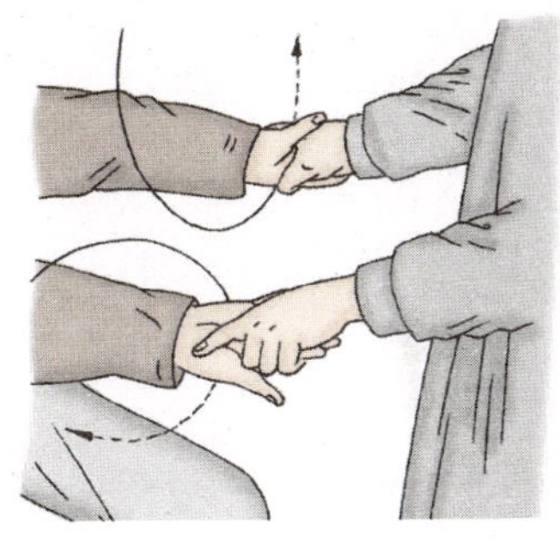

叩抖法
双手握于患者同侧手向内旋为叩，向外扯为抖，合称为叩抖法。

53 叩击法

功效：调和气血，消炎止痛，消除疲劳，疏风活络，引邪出经，活血散瘀。
主治：局部麻木，风湿痹痛，肌肉劳损，腰背酸痛，腰腿疼痛，神经性皮炎。

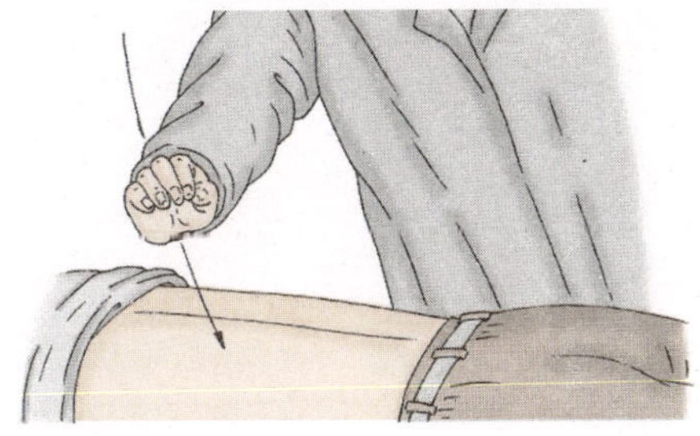

叩击法
单手或双手的五指并拢，稍屈曲，着力于施治部位，叩而击之。

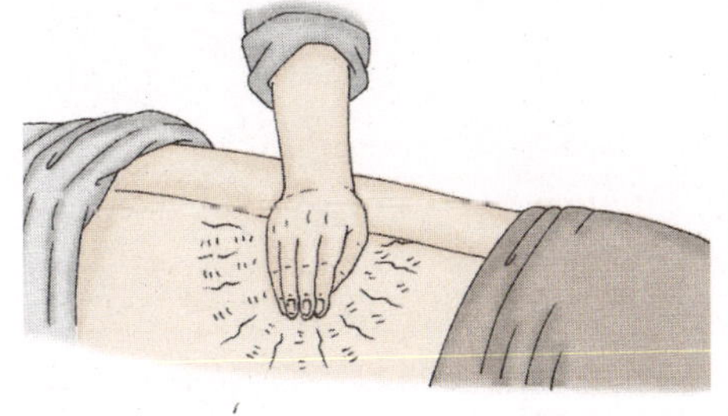

叩击法
拇指抵于食指桡侧，手腕放松，用诸指指腹、大小鱼际及掌根部组成一圆形叩击环，以腕关节的自然屈伸摆动带动掌着力施治部位。

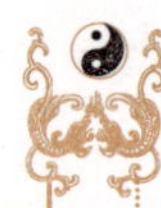

54 拍打法

功效：通窍开腠，引邪达表，营养经络，调和营卫。行气止痛，疏通肌筋，重力则活血通络，祛风散寒，兴奋神经。
主治：麻木作痛，风湿性关节炎，肌肉萎缩，风寒湿痹，失眠等。

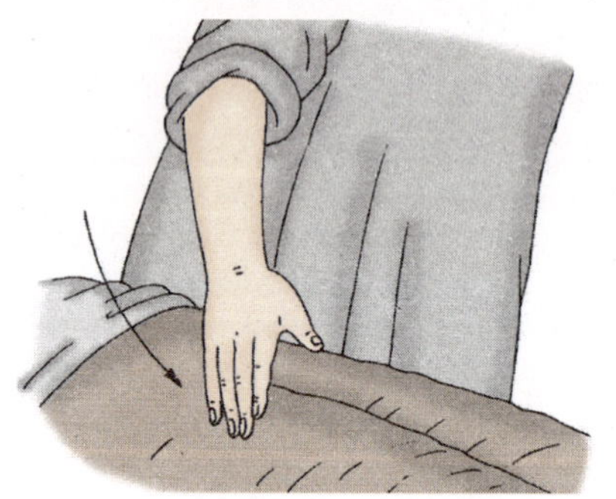

拍打法
以腕关节的自然屈伸摆动，带动掌指着力于施治部位，称为拍打法。

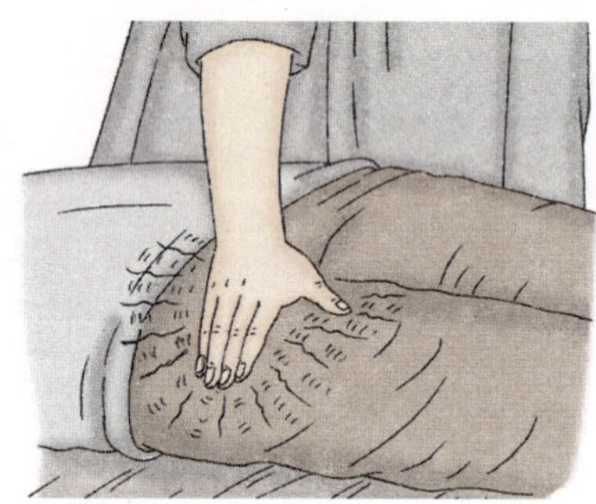

拍打法
在拍打施力时，臂部要放松，着力大小均宜均匀、适度，有节奏。

55 拳击法

功效：活血止痛，调和气血，祛风散寒，消除疲劳。
主治：肢体麻木，风寒作痛，腰背酸痛，腰腿疼痛，局部劳损，麻木不仁。

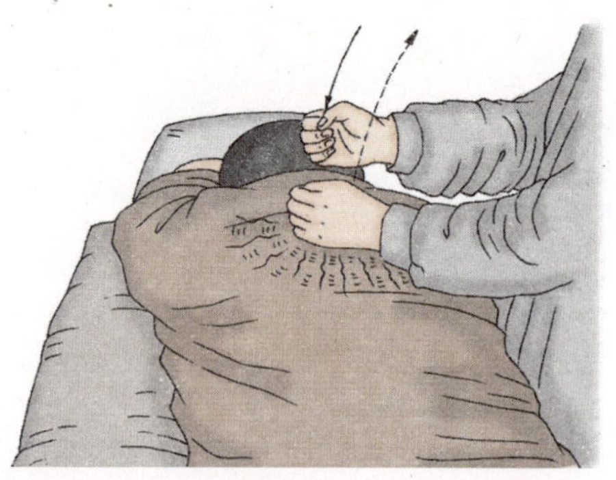

拳击法
单手或双手握拳，在臂力的带动下去打着力于施治部位。

56 扳肩法

功效：消炎止痛，顺理肌筋，滑利关节，通经活络，解除粘连。
主治：肩关节周围炎，局部粘连，肩头节阵伤，颈椎病引起的肩颈症（对于肩周炎施以手法后应嘱患者坚持功能锻炼）。

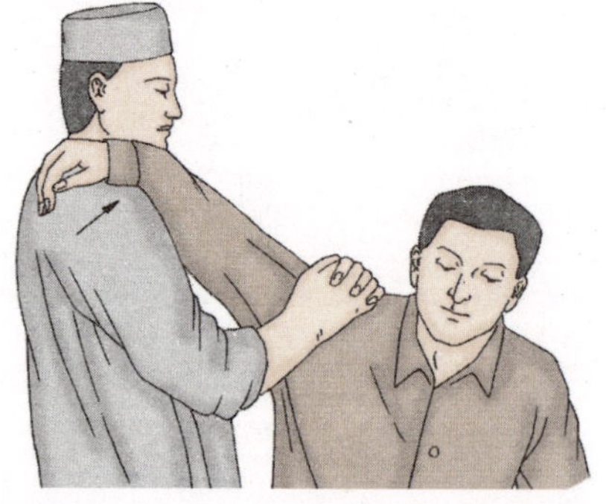

扳肩法
以力导引患者肩关节做过伸位的活动后施以推按，以增加肩关节的活动范围。

57 屈伸法

功效：解除粘连，舒筋活络，滑利关节。
主治：关节半脱位，筋腱闪挫，关节骨性增生症，关节粘连，关节错位。

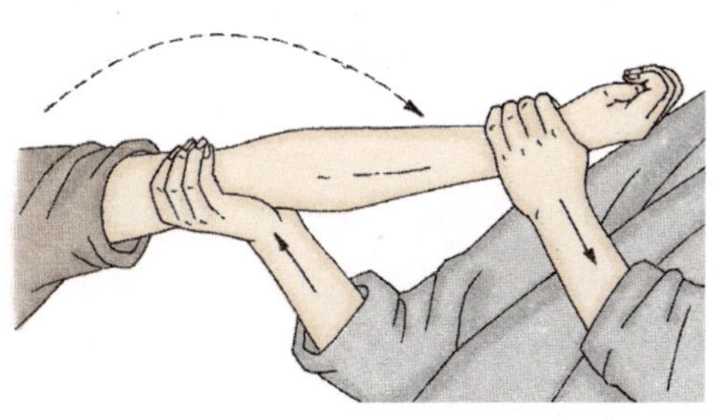

屈伸法
以力于伸而不能屈之关节施用推，按为屈法。

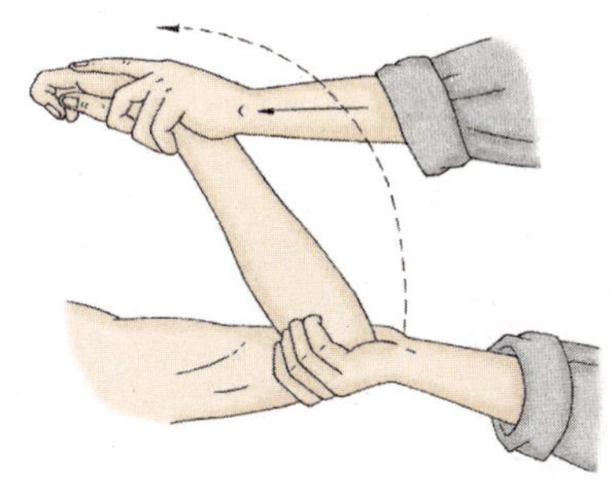

屈伸法
于屈而不能伸之关节施用牵、托（挺）为伸法两者交替，缓慢而持续着力于施治部位进行操作。

58 平推法

功效：健脾和胃，调和气血，温经活络，祛郁除烦，活血止痛。
主治：肩背酸痛，腰腿楚痛，脘腹胀痛，消化不良，神经衰弱，肝阳上亢，头晕头痛，肝郁气滞，胁肋胀满等。

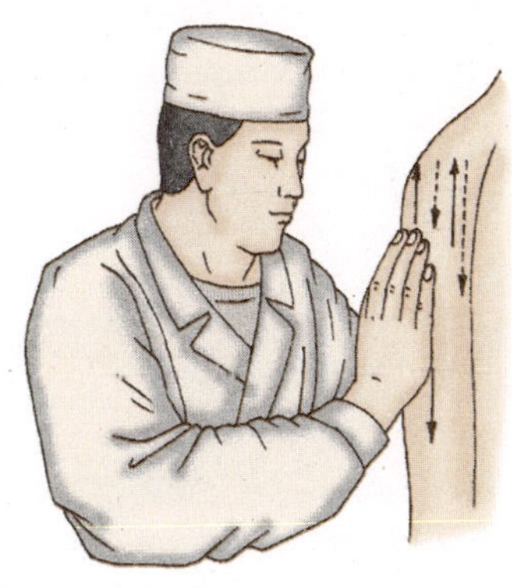

平推法
以掌着力于施治部位推进，不旋不按，往返向前，称为平推法。

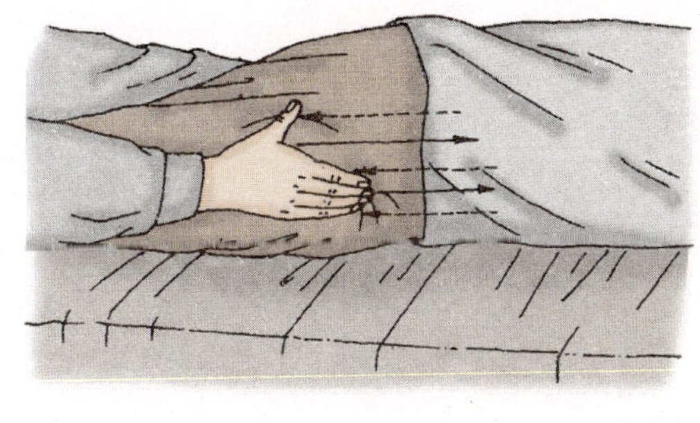

刨推法
形如推刨床，以拇指相对，余四指辅以着力两侧，同时着力向前，一推一进地反复操作。

59 旋肘法

功效：解除粘连，捺正复位，滑利关节，活血散瘀，消炎止痛。
主治：局部粘连，桡骨头半脱位。肘关节扭伤，肱骨外上髁炎，肘关节外伤后骨性肌炎等。

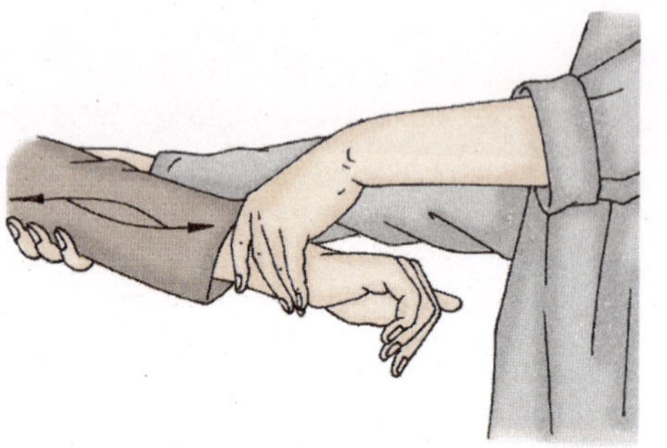

旋肘法
一手握患腕，另手扶患肘，用持腕手导引患腕内旋动。

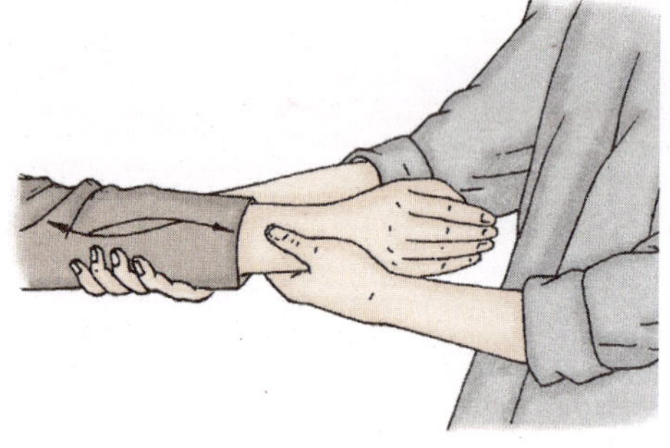

旋肘法
一手握患腕，另手扶患肘，用持腕手导引患腕外旋动。

60 扳颈法

功效：通经通脉，消炎止痛，捺正肌筋，通利关节，舒筋活络，疏风散寒。
主治：颈痛及颈肩综合征，颈椎病，颈椎小关节紊乱。

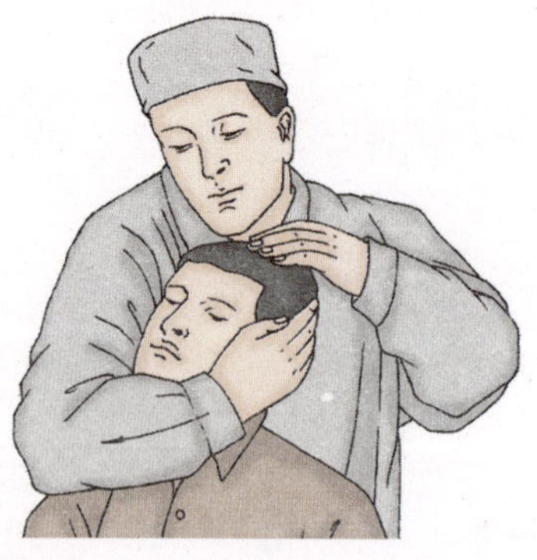

扳颈法
一手扶枕后，另手扶托下颌，双手配合使头颈左右放松摆动，并以寸劲儿突然向左或右扳之。

61 揉抖法

功效：活血化瘀，理气解肌，消肿止痛，调和气血，通经活络，温经散寒。
主治：颈肩疼痛，血肿瘀滞，胸腹胀痛，四肢酸痛，头痛头晕，手臂麻木。

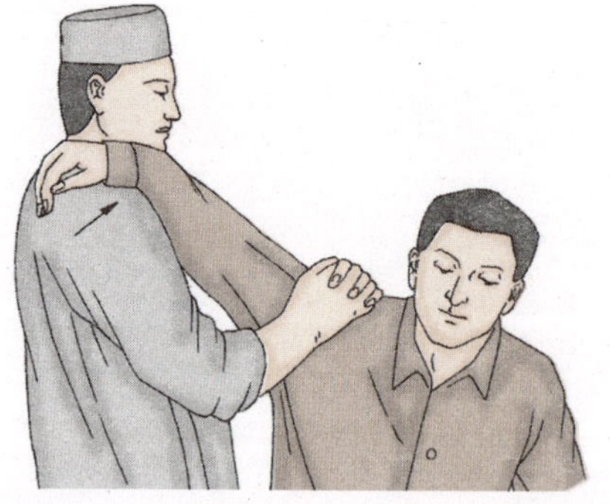

揉抖法
将力施于揉抖的掌指，均匀连贯而轻快地反复揉抖，最后双手握腕轻度摇晃后以送劲寸抖之。

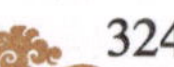

62 弹拨法

功效：舒展肌筋，松弛挛缩，行气活血，解除粘连，通经活络。
主治：肩周围粘连，坐骨神经痛，骨痹，扭岔挫闪，腰腿疼痛，外伤后局部粘连。

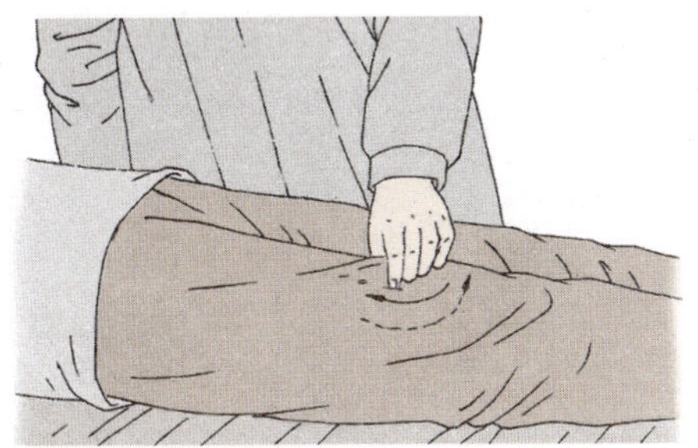

弹拨法
以指端着力于施治部位，弹而拨之，弹拨后可用指腹或大鱼际在治疗部位予以揉摩，以缓解手法刺激引起的疼痛。

63 点润法

功效：温经通络，疏通闭塞，活血化瘀，活络止痛，祛风散寒，濡养筋骨。
主治：腰背胀痛，半身不遂等。

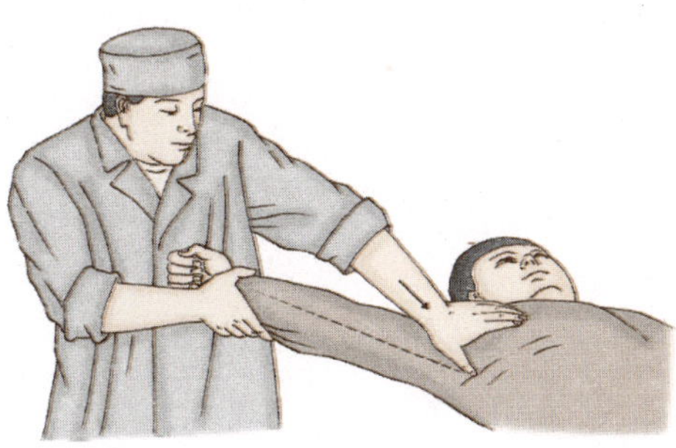

点润法
以拇指端或指腹于三脉、四窝处压而点之，稍待片刻即抬手离去，充分利用气血缓冲之力。

64 掌抹法

功效：开窍镇静，清利头目，顺气降逆，散瘀消肿，活血止痛，通经活络，温蕴皮部。
主治：胸胁胀满，头痛，肩背痛，头晕项痛。

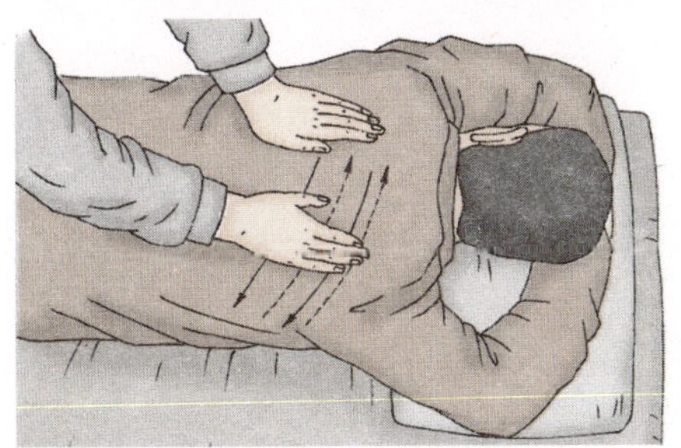

掌抹法
以指端着力于施治部位，弹而拨之，弹拨后可用指腹或大鱼际在治疗部位予以揉摩，以缓解手法刺激引起的疼痛。

65 扳腰法

功效：通利关节，消炎止痛，解除疲劳，通经活络，解除粘连。
主治：脊椎增生症，滑膜嵌顿，腰椎关节紊乱功能性腰痛，腰扭伤。

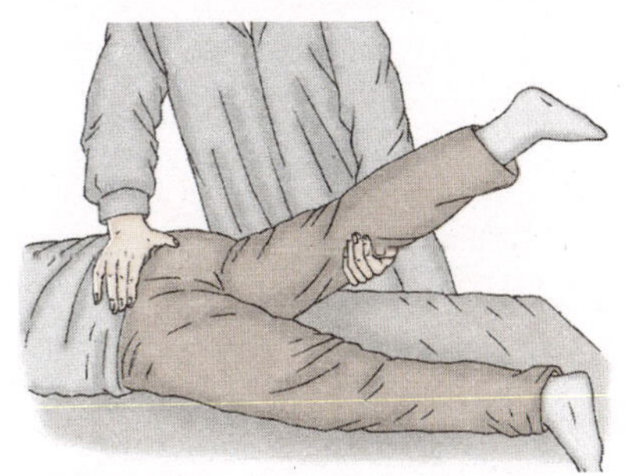

扳腰法
将力施于揉抖的掌指，均匀持续连贯而轻快地反复揉抖，最后双手握腕轻度摇晃后以送劲寸抖之。

66 捏脊法

功效：强筋活脉，调理脏腑，消积祛滞，调和阴阳。
功效：胃肠功能紊乱，神经衰弱，腰背酸痛，慢性腹泻，遗尿，消化不良，脾胃虚寒。

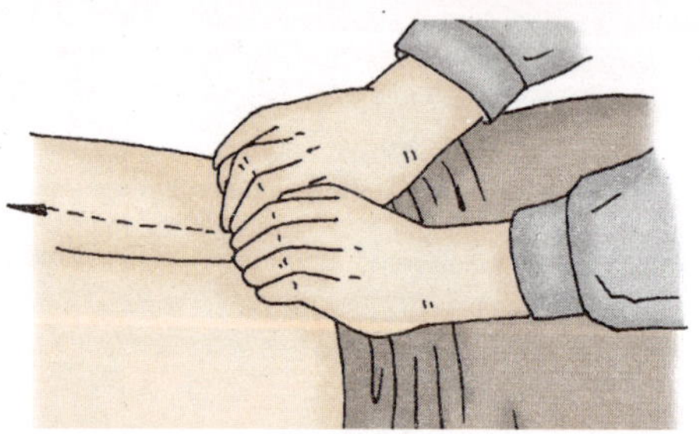

捏脊法
双手拇指指腹与食指桡侧偏峰，在脊椎表面及脊旁徐徐捻动，称为捏脊法。

67 顿挫法

功效：顺理肌筋，通经活络，理气和血，补益肝肾。
主治：上气呃逆，椎体错位，腰椎滑脱。

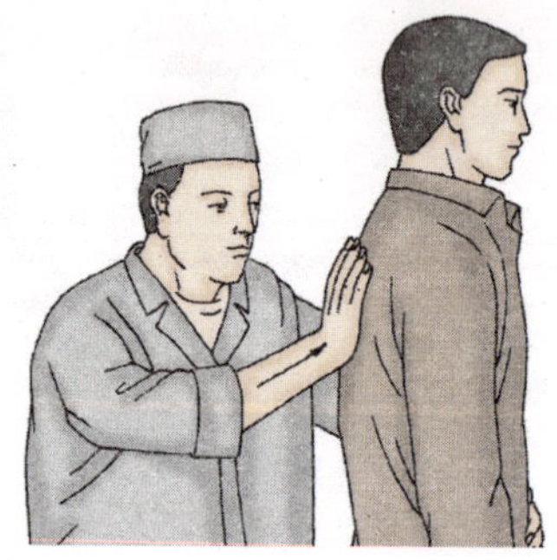

顿挫法
医者于患者背侧，乘患者不备，以掌根对准选定的施治部位突然直冲用力，以掌冲击，之贯力顿推施挫，形如单手推碑。

68 指揉法

功效：活血散瘀，消肿止痛，理气松肌，温经通络。
主治：外伤瘀血，风痛及四肢疼痛，腰背疼痛，局部可治食积、头痛、便秘。

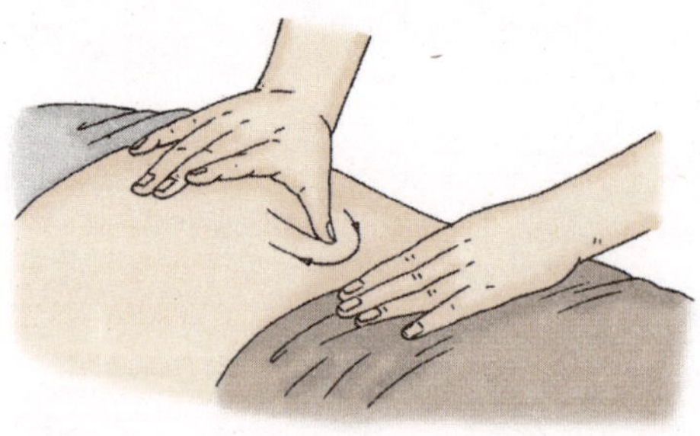

指揉法
以指腹吸定在施治部位，着力做轻柔缓和的旋转揉动。

69 肩摇法

功效：解除粘连，通经活络，舒筋活血，消炎止痛，滑利关节。
主治：肩关节周围粘连，陈旧性关节扭伤及脱臼后的复位手法，肩颈综合症，肩关节周围炎。

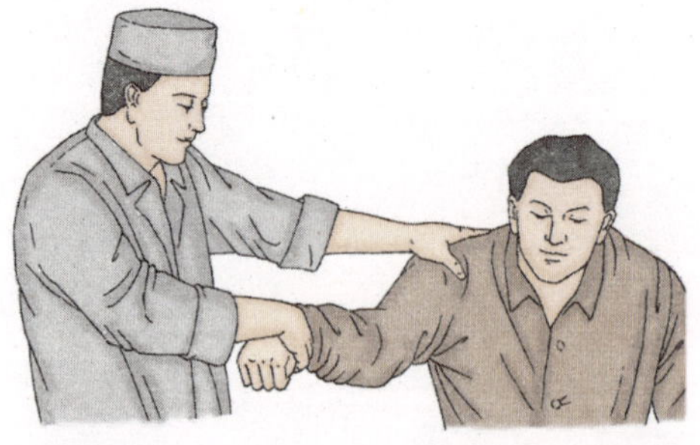

肩摇法
以指腹吸定在施治部位，着力做轻柔缓和的旋转揉动。

70 揉按法

功效：消郁化滞，消肿止痛，通经活络，开导闭塞。

功效：外伤血肿，便秘腹泻。

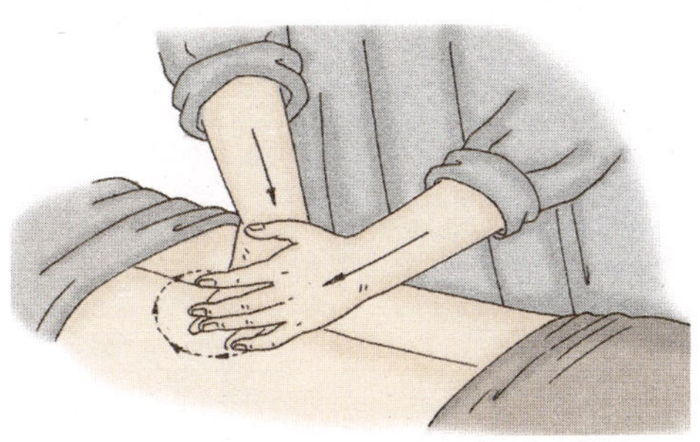

揉按法

以腕的自然旋转带动掌指揉动，并在停顿时以掌根垂直下压，两者交替使用。

71 密拿法

功效：调和经络，温通皮部，散风活络，疏风止痒，兴奋局部。

主治：皮肤角化干燥症，牛皮癣初起，皮炎（无破溃、渗出者）、硬皮病，局部麻木，神经性皮炎等。

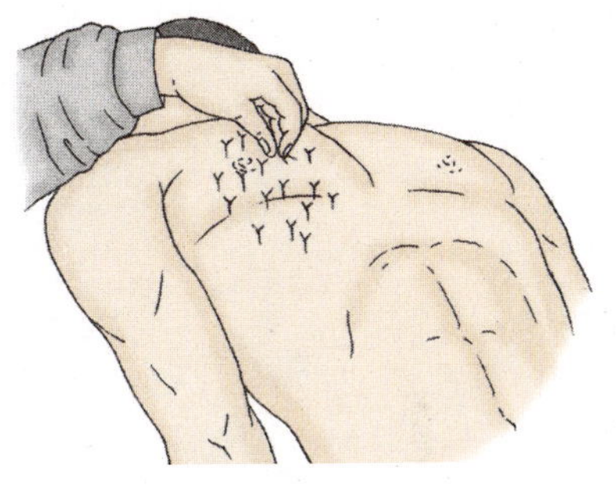

密拿法

以三指或五指端凑捏在一起，着力于施治部位一松一紧的啄拿，并反复操作。

72 旋推法

功效：健脾和胃，疏松肌腠，散瘀除滞，通经活络，调和气血，平衡阴阳。

主治：上吐下泻，风寒感冒，消化不良，恶心嗳气，发热惊风。

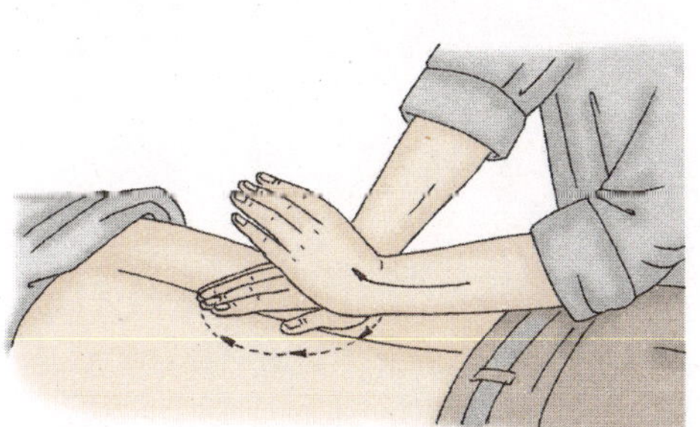

旋推法

以指腹在穴位上旋转推运，运作速度较为快，但着力点比推法小而着力比推法轻。

73 搓捋法

功效：祛风散寒，活血止痛，温通经络，调和气血，舒理肌筋。

主治：肢体僵硬麻痹，软组织痉挛，风寒湿痹，上下肢麻木，偏瘫。

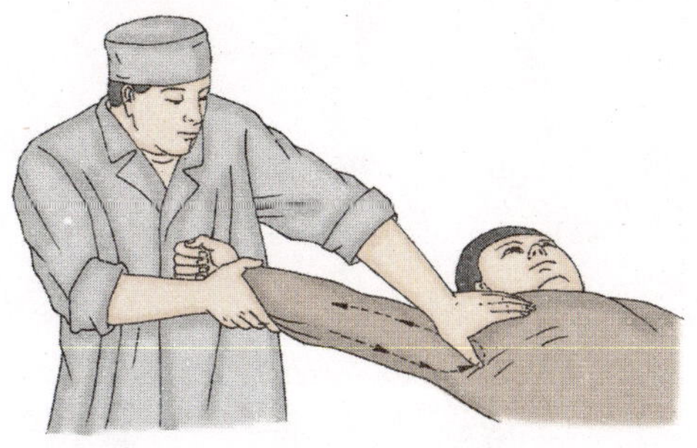

搓捋法

以手掌着力于施治肢体做来回往返推搓及快速滑捋。

74 揉捏法

功效：疏通经络，止痛消肿，开通腠理，濡养经筋，温通皮部。调整阴阳，祛邪扶正。

功效：半身不遂，肢体麻木，四肢乏力，失眠烦躁，头痛头晕。

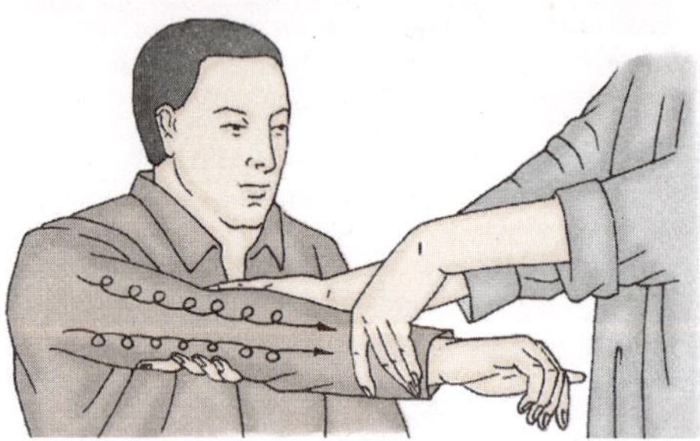

揉捏法

以指于施治部位揉而合之，捏以提拿，揉捏相济。

75 提拿法

功效：开胸顺气，活血化瘀，疏肝行滞，开窍止痛，缓解肌筋。

主治：消化不良，腰背酸痛，腰背扭伤，胸腹疼痛，肝气窜痛，扭闪挫岔。

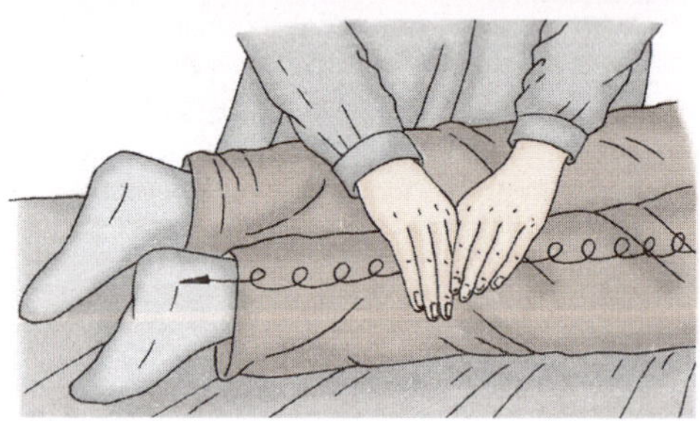

提拿法

以双手按而寸力向上为提，一紧一松的捏而提起为拿，提而拿之称为提拿法。

76 抚摩法

功效：宽胸理气，消食散积，温经散寒，散瘀止痛。

主治：神经衰弱，四肢酸痛，腰背沉重，脘腹胀满，烦躁失眠，胸胁逆伤。

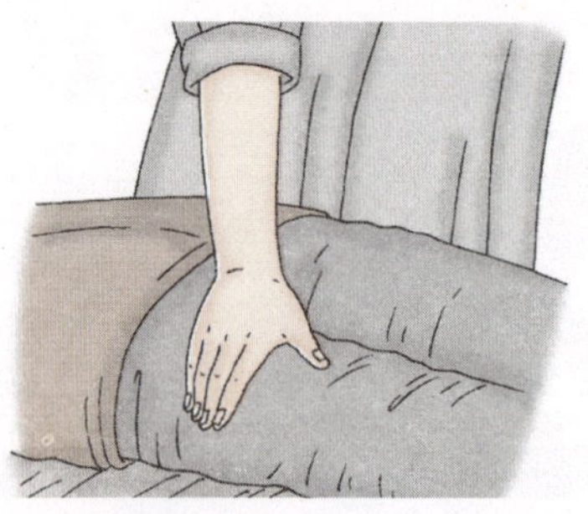

抚摩法

掌指与施治部位轻拂而过地反复滑摩，称为抚摩法。

77 滑推法

功效：健脾和胃，通利关节，疏通皮部，祛风散寒，疏通经络，调和阴阳。

主治：胁肋胀痛，胃肠功能紊乱，腰背酸痛，消化不良，胸腹胀满。

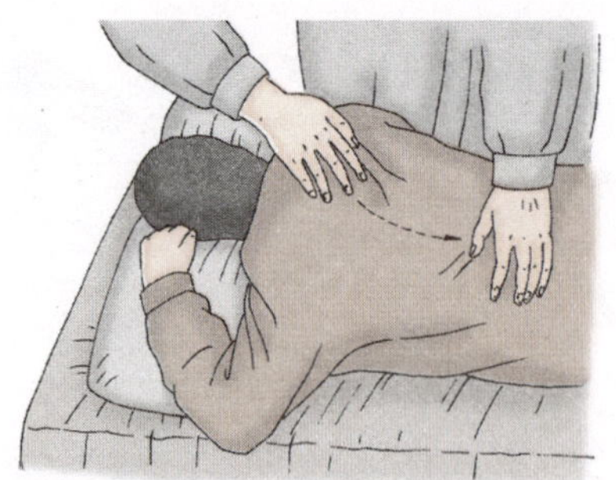

滑推法

以手掌与手指合作，着力于施治部位滑推，滑而不浮，推而不滞，称为滑推法。

78 推提法

功效：健脾和胃，理气活血，通经活络，祛风散寒，舒筋活络，调和营卫，祛滞消积。

主治：硕食不化，腰背酸痛，扭闪挫岔，脘腹胀痛，消化不良。

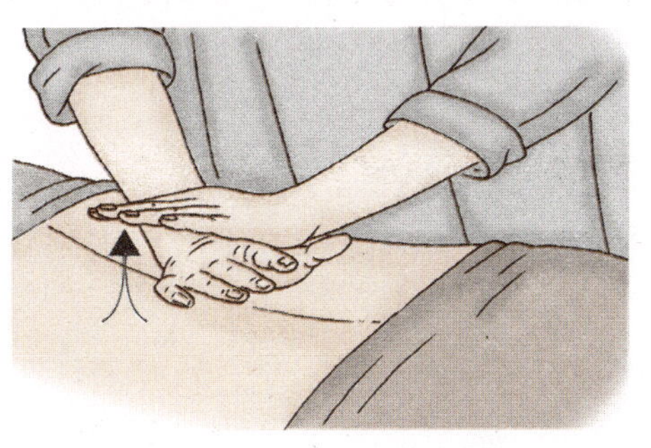

推提法

以手掌按而运动则为推，按而寸抬则为提，运而寸抬则为推提法。

79 指摩法

功效：调和气血，消积导滞，和中理气，调节胃肠，祛瘀消肿。

主治：小儿发热，胸胁胀满，脘腹胀痛，消化不良，食积痰阻。

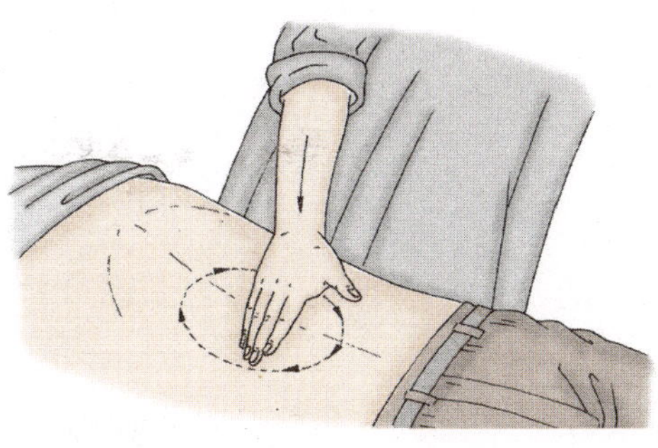

指摩法

以指腹吸定于施治部位或穴位上，有节律地旋而摩动，称为指摩法。

80 提弹法

功效：缓解痉挛，调和气血，解除粘连，强筋壮骨，顺理肌筋，通经活络，消炎止痛。

主治：坐骨神经痛，肩背酸痛，局部粘连，腰背疼痛。

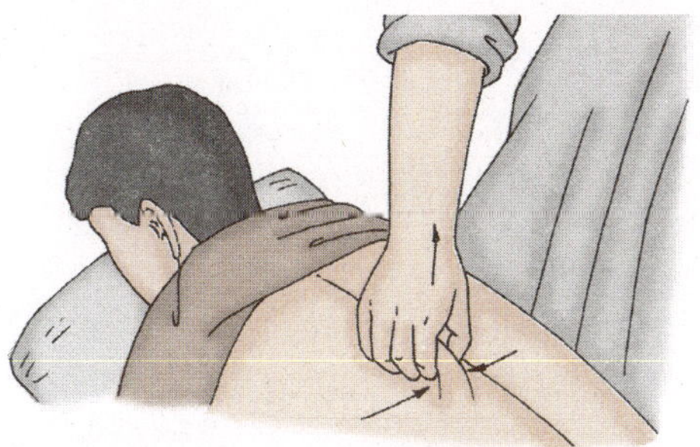

提弹法

拇指与食指或全四指将肌筋提拉起后，突然松脱，如同提弹琴弦，称为提弹法。

81 指擦法

功效：健脾和胃，祛风散寒，温经活络，行气活血，消肿止痛。

主治：消化不良，脘腹胀痛、四肢麻木、疼痛。

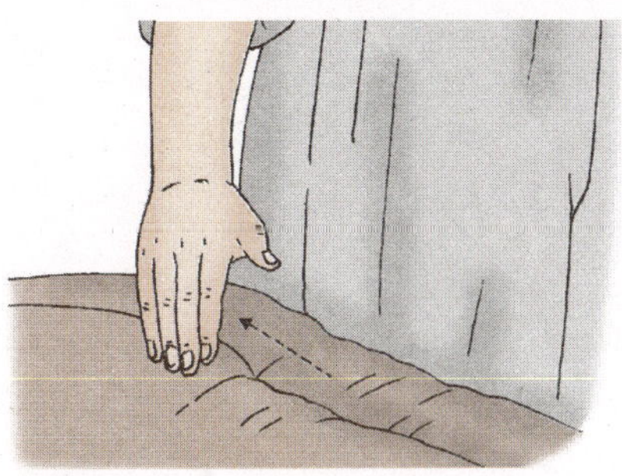

指擦法

以四指（食、中、无名、小指）或食指指背着力于施治部位，直线往返擦动。

82 摇腰法

功效：消炎止痛，捺正复平，通利关节，松弛肌筋，通经活络。
主治：功能性腰疼，腰部挫闪扭岔，腰扭伤，腰椎间盘突出症。

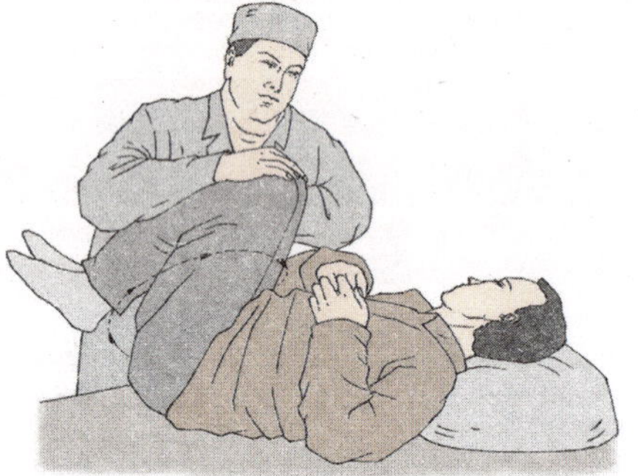

仰卧摇腰法
用双手或双臂的牵动，使腰部在充分的牵伸下做导引摇腰。

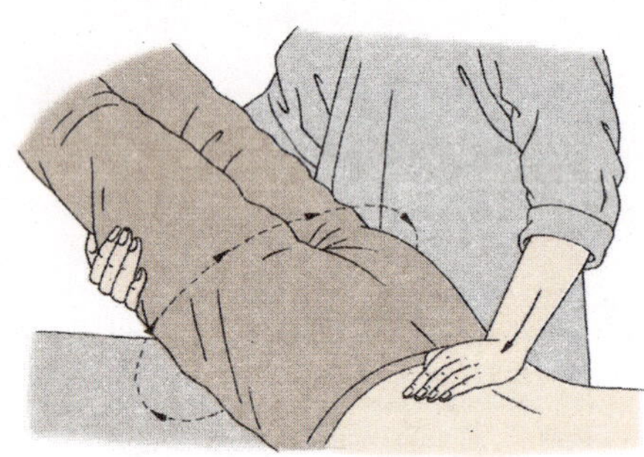

俯卧摇腰法
用双手或双臂的牵动，使腰部在充分的牵伸下做导引摇腰。

83 掌摩法

功效：温经活络，调和气血，祛瘀消肿，和中理气，消积导滞，调节脾胃。
主治：胸胁并伤，肢体麻木，肿痛，脘腹胀满，食积胀痛，气滞血瘀。

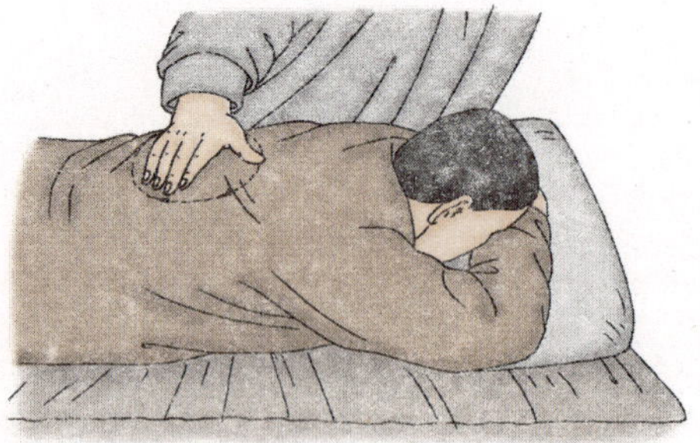

掌摩法
手掌的掌心面吸定在施治部位，在腕关节连同臂的带动下，有节奏地摩抚。

84 蹬拉法

功效：消肿散瘀，捺正舒筋，理筋复位，活血止痛。
主治：乳汁郁积，肩关节扭伤、腰部扭伤，肩关节脱臼。

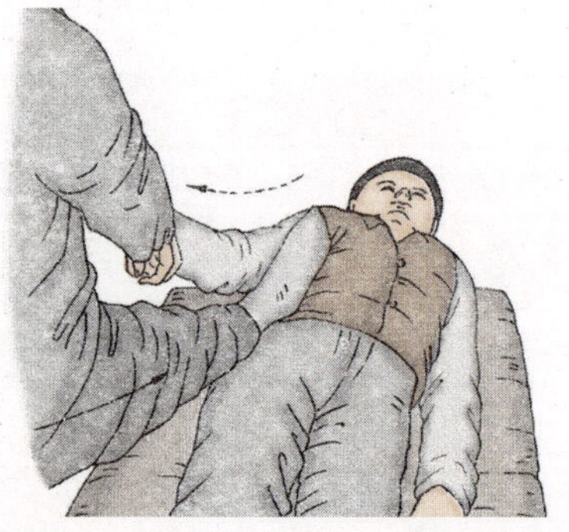

蹬拉法
以足蹬、手拉于施治部位反方向用力，使其筋顺归窠，称为蹬拉法。

85 点颤法

功效：通经活络，行气镇痛，顺理气血，消食导滞、调整阴阳，祛邪扶正，宣通气血。

主治：小儿麻痹后遗症，痴呆，消化不良，腹痛腹泻；半身不遂，截瘫、瘾病，四肢及肩背麻木。

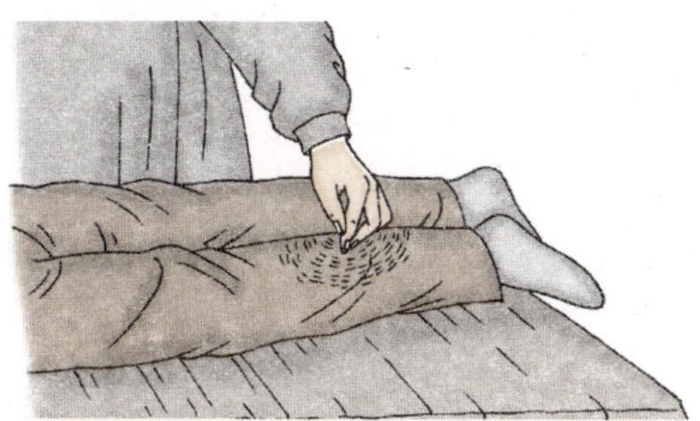

点颤法

以指端着力于施治部位或穴位上下按，同时以内动劲儿颤抖，称为点颤法。

86 颤推法

功效：发汗解表，祛风散寒，化瘀消滞，健脾和胃，疏通经络，调和营卫，和气行血。

主治：肠粘连，肠梗阻，肠扭转。头痛失眠，神经衰弱，胃肠功能紊乱，消化不良，腹痛腹泻，肠套叠。

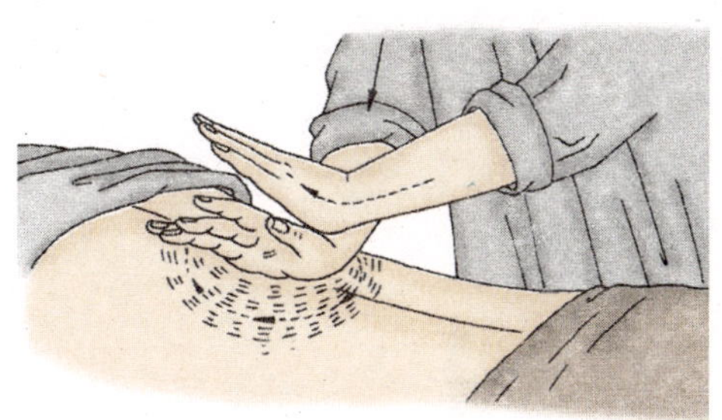

颤推法

手掌平放于施治部位，稍加压力施以内动劲做急骤振颤，同时不断地有节奏地移推。

87 掌擦法

功效：通经活络，消肿止痛，健脾和胃，祛风散寒。

主治：掌擦用于脾胃虚寒，脘腹胀痛，消化不良；大鱼际擦用于外伤红肿，疼痛剧烈。

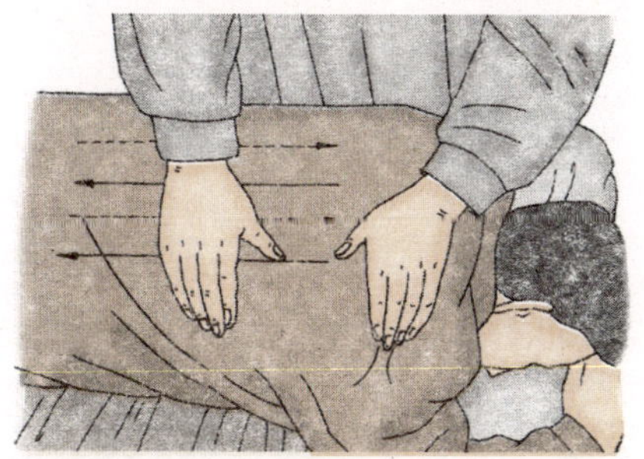

掌擦法

以手掌大鱼际或小鱼际着力于施治部位施以擦拭的动作，称为掌擦法。

88 臂滚法

功效：行气活血，缓解痛疼，舒理肌筋，活血散瘀，消肿止痛，通利关节。

主治：腰背疼痛，四肢麻木，功能障碍，外伤瘀血，四肢疼痛等。

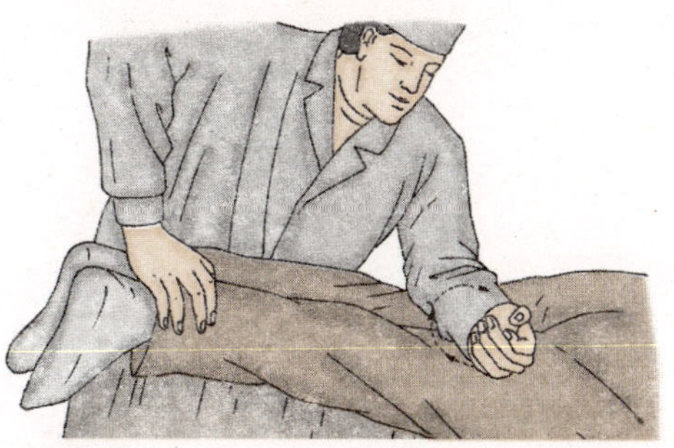

臂滚法

沉肩、屈肘，用前臂着力做内外旋转滚动于施治部位。